JN446239

기본 병원미생물학

CLINICAL MICROBIOLOGY

기본 병원미생물학

CLINICAL MICROBIOLOGY

Second Edition

기본 병원미생물학

CLINICAL MICROBIOLOGY

저자 J. Keith Struthers 역자 황응수

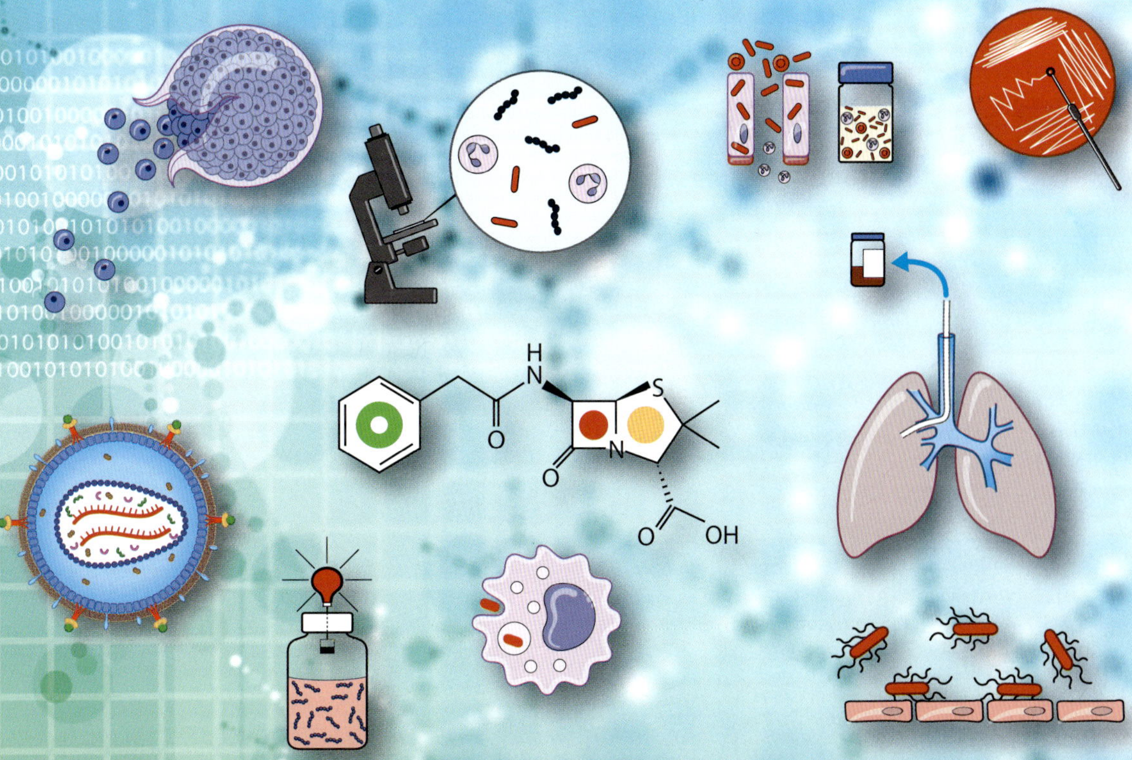

메디컬사이언스
MEDICAL SCIENCE

Copyright © 2018 Taylor & Francis Group LLC.

All Rights Reserved.

Authorized translation from English language edition published by CRC Press, a member of the Taylor & Francis Group LLC.

KOREAN language edition published by Medical Science, Copyright © 2018

The Korean edition was published by arrangement with CRC Press, a member of Taylor & Francis Group LLC through Agency-One, Seoul.

이 책의 한국어판 저작권은 에이전시 원을 통해 저작권자와의 독점 계약으로 메디컬 사이언스에 있습니다.
저작권법에 의해 한국 내에서 보호를 받는 저작물이므로 무단전재와 무단복제를 금합니다.

2nd Edition

기본 병원미생물학

Clinical Microbiology

2018년 8월 24일 인쇄
2018년 8월 31일 발행

저 자 J. Keith Struthers
역 자 황응수
발 행 처 메디컬사이언스
발 행 인 하재용 외 1명
등 록 제 2016-000295 호
주 소 서울시 마포구 성암로 28 (성산동 134-2) 상가 201호
이 메 일 mspub@mspub.co.kr
홈페이지 http://www.mspub.co.kr/
전 화 Tel. 02-6748-3300 Fax. 02-6003-1977

I S B N 979-11-88877-99-7
정 가 30,000원

◆ 잘못된 책은 바꾸어 드립니다.
◆ 이 책은 메디컬사이언스가 한국어판에 대한 출판, 판매의 독점계약에 의해 발행한 것이므로 내용, 사진, 그림 등의 전부나 일부의 무단 복제 및 무단 전사를 금합니다.
◆ 저자와의 합의 하에 인지는 생략합니다.

역자

황응수 서울대학교 의과대학

• 편집위원

(가나다 순)

강자현 서울대학교

김민정 경주대학교

김송이 동의과학대학교

김중경 김천대학교

김혜령 신한대학교

김희선 전북대학교

박대훈 동신대학교

박정은 광주여자대학교

배현지 안동대학교

신화진 포항대학교

오향순 순천대학교

윤순철 서라벌대학교

이선미 진주보건대학교

이진종 전남과학대학교

이현숙 부산과학기술대학교

전미양 경상대학교

주경숙 유원대학교

최지은 경상대학교

한미영 신라대학교

현선희 제주관광대학교

저자 서문

감염병과 의학 미생물학은 모든 의학 전문분과에서 감염의 중요성을 확인시켜주는 임상 미생물학의 광범위한 학문분야를 포함합니다. 외국 여행으로 인한 감염에서부터 지역 사회에서 걸린 폐렴으로 응급실에 온 환자나 외과 병동에서 항생제연관 설사 환자에 이르기까지 매우 다양한 감염병을 다루게 됩니다. 여기에 제시한 예들은 환자를 안전하게 다루는데 필요한 지식과 다를 수 있지만 감염역학, 전파, 임상적 평가, 진단 및 치료와 관련된 기본적인 원칙을 제시하고 있습니다.

이러한 기본 원칙을 토대로 미생물의 병원성 특성, 숙주인 사람과의 상호 반응과 병을 일으키는 기전을 이해할 수 있게 됩니다. 또한 안전하고 신중하게 치료제를 처방하게 되고 올바른 감염관리와 공중보건 처치를 할 수 있게 될 것입니다.

저는 이 책을 통해 좀 더 넓고 깊은 이해를 할 수 있도록 배경 지식을 제공하고자 일반 미생물학 입문서로서 저술하였습니다. 의료관련 학생들은 병동에서 임상 실습을 하기 위한 기초 지식으로 활용할 수 있을 것입니다.

역자 서문

번역을 하면서

몇 년 전 미생물학 교과서를 만들게 된 인연으로 작년 말에 이 영어 미생물학 책의 번역을 하겠느냐는 의뢰를 받고는 번역을 하더라도 과거와 같이 이 책의 도움을 받을 사람이 별로 없을 것 같다는 생각에 한동안 펼쳐보지 않고 있었습니다. 잠깐 책을 펼쳐보니 과거 교과서들의 체계와 다르게 기본적인 세균, 바이러스, 진균, 기생충을 포함하였으며, 각 미생물들의 일반 특성을 기술하였고 이어서 감염 부위에 따른 특성과 진단 및 치료에 대해서 정리하여 주어 미생물학을 처음 배우는 입문자뿐만 아니라 한번 배운 후 시스템별로 학습할 수 있는 체계로 되어 있다는 것을 알았습니다. 또한 다른 교과서와 달리 역학 및 감염 관리를 총망라하고 있어서 미생물과 관련된 과목을 배우거나 의료에 입문하고자 하는 다양한 학생들에게 적합한 것이라고 생각이 들어 번역을 수락하였습니다. 특히 수년 전에 의과대학 교과과정 학습목표를 통합교과 과정에 부합하도록 의견을 수렴하여 진행하였으나 미생물학은 구성 특성상 병원체에 대한 일반 특성을 학습하여 기본 지식을 확보하고 이를 토대로 기관별, 증상별로 학습하는 것이 최적이라는 결론에 도달하였습니다. 이런 관점에서 보아도 병원성 미생물을 처음 배우는 과정이나 병원에서 적용 및 활용을 배우는데 적절하다고 사료되었습니다.

역자 서문

번역에서 가장 어려운 일은 용어의 선택이라고 생각됩니다. 초 · 중 · 고등학교에서 배우는 용어가 대학에서는 사용되지 않고 어려운 영어기반 용어나 옛날부터 사용되어 온 한자어 기반의 용어가 사용되기도 하여 어떤 용어를 선택하여 사용하는 것이 최선인지 많은 고민을 하였습니다. 병과 관련된 미생물을 처음 접하여 학습하는 학생, 진단이나 치료 및 예방과 관련되어 각종 처치를 담당하는 의료 종사자, 감염병에 대한 정책, 공중보건, 방역 등에 관여하는 참여자 등 매우 다양한 분야에서 미생물과 관련된 용어를 사용하지만 아직까지 통일된 용어를 사용하지 못하고 있습니다. 현실적으로 어느 한 시점에 한정지어 적용하기 어려워서 원칙적으로 의학용어집에 수록된 용어를 사용하였습니다. 진료기록이나 진단서 등에 한글 위주의 용어를 사용하는 추세이므로 같은 용어가 혼재되어 사용된다면 어려운 한자어나 영어로 된 용어는 최대한 사용하지 않았습니다. 병원체의 명명은 이명법에 따르고 있고, 라틴어를 기본으로 하여 한글로 표기할 때는 발음나는대로 표기하므로 이러한 방법을 원칙으로 번역하였습니다. 다만 영어식 발음이 정착되어 있는 경우에는 그대로 표기하도록 하였습니다. 대학, 병원, 공중보건 담당자 등 직군에 따라 기존에 사용해오던 용어와 차이가 있어서 여기에 사용된 용어가 익숙하지 않을 수 있으므로 추후 다양하게 의견을 수렴하여 개정할 때 반영하여 가능한 한 통일된 용어를 사용하는 것이 좋겠습니다.

번역할 때 또 하나 어려웠던 것은 원저자가 영국의 한 지역에서의 의료체계를 기본으로 작성하였으나 우리나라의 의료관련 체제와 상이하고 또한 감염관련 법령이나 규정 등이 상이하여 우리나라의 현실에 맞게 수정하는 것이 불가능한 것입니다. 일부만 수정하여 제시하는 것이 대안이 될 수도 있었지만 그렇게 하였을 경우 같은 사안을 두고 일부는 맞고 일부는 틀리는 모순이 생기게 되어 부득이 원문에 충실하게 번역하여 제시하기로 하였습니다. 외국의 사례를 원칙에 입각하여 배우되 우리나라에 적합한 것은 반영하고 보완하여야 할 내용은 수정해 나가면서 개정판에서는 보완된 내용을 확대히는 방향으로 하는 것이 좋겠습니다. 또한 우리나라에서도 대학교, 대학병원, 종합병원, 병원, 의원에서 각각의 환경에 따라 적용되는 법률, 규정이 다르고, 그 환경에 따라 사용하는 방법과 일부 용어가 상이할 수 있어서 보편 타당한 내용으로 적용하기는 불가능하였습니다. 이러한 점들을 고려하여 교육 현장에서는 번역된 내용을 그 상황에 맞게 활용하여야 할 것으로 생각됩니다.

번역의 기회를 주신 메디컬사이언스 하재용 대표님께 감사드리며, 많은 양의 내용을 편집 및 수정하여 책으로 완성하여주신 직원 여러분께도 감사드립니다.

2018년 8월

역자 황응수

목차

Abbreviations

AAD	antibiotic-associated diarrhoea
ACDP	Advisory Committee for Dangerous Pathogens
AECB	acute exacerbation of chronic bronchitis
AFB	acid-fast bacilli
AIDS	acquired immunodeficiency syndrome
ALF	acute liver failure
ALT	alanine transaminase
AML	acute myeloid leukaemia
AMO	amoxicillin
ANC	Antenatal clinic
ANTT	aseptic non-touch technique
APC	antigen-presenting cell
aPTT	activated partial thromboplastin time
ARF	acute renal failure
ART	antiretroviral therapy
AST	aspartate transaminase
ATP	adenosine triphosphate
AUC	area under the curve
AZT	zidovudine
BAL	bronchoalveolar lavage
BBV	blood-borne virus
BCG	bacillus Calmette-Guérin
BHI	brain–heart infusion
BKV	BK virus
BMI	body mass index
BMS	biomedical scientist
BP	blood pressure
bpm	beats per minute
BSE	bovine spongiform encephalopathy
BV	bacterial vaginosis
cAb	core antibody (of HBV)
cAg	core antigen (of HBV)
cAMP	cyclic adenosine monophosphate
CABG	coronary artery bypass graft
CAP	community-acquired pneumonia
CAPD	chronic ambulatory peritoneal dialysis
CCHFV	Congo Crimean haemorrhagic fever virus
CDT	*Clostridium difficile* toxin
CDAD	*Clostridium difficile*-associated diarrhoea
CFTR	cystic fibrosis transmembrane regulator
CIP	ciprofloxacin
CJD	Creutzfeldt–Jakob disease
CLI	clindamycin
CLM	cutaneous larval migrans
CLW	contact lens wearer
CMC	cytoplasmic membrane complex
CMI	cell-mediated immunity
CMIA	chemiluminescent microparticle immunoassay
CMV	cytomegalovirus
CNS	central nervous system
CNS	coagulase-negative staphylococci/ central nervous system
COA	co-amoxiclav (amoxicillin/clavulanic acid)
COPD	chronic obstructive pulmonary disease
CPE	carbapenemase-producing Enterobacteriaciae
CPK	creatinine phosphokinase
CRP	C-reactive protein
CSF	cerebrospinal fluid
CSU	catheter specimen of urine
CURB-65	confusion, blood urea, respiratory rate, blood pressure, age ≥65 y
CT	computed tomography
CTP	cytidine triphosphate
CTX	ceftriaxone
CVC	central venous catheter
CXR	chest X-ray
DAP	daptomycin
DIPC	Director, Infection Prevention and Control
DNA	deoxyribonucleic acid
DNase	deoxyribose nuclease
DOT	directly observed therapy
DTH	delayed-type hypersensitivity
eAb	e antibody (of HBV)
eAg	e antigen (of HBV)
EBV	Epstein–Barr virus
EBNA	Epstein–Barr (virus) nuclear antigen
ECS	endo-cervical swab
EDTA	ethylenediamine tetra-acetic acid
EEG	electroencephalogram
EEV	Eastern equine encephalitis virus
EIA	enzyme immunoassay
ENT	ear, nose and throat

EPP	exposure-prone procedure
EPS	expressed prostatic secretions
ERT	ertapenem
ERY	erythromycin
ESBL	extended-spectrum β-lactamase
ESR	erythrocyte sedimentation rate
ETT	endotracheal tube
EVD	external ventricular drain
Factor X	X haemin
FBC	full blood count
FFP	filtering face piece (mask)
FUO	fever of unknown origin
GABA	ɣ-amino-n-butyric acid
GAS	*Streptococcus pyogenes*
GBS	*Streptococcus agalactiae*
GCS	*Streptococcus dysgalactiae*
GCU	gonococcal urethritis
GDH	glutamate dehydrogenase
GEN	gentamicin
GFR	glomerular filtration rate
GI	gastrointestinal
GISA	glycopeptide-intermediate *Staphylococcus aureus*
GM	Gram (stain)
GRSA	glycopeptide-resistant *Staphylococcus aureus*
GTP	guanosine triphosphate
HAP	hospital-acquired pneumonia
HAV	hepatitis A virus
HBcAg/cAg	hepatitis B c antigen
HBeAb/eAb	hepatitis B e antibody
HBeAg/eAg	hepatitis B e antigen
HBsAg/sAg	hepatitis B s antigen
HBsAb/sAb	hepatitis B s antibody
HBIG	hepatitis B virus immunoglobulin
HBV	hepatitis B virus
HCC	hepatocellular carcinoma
HCl	hydrochloric acid
HCP	health care professional
HCV	hepatitis C virus
HDU	High-dependency unit
HDV	hepatitis D virus
HEPA	high-efficiency particulate arresting (filter)
HEV	hepatitis E virus
HHV6	human herpes virus 6
Hib	*Haemophilus influenzae* type b (vaccine)
HIV	human immunodeficiency virus
HPV	human papilloma virus
HR-CT	high resolution computed tomography
HRPII	histidine-rich protein II
HSV	herpes simplex virus
HTLV	human T cell lymphotropic virus
HUS	haemolytic uraemic syndrome
ICC	Infection control committee
ICD	infection control doctor
ICED	implantable cardiac electronic device
ICN	infection control nurse
ICT	Infection control team
ICU	Intensive care unit
IDU	injecting drug user
IE	infective endocarditis
ɣ-IFN	gamma interferon
Ig	immunoglobulin
IG	hyperimmune globulin
IGT	interferon ɣ test
IL	interleukin
INH	isoniazid
INR	International normalized ratio
IRES	internal ribosome entry site
IS	insertion sequence
IUGR	intrauterine growth retardation
IV	intravenous
JCV	JC (John Cunningham) virus
JEE	Japanese encephalitis virus
KS-AHV	Kaposi sarcoma-associated herpes virus
LEV	levofloxacin
LFT	liver function test
LIN	linezolid
LJ	Lowenstein–Jensen
LP	lumbar puncture
LPS	lipopolysaccharide
LRTI	lower respiratory tract infection
MALDI-TOF	matrix-assisted laser desorption/ionization time of flight
MBC	minimum bactericidal concentration
MBL	mannose-binding lectin/ metallo-ß-lactamase
MC&S	microscopy culture and sensitivity
MDR-TB	multi-drug-resistant tuberculosis
MER	meropenem
MERS	Middle East respiratory coronavirus
MET	metronidazole
MEWS	modified early warning score
MHC	major histocompatibility
MIC	minimum inhibitory concentration
MMR	measles, mumps, rubella
MRAB	multi-resistant *Acinetobacter baumannii*
MRI	magnetic resonance imaging
mRNA	messenger RNA
MRSA	methicillin-resistant *Staphylococcus aureus*
MSM	men-who-have-sex-with-men
MSSA	methicillin-sensitive *Staphylococcus aureus*
MSU	midstream urine

NA	nuclear antigen
NAAT	nucleic acid amplification test
NAD	factor V (nicotinamide adenine dinucleotide)
NAG	N-acetylglucosamine
NAM	N-acetylmuramic acid
NGU	non-gonococcal urethritis
NHL	non-Hodgkin's lymphoma
NN	neonatal period
NSAID	non-steroidal anti-inflammatory drug
NVE	natural valve endocarditis
OHD	Occupational health department
OM	outer membrane
OPAT	outpatient parenteral antibiotic therapy
PBP	penicillin-binding protein
PE	pulmonary embolus
PBP	penicillin-binding protein
PCR	polymerase chain reaction
PCV	pneumococcal conjugated vaccine
PDA	patent ductus arteriosus
PEG	polyethylene glycol
PEN	benzylpenicillin
PEP	post-exposure prophylaxis
PG	peptidoglycan
PHE	Public Health England
PICC	peripherally inserted central catheter
PID	pelvic inflammatory disease
PM	plasma membrane
PN	perinatal period
PO	by mouth
PPD	purified protein derivative
PPE	personal protective equipment
PPI	proton pump inhibitor
PPV	pneumococcal polysaccharide vaccine
PrP	polyribose ribitol phosphate
P/T	piperacillin/tazobactam
PUO	pyrexia of unknown origin
PV	prosthetic valve
PVC	peripheral venous cannula
PVE	prosthetic valve endocarditis
PVL	Panton Valentine leucocidin
PZA	pyrazinamide
RBC	red blood cell
RF	replicative form
RFLP	restriction fragment length polymorphism
RVFV	Rift Valley fever virus
RIF	rifampicin
RNA	ribonucleic acid
rRNA	ribosomal ribonucleic acid
RSV	respiratory syncitial virus
RT	reverse transcriptase
RTA	road traffic accident
RT-PCR	reverse transcriptase PCR
RUQ	right upper quadrant
sAb	surface antibody (of HBV)
sAg	surface antigen (of HBV)
SBP	spontaneous bacterial peritonitis
SIRS	systemic inflammatory response syndrome
SNP	single nucleotide polymorphism
SOT	solid-organ transplant
SSI	surgical site infection
STD	sexually-transmitted disease
STI	sexually-transmitted infection
SVR	sustained virological response
TB	tuberculosis
TCR	T-cell receptor
Th	T helper (cell)
TK	thymidine kinase
TNF	tumour necrosis factor
TOE	transoesophageal echocardiography
TP	terminal protein
TPN	total parenteral nutrition
tRNA	transfer RNA
TSE	transmissible spongiform encephalopathy
TSS	toxic shock syndrome
TST	tuberculin skin test
TTE	transthoracic echocardiography
TV	*Trichomonas vaginalis* or trichomoniasis
U+E	urea and electrolyte
URT	upper respiratory tract
UTI	urinary tract infection
UTR	untranslated region
UV	ultraviolet
VAP	ventilator-associated pneumonia
VAN	vancomycin
vCJD	variant Creutzfeldt–Jakob disease
VDRL	Venereal disease research laboratory
VHF	viral haemorrhagic fever
VIP	visual infusion phlebitis (score)
VLM	visceral larval migrans
VP	ventriculoperitoneal
Vpg	virus protein genome
VRE	vancomycin-resistant enterococci
VU	voided urine
VZIG	varicella zoster virus immunoglobulin
VZV	varicella zoster virus
WBC	white blood cell
WCC	white cell count
WEE	Western equine encephalitis virus
WGS	whole genome sequencing
XDR-TB	extensively-drug resistant tuberculosis
ZN	Ziehl–Neelsen

Introduction to Clinical Microbiology

1 임상미생물학 소개

서론

미생물의 구조와 기능으로 그들을 분류하며, 역학, 전파, 진단과 치료의 관점에서 이들이 유발하는 질환의 다양성을 알 수 있게 한다. 세균, 바이러스, 진균과 기생충의 단순화되고 약어로 된 분류를 이 장에서 기본적으로 사용한다.

박테리아

임상진료에서 세균은 크게 그람양성, 그람음성, 무산소성 세균으로 분류된다(그림 1-1a-c); 미코박테리아, 미코플라스마, 우레아플라스마, 스피로헤타, 절대세포내 미생물이 기타 그룹으로 포함되어 있다(그림 1-1d).

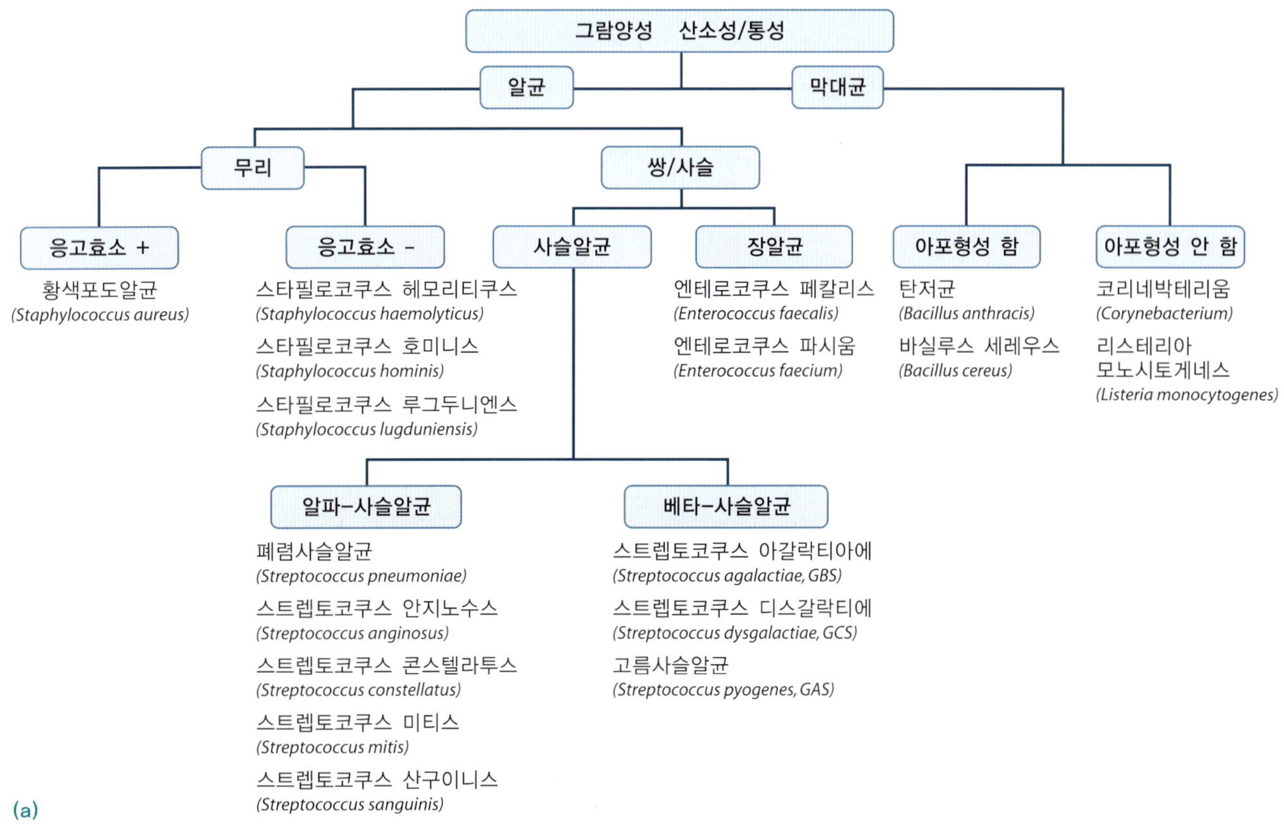

그림 1-1 세균의 분류 (a) 그람양성 산소성/통성

(계속)

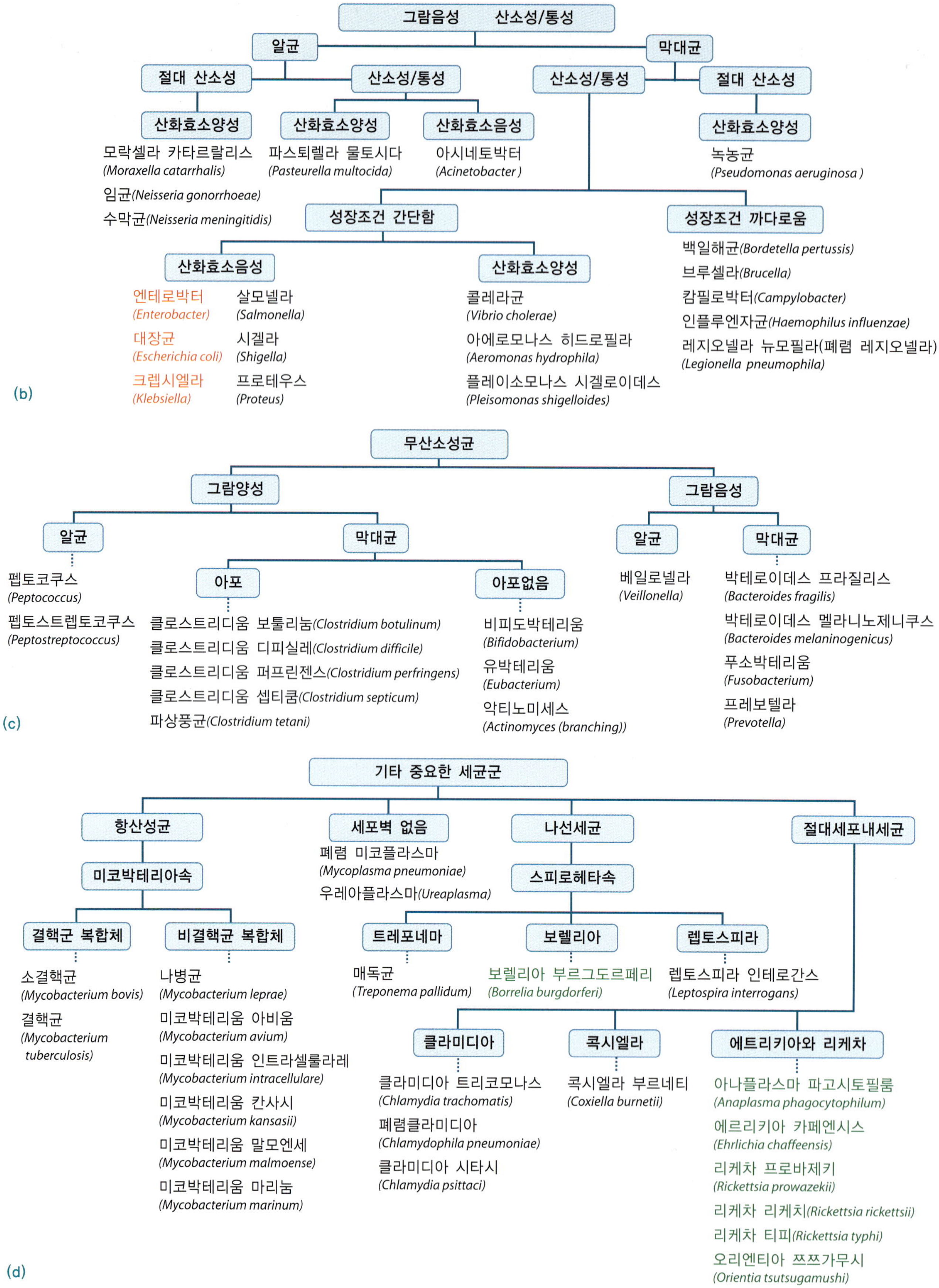

그림 1-1 세균의 분류 (b) 그람음성 산소성/통성 (c) 무산소성 (d) 기타
(MTB: 결핵균, 빨간색 표시 세균은 "유당 발효균", 초록색 표시는 절지동물매개)

세균의 그람염색 특성은 세포벽 구조의 차이에 의한다. 염색을 하면 전반적인 모양과 크기를 파악할 수 있다. 세균은 막대모양, 구형(알균) 또는 인플루엔자균과 같은 경우 구형과 막대의 중간 형태를 나타낸다(그림 1-2).

그람염색은 유리슬라이드에 한 백금이의 세균을 도말한 후 열을 가해 고정하고 다양한 염색약으로 염색한다(그림 1-3). 그람양성 세균은 크리스탈바이올렛/요오드 복합체가 세균에 남아 검은 청색으로 보인다. 그람음성 세균은 크리스탈바이올렛/요오드 복합체가 아세톤을 처리할 때 세포벽의 바깥쪽 지질층이 녹으면서 같이 외부로 씻겨나간다. 그 후 뉴트랄레드나 사프라닌으로 염색할 때 염색되어 붉은색으로 보이게 된다(그림 1-4a,b). 이 간단한 기법이 진단세균학에서 아직도 중요한 방법으로 자리 잡고 있으며 어떤 경우에는 현대분자생물학적 기법보다 유용하다.

시료를 받고 수분 내에 그람염색 결과를 알 수 있다. 수막염으로 입원한 건강했던 소아의 뇌척수액(CSF) 시료의 그람염색에서 많은 그람양성 쌍알균이 호중구 주변에 산재하고 있는 것이 보인다(그림 1-5). 이 경우에 관찰된 미생물은 폐렴사슬알균이고 소아는 폐렴사슬알균 수막염으로 진단한다. 이런 결과는 곧바로 적절한 항생제치료를 선정하는 데 이용된다.

그람양성균이 무리지어 있는 경우(포도알균), 그람양성균이 사슬처럼 연결되어 있는 경우(사슬알균), 쌍

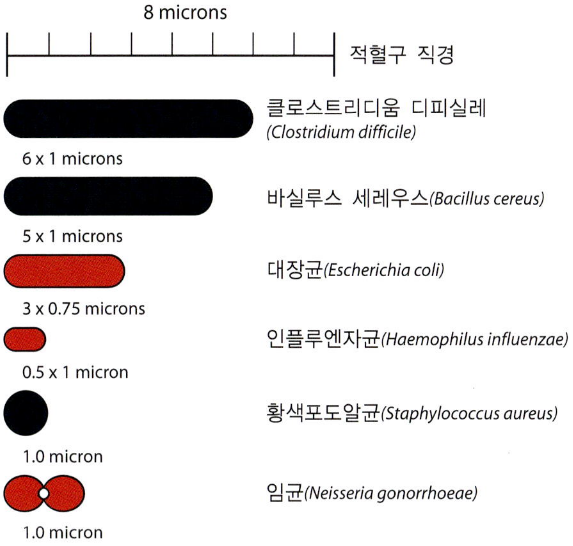

그림 1-2 **적혈구 직경과 비교한 일부 세균의 크기**
그람양성균(검정/진파랑)과 그람음성균(빨강) 모두 막대모양, 알모양, 알-막대모양으로 관찰될 수 있다.

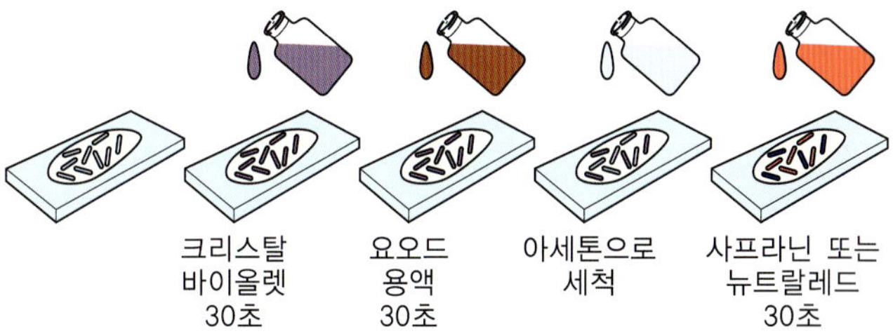

그림 1-3 **그람염색 과정**

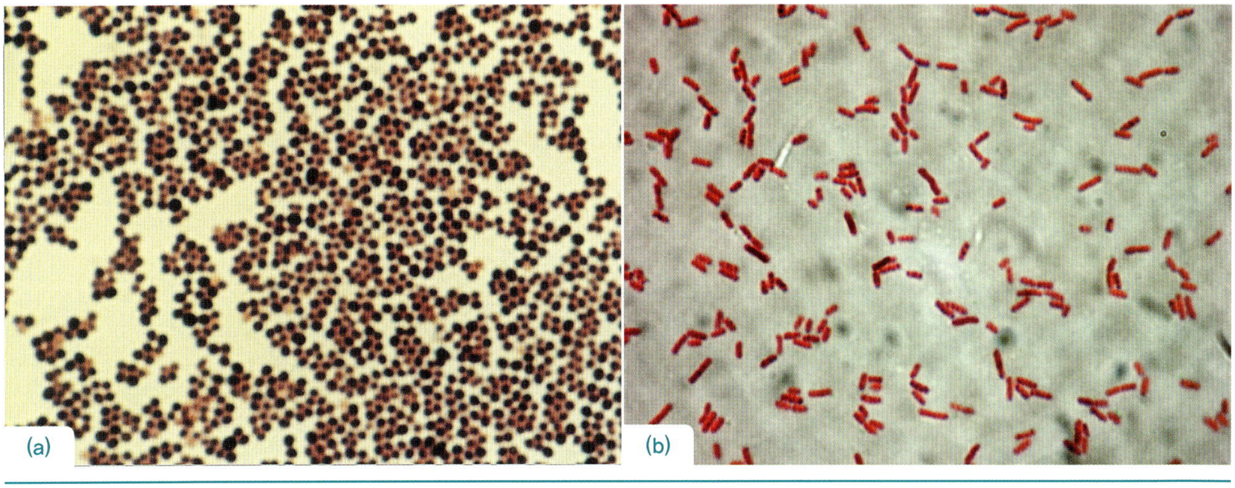

그림 1-4 (a) 무리지어 있는 그람양성 알균 (b) 그람음성 막대균의 사진

알균과 짧은 사슬알균인 경우(장알균) 그람염색이 유용할 수 있다. 그람음성인 임균과 수막알균과 그람양성인 폐렴사슬알균은 특징적으로 쌍알균으로 관찰된다.

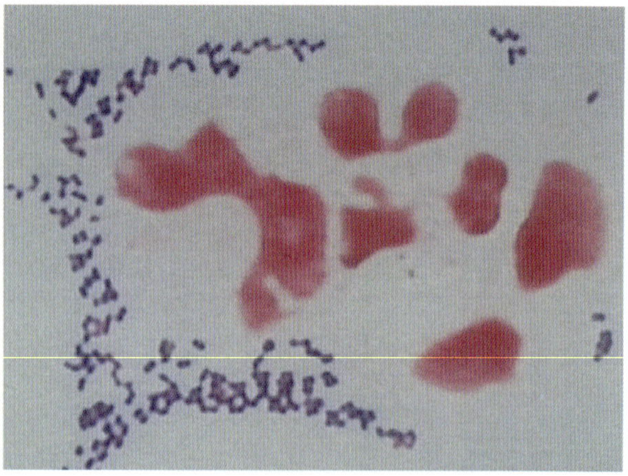

그림 1–5 **뇌막염 증상과 징후를 보이는 소아의 뇌척수액 사진** 핵이 빨갛게 염색된 호중구 주위에서 관찰된 다수의 그람양성 쌍알균. 이것이 폐렴사슬알균이다.

세포벽

세균 세포벽은 여러 가지 기능을 갖고 있다. 가장 중요한 것은 삼투압과 세균이 변화하는 환경에서 받는 다른 물리적 힘으로부터 내부 세균구조를 보호하는 것이다. 세포질막을 둘러싸고 있는 펩티도글리칸의 그물구조에 의한다. 그람양성균의 세포벽은 주로 펩티도글리칸으로 만들어진다. 그람음성균은 펩티도글리칸으로 된 내층이 있고 그 바깥에 지질다당체(내독소)가 부착되어 있는 외부 지질이중층막이 있다. 그람양성균과 그람음성균의 세포벽의 개략적인 구조를 **그림 1–6**에 보여주고 있다.

펩티도글리칸 다량체는 펩티도글리칸과 세포벽의 안정성 유지에 필요한 짧은 측쇄로 교차결합되어 이루어져 있다. 페니실린 부착 단백질(penicillin–binding proteins, PBP)로 알려진 세포질막에 있는 효소인 트랜스와 카르복시 펩티드분해효소가 교차결합시킨다(**그림 1–7**). 다섯 가지 이상의 PBP가 존재하나 그림에서는 세 가지만 보여주고 있다. 아미노산인 세린이 이 효소의 활성부위에서 핵심 성분이다. 또한 베타락탐고리에 활성 잔기를 갖고 있는 베타락탐 항생제(페니실린계, 세팔로스포린계, 카바페넴계)의 작용 부위가 된다(**그림 1–8**). 베타락탐 항생제가 PBP의 세린 잔기에 공유결합하면 효소를 불활성화시켜서 교차결합을 방해한다(**그림 1–9a,b**). 펩티도글리칸의 그물구조가 형성되지 않으면 그 부분으로 세포막과 세포내용물이 밀려나오고 결국 터지게 된다.

그람음성 세균의 세포벽은 그람양성 세균보다 더 복잡하다(**그림 1–6**). 바깥쪽 지질이중층에는 부착소와 같은 단백질과 지질층을 가로지르는 편모가 있다. 포린은 수화분자가 세포막을 통과하여 지나갈 수 있는 통로로 작용한다. 세포질막주위공간으

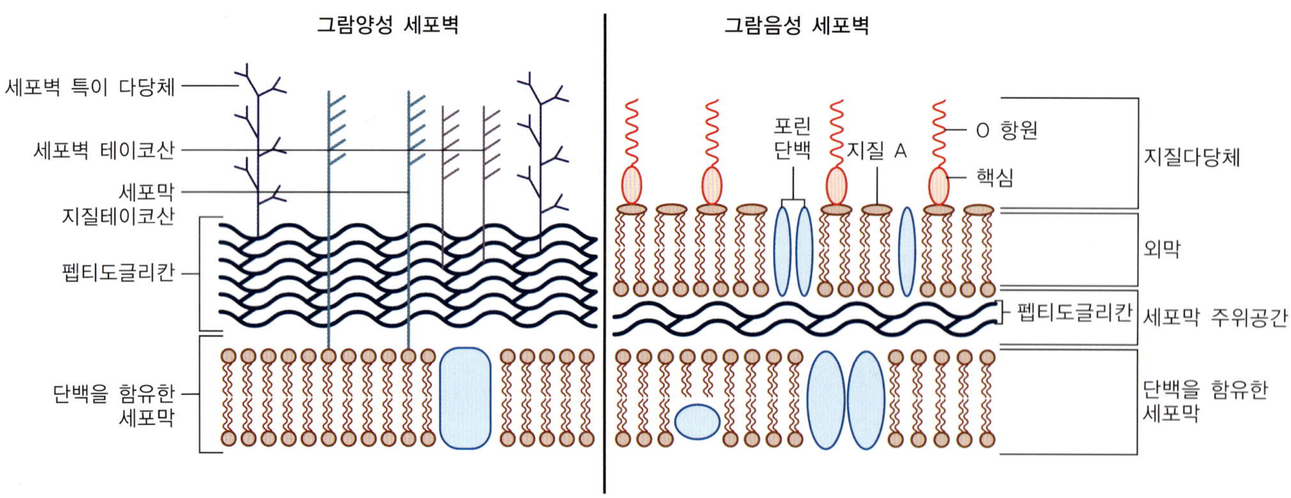

그림 1–6 **그람양성과 그람음성 세균의 세포벽 구조**

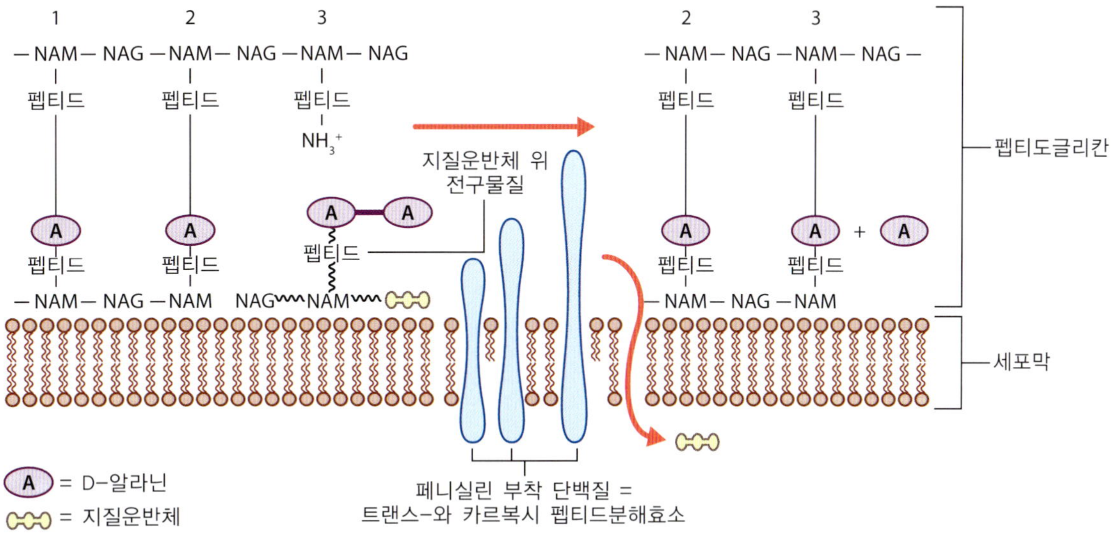

그림 1-7 펩티도글리칸은 펩티드 측쇄로 교차연결된 N-아세틸글루코사민(NAG)과 N-아세틸뮤람산(NAM)의 반복단위로 구성된다. 페니실린부착단백(PBP)은 펩티드측쇄를 교차연결하는 데 관여한다.

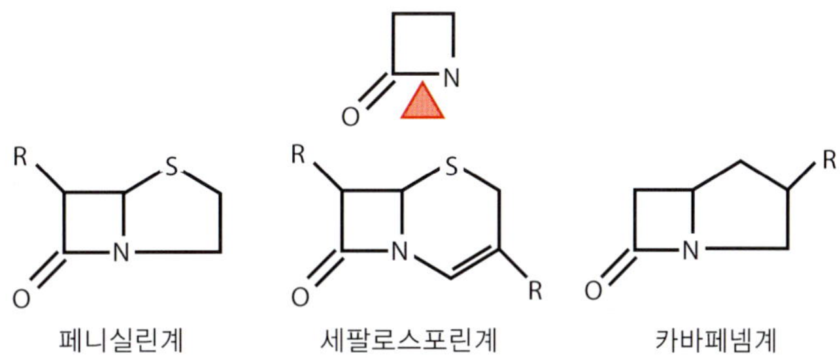

그림 1-8 **베타락탐 항생제 구조** 화살표는 베타락탐 항생제의 항균작용에 관여하는 베타락탐고리의 결합을 나타낸다.

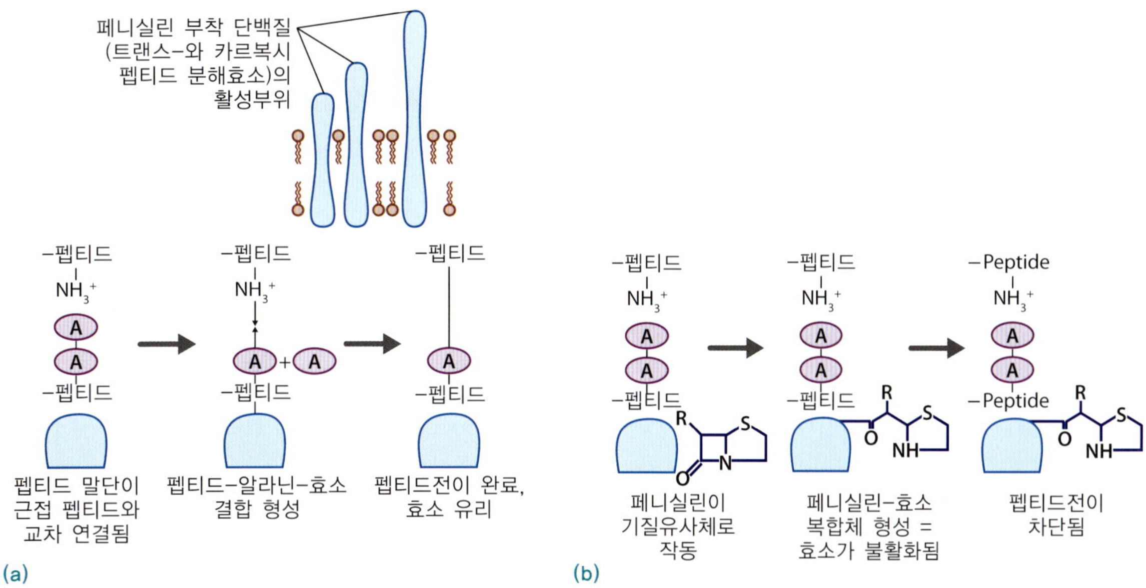

그림 1-9 **베타락탐 항생제의 작동** (a) 펩티도글리칸 사슬의 펩티드 교차연결 단계 (b) 베타락탐 항생제가 페니실린 결합단백질의 활성 부위(아미노산 세린)에 공유결합하여 펩티드전이 단계를 억제해서 교차결합이 형성되지 않는다.

로부터 분자는 세포질막을 가로질러 세포 안으로 운반될 수 있다. 포린은 베타락탐계와 같은 항생제가 작용부위에 도달할 수 있게 한다. 벤질페니실린은 대부분의 그람음성균에 효과적이지 못한데, 이는 포린통로를 통과할 수 있을 만큼 충분히 극성화하지 못하기 때문이다. 벤질페니실린의 유도체인 암피실린은 측쇄에 아미노기를 한 개 추가한 점에서 다르다(**그림 1-10**). 극화된 암피실린은 수화된 포린통로를 통과해서 세포질막주위공간으로 들어가게 되고 그곳에서 PBP로서 역할을 한다.

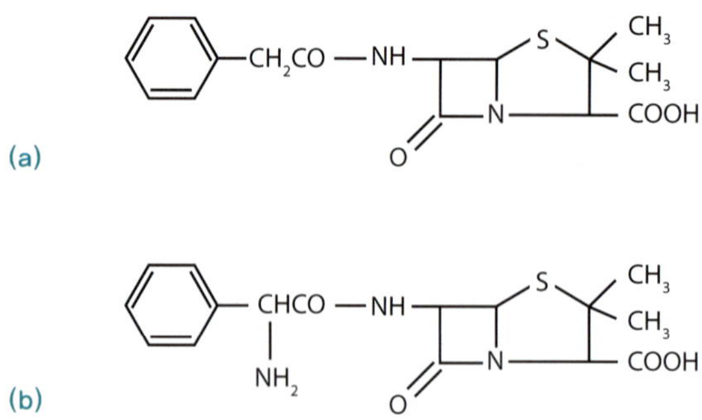

그림 1-10 (a) 벤질페니실린 (b) 암피실린의 구조

세균 생리학

세균은 많은 복합체와 상호반응하는 생화학 경로에 의해 기능을 한다. 이런 경로를 작동하는 데 필요한 에너지는 포도당과 같은 탄소 원천에서 제공받는다. 생리학적으로 세균은 산소성(증식하는 데 산소가 필수적인 경우, 예 녹농균), 통성(산소가 존재하거나 하지 않아도 증식 가능한 경우, 예 그람음성 '대장균군'), 무산소성(산소가 존재하지 않아야 증식 가능한 경우, 예 클로스트리디아와 박테로이데스)로 분류한다.

녹농균과 같은 산소성 균과 통성 균인 대장균군은 산소가 있는 조건에서 증식할 때 포도당은 산소호흡으로 완전히 대사된다. 이때 산소는 최종 전자 수용체로 작용한다.

$$\text{Glucose} + 6\,O_2 \rightarrow 6\,H_2O + 6\,CO_2 \qquad \Delta G_0 = -686\ \text{kcal/mole}$$

대장균군이 산소가 없는 조건에서 증식할 때 효율이 떨어지는 발효를 통해 포도당을 대사하여 혼합된 산을 최종 산물로 만든다. 이 반응은 다음과 같다.

$$2\,\text{Glucose} + H_2O \rightarrow 2\,\text{Lactate} + \text{Acetate} + \text{Ethanol} + 2\,CO_2 + 2\,H_2$$
$$\Delta G_0 = -\ 47\ \text{kcal/mole}$$

대장균군과 같은 통성 세균이 특정 시간에 돌입하는 경우 대사의 형태가 일부 항생제의 작용에 영향을 미친다. 겐타마이신과 같은 아미노글리코시드계는 산소가 존재하는 조건에서 증식하는 대장균군에 작동한다. 이 항생제는 산소호흡과정의 일부로서 에너지의존 과정에 의해 세포내로 들어가기 때문이다.

사슬알균과 장알균과 같은 세균은 산소존재 유무에 관계없이 증식할 수 있으나 항상 발효를 이용한다. 무산소성 세균에 대해 과산화물과 같은 산소유도체는 세균에 독성이 있다. 이 세균은 독성이 있는 라디칼을 불활성화하는 데 필요한 효소시스템이 결여되어 있어서 이 세균은 산소가 없는 조건에서만 증식할 수 있다. 실제 실험실에서 세균이 산소를 필요로 하는지의 차이점이 중요하다.

임상검체에서 절대 산소성, 통성, 절대 무산소성 세균을 분리하기 위해서는 각각의 상황에 합당한 공기조건이 준비될 수 있어야 한다. 임상검체에서 무산소성 세균을 통상적으로 배양하기 위해서 실험실에서는 무산소 배양캐비넷이나 산소를 제거할 수 있는 비슷한 시스템이 갖추어져 있어야 한다.

DNA, RNA, 단백질 합성

세균 게놈은 이중가닥 데옥시리보핵산(DNA)로 이루어졌고 반보전적 복제로 두 개의 게놈을 생산하며, 세포는 나뉘어져 두 개의 세포가 된다. 지속적으로 생산되면 대수증식을 한다(그림 1-11a,b). 대부분의 세균은 최적의 증식 조건에서 매 20분 정도마다 분할하므로 한천배지 위에 접종한 한 개의 미생물이 생산되어 다음 날 눈에 보이는 집락을 만들게 된다.

반면에 결핵균은 매 18시간정도에 분열하고 표준실험실조건에서 하나의 집락을 보기까지 수 주일이 걸린다. 반보전적 복제로 두 개의 부모 가닥은 분리되어 딸 DNA로 된다(그림 1-12a,b); DNA 중합효소복합체가 이 과정에 관여한다(그림 1-12c). 이 효소복합체의 분자 수준에서 작용하는 세부 사항을 그림 1-12d에 보여주고 있다.

대장균 게놈의 길이는 대략 1000 μ이며, 하나의 세포 3×1 microns에 들어가야 한다. 이런 조건을 충족하기 위해 초나선형태를 유지해야 한다(그림 1-13a). 여기에 국소이성화효소가 관여하는데 DNA 선회효소가 포함되며 그 작용기전을 그림 1-13b

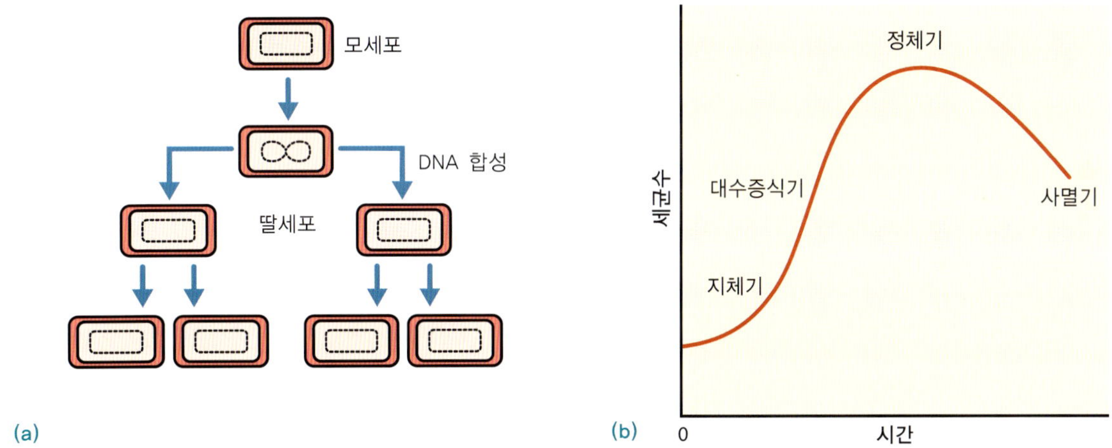

그림 1-11 (a) 복제하고 세포가 분열하면 대수증식하여 세균이 2개, 4개, 8개, ...등으로 늘어난다.
(b) 증식곡선; 영양분과 다른 인자가 고갈되어가면 세균집단이 정체기로 접어든 후에 사멸기로 진행한다.

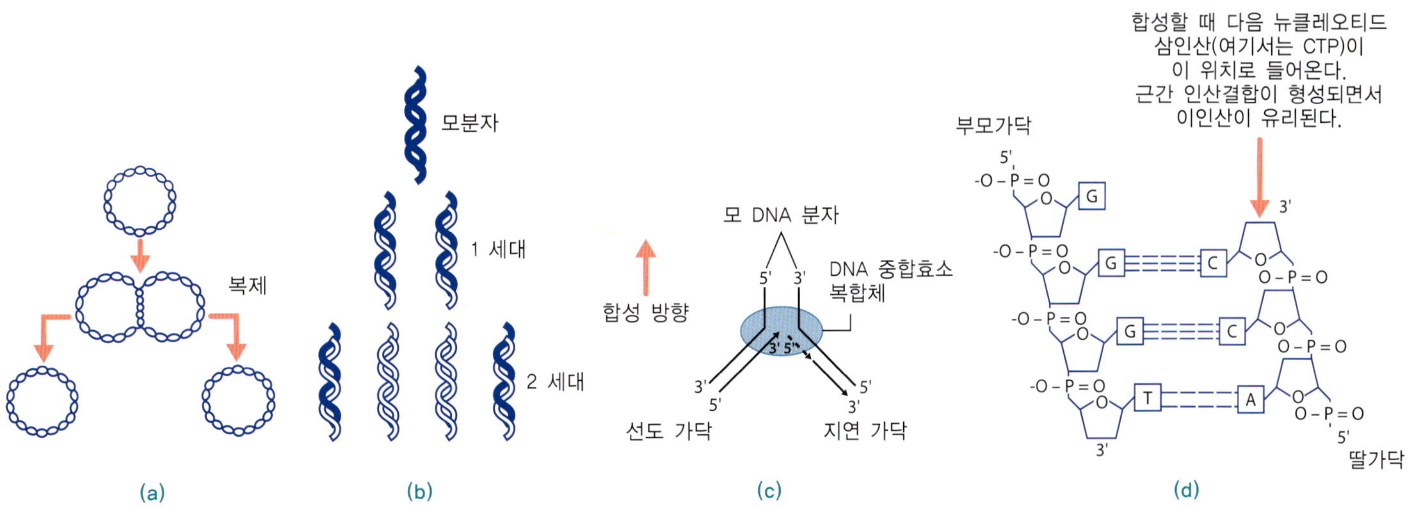

그림 1-12 (a) 한 개의 세균 게놈은 복제되어 두 개의 '딸'분자를 만든다. (b) '모' DNA 가닥이 분리되어 하나의 '딸'가닥이 나온다.
(c) DNA 중합효소 복합체의 개요 (d) 딸가닥의 합성은 특이한 '염기쌍형성'이 되어야 한다(CTP: 시티딘삼인산).

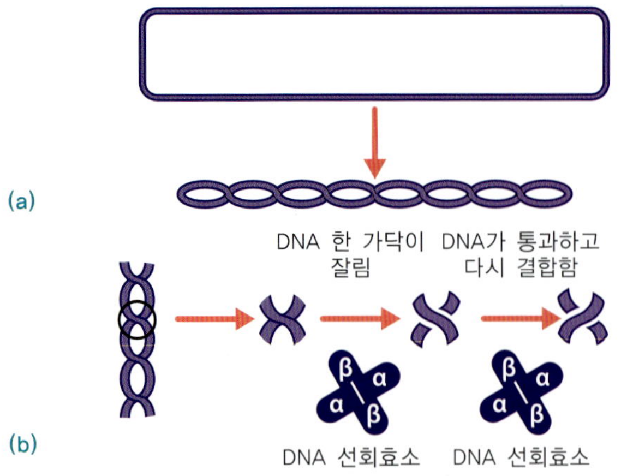

그림 1-13 (a) 염색체 DNA는 세포내로 들어갈 수 있도록 초나선형으로 되어야 한다. (b) 가닥이 끊어지고 교차하는 것이 이 과정에서 필수적이며 DNA 선회효소와 같은 효소에 의해 이루어진다.

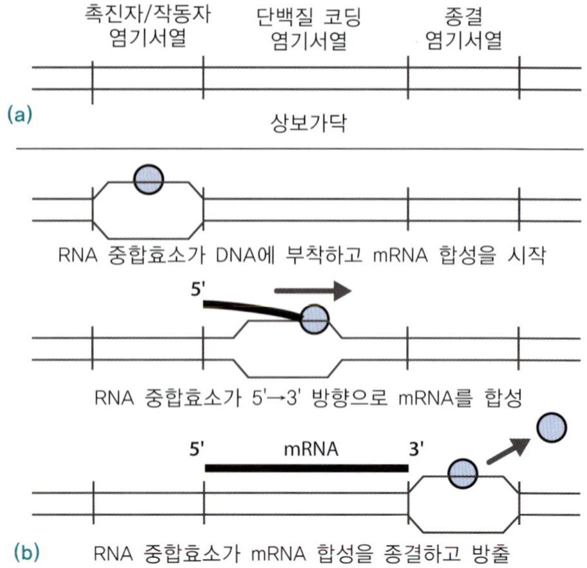

그림 1-14 (a) DNA는 특정 단백질을 코딩하는 염기서열로 나뉜다. '촉진자/작동유전자'와 '종료자'염기서열은 개개별 전사복합체의 시작과 끝에 있다. (b) 전사과정의 개요

에 보여준다. 항생제의 중요 그룹인 불소화 퀴놀론계(예 시프로플록사신과 리보플록사신)는 α-아단위에 부착하여 효소를 불활성화한다.

DNA는 나뉘어져서 전령리보핵산(mRNA)를 통해 단백질을 코딩하는 뉴클레오티드 서열로 된다. 이 서열은 오페론으로 불리는 전사단위로 배열된다. 오페론은 촉진자/작동자, 단백질코딩과 '종결자'서열로 구성된다(**그림 1-14a**). RNA 중합효소복합체는 DNA 염색체로부터 mRNA의 전사를 수행한다. 이 효소의 작용은 항생제 리팜피신에 의해 억제된다.

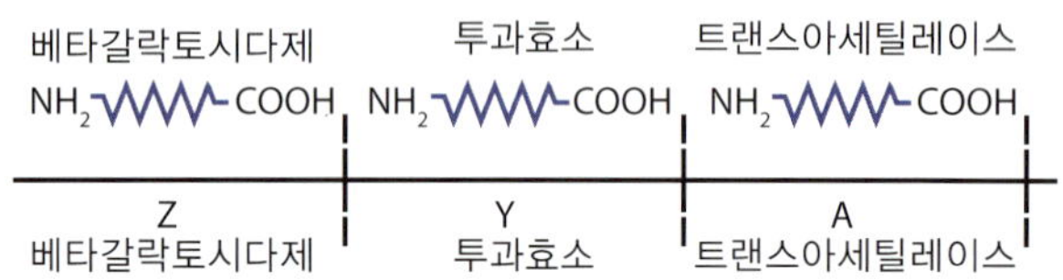

그림 1-15 **대장균 유당 오페론의 구성**

전사수준에서 유전자 발현의 조절이 세포의 대사활성을 조율하는 근간이 된다. 세균과 같은 원핵생물에서 특정 대사경로에 필요한 모든 효소가 하나의 다시스트론 mRNA 분자로 발현된다. 세 개의 효소, 즉 베타갈락토시다제, 투과효소, 트랜스아세틸레이스를 코딩하는 대장균의 유당 오페론 구성을 **그림 1-15**에 보여준다. 세 가지 효소는 세포내로 흡수되어 탄수화물 유당의 초기 처리에 필요하다.

단백질 합성

리보솜이 mRNA 분자를 번역해서 단백질을 생산한다. mRNA의 각기 세 개의 뉴클레오티드로 된 '코돈'이 특정 아미노산을 특이화한다. 모든 단백질 합성은 시작 코돈인 AUG 서열에 의해 코딩되는 포르밀메티오닌으로부터 시작된다. 단백질 합성의 개요를 **그림 1-16**에 나타내었다. 두개의 리보솜 아단위가 특이하게 mRNA의 5'말단에 부착한다. 개별 리보솜은 mRNA 분자를 따라 이동하고 각 세 개 염기코돈이 '읽혀지면' 한 개의 아미노산이 자라나는 펩티드사슬로 들어간다. mRNA 내 각 코돈염기서열의 끝에 UAA와 같은 '정지'코돈은 종결하도록 특이화하고, 완성된 펩티드 사슬은 배출된다. mRNA의 마지막 단백질이 합성을 완료한 후에 리보솜 아단위는 새로운 개시 복합체를 형성하기 위해 재생된다. 번역과정은 아미노글리코시드계(겐타마이신)와 마크로라이드계(에리스로마이신, 클라리스로마이신, 아지스로마이신)의 표적이 된다.

세포질막과 그의 일부 기능

진핵세포는 여러 가지 지질이중층 막시스템을 갖고 있어서 대사와 합성 기능을 구성하고 있으나 세균은 오직 세포질막만 보유하고 있어서 세포질을 세포벽과 경계를 이루고 있다. 이 막이 세포 안과 밖으로 여러 가지의 물질을 수송하는 데 핵심 역할을 한다. 대사와 구조적 실체는 세포질막에 있어서 모든 지질이중층의 기본 구조를 갖고 있다(그림 1–6 참조).

단백질 합성

세포질막에 머무르도록 되어 있거나 세포 밖으로 분비되는 단백질들은 세포질막과 가까운 곳에서 합성된다(그림 1–17). 자라나는 펩티드 사슬의 아미노말단에 있는 특이한 염기서열은 단백질이 세포질막 내로 들어갈 수 있게 한다. 클로스트리디움 디피실레 독소에서 나타나는 것과 같이 단백질이 완전히 분비되거나 세포질막에 정착하여 거기서 특이한 기능을 나타내기도 한다. '산화적' 그람음성 세균의 전자수송사슬을 이루는 단백질과 PBP가 정착 단백질의 예이다. 세포질막에 자리 잡은 다른 중요한 구조는 부착소와 편모이다.

부착 단백질

많은 세균의 핵심 병원성 특성은 상피와 내피세포 표면에 부착하는 능력이다. 부착단백질은 이러한 일이 벌어질 수 있도록 할 수 있다. 흔하게 요로감염(urinary tract infection, UTI)과 관련된 대장균의 요로병원성주는 숙주세포표면에 있는 특이 수용체를 인지하는 특이 부착소에 의해 감수성 있는 여성의 요도주위에 집락화한다(그림

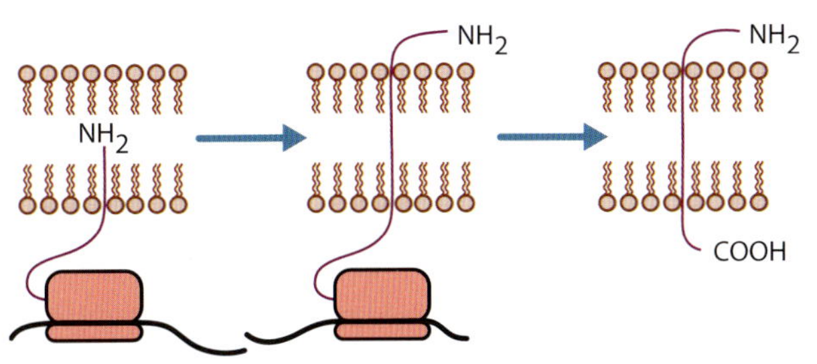

그림 1–17 세포막은 특징적인 지질이중막으로 구성된다. 페니실린부착단백 등은 세포막부근 리보솜에서 합성된다.

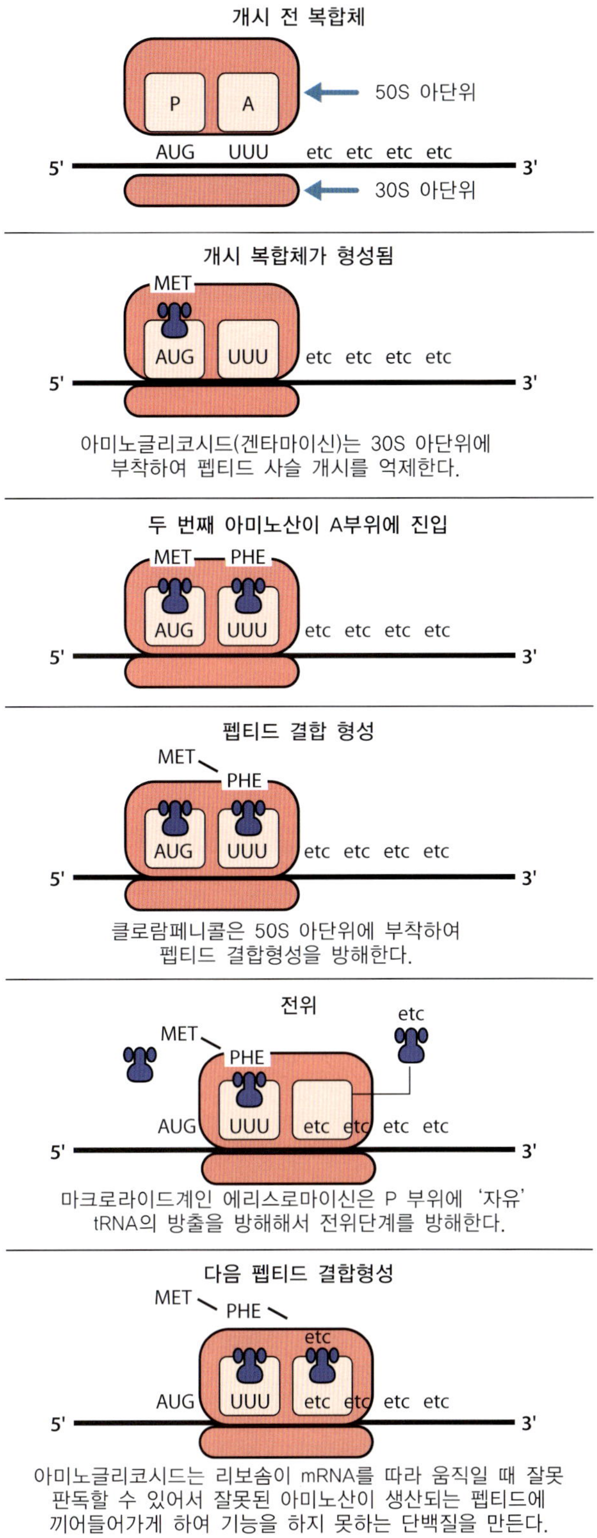

그림 1–16 **단백질 합성의 개요**
많은 항생제가 단백질 합성을 억제한다(50s 아단위에서 P: 펩티드자리; A: 수용부위; MET: 포르밀 메티오닌; PHE: 페닐알라닌, 상응하는 코돈은 UUU).

1-18). 여기서부터 세균이 요도를 통해 방광에 도달하게 되고 방광염을 일으키게 된다.

편모

편모가 있는 세균으로는 대장균, 콜레라균, 파상풍균 등이 있다. 편모는 세포막에 정착된 복합 단백질 구조물이다. 화학 신호계와 함께 세균은 편모를 이용하여 영양분이 있는 곳으로 이동하거나 불리한 환경으로부터 멀리 이동한다. 편모의 기본 구조를 그림 1-19에 나타내었다. 편모는 대장균군(털북숭이 형태)에서와 같이 세포주위를 둘러서 존재하거나 녹농균에서 보는 바와 같이 한쪽 끝에 국한되어 존재할 수 있다.

협막

일부 그람양성과 그람음성 세균은 협막을 갖고 있는데, 이는 세포벽 외부에 있는 구조물이다. 이들은 다당체로 이루어져 있어서 큰포식세포나 호중구에 의한 포식에 저항할 수 있다(그림 1-20). 생쥐 복강에 협막이 없는 폐렴알균 수백만 마리를 주사하여도 죽지 않지만 협막이 있는 경우에는 수백 마리를 주사하면 죽는다.

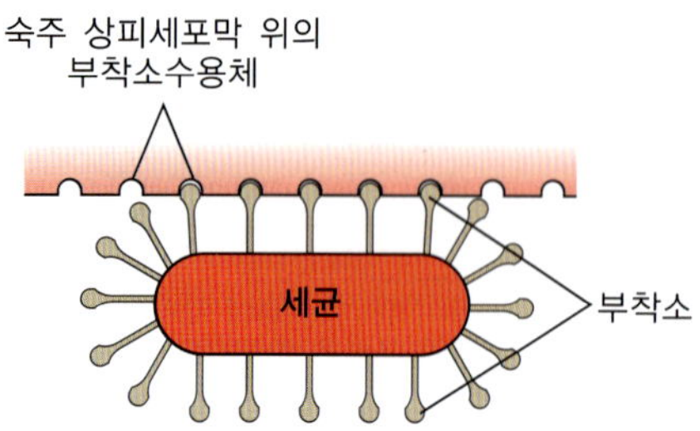

그림 1-18 부착소는 세균이 숙주세포 표면에 존재하는 특이수용체에 부착할 수 있게 한다.

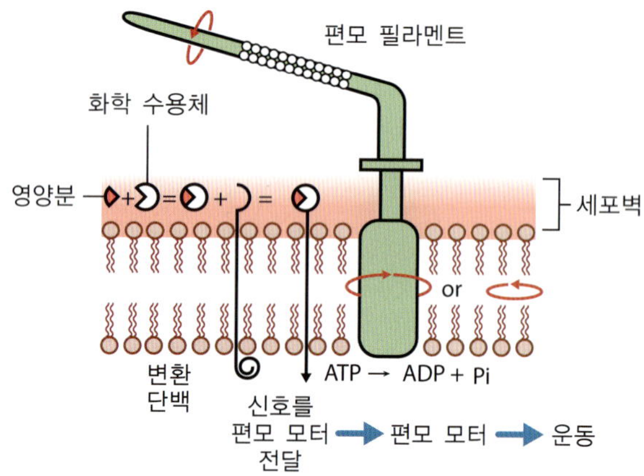

그림 1-19 **편모**
화학신호와 변환단백의 상호작용이 편모와 세균의 운동이어떤 방향으로 진행될지 결정한다(ADP: 아데노신이인산; ATP: 아데노신삼인산).

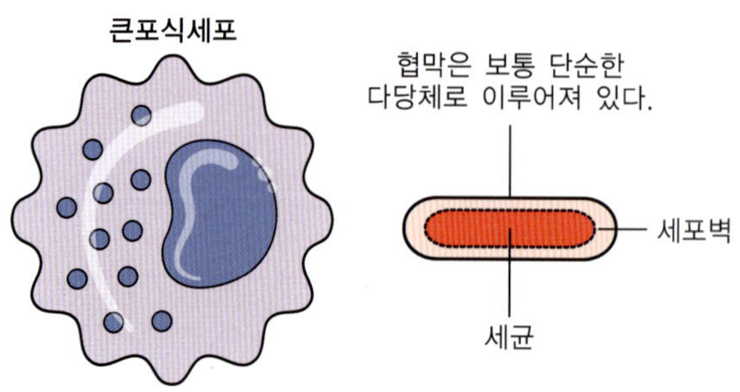

그림 1-20 일부 세균은 협막을 갖고 있다. 협막은 포식작용을 억제하고 있다. 인플루엔자균(Hib), 폐렴알균, 수막알균과 같은 세균에서 중요한 병인 인자 중 하나로 작동한다.

세균	협막형	백신
인플루엔자균 (*Haemophilus influenzae*)	6: a,b,c,d,e,f	Hib (단백질 운반체에 접합된 협막혈청형b 다당체)
수막균 (*Neisseria meningitidis*)	8: A,B,C,E,X,Y, Z,W-135	A,C,B,Y,W-135
폐렴사슬알균 (*Streptococcus pneumoniae*)	>90: e.g. 3,10, 19	다당체 백신에 23가지 공통 혈청형과 접합백신 중 하나에 13가지 혈청형

그림 1-21 세 가지 중요한 협막을 갖고 있는 세균에서 혈청형 개수와 분류 및 개발된 백신의 예

병원성의 이유 때문에 다당체는 그 자체로 항원성이 좋지 않다. 그 항원성은 단백질 운반체와 결합하여 개선될 수 있다. 임상적으로 인플루엔자균의 가장 중요한 혈청형은 혈청형 b (Hib)로서 특히 5세 이하 아동에서 세균혈증, 수막염과 후두덮개염 등 침습성 질병을 일으킨다. Hib 백신이 접종되고 있는 나라에서는 혈청형 b에 의한 질병이 드물다. Hib 백신은 파상풍 톡소이드에 부착된 다리보스 리비톨인산염(polyribose ribitol phosphate, PrP) 협막다당체로 이루어져 있다. 중요한 협막 세균의 예, 그들의 여러 가지 협막 혈청형과 가능한 백신을 정리하여 그림 1-21에 나타내었다.

폐렴사슬알균 23가 백신은 23가지 혈청형의 결합하지 않은 백신이다. 13가 백신은 운반체로서 디프테리아 톡소이드에 결합한 협막다당체로 면역반응을 향상시킨다.

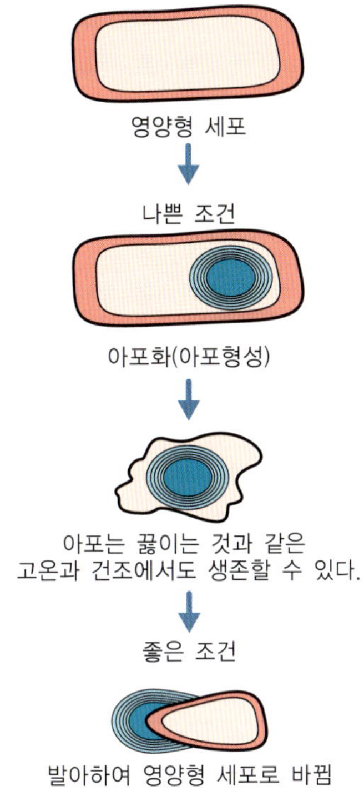

그림 1-22 클로스트리디움과 바실루스속의 세균은 생존에 나쁜 조건에서 아포를 형성한다.

발아

의학적으로 중요한 클로스트리디움 보툴리눔, 클로스트리디움 디피실레, 파상풍균, 바실루스 세레우스를 포함한 세균은 아포를 생산한다. 불리한 성장 조건에서 영양형 세포는 열에 안정한 아포를 생산한다(그림 1-22). 아포는 수년간 생존할 수 있다. 조건이 좋아지면 아포는 발아해서 외독소를 생산하는 영양형으로 다시 증식한다.

바실루스 세레우스는 쌀과 같은 건조한 곡물 음식에서 발견된다. 아포는 조리 과정에서도 생존하고 쌀이 실온에 보관될 때 발아하고 열에 안정한 구토유발 외독소를 생산한다. 음식을 열을 가해서 먹었을 때 구역, 복부 경련 및 구토가 1~4시간 내에 발생한다.

세균내 유전자 교환

DNA가 세균 바이러스(박테리오파지), 형질전환, 접합에 의해 세균 간에 전달될 수 있다. 많은 세균은 세포당 하나나 여러 개가 존재하는 염색체 외 플라스미드를 갖고 있다(그림 1-23a). 만약 세포당 두 개 이상을 갖고 있으면 각 딸세포는 세포 분열 후 하나의 플라스미드를 물려받을 것이다. 플라스미드는 또한 접합을 통해 '수컷' F^+ 세포에서 '암컷' F^- 세포로 전달할 수 있다(그림 1-23b). 이 과정에서 '수컷' 세포는 '수컷'으로 남게 된다.

많은 플라스미드가 항생제 내성을 코딩하는 유전자를

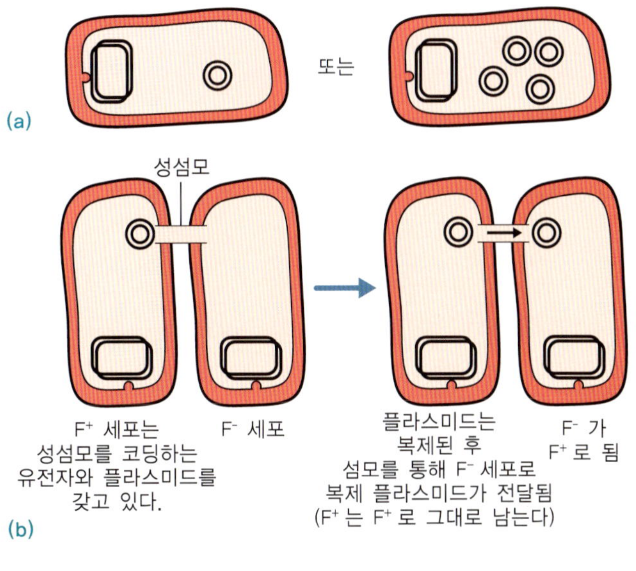

그림 1-23 많은 세균이 플라스미드를 보유하고 있다.
(a) 플라스미드는 세포당 하나 또는 그 이상 존재할 수 있다. (b) 플라스미드는 접합과정으로 세균 간 전달될 수 있다. 간단한 단백질 관으로 이루어진 성섬모가 이 과정에 필요하다.

갖고 있어서 플라스미드의 전파는 항생제 내성 문제의 중요한 부분이다. 세균 염색체와 플라스미드 사이를 이동할 수 있는 여러 형태의 운동성 유전자 요소가 있다. 삽입서열(insertion sequences, IS)이 한 예이다. 이들은 길이가 약 1,000염기쌍이고 유전자의 어떤 방향으로든지 짧은 역전 반복 서열로 이루어져서 요소들이 염색체나 플라스미드 DNA의 다른 부위로 이동할 수 있다. 세균은 많은 복제수의 하나나 그 이상의 IS 구조물을 포함하고 있다. 대장균은 염색체에 걸쳐 40개 이상 갖고 있다. 두 개의 IS 영역이 항생제 내성 유전자의 한 끝에 복합될 때 트랜스포손을 형성하고 저항유전자가 이동성을 획득하게 된다. 인테그론은 항생제 내성 기전에 추가적인 방법이다. 이것은 DNA 서열로서 다른 항생제 내성 유전자가 하나의 촉진자 관리하에서 오페론 내에 함께 연계된다. 이 이동성 유전자 요소는 플라스미드를 통해서 같은 종 또는 다른 종의 구성원 간에 전달될 수 있다.

그람음성 장내세균과 또는 대장균군에서 저항의 공통형태는 베타락탐가수분해효소의 생산으로 이는 벤질페니실린, 암피실린과 아목시실린을 포함한 항생제의 베타락탐고리를 가수분해한다. 예로서 대장균에서 발견되는 TEM1-베타락탐가수분해효소와 폐렴막대균의 SHV1 이 있다. 다른 예는 확장범위 베타락탐가수분해효소(extended-spectrum β-lactamases, ESBL)와 카바페넴분해효소로서 이 두 세균에서 발견된다.

장알균에서 고수준 반코마이신저항은 저항성 표현형에 필요한 유전자를 함유하는 복합 트랜스포손이 존재하기 때문이다.

바이러스

사람을 감염하는 주요 바이러스의 분류를 **그림 1-24**에 나타내었다. 바이러스 게놈은 단일가닥 또는 이중가닥 DNA 또는 RNA이다. 게놈은 단백질 캡시드(protein capsid)로 싸여 있다. 캡시드는 하나나 그 이상의 단백질 아단위로 구성되며 반복적으로 사용되어 방어 껍질로 사용된다. 많은 바이러스는 감염된 세포로부터 지질막을 획득한 외피로 덮여 있다. 때로는 형질막이나 특정 바이러스는 골지체나 형질세망으로 출아한다. 사람면역결핍바이러스(human immunodeficiency virus, HIV)의 gp120/41 또는 B형 간염바이러스(hepatitis B virus, HBV)의 표면단백(HBsAg)과 같은 바이러스 특이 단백질은 외피에 삽입되어 있어서 감수성 있는 세포의 표면에 있는 수용체를 인지하고 부착하는 역할을 한다. 이 외피단백질은 번역 후 세포 기능에 의해 특이 당잔기가 추가되는 당질화되어 있다.

HBV 구조와 몇 가지 바이러스의 전자현미경 사진을 **그림 1-25**에 보여주고 있다. HBV 이중가닥 DNA 게놈은 핵심항원(HBcAg)으로 이루어진 캡시드로 싸여 있다. 이 뉴클레오캡시드는 큰(L), 중간(M), 작은(S) 표면항원단백질(HBsAg)을 포함하고 있는 외피로 싸여 있다. 단순포진바이러스(herpes simplex virus, HSV)의 터진 외피에서 캡시드가 보이고 외피를 보유한 코로나바이러스는 바이러스 표면으로부터 외부로 연장되어 나가는 당단백질을 보여주고 있다.

노로바이러스와 아데노바이러스는 외피비보유 정이십면체 바이러스이다. 폭스바이러스를 제외하고 DNA 바이러스는 핵내에서 복제하는데 진핵세포 핵내의 DNA 합성, RNA 전사와 전사후 RNA 연접 기구 등 모든 것을 이용한다. 파보바이러스는 단일가닥 DNA 게놈을 갖고 있고, 아데노바이러스, 폴리오마바이러스, 파필로마바이러스와 같이 외피를 보유하고 있지 않다. 헤르페스바이러스과와 헤파드나바이러스과(HBV)의 바이러스들은 외피가 있다.

대부분 RNA 바이러스는 세포질 내에서 복제하므로 바이러스 게놈을 복제하고 mRNA를 합성하는 데 필요한 효소를 모두 공급해 주어야 한다. RNA 바이러스를 분류하는 데 몇 가지 방법이 있다. 로타바이러스를 포함하는 레오바이러스과는 이중가닥의 분절된 게놈을 갖고 있다. 단일가닥 RNA 바이러스는 그들이 양성- / 음성-게놈을 갖고 있는지에 따라 그룹 짓는다. 양성-게놈은 직접 mRNA로서 작용하여 들어오는 게놈의 복제를 시작하는 데 필요한 바이러스 단백질로 번역된다. 음성 단일가닥 RNA 바이러스는 그들의 mRNA에 상보적인 극성이다. 이들 바이러스는 바이러스가 조립될 때 자신의 RNA 중합효소를 포함하여야 하는데, 이 효소가 새로 감염된 세포에서 들어오는 음성-게놈을 이중가닥 복제형으로 전환해야 하기 때문이다. 모든 음성 단일가닥 RNA 바이러스는 외피를 보유하고 있다.

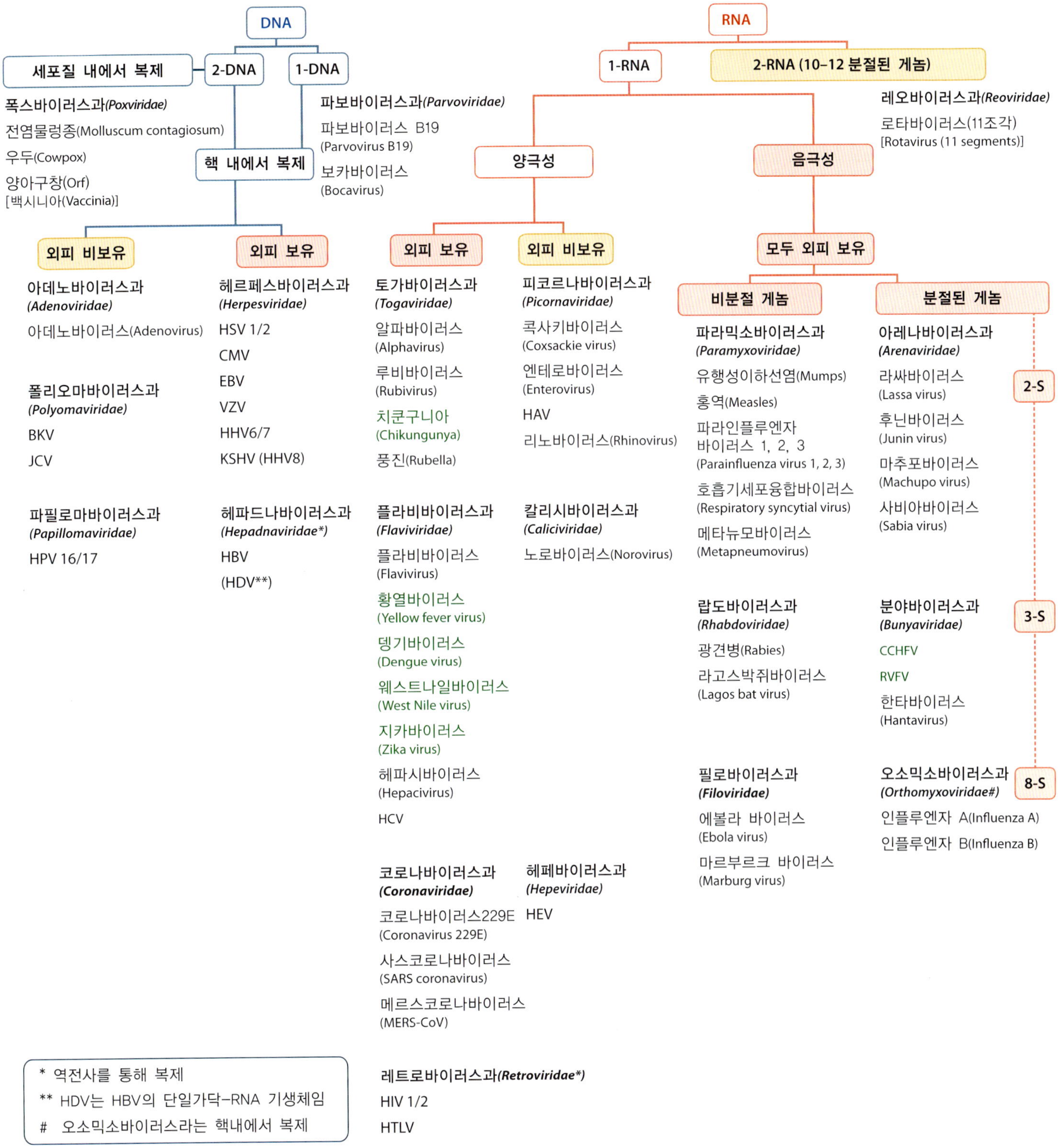

그림 1-24 **사람을 감염시킬 수 있는 주요 바이러스군의 분류** 황색 박스: 외피비보유바이러스, 분홍색 박스: 외피보유바이러스. 분절(S)의 개수가 표기되어 있다. 초록색으로 표기된 바이러스는 모기에 의해 전파되나 진드기매개인 콩고크리미아 출혈열바이러스(CCHFV)는 예외이다. (MERS-CoV: 중동호흡기증후군코로나바이러스 또는 메르스코로나바이러스)

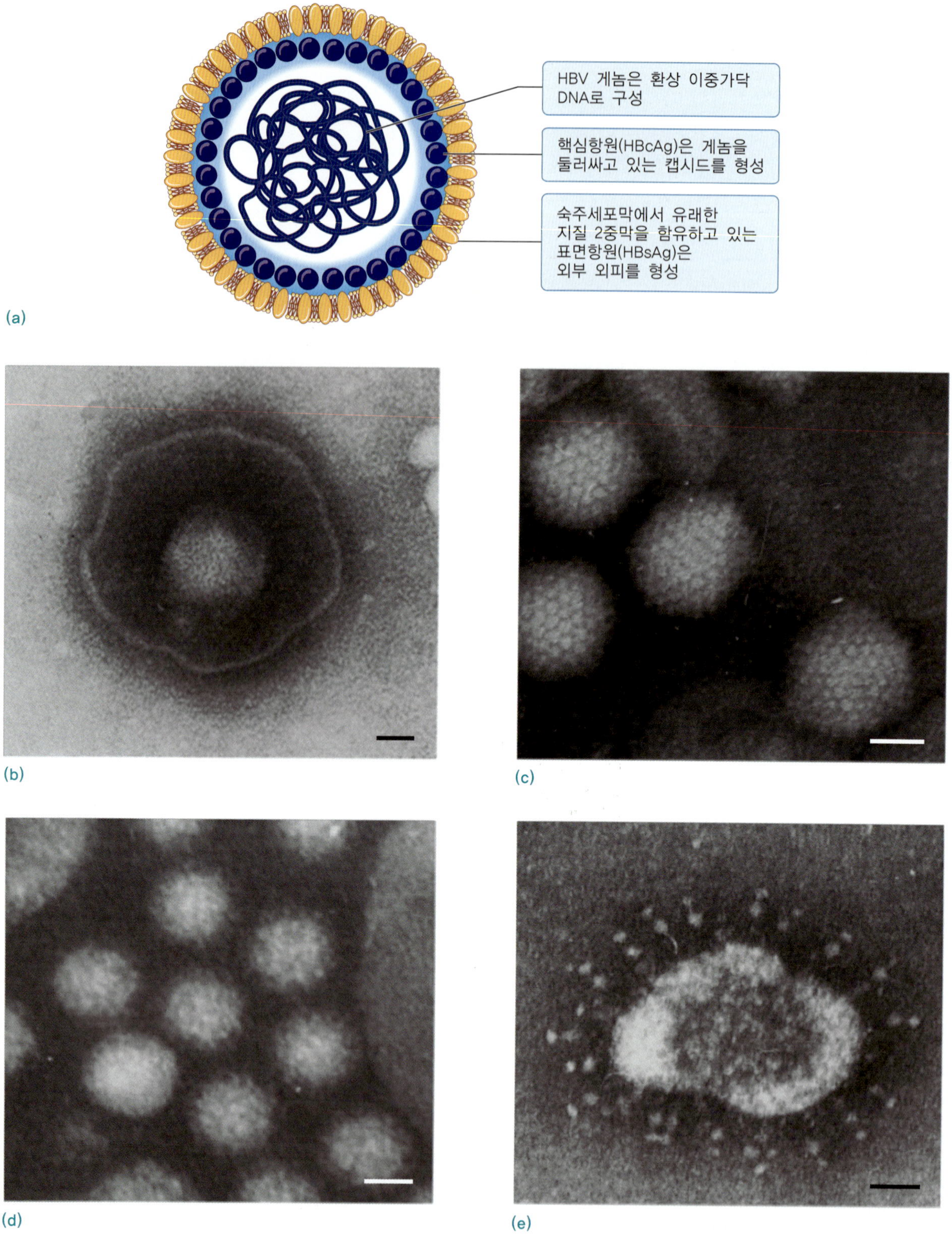

그림 1-25 (a) HBV의 단면 모델로서 DNA가 HBcAg 캡소머로 이루어진 캡시드로 싸여 있고(뉴클레오캡시드) 그 외부를 HBsAg이 있는 지질이중층이 둘러싸고 있다. (b) HSV의 터진 외피 안으로 정이십면체 뉴클레오캡시드가 보인다. (c) 아데노바이러스 (d) 노로바이러스 (e) 코로나바이러스의 표면 당단백질이 명확하게 보이고 있다. (막대길이: 20 nm)

단일가닥 RNA 바이러스는 그들이 감염한 세포의 세포질에서 극복해야 하는 특이한 점이 있다. 진핵세포 mRNA는 하나의 단백질을 코딩하는 단시스트론인데 RNA 바이러스는 이런 제약을 극복할 수 있는 진화된 기전을 갖고 있다. 피코르나바이러스 게놈은 '여러 단백질'로 번역되고 이것이 바이러스와 숙주 단백질분해효소에 의해 번역되는 동안 절단되어 각기 구조와 효소 기능을 갖는다. 레오바이러스와 오소믹소바이러스는 게놈이 분절로 나뉘는데, 분절은 하나의 기능성 단백질을 코딩하며 각각 10~12개와 7~8개의 분절로 이루어져 있다. 분야바이러스는 이런 기전의 조합을 이용한다. 리프트밸리열 바이러스(RVFV) 게놈은 세 개의 분절로 되어 있다: L은 RNA 중합효소, M은 외피 단백 G1과 G2, S는 캡시드 단백질과 비구조 단백질을 코딩한다.

오소믹소바이러스과의 인플루엔자바이러스 A와 B, 레트로바이러스인 HIV는 증식하는 데 숙주의 핵을 사용한다는 점에서 다른 RNA 바이러스 내에서 예외적이다. 인플루엔자바이러스는 핵내에서 자신의 mRNA의 합성을 시동하기 위해 숙주 mRNA 분자의 5′ 선도서열을 훔친다. 이런 흔하지 않은 의존성을 갖고 있어서 진핵세포 핵의 연접기구를 이용하여 분절 7과 8의 두 번째 해독틀에 있는 추가 단백질을 코딩할 수 있다.

레트로바이러스로서 HIV는 역전사효소에 의해 RNA 게놈의 DNA 복제를 합성하고 이중가닥 DNA형이 숙주세포 DNA에 통합된다. 이 프로바이러스의 전사는 자손 게놈을 만들어낼 뿐만 아니라 모든 필요한 mRNA도 생산한다. 이런 과정은 숙주세포 핵의 RNA 연접기구에 전적으로 의존한다. HBV는 비정상적인 DNA 바이러스로서 역전사과정을 통해 DNA 합성의 주형으로 전체 길이 RNA 전사체를 사용한다.

D형 간염바이러스(HDV)는 HBV의 기생체로서 환형 단일가닥 RNA 바이러스로 한 개의 게놈을 갖고 있으며 자신의 RNA 중합효소를 코딩한다. HBV가 감염된 세포에서만 증식하는 데 자신의 캡시드로서 HBsAg을 훔쳐서 사용한다. 각 간세포에서 10^{11}를 넘는 매우 많은 양의 HDV가 생산된다.

바이러스의 증식

바이러스가 일으키는 병은 바이러스의 조직 친화성, 복제 전략과 표적세포에 미치는 영향과 관련이 있다. 인터페론과 세포자멸의 역할을 포함하여 면역반응이 밀접하게 연계되어 있다. 바이러스는 세포를 용해하여 감염된 세포를 사멸시킬 수 있으며 인플루엔자가 그 예이다. 노로바이러스는 감염된 세포를 세포자멸하게 하여 작은창자의 융모를 잠시 위축시키고 둔감하게 하고 미세융모 기능을 잃게 할 수 있다.

비교적 단순한 단일가닥 DNA 바이러스인 파보바이러스 B19은 활동적으로 분열하고 있는 숙주세포의 핵기능을 필요로 하며, 골수에 있는 적혈구전구세포가 주요 표적세포이다. 건강한 사람에서는 적혈구 저장량에 영향을 미쳐도 적혈구수가 약간 감소하는 정도이나 낫적혈구빈혈과 같이 적혈구생산에 질병이 있는 경우에는 심한 빈혈이 생겨 일시적인 재생불량성 빈혈을 초래한다. 임신 첫 20주 내에 B19 감염이 있으면 태아수종을 유발할 수 있는데, 특징은 심한 빈혈과 고박출심장기능상실이며 2~10%가 사망할 수 있다.

잠복감염이 DNA 바이러스와 DNA 프로바이러스를 거쳐 가는 레트로바이러스에서 발견되며, HSV와 수두대상포진바이러스(varicella zoster virus, VZV)가 예이다. 호흡기 점막에서 초기 증식한 후에 VZV 바이러스혈증을 통해 바이러스가 표적세포인 표피내 기저각질세포에 도달하고 증식하여 특징적인 '수두' 발진을 일으킨다. 바이러스는 감각신경을 따라 올라가 신경절에 도착하고 핵내에서 에피솜 DNA로서 잠복형태로 머물고 복제는 억제된다. 고령이나 면역억제로 면역기능이 감소하면 에피솜 DNA가 복제로 전환된다. 바이러스는 표피 쪽으로 이동하고 거기서 증식하여 대상포진의 특징적인 피부분절분포를 하게 한다. 레트로바이러스로서 HIV는 프로바이러스 DNA로 통합되어 있어서 매우 긴 잠복기를 갖는다. 바이러스가 증식함에 따라 기능이 있는 CD4 T 림프구가 점차적으로 감소하게 되면 통제되지 않는 바이러스 증식과 기회감염이 생기는 단계에 이르게 되며 이를 후천성면역결핍증후군(acquired immunodeficiency syndrome, AIDS)이라고 한다.

특정 DNA 바이러스는 사람파필로마바이러스(HPV 16, 18)와 자궁경부암의 예에서 보는 바와 같이 숙주 DNA 합성 조절을 억제하고 핵내에서의 조절 기전을 넘어서는 기능을 발휘해서 암을 유발하기도 한다. 엡스타인바바이러스(Epstein-Barr virus, EBV)는 전염성단핵구증과 관련이 있으나 면역억제제로 인해 T 세포 기능이 저하된 환자에서 림프구증식질환을 일으킬 수도 있다. 이 복합 DNA 바이러스는 세포자멸을 억제하고 감염된 B 세포를 G1/G0 세포주기에서 합성단계로 유도할 수 있다. 통합된 HBV DNA가 간세포암(hepatocellular carcinoma, HCC) 환자에서 발견되나 간세포암은 수년간에 걸쳐 조절되지 않으며 분열하는 간세포에서 발생하는 염증, 사멸, 재생과 섬유화의 반복적인 주기 때문이다. 비슷한 병리가 단일가닥 RNA 바이러스인 HCV에 의한 만성 감염에서 나타난다. 몇 가지 바이러스 증식 전략과 병을 일으키는 기전을 요약하여 **그림 1-26**에 보여주고 있다.

세포수준에서 자세히 바이러스 증식을 소개하기 위해 HBV와 HAV는 여기서 기술하고, HIV는 4장에서 기술한다.

HBV의 증식

선상 RNA주형에 기반하여 게놈 구성을 **그림 1-27**에 나타내었다. 5′ 캡은 진핵세포 mRNA의 특징이고, 말단 여분(반복) 인자인 R이 각 말단에 있다. 전체 길이 RNA는 역전사효소(RT) 효소 복합체 다단백질(말단 단백질[TP], 간격자, 역전사효소와 RNase H)로 번역된다. RNase H는 RNA/DNA 이중가닥에서 RNA를 분해시켜 이중가닥 DNA 게놈이 합성될 수 있게 한다. 핵심항원(core antigen, cAg)은 게놈 길이 RNA로부터 합성되나 X에서와 같이 다른 해독틀에서 합성된다. X는 바이러스게놈

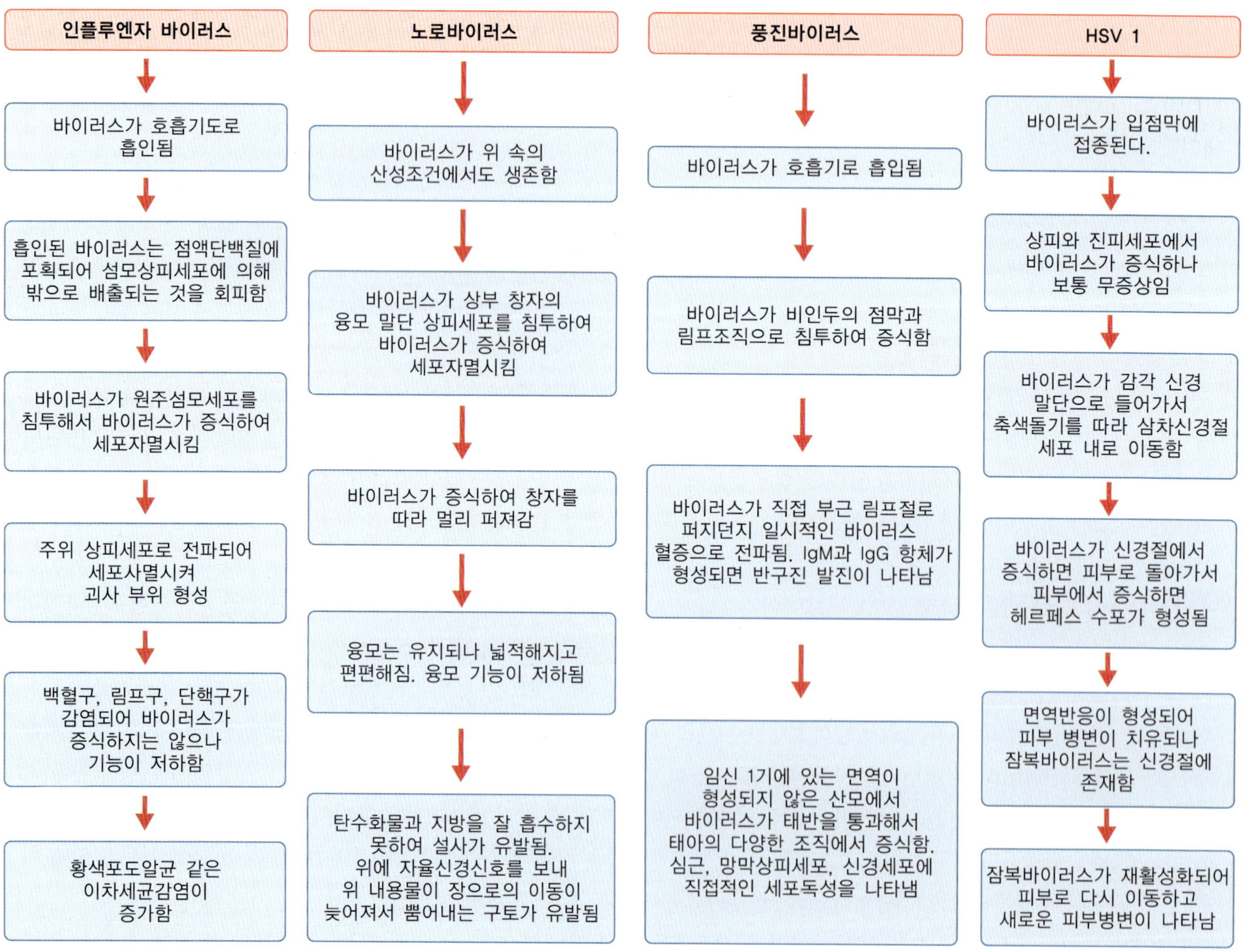

그림 1-26 **인플루엔자바이러스, 노로바이러스, 풍진바이러스, HSV1의 증식방법의 개요**
바이러스가 접근할 수 있는 조직과의 관련성에서 증식하는 결과를 보여주고 있다.

의 전사를 조절한다.

e 항원(e antigen, HBeAg)은 흔하지 않은 단백질로서 HBcAg을 만드는 처음 70%의 아미노산을 함유하고 있다. 그러나 합성은 cAg의 시작 코돈으로부터 상부에서 시작되며 아미노산 서열은 성장하는 단백질이 세포질그물막계로 가도록 한다. 그 후 e 항원은 숙주 단백분해효소에 의해 절단되어 마지막 30%의 아미노산은 cAg에서 발견되고 막의 내강으로 배출하여 세포표면에서 막융합이 생길 때 HBeAg는 혈액으로 들어간다. HBcAg과 아미노산 서열이 공통되는 부분이 있으나 eAg은 독특한 에피토프를 갖고 있다. 이 항원은 일시적으로 HBcAg에 대한 면역반응을 억제하여 만성 감염을 확립하는 가능성을 높여 준다. 일단 바이러스가 이런 상태가 되면 eAg가 부수적이 되고, 항체(HBeAb)가 나타난다(12장 참조).

HBV 복제의 개요를 **그림 1-28**에 나타내었다. 간세포막에 부착은 L 표면항원의 N-말단에 의해 시작되고 모든 세 개의 sAg 단백질의 소수성 루프가 부착하는 데 관여하게 되고 뉴클레오캡시드가 세포내로 들어가게 된다(1, 2). 뉴클레오캡시드가 핵구멍으로 수송되어 들어가게 되고 바이러스 DNA를 방출한다(2, 3). 바이러스 DNA는 전체 길이 중 70% 정도만 이중가닥으로 되어 있고 다음 단계에서 숙주 DNA 중합효소에 의해 완전한 환형 이중가닥 DNA 분자로 전환된다(4, 5). 이것이 전체 길이 단일가닥 RNA와 두 개의 짧은 RNA로 전사된다(6). 전체 길이 RNA는 핵심 단백질(cAg)과 RT 효소복합체에 대한 mRNA로 작용한다(7). 핵심 단백질은 전체 길이 RNA 분자를 둘러싸는 캡시드를 형성하고, 그 안에서 RT 효소복합체가 RNA/DNA 혼합체를 형성하여 이어 이중가닥 DNA로 전환되어 성숙한 뉴클레오캡시드를 형성한다(8, 9). 뉴클레오캡시드를 함유한 DNA는 두 가지 경로를 따른다. 핵으로 들어가서 생활환을 증폭시키든지(10), 세포질막으로 수송되어 캡시드가 '출아'하여 sAg을 포함하고 있는 외피와 함께 성숙된 바이러스를 형성한다(17).

HBV의 생활환에서 핵심은 eAg의 생산이다. 앞서 설명했듯이 이것은 감염된 세포에서 나와 혈액으로 배출되는 cAg의 한 형태이다(11-13).

HBsAg는 외피 단백질이다. 큰(L), 중간(M), 작은(S) 표면항원 단백질은 카르복시말단에 동일한 아미노산 서열을 갖고 있으며

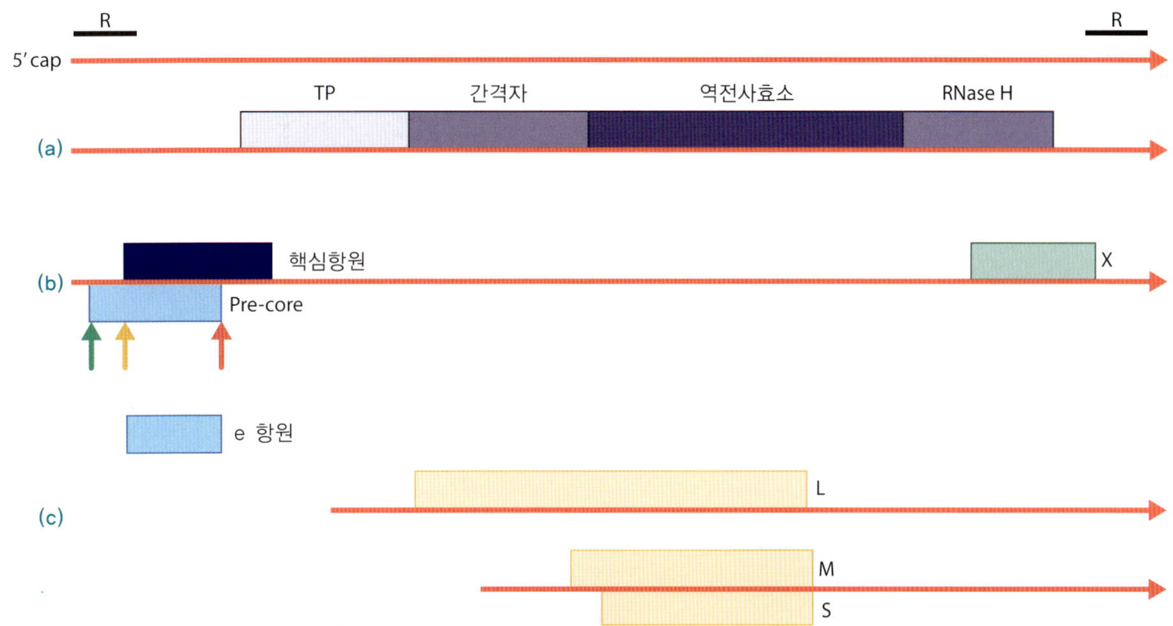

그림 1-27 **역전사에 의해 DNA 합성되는 데 주형으로 사용되는 전체 길이의 RNA 분자에 기반한 HBV 게놈구성**
전체 길이 RNA는 (a) 역전사효소복합체 (b) HBcAg, HBeAg, X 단백에 대한 mRNA로 작동한다. 초록색부터 황색 화살표까지는 선도 염기서열을, 빨간색 화살표는 HBeAg의 번역종결 부위를 나타낸다. (c) HBsAg의 L과 M/S 형은 다른 mRNA 분자에서부터 번역된다.

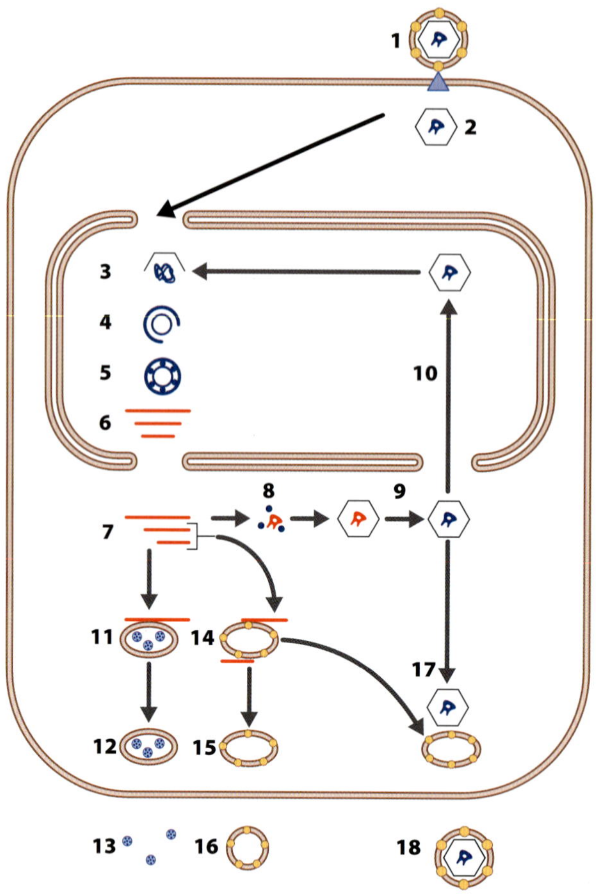

그림 1–28 **간세포내에서 HBV 증식 개요** 주요 단계에서 표시된 번호에 대한 설명은 본문 참조.

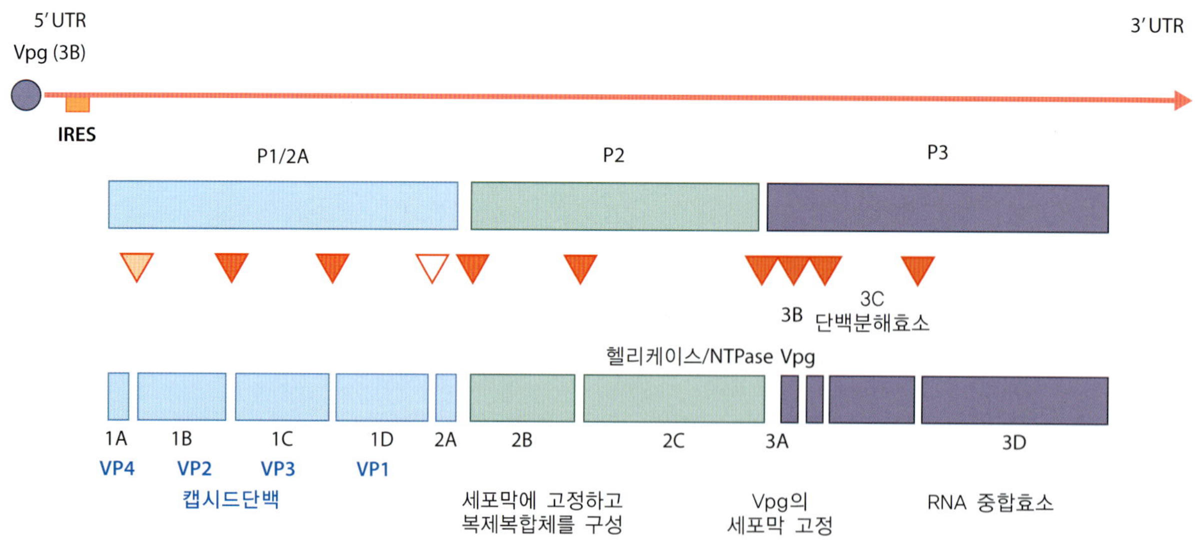

그림 1–29 **HAV의 게놈 구성** (UTR: 번역되지 않는 부위; IRES: 내부 리보솜 결합부위. 화살표는 단백분해효소 절단 부위: 3C: ▼, 세포 단백분해효소: ▽, 바이러스성숙중: ▼. Vpg: 바이러스단백게놈)

이곳은 세포부착을 할 수 있는 결정기를 갖고 있어서 이곳에 대한 방어항체가 백신접종이나 자연면역에 의해 형성될 수 있다. 큰 mRNA는 L로, 작은 mRNA는 M과 S로 번역된다(7, 14). 이 단백질들은 합성되어 세포질그물에 정착하고 이어서 세포질막으로 이동하여 '출아'한다. HBsAg에는 두 가지 역할이 있다. 막대 또는 필라멘트 형태의 바이러스 일부 단백질/지질 입자로서 매우 많은 양이 혈액으로 방출되고, 바이러스-중화 항체를 흡수하여 바이러스가 잘 전파되고 간에서 유지되게 한다(15, 16). DNA를 함유한 뉴클레오캡시드는(9) sAg을 포함하고 있는 막으로 출아하여 성숙된 외피보유 바이러스를 형성한다(17, 18). 급성 감염 후에 혈액 내에 지속적으로 HBsAg이 존재하는 것은 만성 감염의 지표이다.

HAV 증식

다양한 단백질의 기능을 가진 HAV의 게놈 조직이 그림 1-29에 나타나 있다. HAV는 외피비보유, 정이십면체 바이러스로서 단일가닥 RNA 양성게놈을 갖고 있어서 감염된 세포내에서 직접 mRNA 작용을 한다. 바이러스 단백질 Vpg는 5′ 말단에 공유결합으로 부착되어 있으며 RNA 합성에 필요한 시발체이다. 하나의 긴 mRNA로 작용하기 때문에 모든 개개 단백질은 이론적으로 하나의 다단백질의 일부이다. 그러나 단백질 합성 중에 절단이 생기는데 이런 절단의 대부분은 바이러스 단백분해효소 3C에 의해 이루어진다. 영역 P1/2A, P2, P3는 일차 절단 부위이다.

장세포에 흡수된 후에 바이러스는 증식을 시작하고 이어서 문맥을 통해서 간으로 운반된다. 간세포내에서의 증식환을 그림 1-30에 요약하였다. cr7과 TIM-1으로 불리는 표면 위 수용체에 부착하여 세포질내로 들어간다(1-3).

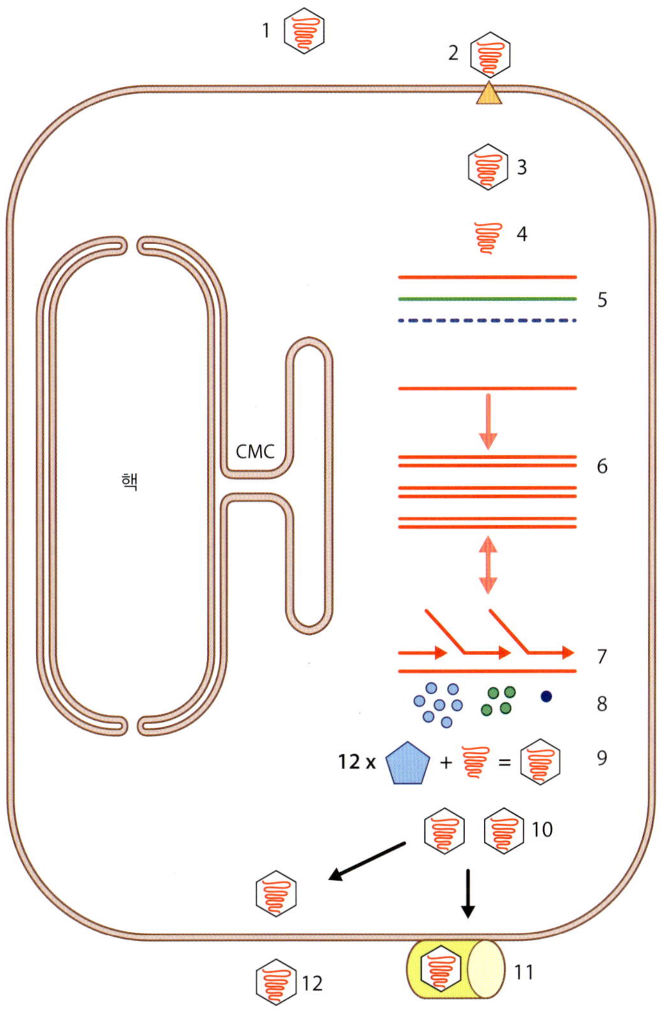

그림 1-30 **간세포내에서 HAV의 복제 단계** 번호는 본문에 기술된 주요 단계를 나타냄(CMC: 세포질막복합체)

RNA 게놈은 세포질로 배출되고(4) 직접 mRNA 역할을 한다. 숙주 리보솜은 5′ 말단에 있는 내부 리보솜 결합부위(IRES)에 부착하고 RNA를 따라 내려가 단백질을 합성한다. 이 과정 중에 단백분해효소가 번역된 단백질을 개개 바이러스 단백질로 절단한다(5) (1B로부터 1A를 절단하는 것은 바이러스 조립의 마지막 단계에서 이루어진다).

바이러스 RNA/단백질 합성 복합체는 핵과 가까운 부위에서 세포질그물과 관계되어 관모양의 소포체 구조를 유도하며 이 부위에서 바이러스 증식이 일어난다. 바이러스 RNA 중합효소(3D)와 NTPase/헬리케이스(2C)는 RNA 합성에 관여한다. 바이러스 RNA는 이중가닥 RNA 복제형(RF)으로 전환되고, 통합된 과정을 거쳐 사이클이 진행되어 mRNA와 자손 게놈이 합성되며 이중가닥 RNA 중간체(RI) 집단이 증폭된다(6, 7). RF와 RNA의 중간체의 필요한 집단도 IRES 부위로 리보솜 진입을 항진 또는 억제하는 단백질에 의해 조절된다. 최종 결과는 자손 게놈과 이들을 둘러싸는 구조단백질의 최대 생산이다(8).

2A의 영향하에 단백질 1AB, 1C, 1D가 5량체 구조로 조립된다; 12개의 5량체 구조가 하나의 RNA 게놈과 조립되어 성숙 바이러스 입자를 형성한다(9, 10). 이 단계에서 1A와 1B가 절단된다. 바이러스가 간세포에서 간의 담도소관으로 이동하여 대변으로 배출된다(11). 바이러스는 혈액으로 들어가고 바이러스혈증을 통해 소변으로도 배출된다(12).

진균

진균은 진핵세포로서 대부분 환경에서 사멸하고 부식된 물질에서 증식하여 자연계에서 영양분을 재생하는 데 핵심적으로 작용한다. 화학영양균으로서 넓은 범위의 유기화합물을 분해하는 효소를 분비하고 능동적으로 용해성 영양분을 흡수한다. 캔디다속의 효모는 체내 균무리의 부차적인 구성을 이루고 있고 사타구니, 회음부와 입안과 같이 습한 부위에서 살고 있다. 진균 세포벽은 1,3 베타글루칸과 키틴, 적은 양의 다른 탄수화물을 함유하고 있다. 에르고스테롤은 진균의 세포막에 있는 스테로이드로서 암포테리신 B와 아졸류 항진균제의 표적이 된다.

사람폐포자충은 단일 세포로 이루어져 있고 사람 폐에 조기에 정착하여 서식하고 있었을 것으로 생각된다. 이 균은 세포막 스테로이드로서 에르고스테롤이 아니고 콜레스테롤을 사용한다. 진균의 일반적인 분류와 여러 가지 그룹과 관련된 질병과 함께 **그림 1-31**에 나타내었다. 자낭균문, 담자균문, 접합균문으로 나누는 것은 유성생식, 즉 각각 자낭, 담자기, 접합포자에서 발견되는 구조에 근거한 것이다.

진균에는 효모와 곰팡이의 두 가지 형태가 있다(**그림 1-32**). 캔디다는 효모이고 출아를 통해 생산되며, 이 출아싹이 부착된 채로 있으면 거짓균사를 이룬다. 캔디다를 사람 혈장과 배양하면 원시적인 발아관(균사)이 형성된다. 곰팡이에는 아스페루길루스, 페니실리움, 털곰팡이 등이 있고 이들은 균사(균사체)로 증식한다. 무성생식은 아포를 만드는 것에 의존한다. 이것은 소병자분생홀씨(아스페루길루스, 페니실리움), 큰분생홀씨(트리코피톤, 미크로스포룸), 홀씨주머니홀씨(뮤코르)로 불린다.

히스토플라스마 캡슐라툼은 두 가지 형태 진균으로 환경에서는 곰팡이 형태로 있고, 사람에서 37℃에서 효모 형태를 한다. 전 세계 열대와 아열대 지방에서 질소함유가 많은 토양에서 증식하며 널리 퍼져 있다. 새와 박쥐 배설물이 이 진균의 최적의 영양원이다. 흡입하면 급성 또는 만성 폐질환과 파종성 감염을 일으킬 수 있다. 특히 면역결손환자에서 심하게 나타난다. 콕시디오이데스 이미티스는 환경에서 균사 형태로 증식하며 균사에서 유래되는 분절홀씨에 의해 생식된다. 이것은 공기 중에 잘 퍼져나가고 극단적인 온도에서도 살아남아서 수년간 생존한다. 사람에서는 진균이 효모와 비슷한 생활환으로 진입하여 작은 공 형태의 독특한 구조를 만든다(**그림 1-33**). 증상은 히스토플라스마에 의한 것과 유사하며 이 진균은 미국 남서쪽과 멕시코에서 발견된다.

진균에 의한 질병

특정 피부사상균은 환경과 동물 감염원이 있고 사람 피부, 손톱과 머리카락을 선호해서 각질층을 침범한다. 무좀은 하나의 예로서 감수성 있는 사람은 공중 수영장 탈의실에서 이 균에 감염되기도 한다. 특히 작은 발가락의 습하고 짓무른 피부 주름에

서식하며 영양분을 따라 피부 외층으로 자라 들어가서 상당한 국소 가려움증을 유발한다. 관리하지 않으면 침습이 지속되어 침식하여 통증이 있는 출혈성 열창을 만든다(이것은 고름사슬알균이 혈액에 들어가게 할 수 있는 경로가 되기도 한다). 치료는 목욕 후 발과 발가락을 건조하게 유지하며 미코나졸과 같은 국소 항진균제를 같이 사용한다.

아스페르길루스 아포는 공기 중 도처에 존재하고 폐로 흡인되나 아포가 폐포 큰포식세포와 호중구에 의해 포식되고 파괴되어 보통은 해를 끼치지 않는다. 흡입 아포의 농도가 높으면 IgE-매개반응인 알레르기 기관지연축을 악화시킨다. 아스페루길루스는 두 가지 다른 폐질환을 일으킨다. 아포가 오래된 결핵 공동에 정착하면 충분한 영양을 공동내에서 얻어서 증식하여 진균덩어리를 형성한다. 공동내 덩어리가 움직이면서 분비되는 효소의 파괴작용과 함께 공동 벽을 약화시키고 주위 혈관을 터뜨려서 각혈이 일어난다.

침습성 아스페루길루스는 가장 중요한 질환으로 호중구감소 면역억제 환자에서 흔하게 고려해야 한다. 아포는 폐포에서 발아하여 국소적으로 침습 질환을 일으킨다. 혈액으로 들어가서 뇌를 포함한 다른 장기에 도달할 수 있다.

캔디다는 입안과 질의 점막표면에 있는 소수 구성체로서 사타구니와 회음부의 습한 피부부위에 집락을 형성할 수 있다. 그러

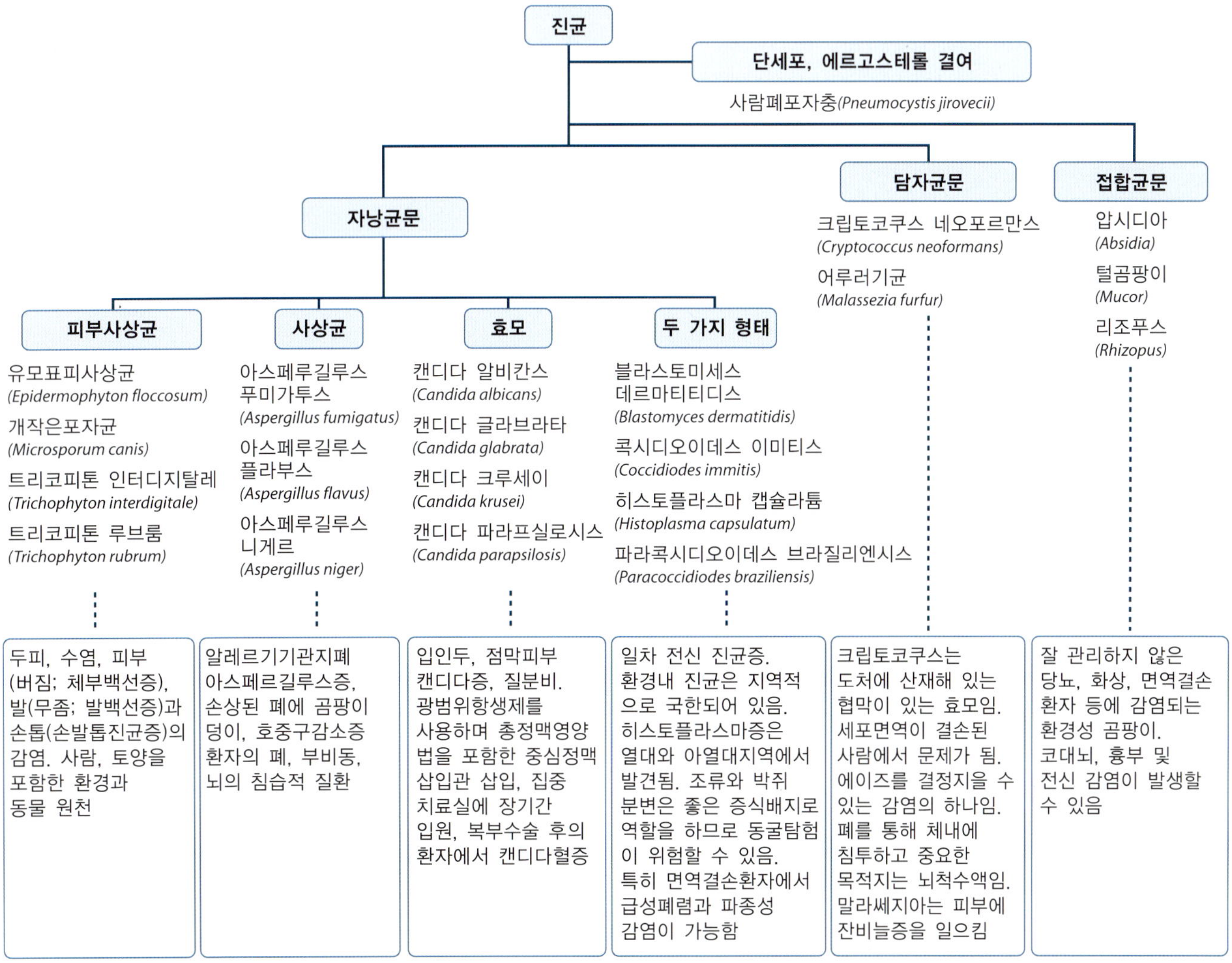

그림 1-31 사람에 감염되는 진균의 주요 군 분류

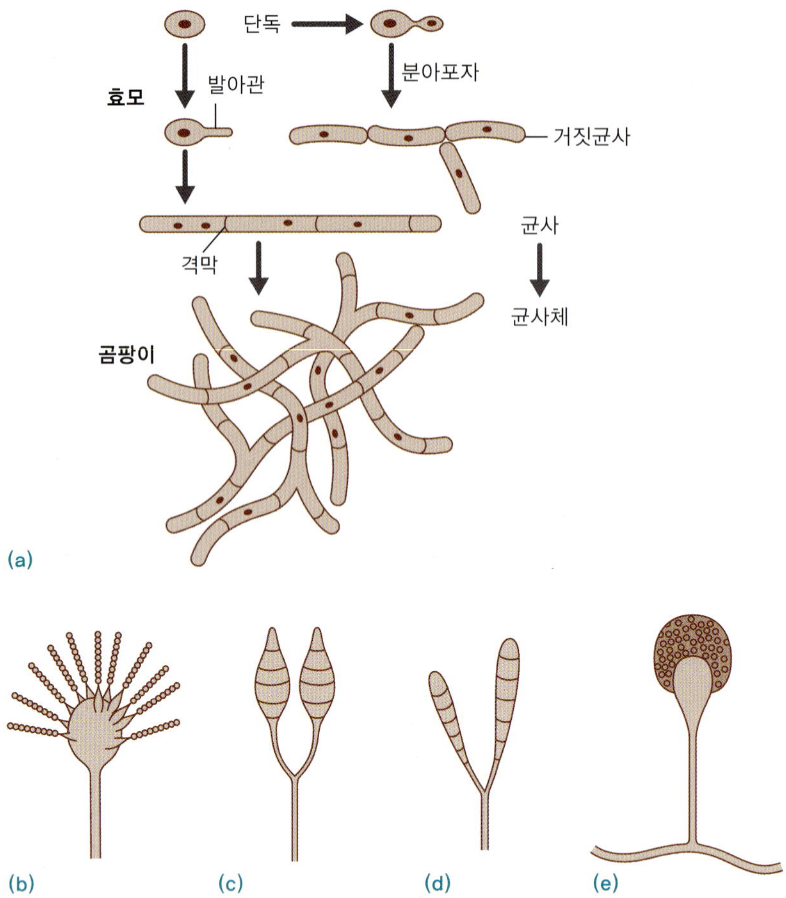

그림 1-32 (a) 진균은 효모 또는 곰팡이로 증식할 수 있으며, 두 형태 진균은 두 가지 방법 모두 사용하여 증식한다. (b) Phialoconidia 포자(아스페루길루스, 페니실리움) (c), (d) 트리코피톤과 미코로스포룸의 큰분생홀씨 (e) 홀씨주머니홀씨(뮤코르)

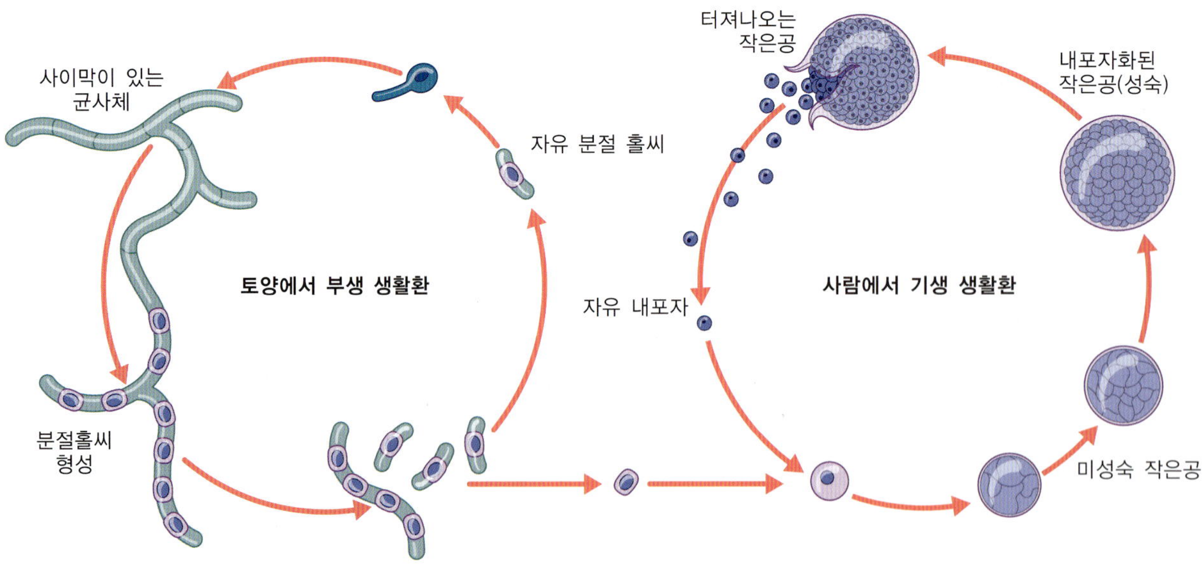

그림 1-33 콕시디오이데스의 생활환으로 환경에서 발견되는 균사체 형태와 사람에서 보이는 효모유사 형태를 보여주고 있다.

나 조건이 좋아지면 감염을 일으킬 수 있을 만큼 많이 생산된다. 경구 피임약은 질상피세포에 변화를 주어 캔디다가 과증식하게 하여 불쾌한 응유상 분비물을 만든다. 캔디다는 오랫동안 삽입관을 삽입한 환자의 소변에 집락화한다.

광범위 항생제를 복부수술 후에 수술 후 합병증이 있는 환자에게 사용하면 장내 정상균무리에 큰 영향을 미쳐서 캔디다가 과증식하지 못하도록 집락억제하는 능력을 상실하게 한다. 효모가 복부 복합미생물 집합체의 구성체가 되고 총정맥영양공급(total parenteral nutrition, TPN) 삽입관과 같은 장기간 중심정맥삽입관(central venous catheters, CVC)에 집락화할 수 있다. 이 부위에서 혈액으로 침습하게 된다. 양성 혈액배양으로 캔디다혈증을 진단하면 심한 합병증이 확인되기도 한다. 혈액에 존재하게 되면 캔디다는 다른 기관에 정착할 수 있어서 캔디다 눈속염을 제외하기 위해 안과의사가 조속히 진료해야 한다.

담자균문에는 어루러기균과 크립토코쿠스 네오포르만스가 포함된다. 크립토코쿠스는 환경에 존재하는 효모로서 HIV 유행에서 AIDS 질환을 정의하는 것으로 이용되지 않는다면 제한된 의학적 중요성을 갖는다. 세포매개면역이 억제된 사람의 폐로 흡입되면 폐렴뿐만 아니라 혈액도 침범할 수 있다. 핵심 표적은 뇌척수액(CSF)으로서 크립토코쿠스 수막염을 유발한다. 두꺼운 다당체 협막을 보유하고 있어서 인디아잉크로 검은 배경을 만들면 쉽게 현미경으로 관찰할 수 있다. 효모는 전립샘과 피부 같은 다른 기관에 정착할 수 있어서 면역결손환자의 경우 새로운 피부병변이 관찰되면 항상 생검해서 세균과 진균 배양을 해야 한다. 크립토코쿠스가 원인일 수 있다.

접합균문은 환경 진균으로 그들 아포가 공기 중에 도처에 존재하나 보통 문제가 없다. 그러나 조절되지 않는 당뇨나 면역억제된 경우 코동굴에 침습성 질환이 생길 수 있다. 동굴이 뇌와 가까워서 일단 뇌를 침습하면 감염을 치료하기 어려워 좋지 않은 결과가 될 수 있다.

기생충

크게 두 그룹으로 원충과 연충/편형충이 있으며 이들의 분류를 그림 1-34a,b에 나타내었다. 연충은 회충(선충), 촌충(조충), 혈액흡충(흡충)이 포함된다. 두 그룹에서 생활환은 때로 곤충이나 동물숙주를 포함하는 등 복잡성 정도가 다르다. 아프리카 파동편모충증은 체체파리인 글로시나 모르시탄스에 의해 전파되고, 남아메리카 질환은 흡혈노린재에 의해 전파된다. 부케리아 반크로프티와 같은 조직 선충은 아노펠레스, 큘렉스, 아에데스 모기에 의해 전파된다.

말라리아 생활환

말라리아 생활환을 사람(a)과 모기(b) 부분과 함께 그림 1-35에 나타내었다. 감염된 암컷 아노펠레스 모기가 포자소체를 혈액내로 주입하고 (B) 30~40분 내에 이들이 혈액에서 사라지고 간세포로 들어간다(L). 세포분열이 일어나 분열체가 생산되고(L 1-3), 이것이 더 분열하여 각 감염된 간세포에서 50,000까지 분열소체가 형성되어(L 4) 혈액으로 배출된다. 간 단계는 약 6일 정도 걸린다(삼일열원충과 난형열원충의 간 형태는 혈액형이 제거되고 난후에 수면소체로서 살아서 머무르므로 수주 또는 수개월 후 증상 재발과 기생충혈증을 설명해 준다).

혈액내 분열소체는 적혈구(red blood cell, RBC)에 부착하여 들어가며(R 1, 2) 고리, 영양형, 분열체, 분열소체 단계를 거쳐 번식한다. 감염된 RBC당 30개까지 딸 분열소체가 배출되고(R 3-6), 이어서 새로운 RBC에 감염되어 다음 순환이 시작된다. 이 RBC 단계는 약 2일이 걸려서 모기에 물린 후 최소 잠복기는 약 8일이 된다.

짧은 기간 내에 RBC로부터 매우 많은 양의 분열소체가 RBC에서 배출되면 면역반응을 활성화되고 사이토카인이 배출되어 발열, 오한과 강직이 생긴다. RBC 감염의 반복되는 사이클은 지라에서 처리해야 하는 파괴된 RBC양을 많게 하여 지라비대가 생긴다. 비정상적인 RBC가 모세혈관을 막게 되면 허혈을 초래하고 뇌말라리아와 같은 증상을 유발시킬 수 있다(14장 참조).

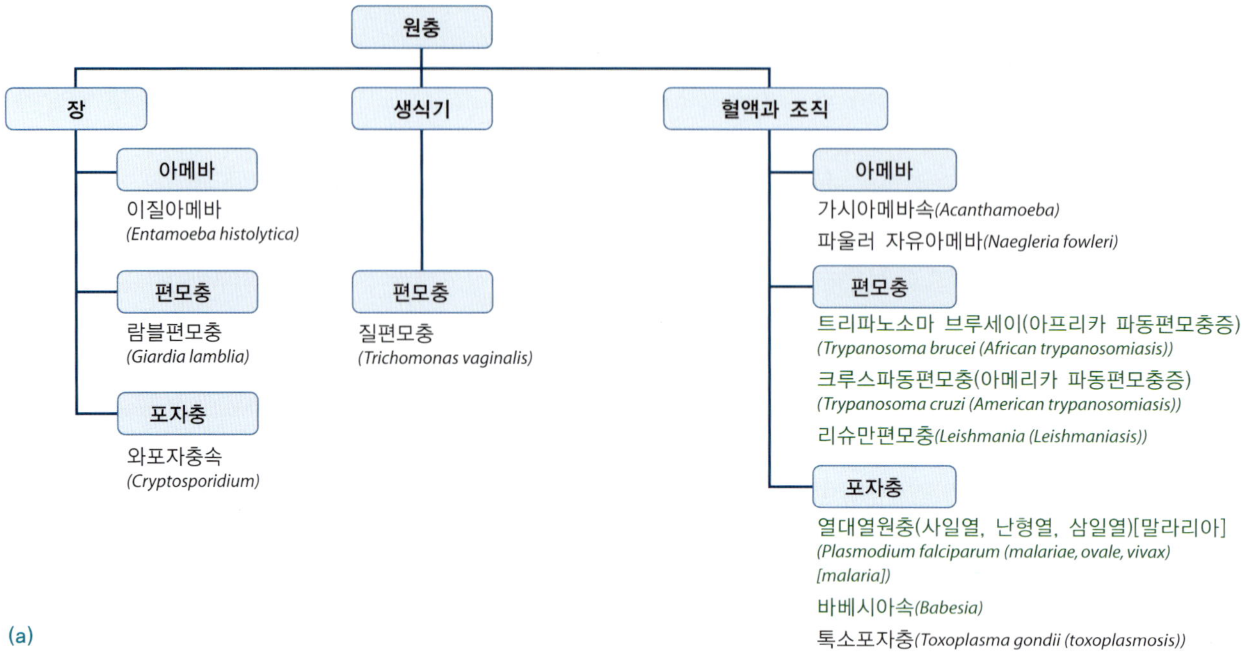

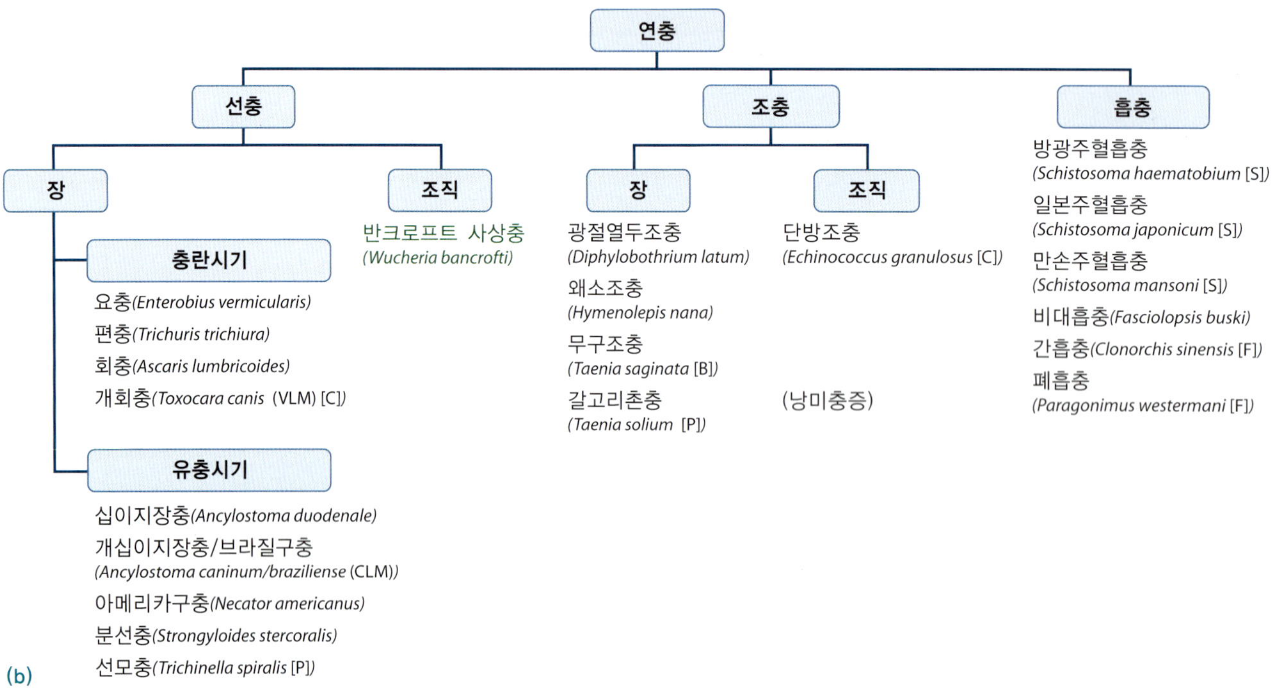

그림 1-34 (a) 원충 (b) 연충의 분류. 초록색으로 표기된 기생충은 곤충매개로 전파되나 예외적으로 바베시아는 진드기매개 인수공통전염체이다. 연충에 대해서는 다른 숙주는 B: 소; C: 개; F: 물고기; P: 돼지; S: 달팽이이다. (CLM: 피부애벌레이행증; VLM:내장애벌레이행증)

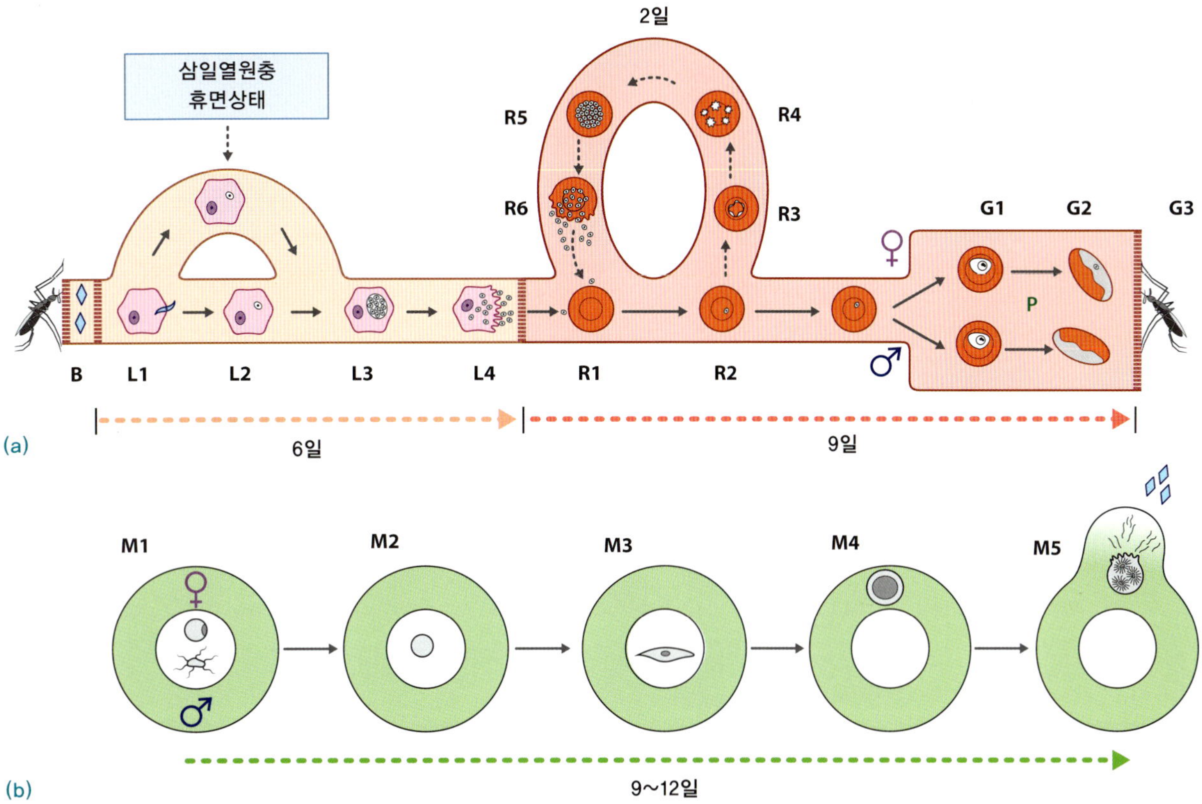

그림 1-35 말라리아 기생 생활환 (a) 사람: B: 혈액, L: 간세포, R: 적혈구, G: 생식모세포 (b) 모기(M)의 중장과 중장의 상피

1주일 정도 후에 형성되는 암컷과 수컷 배우자세포가 혈액에 나타난다(G 1, 2). 성숙된 암컷 큰배우자세포와 수컷 작은배우자세포가 혈액을 먹는 암컷 모기에게 먹힌다(G 3). 모기의 가운데 장에서(그림 1-35b) 수컷 배우자세포가 편모방출을 통해서 정자와 비슷한 형태로 되고 반수체 암컷 배우자세포와 짝지어서 난모세포를 형성한다(M 1, 2). 이것이 활동성 운동접합체로 발전하여 가운데 장 상피에 굴을 파고 혈구막까지 도달하고 가운데 장 벽의 바깥쪽으로 피포를 형성한다(M 3-5). 성숙하여 포자소체를 곤충의 혈액림프로 배출하고 침샘으로 이동한다. 수일 후 성숙되고 모기가 다음번 혈액을 흡혈하기를 기다렸다가 흡혈할 때 사람에게 들어간다.

방광주혈흡충의 생활환

방광주혈흡충의 생활환을 그림 1-36에 나타내었다. 성충은 생식비뇨기 정맥계의 세정맥에서 수년간 생존하고 암컷이 만성적으로 충란을 생산하여 세정맥 밖으로 밀어내고 방광벽을 통해 나오게 되어 혈뇨가 생길 수 있다(1). 방광벽과 주변 기관에 섬유화가 생긴다. 충란이 방광으로 들어가는데, 하루 중 가장 더울 때 가장 많은 숫자가 밀려나온다. 기생충은 숙주가 이 시간에 찬 물을 찾으러 올 것이라는 것을 '알고 있고', 소변을 보면 충란이 중간 숙주가 있는 환경에 도달할 수 있다(2). 충란이 부화해서 섬모가 있는 흡충섬모유충(3)이 되고 중간 숙주로서 불리누스 달팽이를 찾는다(4). 달팽이 조직 내로 들어가면 두 가지 유충 단계를 거쳐 운동성 있는(꼬리보유) 꼬리유충으로 발전해서 물로 방출된다(5-7).

사람에 부착하면 꼬리유충이 피부까지 굴을 파고 들어가면서 꼬리를 배출한다(8). 만약 많은 수의 꼬리유충에 노출되면 두드러기 반응이 생길 수 있다. 성충으로 성숙하게 되면 특정 기전을 통해 기생충이 요로생식기 정맥계에 도달하고 거기서 배우체를 찾게 된다(9). 가느다란 암컷은 수컷의 짝짓기 관에 들어가서 짝짓기가 시작되고(10), 2~6주 후에 충란이 배출되기 시작한다. 충란의 말단가시가 작은 혈관벽에 머무를 수 있도록 하고 정맥혈압과 방광주변의 골반 내 압력 변화가 충란을 방광벽으로 밀고 관으로 가게 한다. 충란은 항원을 '누출'하여 급성 염증반응을 일으켜서 오한과 발열을 유발한다. 카타야마 증후군은 만손주혈흡충과 일본주혈흡충에 비교하면 방광주혈흡충에서 약하게 나타난다(11).

충란이 만성적으로 배출되는 곳에서 생기는 섬유화는 출혈과 혈뇨를 일으킬 수 있고, 만성 감염의 주요 징후이다. 팔로피안관주변의 섬유화는 노출 수년 후에 자궁외 임신 등을 일으킬 수 있으며 감염의 첫 증상일 수도 있다.

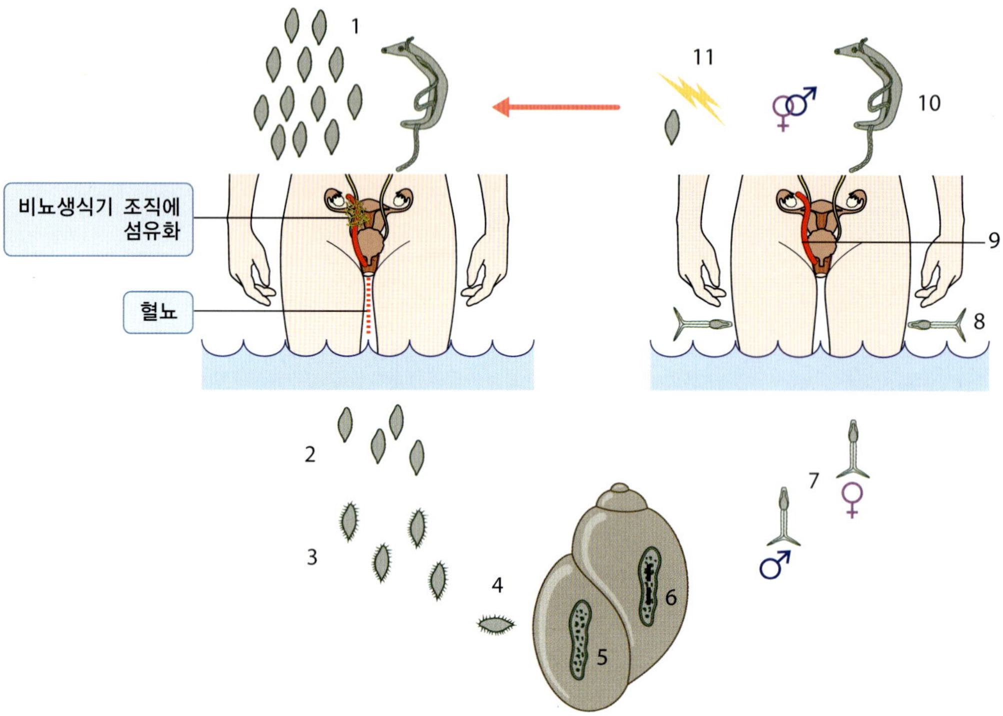

그림 1-36 **방광주혈흡충 생활환**
번호에 대한 설명은 본문에 있음. 초기 충란생산에서 유래한 항원이 카타야마증후군의 알레르기반응을 일으킨다.

2

How Bacteria Cause Disease

세균이 어떻게 병을 일으킬까?

서론

우리 몸은 정상 생리작용의 필요한 부분을 담당하는 복합적인 세균집단을 갖고 있다. 이 세균무리는 피부, 상부호흡기도, 목구멍, 위장관계와 질 등에 상재한다. 손상되지 않은 상피표면과 해부학적 · 생리학적 방어체계가 이들 균무리를 균이 없는 조직과 격리시켜준다. 폐경기 전 여성의 비교적 짧은 요도를 통해 적은 수의 세균이 방광에 도달하나 방광상피세포의 방어기능과 주기적인 완전한 배뇨가 균들을 제거한다. 매우 적은 수의 세균이 장상피세포를 통과하여 혈액내로 들어가서 간문맥을 통해 간으로 갈 수 있다고 보는 것이 타당하다. 대부분의 경우 이 균들은 큰포식세포인 쿠퍼세포에 포식되어 파괴된다.

대장의 균무리는 가장 복잡하여 수백 종의 세균으로 이루어져 있는데, 주로 무산소성균으로 99.9% 이상을 차지하며 대변 건조 중량의 50%가 세균이다. 균무리는 상피세포 근접부에 있는 균막(biofilm) 내에 존재하여 상피세포와 공존하는 생리학적 환경을 제공한다. 이것은 일상적인 주거 공생이 아니고 잘 조절되는 생태계이다. 동물연구에서 장상피세포가 분비하는 microRNA가 이 세균에 들어가서 유전자 발현을 조절하는 것을 밝혔다. 핵심 세균은 장과 간 순환계의 필수 부분인 이차 담즙산을 생산하는 데 관여한다.

이 균무리는 적은 수로도 집락화를 이루고 병을 유발할 수 있는 병원체의 능력을 감쇄하는 '집락화 저항' 구역을 만든다. 호흡기 감염을 치료하기 위해 항생제를 사용하면 항생제는 체내 균무리에도 같이 작용하고 특히 장내균무리에도 작용하여 장내균무리의 정상 방어 기능을 결여시킨다. 만약 외독소를 생산하는 클로스트리디움 디피실레가 장내 존재하면 이런 상황에서 생존하여 증식하고 상피세포 근처에 자리 잡아 항생제연관설사증(antibiotic-associated diarrhoea, AAD)을 유발할 수 있다.

세균은 크게 공생균, 집락균 또는 외래유입균 그룹으로 나눈다. 그림 2-1에 15가지를 제시하였다. 공생균은 체내 정상 기능의 일부를 담당하는 특이한 균무리를 이루고 있어서 상리공생으로 생각해야 한다. 처음 제시한 네 가지 공생균은 소수이지만 정상 장내균무리 구성체이다. 이 네 가지는 때때로 사타구니와 항문주변에 집락화한다. 대장균 중 요로병변주는 여성 요도주변에 집락화한다. 표피포도알균은 응고효소음성 포도알균(coagulase-negative staphylococci, CNS)의 한 구성체로서 코리네박테리움, 프로피오니박테리움과 함께 피부의 주요 균무리를 이루고 있다.

황색포도알균과 폐렴사슬알균의 두 가지 집락균을 나타내었다. 포도알균은 30% 이상의 인구에서 앞쪽 콧구멍, 목구멍, 겨드랑이, 사타구니에서 흔히 발견되고, 폐렴알균은 10% 정도에서 상부호흡기도에 집락화하고 있다.

여덟 가지 외래유입균을 나타내었지만 이들은 각기 다른 우리 몸과의 관계에 있다. 파스퇴렐라 물토시다는 고양이, 개, 다른 동물의 입속에 있는 내재성 균무리 구성체 중 하나이다. 이 균은 동물에게 물린 사람에서 국부, 침습적 병변과 패혈증을 일으킬 수 있다. 다른 균들은 물에서 유래하는 레지오넬라와 파스퇴렐라와 달리 몸의 특정 부위에서 집락화할 수 있다. 결핵균은 세계 인구의 1/3이 감염되었지만 대부분의 경우에 세포매개면역으로 그 증식이 차단되어 있는 점을 고려하면 '면역학적으로 통제되는' 외래유입 세균으로 생각된다. 사람면역결핍바이러스(human immunodeficiency viru, HIV) 감염에 의한 후천성 면역억제와 같이 이 면역능이 결손되면 이 균이 증식하여 병을 유발한다.

세 가지 장내 병원체는 확실하게 외래유입되지만 무증상 집락화(보유자)된다. 클로스트리디움 디피실레는 지역사회에서 3%, 병원환경에서 30%까지 분포한다. 고름사슬알균과 수막염균은 일반 대중에서 어떻게 유지되는가에 따라 다르지만 적은 수의 개인 상부호흡기도에서 집락화되어 있다.

그림 2-1에 각 개인이 여러 방향으로 미생물 위협을 받고 있는 것을 나타내었다. 다섯 가지 별표로 표시한 집락화/외래유입균은 실질적으로 사람감염원이 있고, 두 군을 가로질러 좁은 범위의 분포를 보인다. 병원체 고유의 특성과 직접적으로 관련되어 있는 각각의 감염원에서 유래한 미생물에 의해 질병이 생긴다. 만약 개인이 외부유래 미생물에 노출되어 있지 않고 세균이 집락화할 수 있는 좋은 조건이 있지 않다면 일반적으로 건강할 것이다.

장내균무리의 네 가지 공생균은 정상적으로 문제를 유발하지 않는다. 그러나 해부학적으로 비정상적인 경우에는 병이 생긴다. 대장에 있는 곁주머니(게실, diverticulum)가 그 예이다. 그 안에 집락균으로서 정상대장균무리가 머물러 있으면 생태학적 균형이 바뀔 수 있고, 제시된 네 가지와 같은 특정 세균이 득세하게 된다. 이들이 통제받지 않고 과도하게 증식하면 염증이 유발되어 곁주머니염(diverticulitis)을 일으킨다. 만약 염증으로 곁주머니 구멍을 막게 되면 상황이 악화되어 여러 균 농양을 형성한다. 적절히 처치하지 않으면 복막염, 패혈증, 사망 등에 이르게 된다.

피부에 존재하는 균무리들은 일상적 조건하에서는 병변을 일으키는 능력이 제한적이지만 증식조건이 갖추어지면 질병유발이 가능하다. 집중치료실(ICU) 환자에서 장기간 중심정맥삽입관(CVC)의 사용이 한 가지 예이다. 표피포도알균이 삽입관에 균막을 형성하면 많은 수의 세균이 혈액으로 들어가서 삽입관연관 질병(보통 항생제 투여에도 불구하고 치료되지 않는 발열)을 일으킨다. 즉시 삽입관을 제거해야 문제를 해결할 수 있다.

우리 몸에서 해부학적 · 생리학적 · 면역학적 불편함이 있으면 그에 따른 세균(또는 진균)이 그 약점을 이용해서 질병을 일으킬 수 있다고 예상하는 것이 중요하게 고려해야 할 점이다. 이 장에서는 세균이 방어기전을 넘어서 이런 약점을 활용하여 특정 질병을 악화시킬 수 있는 세균의 병원성 특성을 강조하면서 이러한 점을 더 확대하여 기술할 것이다.

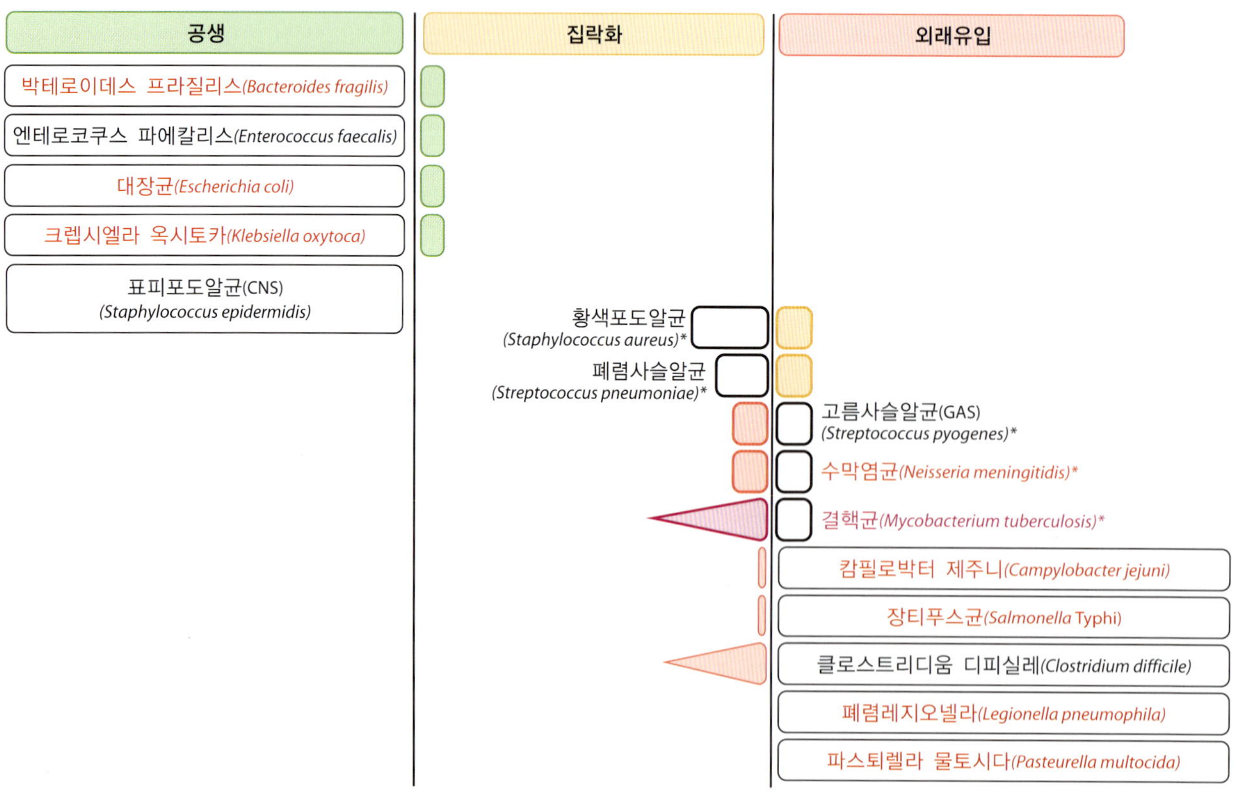

그림 2-1 15가지 세균을 인체의 관계를 고려하여 공생균, 집락균 또는 외부균으로 크게 그룹화하였다. 본문에 요약한 목적으로 일반적인 환경을 박스로 나타내었다. *5가지 미생물은 사람유래이다(그람양성 세균: 검은색; 그람음성 세균: 빨간색; 미코박테리아: 보라색).

비특이적 방어

우리 몸의 비특이적 방어는 해부학적 · 생리학적 · 세균학적/균무리 구성에 달려 있으며, 핵심적인 예를 그림 2-2에 정리하여 제시하였다.

능동적 방어

능동방어계는 면역반응과 자신을 자신이 아닌 것과 구분해내고 침입하는 미생물을 선별하여 파괴하는 능력에 기반을 두고 있다. 이 과정에서 처음 작동하는 핵심 세포는 미생물을 포식하여 파괴할 수 있는 기능을 갖고 있는 조직 큰포식세포와 같은 포식세포들이다. 첫 번째 단계는 미생물을 포식체로 포식하는 것이다. 포식체는 다른 세포질 소포인 리소좀(용해소체, lysosome)과 융합한다. 리소좀에는 산소라디칼, 산성 가수분해효소, 과산화효소, 리소자임 등을 함유하고 있어서 미생물을 파괴할 수 있다. 여기서 발생하는 최종 산물은 세균뿐만 아니라 숙주세포에도 작용하는 화학물질의 복합물로서 독성이 있어서 세포외부로 유출되어 작용하게 하면 안 된다(그림 2-3).

이렇게 스트레스를 받은 큰포식세포는 세포예정사, 즉 세포자멸사 과정을 거쳐야 한다. 이 과정을 통해 우리 몸은 작동을 마쳤거나 외부와 내부 스트레스를 받고 있는 세포를 제거하여 그들이 숙주에 해를 미치지 못하게 한다. 세포자멸사는 고도로 조

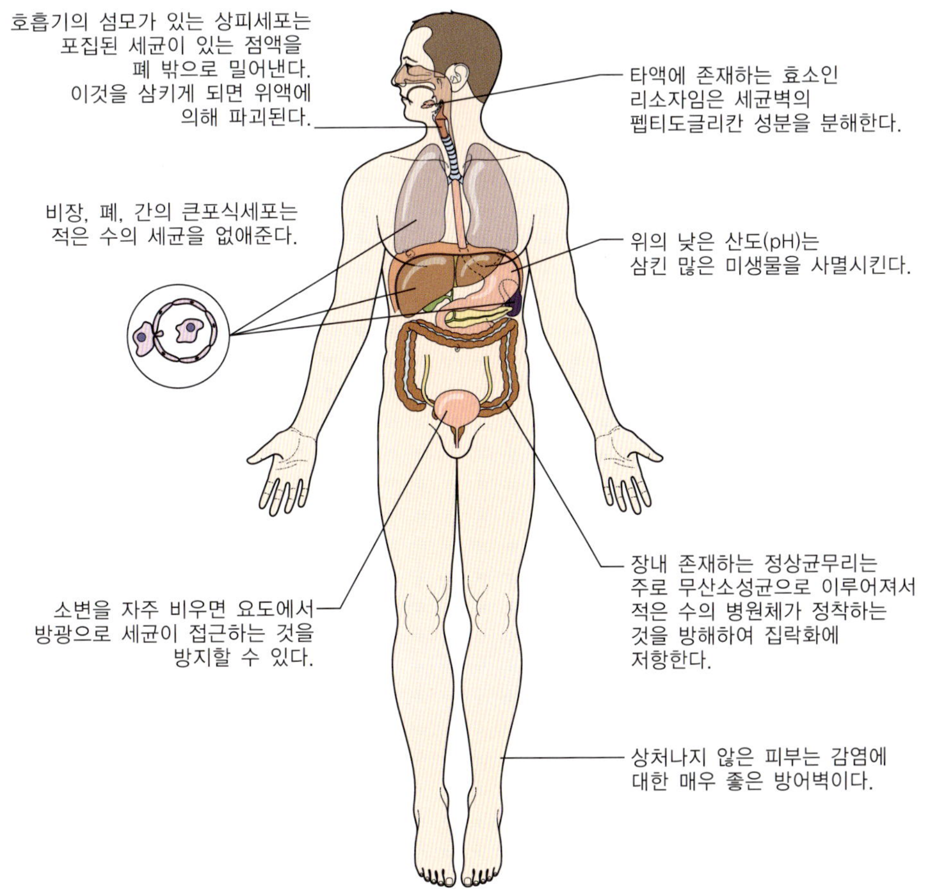

그림 2-2 인체의 해부학적 · 생리학적 · 면역학적 기반에서 미생물 방어의 일부 예

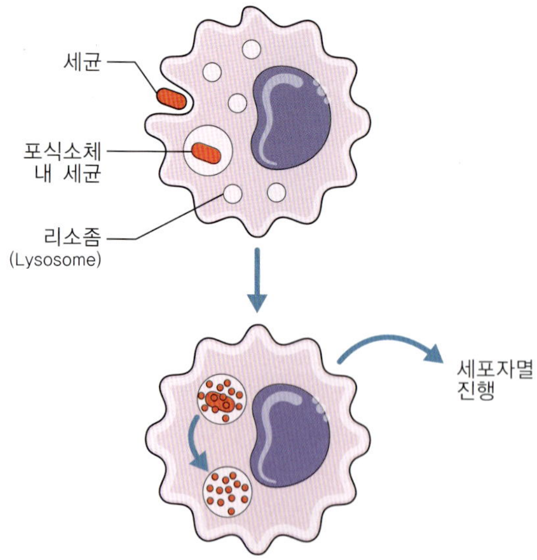

그림 2-3 포식세포는 세균을 포식소체로 흡입한다. 리소좀과 융합하여 세균을 사멸시킨다. 결과적으로 만들어지는 세포내 독성 물질이 세포자멸사 과정으로 세포가 안전하게 제거되도록 한다.

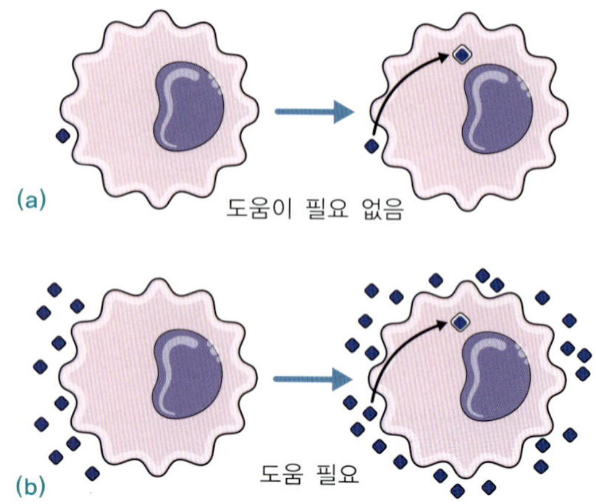

그림 2-4 (a) 큰포식세포는 하나의 병원체를 포식하여 파괴시킬 수 있다. (b) 많은 숫자의 병원체가 있다면 큰포식세포가 감당하지 못하고 다른 도움을 필요로 한다.

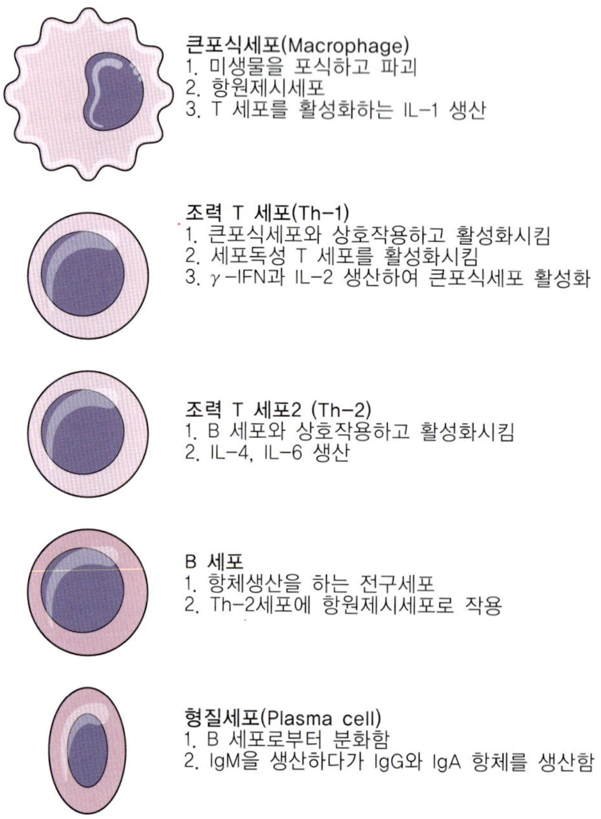

그림 2-5 면역반응에 관여하는 주요 세포들(IFN: 인터페론; Ig: 면역글로불린; IL: 인터루킨)

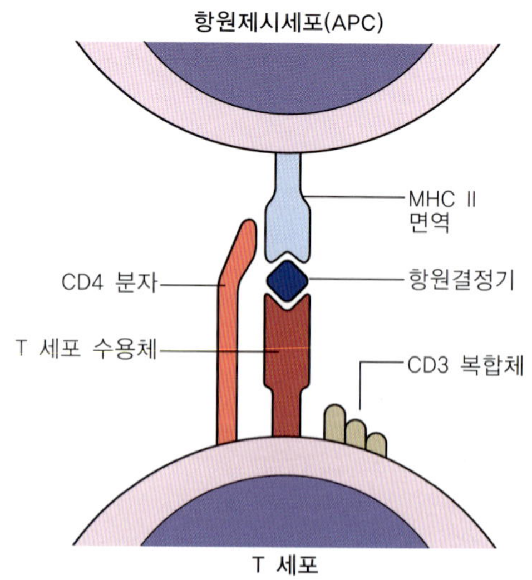

그림 2-6 큰포식세포는 MHC-II 단백과 함께 항원 ◆을 제시한다. 이 특이한 구조는 일련의 T 세포에 의해서만 인지된다. CD4와 CD3 같은 단백이 이런 특이성에 중요하게 작용한다(MHC: 주조직적합복합체).

절되고 통제되어 진행되는 과정으로 미토콘드리아 외막에 구멍을 만들어 시토크롬 c를 유출시키는 세포단백질을 합성하게 한다. 세포내에 있는 모든 형의 단백질을 파괴시키는 카스파제(caspase)를 활성화시킨다. 부수적인 세포의 aptosome이 형성되어 그에서 유래한 모든 세포찌꺼기를 세포자멸체로 구획화해서 주위에 있는 큰포식세포에 의해 포식되어 안전하게 처리한다.

적은 수의 폐렴알균이 폐포내로 침입하면 폐포내 큰포식세포가 포식하여 세균을 파괴하고 예정된 방향으로 세포자멸이 진행된다. 많은 수의 세균이 같은 장소에 들어오게 되면 큰포식세포가 감당할 수 없게 된다(그림 2-4a,b). 과부하된 포식세포로부터 독성 폐기물이 통제되지 않고 유출되어 국소조직에 괴사를 유발하여 방어기능을 상실하게 하여 폐렴알균에게 증식에 좋은 환경을 만들어준다. 세균이 증식하면 감염을 통제하려고 더 많은 수의 호중구를 불러들이는 등 면역반응을 증폭시킨다. 이런 상황악화를 멈추게 하는 데 중요하게 작용하는 것이 항생제이다.

다른 큰포식세포도 세균 항원을 포식하고 항원제시세포로서 면역계의 다른 세포에 정보를 전달하게 되며 이 과정에 T 림프구가 핵심 역할을 한다. 주요 세포가 관여하는 몇 가지 과정을 그림 2-5에 보여주고 있다.

큰포식세포는 이물질(항원)을 포식하여 파괴시키려고 한다. 또한 항원제시세포(antigen-presenting cells, APC)로서 세포표면에 항원의 일부분인 항원결정기를 제시한다. 이런 과정을 통해 면역반응의 특이성이 시작된다. 독특한 구조로 된 항원결정기는 APC 표면에 있는 주조직적합복합체 II (MHC-II) 단백질 부분에 제시된다. (MHC-I 단백질은 우리 몸의 모든 다른 세포에 널리 분포하는 반면 MHC-II 단백질은 면역계의 제한된 세포에만 분포한다.)

각 개인에게는 일생동안 개인이 접촉했던 외래 항원결정기에 대해 특이성을 갖는 T 림프구 소수 집단이 존재한다. 세포표면에 독특한 항원결정기를 발현하고 있는 큰포식세포와 같은 APC는 복합체에 특이한 T 세포수용체(TCR)(그림 2-6)를 갖고 있는 T 세포 집단에 인식된다. 만약 미생물이 몇 개의 항원결정기, 예를 들어 □♠◆♥를 갖고 있다면 네 가지 다른 항원결정기는 네 가지 다른 T 세포에 각각 인지된다. 각각의 T 세포는 APC에 의해 그 특이 항원결정기가 제시되는 것을 기다리고 있다.

이 부분의 목적상 '미생물'은 하나의 항원결정기 ◆로 구성된 항원으로 생각하기로 한다. 그림 2-7에 나타낸 것과 같이 큰포식세포가 반응을 시작해서 ◆을 포식한 후에 파괴하려고 하면서 T-CD4와 T-CD8 림프구에 ◆을 제시한다. T-CD4 세포는 전체 반응과정에서 핵심 조절자로서 사이토카인을 통해서 큰포식세포가 ◆을 포식하고 파괴하도록 자극을 준다. T-CD4 기억세포도 추후 사용하기 위해 형성된다. T-CD8 세포는 T-CD4 세포에 의해 자극받고 감마인터페론(γ-IFN)과 인터루킨-2 (IL-2)를 통해 증식하고 세포용해세포로 분화해서 ◆를 함유하고 있는 세포를 식별하여 파

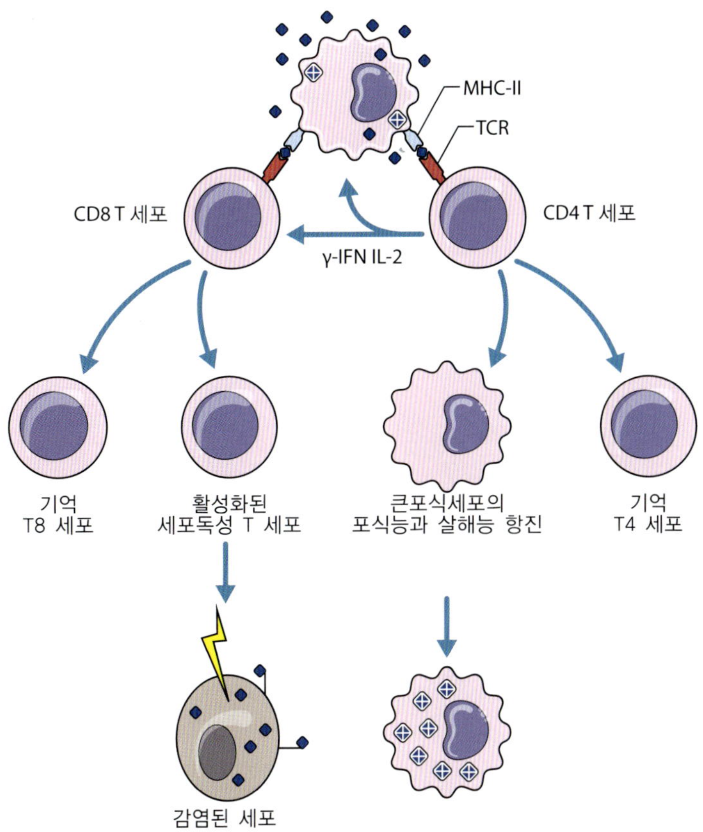

그림 2-7 큰포식세포는 ◆를 포식하고 MHC-II 단백과 함께 제시한다. 이 복합체는 T-CD4와 T-CD8 세포에 있는 T 세포수용체에 인지된다. T-CD4 세포가 중요 조절자 역할을 한다. 사이토카인을 통해 큰포식세포는 더 많은 ◆을 포식하고 파괴한다. CD8 분자를 갖은 세포독성 T 세포는 MHC-I 단백과 함께 ◆을 인지하고 파괴한다. 기억세포는 향후 사용을 위해 유지된다(TCR: T 세포수용체).

괴시킨다. 특히 이런 현상은 바이러스에 감염되어 바이러스 항원을 표면에 발현하는 세포에 적용된다. 이런 세포는 면역계에서 분리되고 항원은 MHC-I 단백질과 함께 세포표면에 나타나게 된다. 이런 점에서 면역계가 MHC-II 단백질과 함께 항원을 발현하는 큰포식세포와 같은 세포로 부터 구분되게 된다. 이런 T 세포반응은 세포매개면역(cell-mediated immunity, CMI)의 근간이 된다. 면역반응의 다른 한 쪽에는 B 림프구에 의해 시작되는 항체 생산이 있다.

각 개인에게는 여기에서 예를 든 ◆와 같은 모든 생각할 수 있는 항원결정기에 특이한 B 세포의 소수 집단이 있다. 이 B 세포는 그 표면에 면역글로불린(Ig) M과 IgD 항체를 발현하고 있고 이들은 그에 대한 결정기에 특이한 수용체로 작동한다. 한편 항원제시세포로도 작동할 수 있는데, ◆를 인지하여 Ig 수용체를 통해 부착하고 안쪽으로 들여와서 MHC-II 단백질이 존재하는 CD4 Th-2 세포에 ◆를 제공한다. IL-4와 IL-6 같은 사이토카인은 B 세포를 활성화하여 ◆에 특이성이 있는 항체를 합성하는 형질세포로 분화하게 한다(**그림 2-8**). 수일 지난 후 IgM이 그 후 IgG와 IgA 항체가 형질세포에서 방출된다(**그림 2-9a**). 생산된 항체는 항원 ◆에 부착하고 이렇게 결합한 상태에서 항원은 '중화'된다(**그림 2-9b**). 항체에 결합한 항원은 큰포식세포와 호중구에 의해 더 잘 포식된다.

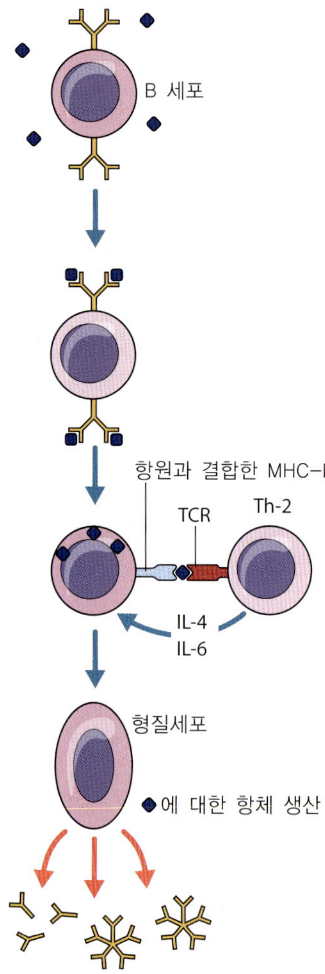

그림 2-8 면역글로불린수용체를 갖고 있는 B 세포는 MHC-II 단백과 함께 세포표면에 제시되어 있는 ◆에 부착한다. 이 복합체는 Th-2 세포의 T 세포수용체에 인지된다. IL-4와 IL-6가 B 세포를 항체생산 형질세포로 분화하도록 유도한다.

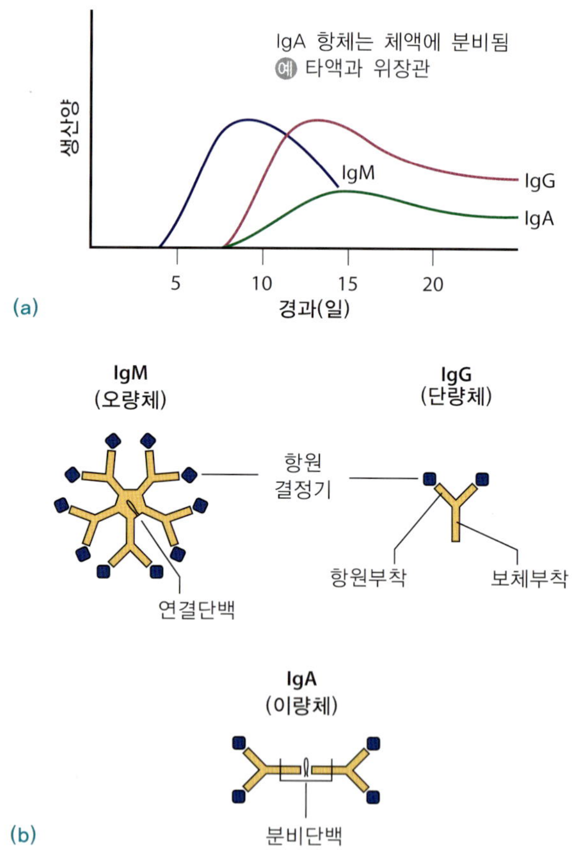

그림 2-9 (a) 수일 후에 형질세포에서 항체가 생산되어 나온다. 처음에 오량체 IgM이 나오고 이어서 IgG와 IgA로 스위치되어 생산된다. (b) 항체의 Fab 부분에 특이한 항원결정기(◆)에 부착한다. IgG의 Fc 부분은 특정 보체단백에 부착한다.

외래 항원에 대해 성공적으로 반응한 후에 그 항원에 특이한 T와 B 기억세포 집단은 일정 부분 유지된다. 추후 항원에 다시 노출되면 즉시 반응할 수 있도록 준비되어 있는 것이다. 이런 개념이 백신의 근간이다.

감염에 대한 급성 반응

항체반응의 문제점은 항체가 만들어지기까지 면역계가 항원을 이물질로 미생물을 인지하고 4~5일이 지나야 생산을 시작하는 것이다. 수막염균이나 폐렴알균 감염의 경우 이런 항체 반응으로는 급성 감염을 극복하는 데 도움을 주기에는 너무 늦게 된다. 수시간 내에 감염된 환자가 아무런 의학적 처치 없이 회복되든지 항생제를 즉시 투여하여 회복되지 않으면 사망하게 된다. 면역 방어의 다른 면으로는 초기에 감염과 싸우는 데 중요한 역할을 한다. 큰포식세포가 T 세포와 상호작용을 하면 사이토카인 반응을 시작한다. 관여되는 사이토카인으로는 종양괴사인자(tumour necrosis factor, TNF), 감마인터페론(γ-IFN), 인터루킨-1 (IL-1)이 포함된다. 사이토카인은 체내 두루 존재하여 감염에 대해 빨리 반응하도록 조절하고 많은 기관을 자극한다(그림 2-10).

시상하부에서 사이토카인은 체온을 상승시켜 발열 증상으로 나타나게 한다. 면역반응에 관여하는 특정 세포는 온도가 높은 경우, 특정 바이러스와 같은 미생물에 더 효과적으로 작용한다. 사이토카인은 골수에서 성숙되었거나 미성숙된 호중구를 모두 불러 모은다. 호중구의 포식작용과 사멸작용능이 항진된다. 모세혈관 내피세포에서 국소적으로 변화가 일어나서 호중구가 혈액을 떠나서 세균성 수막염이 발생한 것과 같은 감염 부위에 도달한다. 그람음성 패혈증과 같이 전신을 통해 통제되지 않는 형태로 혈관변화가 생기면 저혈압과 패혈쇼크가 생긴다. 다음에서 논의할 급성기 단백질은 간에서 방출된다.

결핵과 같은 만성 감염이나 세균성 심내막염과 같이 지속적으로 사이토카인이 자극하면 사이토카인자극에 의한 이화작용으로 대표되는 체중 감소가 생긴다. 혈청알부민의 감소도 다른 이화작용의 지표이다.

사이토카인 반응의 지표

급성 패혈증 환자는 고열(40℃), 저혈압(60/40 mmHg), 혈액검사상 호중구가 많은 총백혈구수(white cell count, WCC) 상승을 볼 수 있다. 임상지표와 실험실검사가 의료처치에 환자가 반응하는지 모니터링하는 데 유용하며 집중치료실(ICU)에서 이런 환자를 처치하는 데 필수적인 보조 방법이다. 급성으로 악화된 환자가 최대한으로 심장과 호흡기 보존을 하면서 고열과 저혈압(패혈쇼크)으로 지내는 기간이 길면 길수록 예후가 더 나쁘게 된다.

체온, C-반응단백(C-reactive protein, CRP), 적혈구침전율(erythrocyte sedimentation rate, ESR)이 심내막염과 같은 만성 감염을 치료할 때 그 효과를 모니터링하는 데 유용하다. ESR이 상승하는 것은 급성기 단백질로서 피브리노겐이 간에서 방출되기 때문이다. 피브리노겐은 적혈구(RBC)가 서로 부착하게 하여 결과적으로 혈구가 빨리 침전하게 한다. 적절한 항생제로 수일간 치료하면 해열되고 점차적으로 CRP와 ESR이 정상으로 돌아오면 항생제 치료가 감염된 심장판막에서 세균이 제거되었다는 것을 확인시켜주는 의미가 있다. 감염된 환자를 처치하는 데 흔히 사용되는 몇 가지 변수들을 그림 2-11에 나타내었다. 최근 ESR은 염증 표지자로서 사용 빈도가 줄어들었다.

급성기 단백질

간은 급성기 단백질을 생산하는데 이들은 사이토카인, 특히 IL-6의 영향으로 방출된다. 중요한 급성기 단백질은 CRP, 만노스부착렉틴(mannose-binding lectin, MBL), 내독소부착단백질이다. 만노스는 그람 양성과 음성 세균의 세포벽성분이다. MBL은 만노스잔기에 부착하고 포식세포가 부착한 MBL에 대한 수용체를 갖고 있어서 세균은 더 쉽게 포식된다. 이런 것을 옵소닌화라고 한다(그림 2-12).

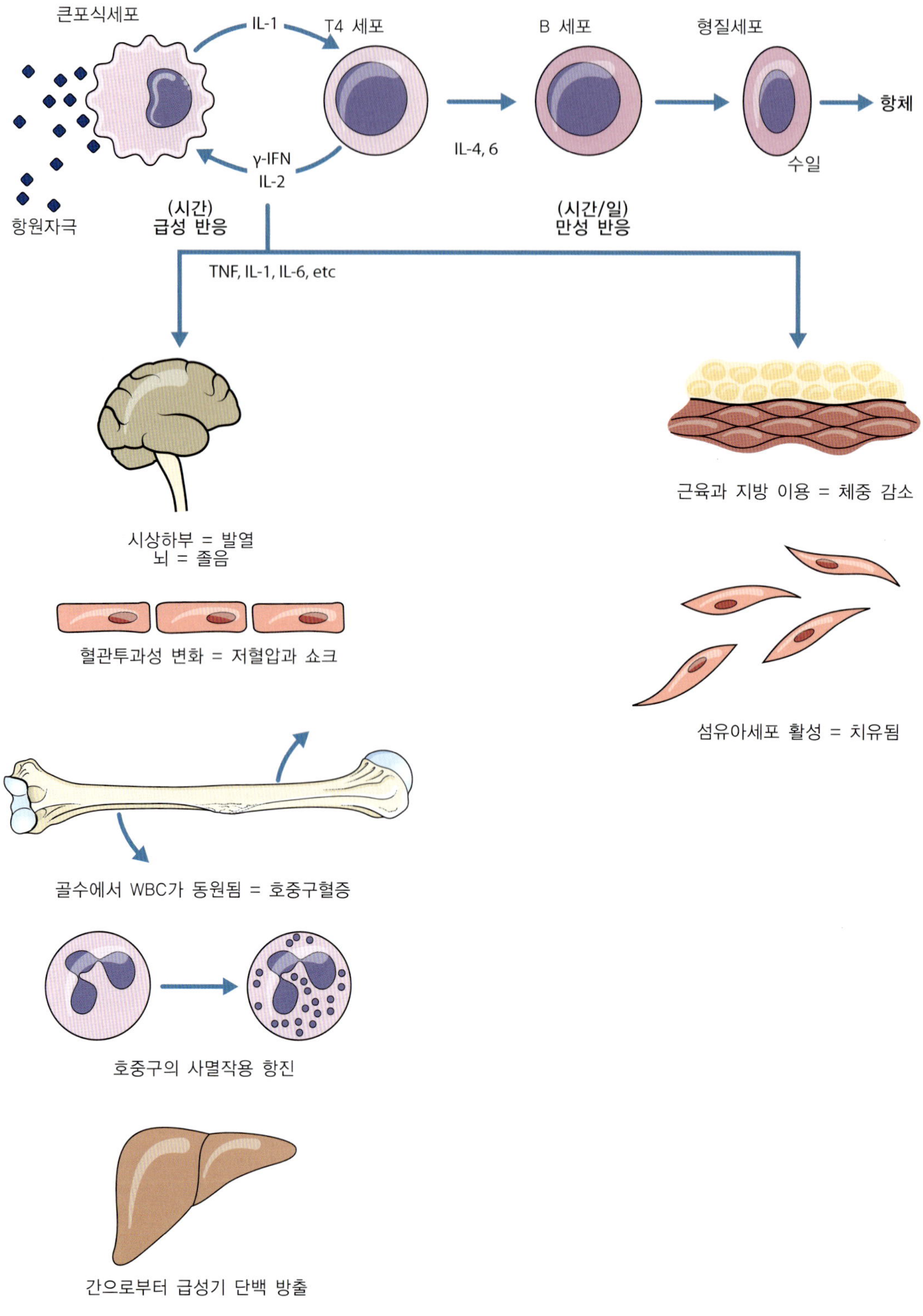

그림 2-10 큰포식세포와 T 세포가 반응하면 사이토카인 반응이 시작된다. 이런 반응은 여러 기관에 급성 반응을 일으킨다. 사이토카인 반응이 만성적으로 진행되어도 체내 영향을 미친다(γ-IFN: 감마인터페론; IL: 인터루킨; TNF: 종양괴사인자).

	정상	급성 감염	만성 감염
체온	37°C	40°C	37.8°C
혈압	120/80 mmHg	60/40 mmHg	120/80 mmHg
백혈구수	4~11 x 10^9/L	26.4 x 10^9/L	12.4 x 10^9/L
분별계수 (호중구 %)	70	95	70
CRP	<10 mg/L	160 mg/L	160 mg/L
ESR	<20 mm/시간	120 mm/시간	120 mm/시간
알부민	34~48 g/L	32 g/L	25 g/L

그림 2-11 급성과 만성 감염에서 사용되는 염증반응의 임상과 실험실 지표(CRP: C-반응단백; ESR: 적혈구침강속도; WCC: 백혈구수)

보체

보체는 간과 단핵구와 큰포식세포 같은 세포에서 생산되는 단백질 집단이다. IgG 항체가 바이러스가 감염된 세포표면에 존재하는 것과 같은 항원에 부착하면 고전적 보체 연쇄반응이 활성화된다. 특이한 순서대로 보체단백질이 절단되고 단백질 5~9의 성분들이 감염된 세포의 세포질막에 삽입되는 '막공격복합체'를 형성한다(**그림 2-13**). 이 복합체에 의해 만들어지는 채널은 세포에 구멍을 내어 죽게 하는 세포자멸사를 유도한다. 결국 바이러스가 증식하지 못하게 한다.

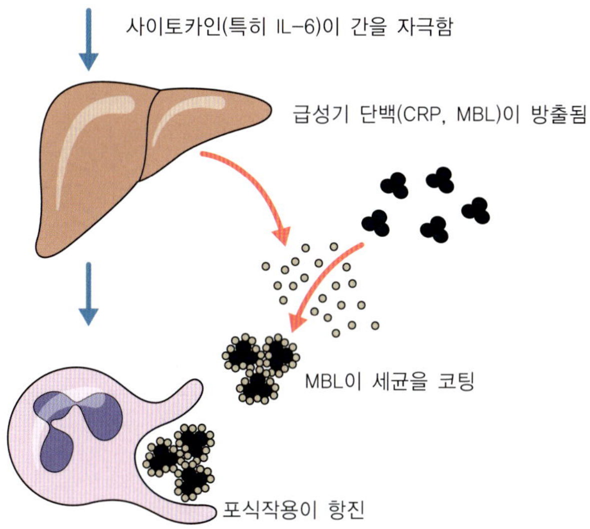

그림 2-12 IL-6 같은 사이토카인은 간에서 급성기 단백질을 방출시킨다. 만노스부착렉틴(MBL)이 세균표면을 코팅하여 더 잘 포식되게 한다.

어느 항체도 형성되기 전인 급성 감염기에 교체보체경로가 활성화된다. 여기에는 세균 세포벽구조물이 C3 성분과 결합할 수 있어 C3a와 C3b로 절단되고 C5는 C5a와 C5b로 절단된다. 포식세포는 C3b에 대한 수용체를 갖고 있고 부착된 C3b는 옵소닌으로 작동한다(**그림 2-14**). 생산된 C5a는 화학주성물질로 작동해서 호중구가 감염부위로 모일 수 있게 한다(**그림 2-15**).

그람음성 세균의 외막에 있는 지질다당체도 교체보체경로를 활성화할 수 있다. 결과적으로 형성된 '막공격복합체'는 내독소를 유출시킨다.

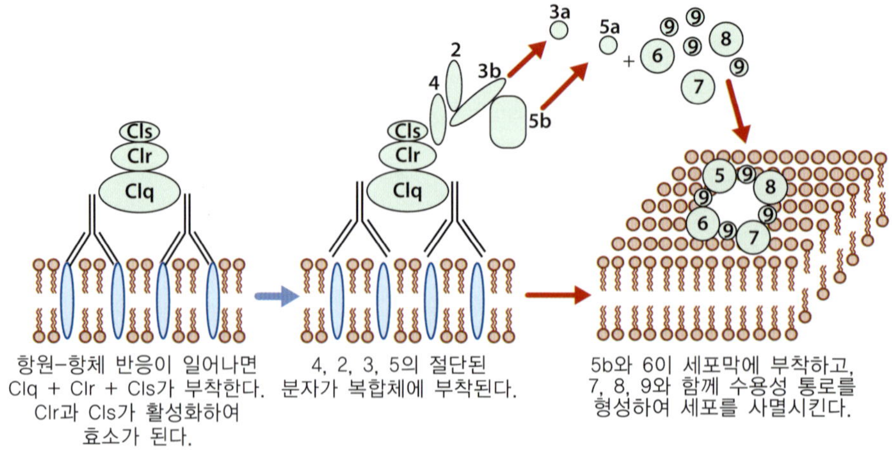

그림 2-13 항체가 세포막 단백질에 부착하면 고전적 보체경로가 활성화된다. 결과적으로 형성된 통로로 세포물질이 누출되고 세포가 사멸한다.

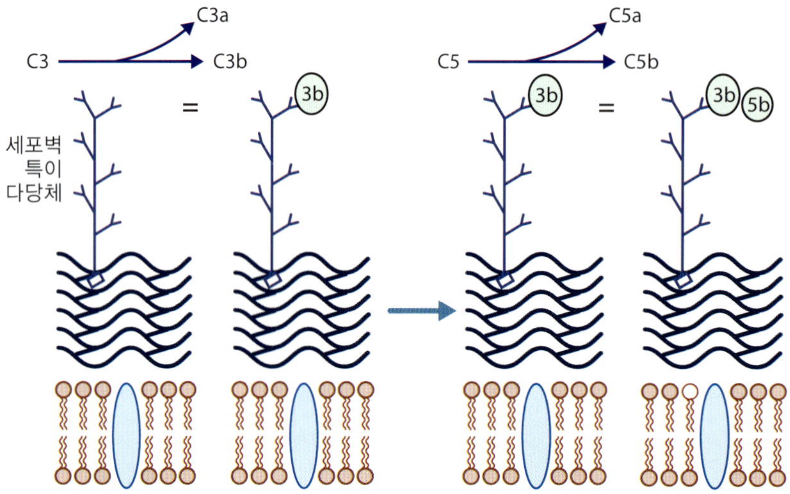

그림 2-14 세균세포벽 성분이 교체경로로 보체를 활성화할 수 있다. C3는 C3a와 C3b로 분할되며 C3b는 C5를 분할한다. 부착한 C3b는 옵소닌으로 작용하여 세균 포식을 항진시킨다.

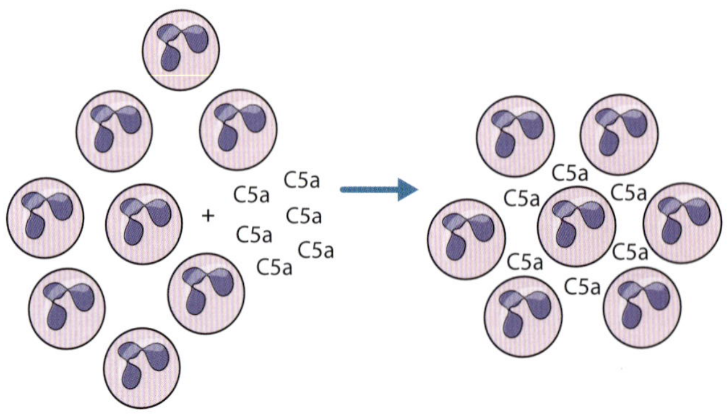

그림 2-15 보체 성분 C5a는 강력한 화학주성물질로서 감염부위에 호중구와 큰포식세포를 끌어들인다.

세균에 부착하였을 경우 그 성분들이 포식세포의 수용체로 작동할 수 있어서 MBL, C3b, 특이 항체와 같은 옵소닌은 포식작용을 항진시킨다(그림 2-16). T-CD4 세포에 의해 포식세포가 사이토카인으로 자극받으면 C3b와 IgG의 Fc 부분에 대한 표면 수용체의 발현을 증가시켜서 결과적으로 이런 세포들의 포식능을 높인다.

세균의 병인 특성

세균의 가장 큰 특성은 병원성을 매우 다양하게 나타내는 점이다. 황색포도알균은 매우 다양한 무기로 무장되었는데 세포벽 단백질, 세포외 효소와 독소들을 들 수 있다. 세균의 일부 병인 특성에 대해 그림 2-17에 정리하였고 다음에서 자세히 기술하였다.

구조적 특성

몇 가지 중요한 세균은 세포외 협막을 갖고 있어서 숙주 내에서 생존할 수 있는 핵심 기능을 보유하고 있다. 협막은 항포식특성을 지니고 있다(그림 2-18). 만약 협막이 없는 수천 개의 폐렴알균을 생쥐의 복강에 주입하면 세균은 신속하게 포식되어 사멸되기 때문에 아무런 영향이 없다. 몇 개의 협막보유 세균을 동일 장소에 주사하면 세균들이 포식되지 않고 증식하여 방어할

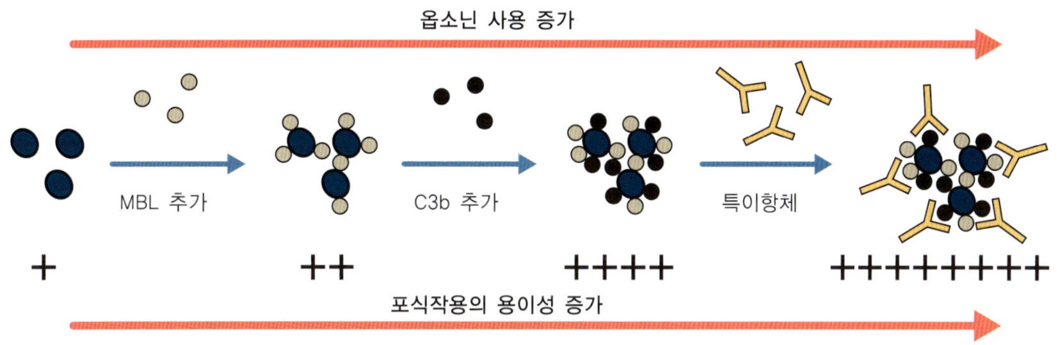

그림 2-16 포식세포는 만노스부착렉틴, C3b, 항원과 결합한 IgG 항체의 Fc 부분에 대한 표면수용체를 갖고 있다. 이 수용체에 옵소닌이 부착하면 포식작용을 항진시킨다(MBL: 만노스부착렉틴).

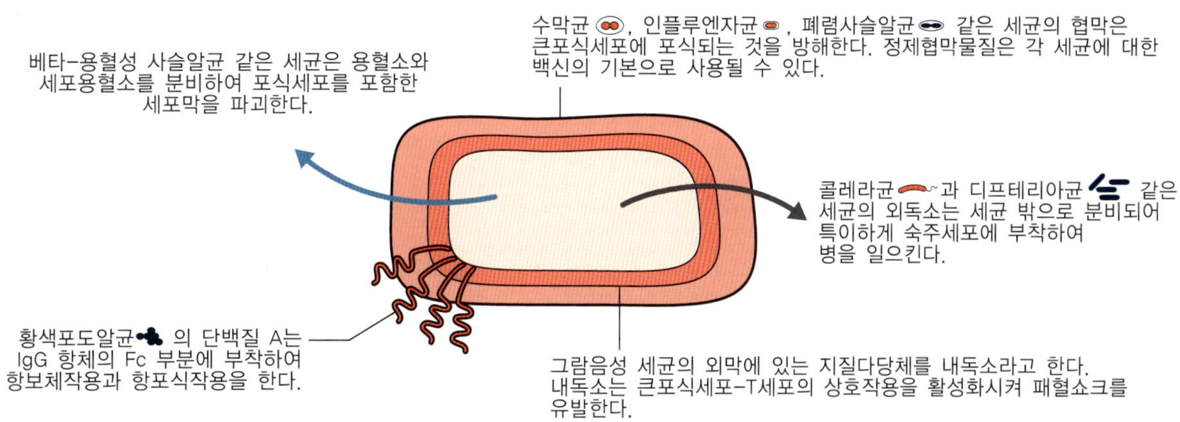

그림 2-17 세균의 중요한 병인 특성을 요약한 도식

수 없게 많이 증식하고 결국 숙주를 죽게 한다.

황색포도알균은 단백질 A라고 하는 특이 단백질로 포식에 저항한다. 세포막에 존재하는 이 단백질은 세포벽을 관통하여 세포 밖까지 나와 있다. 이 단백질의 말단은 IgG 항체의 Fc 부분에 부착할 수 있다. 이러한 방법으로 자기 자신을 항체로 코팅하여 미생물이 숙주의 포식작용에서 보호한다(그림 2-19).

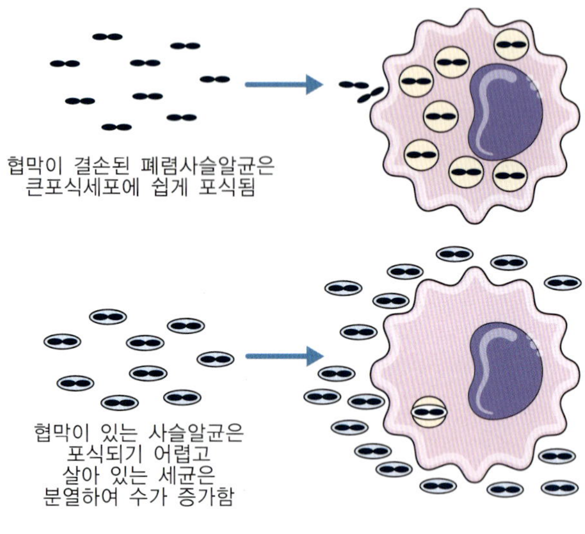

그림 2-18 협막이 없는 폐렴알균은 큰포식세포에 쉽게 포식되는 반면, 협막이 있는 것은 포식되지 않아 번식할 수 있어서 그 부근의 방어를 망가뜨린다.

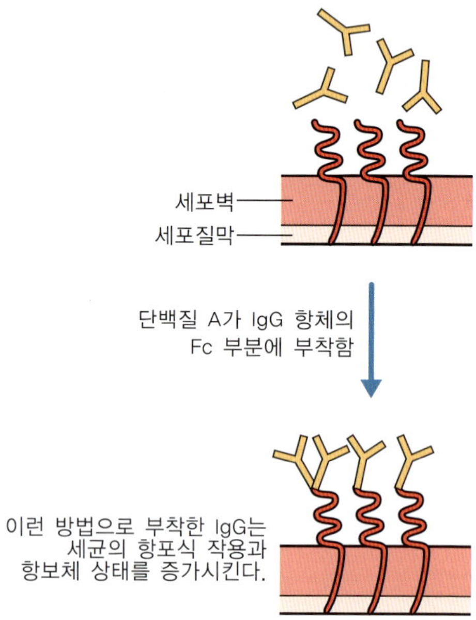

그림 2-19 황색포도알균의 단백질A는 IgG 항체의 Fc 부분에 부착할 수 있다.

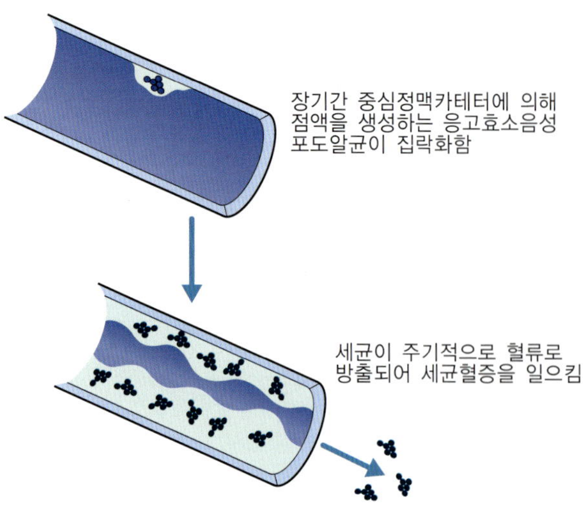

그림 2-20 응고효소음성 포도알균 같은 세균은 중심정맥삽입관과 같은 이물질에 집락화할 수 있다. 이곳에서 세포외 균막에 싸여서 생존할 수 있다.

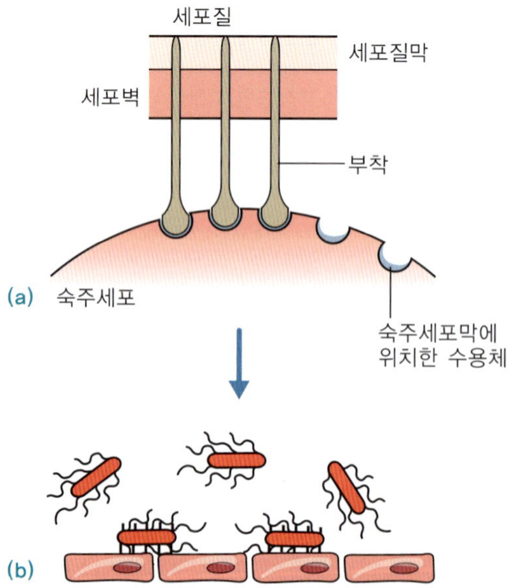

그림 2-21 (a) 많은 세균이 특이 부착소를 통해 세포표면에 부착한다. (b) 방광과 같은 부위에서 부착하는 세균은 배뇨 동안에 쓸려 내려가지 않으므로 부착하지 않는 세균보다 더 잘 증식할 수 있다.

많은 세균이 생물활성이 없거나 생물 표면에 부착하여 있는 균막 내에서 증식한다. 피부에 존재하는 응고효소음성 포도알균(CNS)은 장기간 삽입한 중심정맥삽입관 위와 안에 균막을 형성하고 미생물이 생산하는 세포외 물질 내에서 증식한다. 이곳으로부터 혈액으로 들어가기도 한다(**그림 2-20**). 항생제가 균막을 침투하여 작동하기 어렵기 때문에 이런 세균을 박멸하기는 어렵다. 이런 환자에서 적절한 항생제로 치료하여도 지속적으로 발열이 있고 중심삽입관과 말초혈액 배양에서 양성이 나오면 중심삽입관을 제거할 필요가 있다. 공생 피부 균무리에 의해 균막이 형성되는 것이 이식심장전기기구(ICED)와 인공관절에서 생기는 감염에 중요하다.

부착

많은 세균이 감염의 거점을 확립하기 위해 필요한 단계로서 표면에 부착하는 능력이다. 요로감염에서 요로병변형 대장균은 부착소를 이용하여 방광 상피세포위의 특이 수용체에 부착한다(**그림 2-21a,b**). 방광에 부착한 세균은 부착하지 못한 세균에 비해 여러 장점을 이용한다.

분비된 단백질

세포외단백질을 분비하는 것이 세균에서 중요한 병인특성이다. 황색포도알균은 히알루론산분해효소를 분비한다. 피부에 흠집이 생기면 상재하는 세균이 표피층으로 들어갈 수 있다. 히알루론산분해효소는 세포상에 있는 히알루론산 바탕질을 파괴하여 세균이 피부의 더 깊은 층으로 침투할 수 있게 한다(**그림 2-22**). 팬톤 발레타인 백혈구파괴소(Panton Valentine leucocidin, PVL)는 황색포도알균 PVL 양성주에서 생산되어 분비되는 단백질이다. 이 단백질은 호중구 세포막 내로 삽입되어 세균이 증식에 이용하게 될 세포내 성분을 세포외로 유출시킨다. 호중구의 기능에 결손이 생기고 독성 호중구 내용물이 조절되지 않고 유출되어 괴사과정을 악화시킨다.

베타-용혈성 사슬알균을 포함하는 세균은 용혈소라 불리는 세포외 단백질을 생산한다. 이 단백질은 효소작용 또는 계면활성제로 작용하여 숙주세포막을 파괴시켜 용해과정으로 세포를 사멸시킨다(**그림 2-23**). 이러한 용혈현상은 혈액한천배지에 세균이 증식할 때 집락주변의 혈구를 용해시켜 (맑은 부분) 나타나는 것을 실험실에서 이용한다. 용혈소가 포식세포의 세포막을 파괴하여 포식세포의 기능을 무력화시키는 것이 미생물에게는 매우 중요하다. 리스테리아 모노시토게네스는 작은 그람양성 막대균으로 침습성 질병을 일으킬 수 있다. 이 미생물은 용혈소를 생산하여 포식체의 세포막을 파괴한다. 리스테리아 모노시

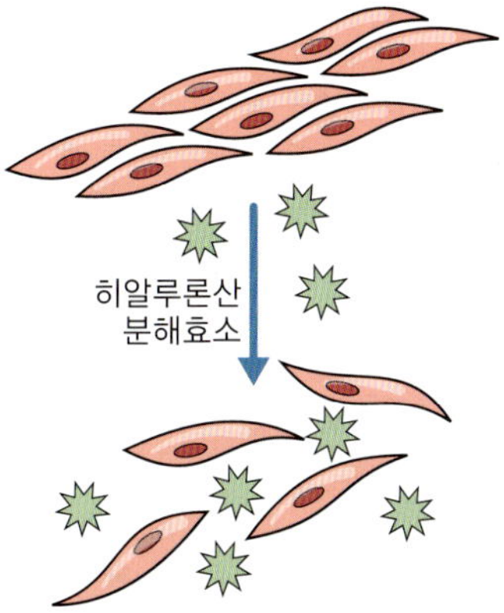

그림 2-22 결합조직에서 포도알균이 히알루론산 분해효소를 생산해서 세균이 조직 내로 잘 퍼져나가게 한다.

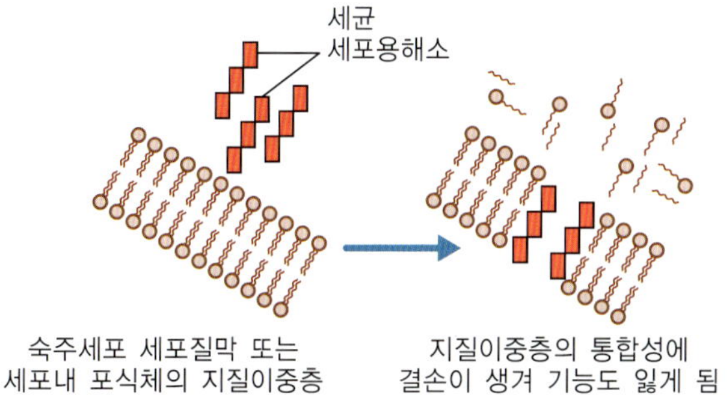

그림 2-23 사슬알균의 베타 용혈소와 같은 세균 세포용해소는 효소 또는 계면활성제로 작동하여 숙주세포막을 파괴시킨다.

토게네스는 포식되면 세포질로 도피하여 파괴되지 않게 된다(**그림 2-24**).

일단 세포질로 이동하면 세포 액틴을 중합체로 만들어 감염된 세포의 원형질막으로 자신을 추진해서 가게 한다. 이렇게 하여 위족 같은 돌기를 형성하여 큰포식세포와 같은 세포에 인지되고 세포내로 들어가게 된다. 이런 방법으로 이 세균은 세포내에서 사멸하는 것을 회피하고 항체, 보체나 호중구에 노출되거나 인지되지 않고 다른 세포로 전파된다.

많은 세균이 단백질로 된 외독소를 분비하는데 외독소는 보통 A와 B 성분으로 구성된다. A 부분은 독소의 활성부분이고 B 부분은 세포표면에 있는 특이한 수용체에 결합하는 역할을 한다(**그림 2-25**). 콜레라균은 세계적으로 빈곤한 곳에서 설사를 유발하는 중요한 원인 병원체이다. 세균은 분변-구강경로로 전파한다. 콜레라균이 생산한 외독소는 장의 장세포표면 수용체에 B 부분을 통해 부착한다. A 부분이 세포내로 유입되어 세포내 cAMP 양을 증가시켜서 수분과 염분이 배출되도록 한다. 매우 많은 양의 물 같은 설사를 유발하여 생명을 잃을 수도 있다. 보툴리즘은 다른 외독소매개 질병이다. 클로스트리디움 보툴리늄은 아포를 생산하는데 조리를 해도 생존할 수 있다. 오염된 음식이 오랫동안 보관되면 아포가 발아하고 영양형 세균이 보툴리즘 임상증상을 나타내는 데 관여하는 신경독소를 분비한다. 클로스트리디움 디피실레에 의해 생산되는 A와 B 단백질 모두 독소로 작용한다.

내독소

대장균과 수막염균과 같은 세균은 내독소 쇼크를 유발할 수 있다. 그람음성 세균의 외막내에 지질다당체인 내독소가 존재한다. 내독소는 교체보체경로를 활성화할 수 있다(**그림 2-26a**). 결과적으로 형성되는 '막공격복합체'는 내독소를 방출하게 한다. 내독소는 간에서 방출하는 급성기 단백질인 내독소부착단백질에 부착한다. 이 복합체는 큰포식세포가 포식한다. 이런 방법으로 많은 수의 큰포식세포가 활성화되면 사이토카인의 방출이 조절되지 않아 내독소성 또는 패혈성 쇼크가 생긴다(**그림 2-26b**).

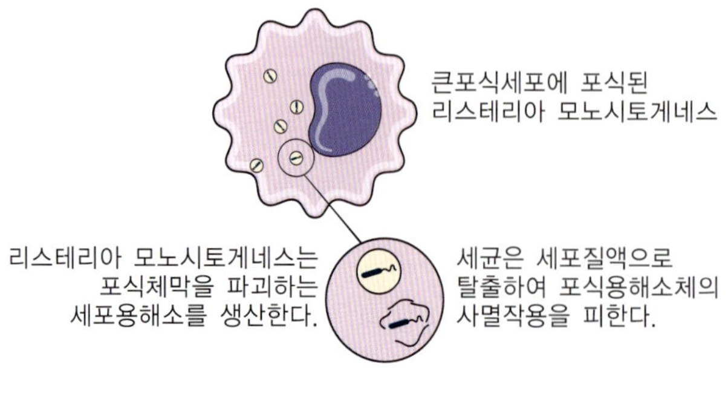

그림 2-24 리스테리아 모노기토게네스는 세포용해소를 생산하여 세균이 큰포식세포의 포식체에서 세포질로 탈출하게 한다.

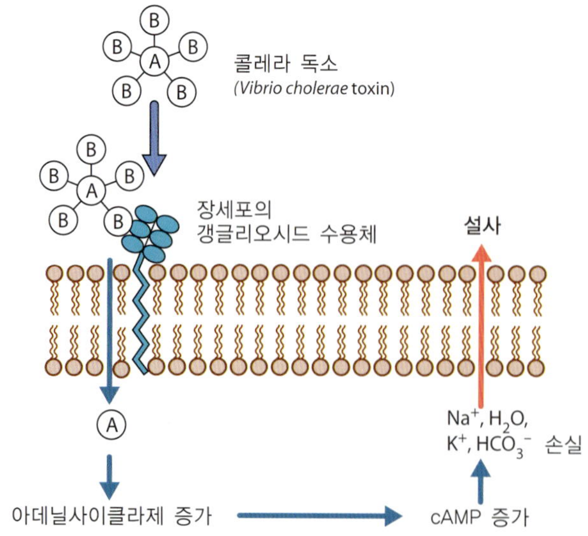

그림 2-25 콜레라균이 생산하는 독소는 독소의 B 성분이 장세포의 표면에 있는 수용체에 특이적으로 부착한다. 세포내로 들어간 A 성분이 아데닐사이클라제의 활성을 증가시킨다(cAMP: 고리형 아데노신일인산).

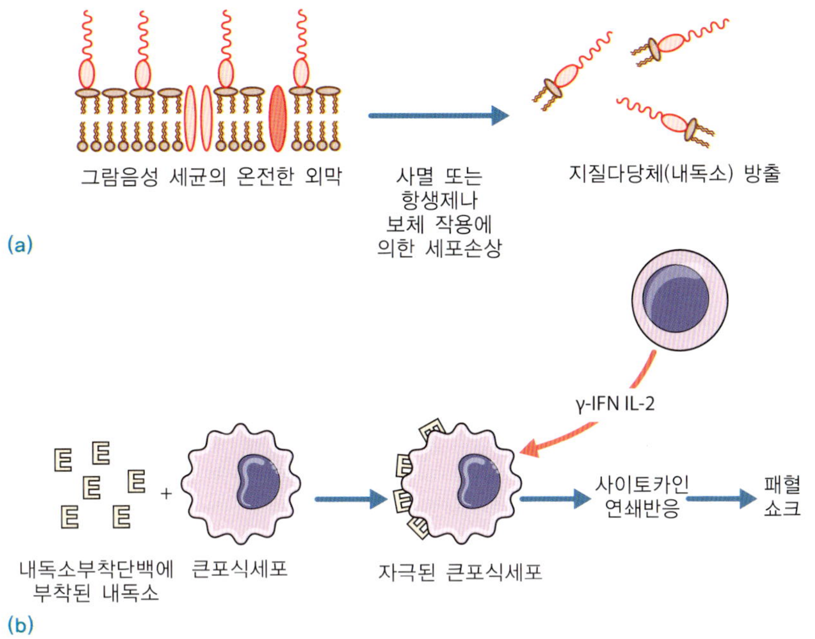

그림 2-26 (a) 그람음성 세균의 외막이 손상되면 지질다당체(내독소)를 유출한다. (b) 내독소/내독소 부착단백질 복합체(E)는 큰포식세포에 부착하여 내독소 또는 패혈쇼크를 일으키는 억제할 수 없는 사이토카인 반응을 유발한다.

초항원

APC와 T 세포가 반응하는 정상 상황에서는 비교적 적은 수의 세포가 관여한다. 독소쇼크증후군(toxic shock syndrome, TSS)은 고름사슬알균의 발열독소와 황색포도알균의 장독소와 같은 독소에 의해 발생한다. 이들 단백질은 초항원으로 작용하는데 초항원은 큰포식세포와 T 세포가 비특이한 방법으로 서로 작용하게 한다(그림 2-27). 이런 방법으로 대단히 많은 양의 사이토카인을 방출하게 하여 발열, 저혈압과 여러 기관 상실을 동반한 TSS를 일으키게 된다.

면역매개 질환

류마티스 심장질환은 수입이 높은 나라에서는 비교적 흔하지 않지만 저개발 국가에서는 아직도 중요하다. 관여하는 세균은 A군 사슬알균, 즉 고름사슬알균이다. 반복적이며 치료

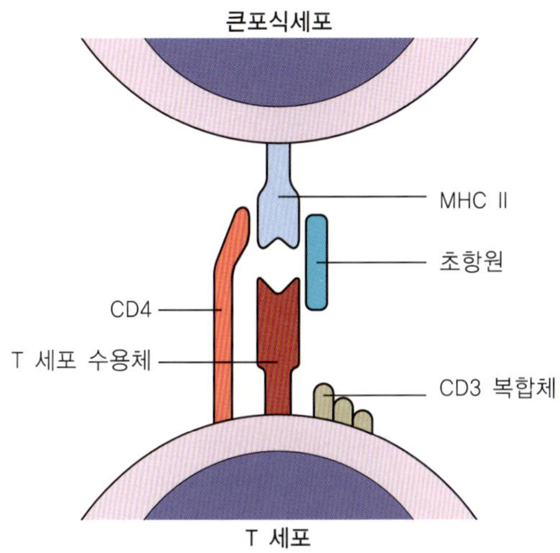

그림 2-27 발열독소와 같은 초항원은 표준 항원제시 기전을 우회해서 억제할 수 없는 사이토카인 방출하여 독소쇼크증후군(TSS)을 일으킨다.

하지 않은 인두염이 세균에 대한 면역반응을 활성화한다.

사슬알균 세포벽 M 단백질에 대해 생산된 항체는 숙주의 혈관내피세포에 있는 항원결정기와 교차반응한다. 많은 혈류와 판막주변의 와류형성은 보체 침착과 결과적으로 생기는 염증반응이 판막에 구조적인 손상을 일으키는 것을 의미하므로 심장판막이 영향을 받는 가장 중요한 해부학적 위치이다. 치유과정으로 두꺼워지며 비정상적인 판막이 된다(**그림 2-28**). 와류에 의해 생기는 내피세포에 대한 추가적인 손상으로 혈소판과 피브린이 침착하게 한다. 치과에서 치아처치 후에 혈액으로 들어가는 스트렙토코쿠스 살리바리우스(*Streptococcus salivarius*)는 그 침착이 안정화되어 감염성 심내막염이 시작된다.

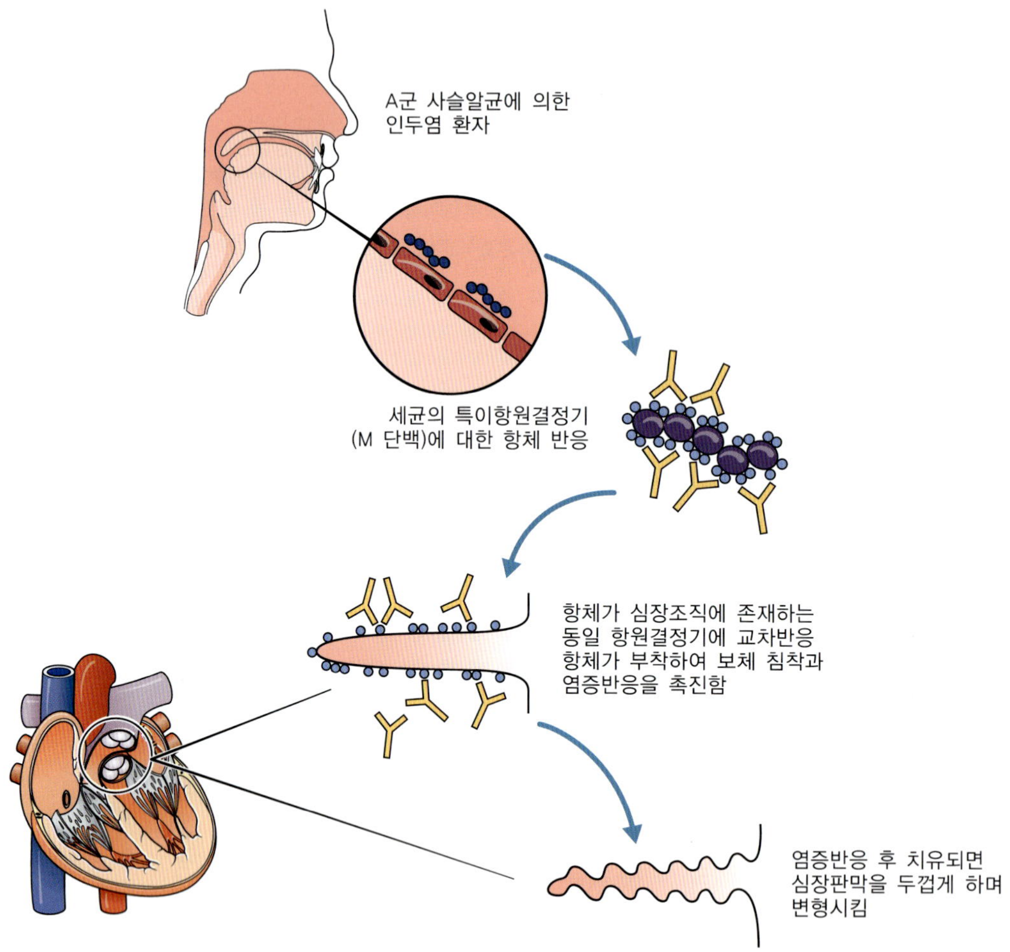

그림 2-28 고름사슬알균의 M 단백에 대한 항체가 숙주의 항원결정기와 교차반응한다. 이 항체가 심장판막의 내피세포에 부착하여 염증반응을 시작한다. 이런 반응의 결과로 섬유화되면서 치유되나 판막은 비정상 상태로 남게 된다.

3

Epidemiology and Assessment

역학과 평가

서론

2장에서 소개한 세균은 감염 가능한 감염원에 근거하여 분류하고자, 내인성(endogenous), 집락화(colonizers), 외인성(exogenous)으로 범주화된 것이다. 다음 목록은 더 확장하여 바이러스, 진균, 기생충까지 보여주고 있다. 알파벳 순서로 나열하고 다시 주요 그룹으로 표시하였다.

아스페르길루스 푸미가투스
(Aspergillus fumigatus)

박테로이데스 프라질리스
(Bacteroides fragilis)

캔디다 알비칸스
(Candida albicans)

캄필로박터 제주니
(Campylobacter jejuni)

클로스트리디움 디피실레
(Clostridium difficile)

세포거대바이러스
(Cytomegalovirus)

엔테로코쿠스 페칼리스
(Enterococcus faecalis)

엡스타인바바이러스
(Epstein–Barr virus)

대장균
(Escherichia coli)

B형간염바이러스
(Hepatitis B virus)

C형간염바이러스
(Hepatitis C virus)

단순포진바이러스
(Herpes simplex virus)

사람면역결핍바이러스
(Human immunodeficiency virus)

인플루엔자바이러스
(Influenza virus)

폐렴막대균
(Klebsiella pneumoniae)

폐렴레지오넬라
(Legionella pneumophila)

결핵균
(Mycobacterium tuberculosis)

수막염균
(Neisseria meningitidis)

노로바이러스
(Norovirus)

파스퇴렐라 물토시다
(Pasteurella multocida)

열대열원충
(Plasmodium falciparum)

호흡기세포융합바이러스
(Respiratory syncytial virus)

장티푸스균
(*Salmonella* Typhi)

방광주혈흡충
(Schistosoma haematobium)

황색포도알균
(Staphylococcus aureus)

표피포도알균
(Staphylococcus epidermidis)

폐렴사슬알균
(Streptococcus pneumoniae)

고름사슬알균
(Streptococcus pyogenes)

수두대상포진바이러스
(Varicella zoster virus)

반크로프트사상충
(Wucheria bancrofti)

Plasmodium falciparum
Schistosoma haematobium
Wucheria bancrofti

Aspergillus fumigatus
Candida albicans

이 책에서 색분류는 다음 미생물을 분류하는 데 사용함:

그람양성 세균	Gram-positive bacteria
그람음성 세균	Gram-negative bacteria
미코박테리아	Mycobacteria
DNA 바이러스	DNA viruses
RNA 바이러스	RNA viruses
기생충	Parasites
진균	Fungi

Cytomegalovirus (CMV)
Epstein–Barr virus (EBV)
Hepatitis B virus (HBV)
Hepatitis C virus (HCV)
Herpes simplex virus (HSV)
HIV
Influenza virus
Norovirus
Respiratory syncytial virus
Varicella zoster virus (VZV)

Bacteroides fragilis
Campylobacter jejuni
Clostridium difficile
Enterococcus faecalis
Escherichia coli
Klebsiella pneumoniae
Legionella pneumophila
Mycobacterium tuberculosis
Neisseria meningitidis
Pasteurella multocida
Salmonella Typhi
Staphylococcus aureus
Staphylococcus epidermidis
Streptococcus pneumoniae
Streptococcus pyogenes

미생물 특성, 병원성 특징, 일반적인 서식 부위(감염원)와 전파 방법 등에 기초하여 환자를 임상적으로 평가하기 위해 몇 가지 질문을 할 수 있다. 내용은 다음과 같다.

- 감염을 일으키는 가능한 병원체는 무엇인가?
- 환자에서 확인할 수 있는 감염원이 있는가?
- 미생물이 환자 몸에서 다른 부위로 갔는가?
- 환자에게서 고려되어야 하는 다른 조건은 무엇인가?(예 만성 폐쇄성 폐질환[COPD], 주사약물 사용자[IDU], 면역억제, 지라가 없는 경우)?
- 미생물학적 진단을 하기 위한 모든 필요한 단계가 실행되었는가?
- 적절한 항감염 치료가 되었는가?
- 감염관리와 공중보건 관련된 사항이 모두 확인되었는가?

폭넓게는 다음과 같은 내용도 평가의 일부이다:

- 미생물이 외부유입성이라면 사람 간 전파를 통해 감염되었는가?
- 미생물이 외부유입성이고 환경으로부터 감염되었다면 어떤 감염원인가(음식, 물, 공기, 동물[인수공통감염])?
- 감염원이 있다면 누가 감염위험이 있는가?
- 집단이나 환경에 확인 가능한 위험이 있다면 어떻게 관리할 것인가?
- 매개체에 의한 감염인가? 그렇다면 사람, 매개체와 다른 동물숙주 간에 순환하는 특성이 무엇인가?

역학

가장 넓은 의미에서 미생물의 역학적 이해와 미생물이 일으키는 병을 아는 것이 진단하는 데 중요한 근거가 된다. 세계적 · 지역적 · 지방적 정보의 예를 이용하여 조사하는 것을 여기에 제시한다.

세계적 정보

말라리아의 분포는 아노필레스(*Anophyles*) 모기가 서식하는 지역과 감염된 흡혈 암컷 모기에 사람이 노출되는 것에 직접적으로 관계가 있다(**그림 3-1**). 모기 매개인 뎅기, 웨스트나일과 지카바이러스 감염을 포함하여 매개체와 사람 상호반응에 의존하는 많은 절지동물매개 질환이 있다. 남미와 아프리카 파동편모충증(trypanosomiasis)에 대한 매개체는 각각 흡혈노린재와 체체파리이다. 영국에서 보렐리아 부르그도르페리(*Borrelia burgdorferi*)에 의해 발생하는 라임병은 사슴과 인수공통감염병의 일부로서 익소데스(*Ixdoes*) 진드기에 의해 전파된다. 라임병은 한 해에 수천 명에서 발생한다. 절지동물 매개체의 분포는 기후 변화, 분쟁, 이주와 불완전한 정부의 관리가 영향을 미칠 수 있어서 정적인 상태는 아니다. 정부에서 안전하고 신뢰할 수 있게 도시 지역에 물을 공급하지 않는다면 거주자들은 물을 저장하기 위한 다른 방법을 이용하게 되는데, 이러한 물관리는 모기가 서식하는 데 이상적인 장소가 된다.

질병의 일반 역학과 매개체 이해와 더불어, 개인이 미생물 또는 매개체와 접촉해왔을 가능성을 고려하는 것이 중요하다. 아프리카에서 주혈흡충증의 발병률을 지역수준에서 5 × 5 km 공간 해상도로 예상되는 분포와 지방수준의 분포를 **그림 3-2**에 나타내었다. 기생충에 노출되었을 가능성을 결정하는 데 국가자료보다 지역수준에서의 시점유병률 정보가 더 유용하다. 국가수준에서 모잠비크는 유병률이 >50%이나 실제로 유병률이 <10%인 지역에 해당한다. 남아프리카 근처의 분포도 유사하다. **그림 3-2a**에 나타낸 고유병률 지역은 사람과 달팽이 중간숙주를 통해 지속적으로 기생충이 순환할 수 있는 사람과 환경 인자가 있음을 반영한다. 댐과 강에서 물을 공급하면서 농사를 많이 짓는 지역은 이 기생충이 사는 데 이상적인 곳이다. 특정 미생

물과 지리적 분포를 고려할 때 노출 가능성도 결정할 필요가 있다. 유병률이 높은 지역이라도 개인들이 자연공급물에 접촉하지 않는다면 주혈흡충에 감염되지 않는다.

지방적 정보

영국에 있는 국가보건의료서비스(National Health Service, NHS) 실험실은 매주 확인한 주요 미생물 수를 제출해야 한다. 이 자료는 영국공중보건(PHE)의 지역 역학자에 의해 개별 미생물의 시간 경과에 따른 추세를 파악하는 정보로서 유용하다. 보고된 숫자는 전체 경우를 반영하지 못하고 검사를 위해 검체를 수집하여 미생물이 확인된 환자만을 반영한다.

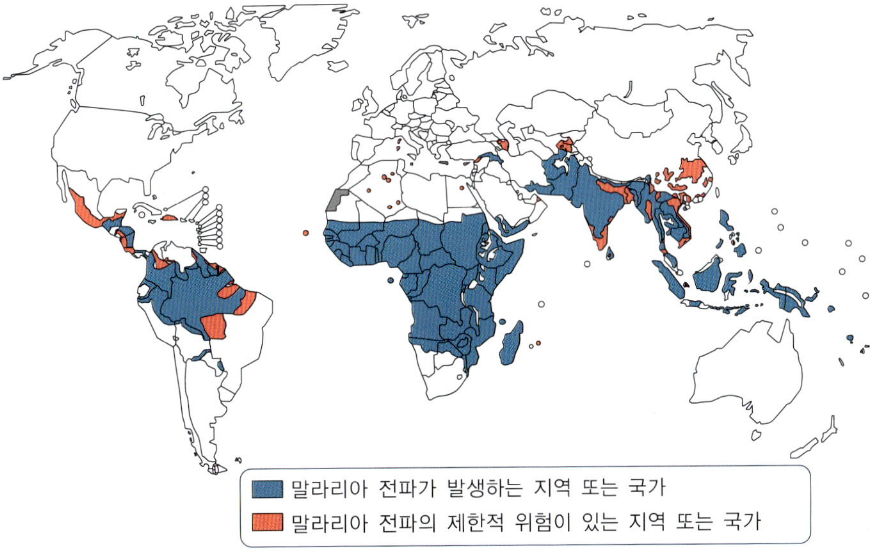

그림 3-1 말라리아 전파위험이 있는 세계보건기구(WHO) 관할 국가와 지역(2011)
(Reproduced with permission from the WHO Program: Information for Travellers.)

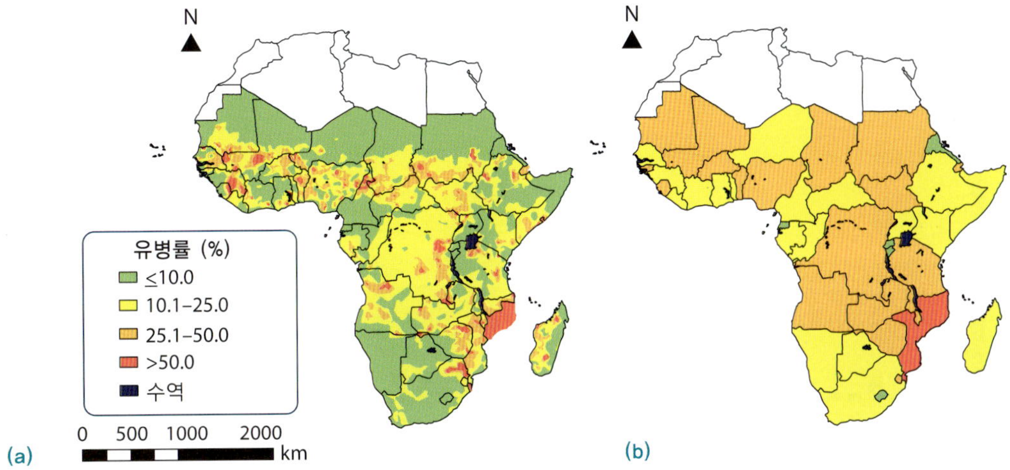

그림 3-2 WHO 아프리카 지역에서 주혈흡충증의 예측 유병률 (a) 픽셀수준(5 × 5 km 공간 해상도)에서 후방예측분포의 중앙값에 기반 (b) 2000년 이후 학령기(5~14세) 어린이에 대한 국가수준에서 인구보정 추정치기준
(Reproduced with permission. Xu J et al. [2016] Enhanced collaboration between China and African countries for schistosomiasis control. Lancet Infectious Diseases 16(3):376 – 83.)

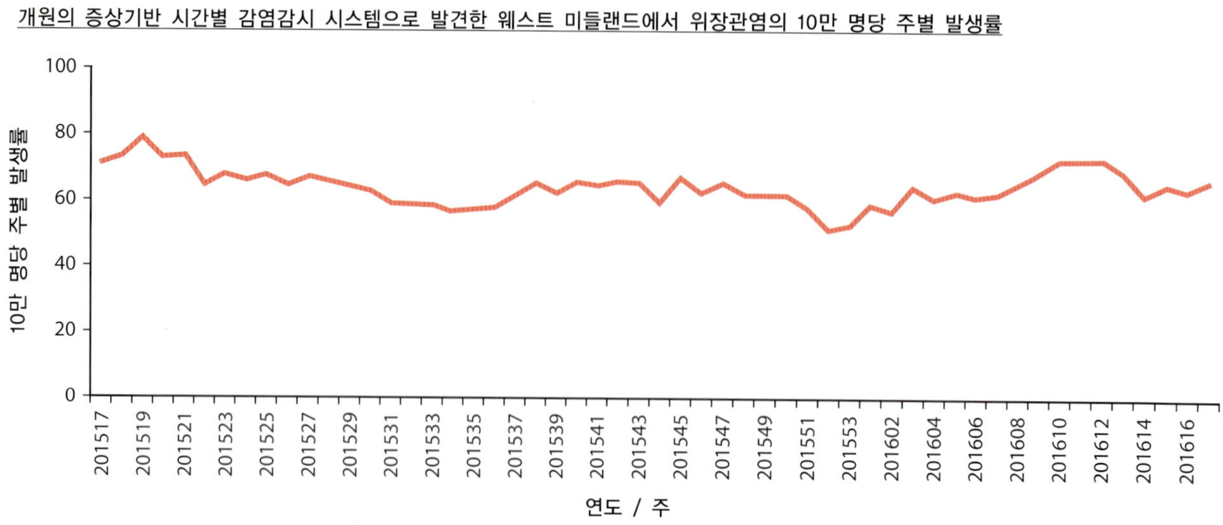

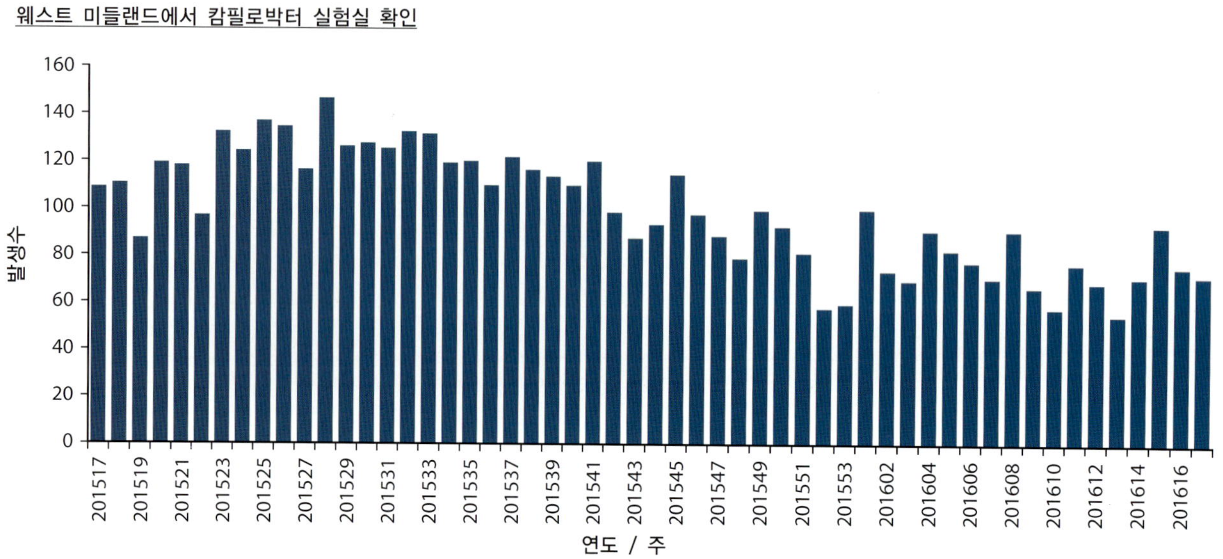

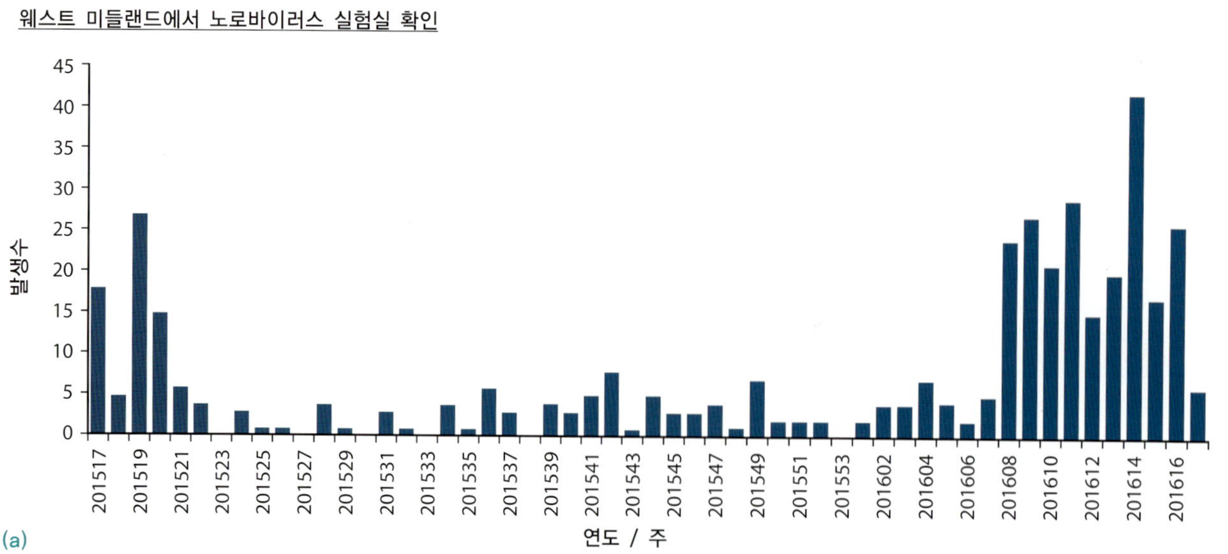

(a)

그림 3-3 영국공중보건 지역역학자에 의해 수집된 주간 데이터에 기초한 웨스트 미들랜드 지역에서 2015~2016년 동안 일부 선정한 감염과 미생물에 대한 감시 데이터 (a) 캄필로박터와 노로바이러스 감염 수에 기초한 일차 기관에서 위장관염 발생률

(계속)

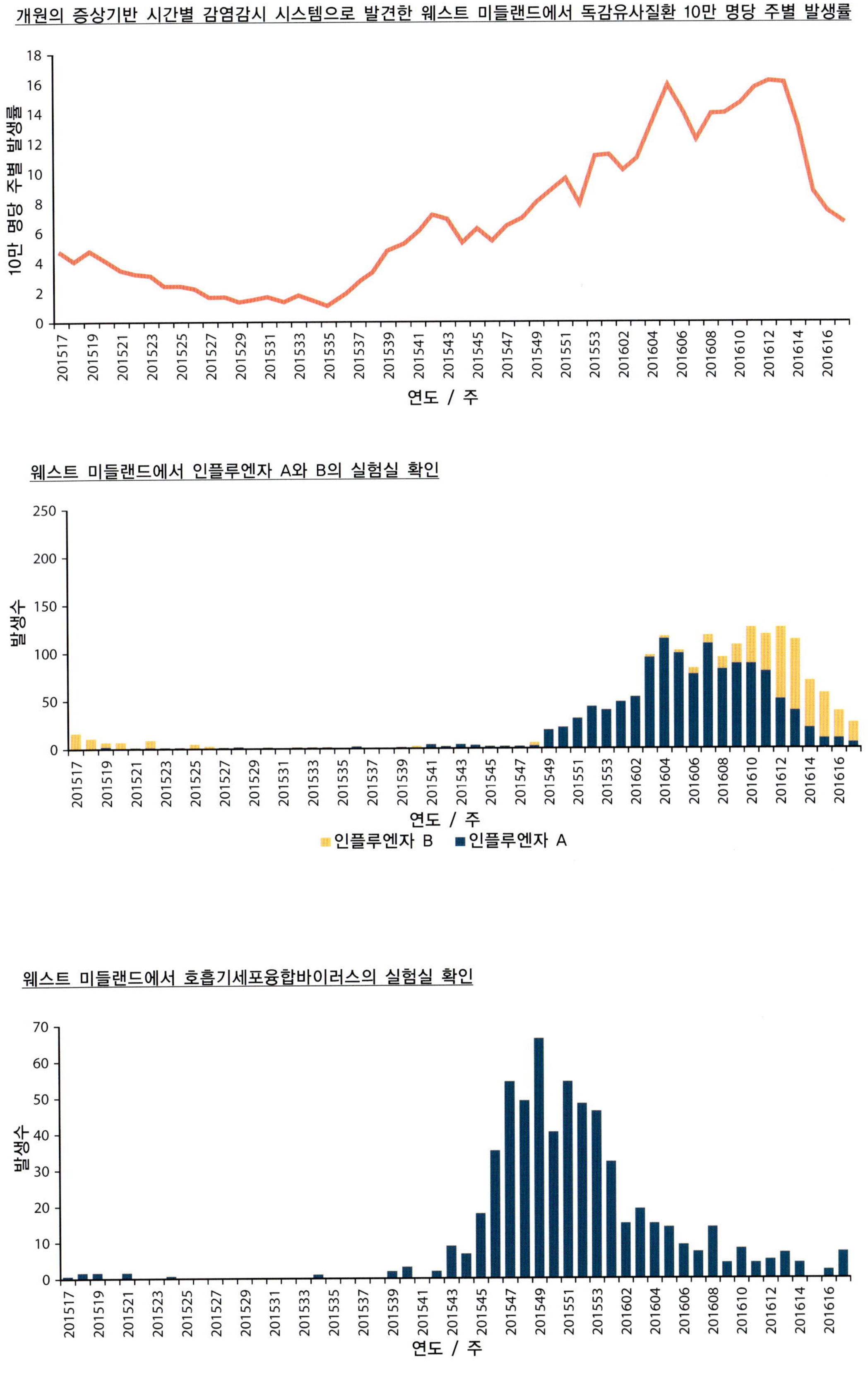

(b)

그림 3-3 (b) 일차 기관에서 독감유사질병 발생률과 인플루엔자 A와 B 바이러스, 호흡기세포융합바이러스 감염수
(Modified with the permission of the Office of the Regional Epidemiologist for Public Health England, West Midlands, UK.)

2015~2016년 기간의 몇 가지 예를 **그림 3-3**에 나타내었다. 일반 의사가 1년에 걸쳐서 매주 상담한 숫자를 근간으로 하여 위장관질환수를 보면 실험실에서 확인한 캄필로박터 감염의 수와 같이 상당히 일정하다. 예외가 있기는 하지만 노로바이러스는 늦은 겨울/이른 봄에 가장 많은 발생을 보여 이 바이러스의 통상적인 감염발생 기간을 반영한다(**그림 3-3a**). 실험실에서 확인된 한 건의 캄필로박터마다 10건의 다른 개인의 감염자가 있을 것으로 추정한다. 이것은 서쪽 중부지방에서 매주 약 1,000건의 캄필로박터 감염자가 있다는 것을 의미한다. 감염원은 닭 내장에 자연히 서식하는 균으로서 처리하는 과정에서 생닭을 오염시킨다. 생닭을 준비, 요리, 섭취하는 것과 관련하여 진행형의 공중보건에 주는 메시지다.

보고된 노로바이러스 감염수는 인상적이지 않을 수 있으나 대부분의 양성 결과는 첫 번째 사례 환자에서 병동이나 요양원에서 감염된 첫 진단을 반영한다. 이런 곳에서의 집단 발병은 지역사회에서의 활성을 반영한다. 실험실에서 확인된 노로바이러스의 매 사례에 대해 1,500건의 감염자가 있을 것으로 일반적으로 예상하고 있다. 일주일에 40건이 진단되었다면 서쪽 중부지역에서 그 주에 약 60,000명의 감염을 예상할 수 있다. 지역사회에서 캄필로박터와 노로바이러스 감염의 경제적 영향은 상당하다.

인플루엔자유사 질병을 상담하는 숫자를 토대로 보면 바이러스성 호흡기 감염은 여름철에 그 활성이 특징적으로 적다. 반면 겨울철에는 상담비율이 최고로 높아서 이런 바이러스의 활성을 반영하며 호흡기세포융합바이러스(RSV)와 인플루엔자가 특히 이런 양상을 보인다(**그림 3-3b**). RSV 호발기는 인플루엔자보다 앞서고, 인플루엔자 계절에 인플루엔자 B가 A보다 늦게 유행한다. 모든 호흡기 바이러스는 다른 시기에는 낮은 활성을 보인다.

겨울철에 호흡기 바이러스 감염이 증가하는 것은 외부 환경이 변화하고 따뜻한 공간으로 사람들이 밀집하여 가족 간이나 사회, 일하는 공간, 기관 등에서 바이러스 전파를 증가시키는 것을 반영한다. 인플루엔자 계절은 어느 정도 예측할 수 있어서 위험군과 건강관리종사자는 미리 백신접종하는 것이 필요하다.

지역적 정보

환자가 병원에 입원하면 입원 이유를 코딩하고 기록한다. 웨스트 미들랜드의 대형 병원에 입원한 성인 환자의 1년간 정보의 요약을 나이와 성별로 나타내었다(**그림 3-4**). 놀랄 것 없이, 대부분은 60세 이상이어서 고령자에서의 일반적인 영향을 나타낸다. 질병을 크게 그룹지어 보면 감염은 상위 20가지 중에 6번째이다. 하부호흡기감염이 남녀 모두에서 제일 많고, 요로감염은 여성에서 2위, 남성에서 4위이다(**그림 3-5**). 이런 정보는 임상 미생물학에서 중요하다. 지역 역학의 기본 지식을 제공하여 어떤 미생물이 원인체이고 어떤 진단과 치료를 고려하여야 할지, 어떤 감염관리와 공중보건 주의가 필요한지를 결정하는 데 이용할 수 있다. 몇 가지 증상과 징후의 예와 흔한 미생물을 **그림 3-6**에 정리하였다. 2장에 소개한 주제를 참고한다.

이러한 지역 지식은 지방과 국가의 정보 및 세계적 정보와 함께 종합해서 고려해야 한다. '흔한 감염이 가장 흔한' 반면, 이러한 배경적 지식은 가장 먼저 예외가 있음을 알려준다.

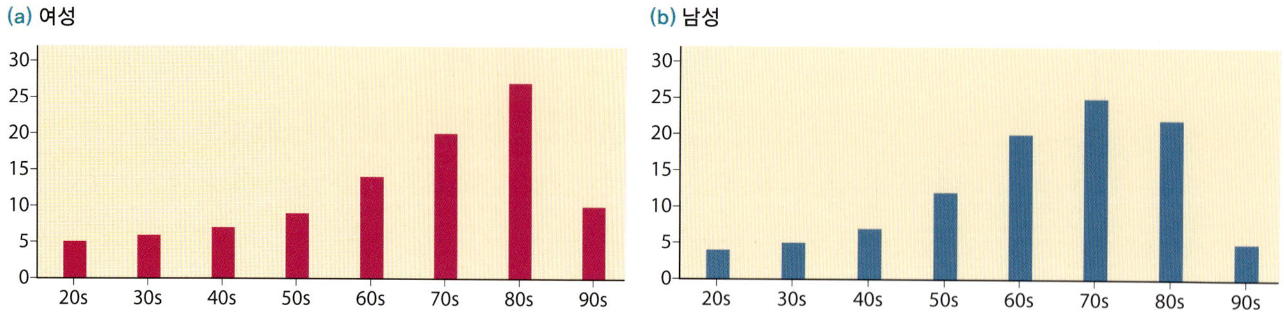

그림 3-4 대형 교육병원에 1년 이상 입원한 (a) 여성과 (b) 남성 환자의 연령대별 분포(%)

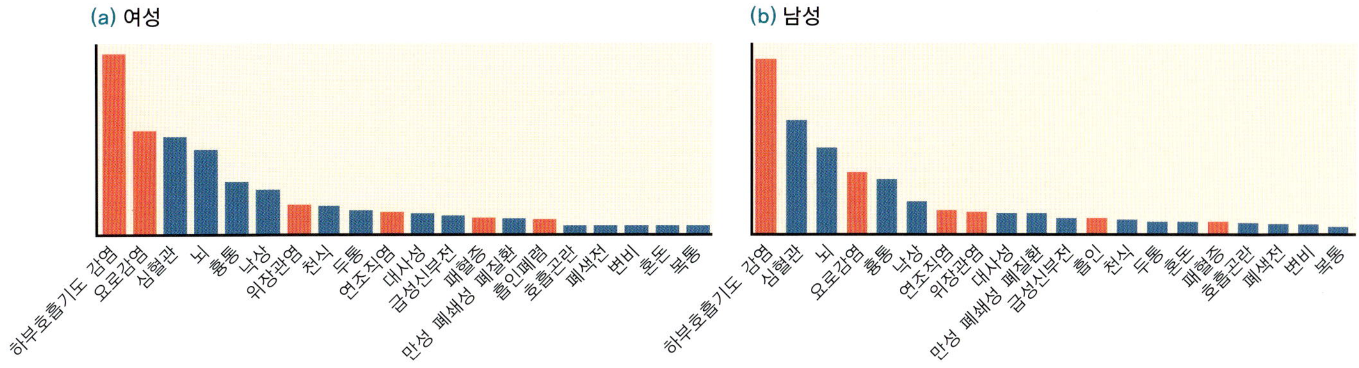

그림 3-5 빨간색으로 표시한 6가지 감염범주에서 그림 3-4에 표시된 남녀 환자의 입원하는 상위 20가지 이유

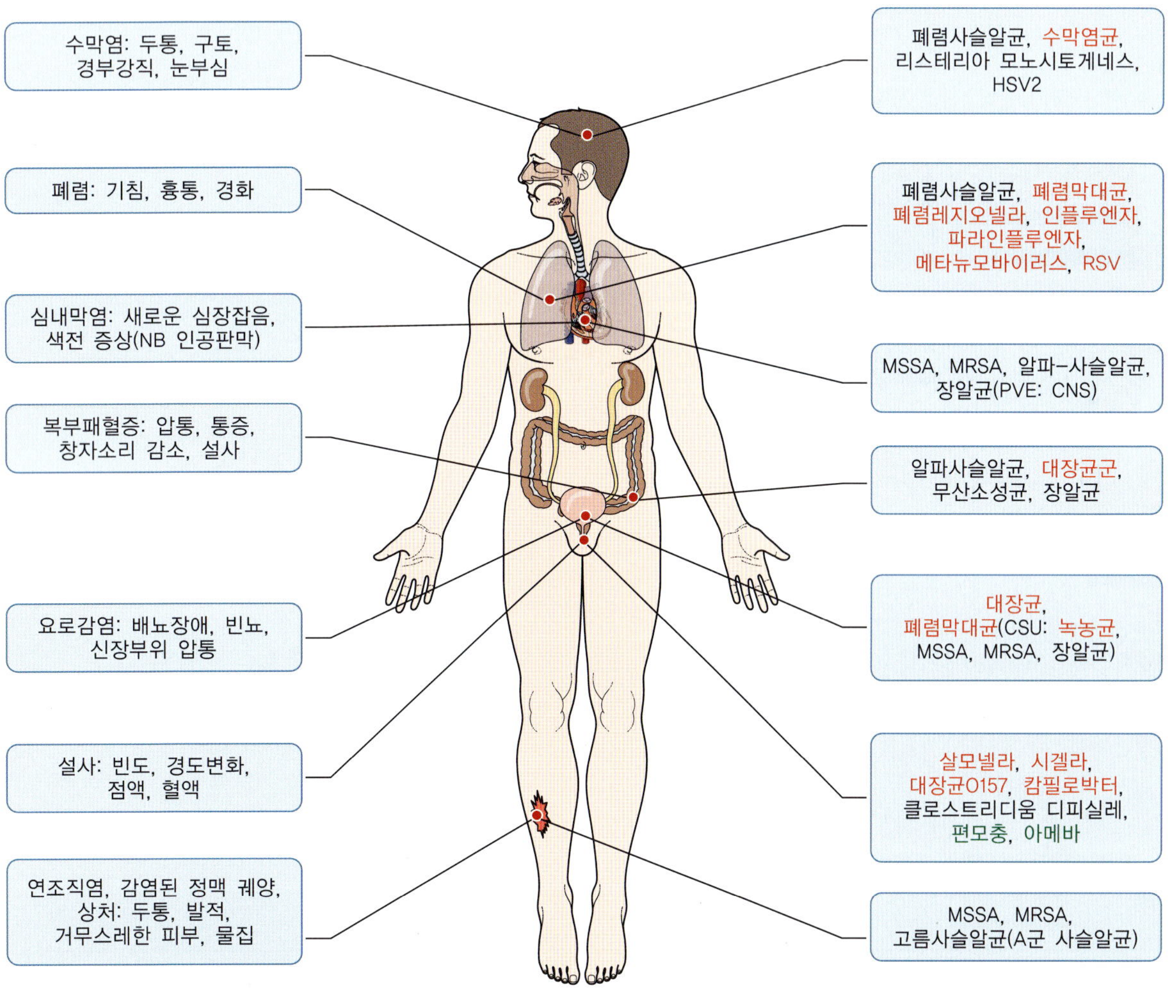

그림 3-6 흔한 감염의 증상과 징후의 일부 예와 고려해야 할 미생물
HSV2: 2형 단순포진바이러스, RSV: 호흡기세포융합바이러스, PVE: 인공판막 심내막염 CNS: 응고효소음성 포도알균, CSU: 도뇨관으로 채취한 소변, MSSA: 메티실린 감수성 황색포도알균, MRSA: 메티실린내성 황색포도알균

잠복기

미생물에 감염되면 질병을 나타내는 증상과 징후가 나타날 때까지 보통 수일에 해당하는 잠복기가 있다. 몇 가지 예를 그림 3-7에 나타내었다. 열대열원충(*Plasmodium falciparum*) 말라리아는 8~30일의 잠복기를 보이나 삼일열원충(*Plasmodium vivax*)과 난형열원충(*Plasmodium ovale*)은 간에서 수면소체형태로 오랫동안 휴면상태로 유지되어 잠복기는 수개월에서 수년에 달한다.

A, B, C형 간염 바이러스(HAV, HBV, HCV)를 포함하여 많은 감염이 무증상을 보일 수 있고, 특히 소아에서 그렇다. HBV와 HCV의 경우 무증상 만성 감염으로 수년 후에 진단되기도 한다.

HIV 검사

사람면역결핍바이러스(HIV) 감염은 70대와 80대를 포함하여 매우 다양한 연령층에서 진단된다. 환자와 상의하여 검사를 많이 하게 된 결과이기도 하다. 예전에 건강하던 노인이 엽성폐렴을 처음 나타낼 때도 검사에 포함해야 한다. 젊은 남성에서 요로감염은 흔하지 않으므로 첫 번째 증상이 나타난다면 예전에 무증상이었던 해부학적 결함이 나타났을 수 있다. 남성 동성애

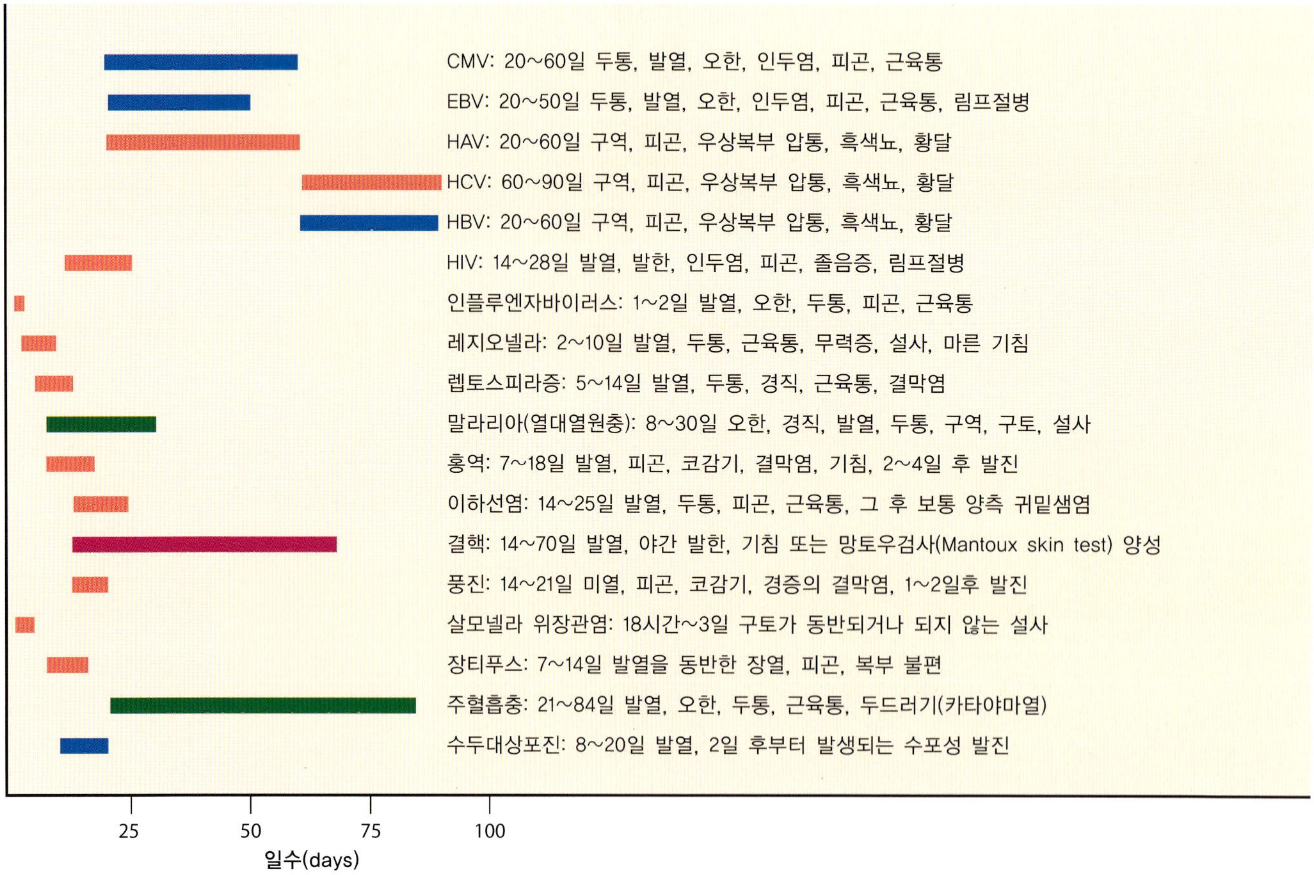

그림 3-7 **일부 세균, 바이러스, 기생충 감염에서 증상발현까지의 잠복기 일수(막대표시) 범위**
열대열말라리아 감염환자가 부분적으로 치료되었다면 몇 주 후에 재발할 수 있다.

자에서 요로감염의 위험성이 증가하므로 환자와 HIV 검사를 상의해야 한다. 발열, 두통, 인두통, 피곤, 림프절병은 감염성단핵구증유사 질병의 특징이다. 엡스타인바바이러스(EBV)에 대한 monospot 검사와 세포거대바이러스(cytomegalovirus, CMV)와 EBV에 대한 혈청검사가 모두 음성이면서 림프절병이 지속되면 HIV를 고려해 보아야 한다.

환자를 처치하는 단계

응급실에 입원한 환자를 평가하는 여러 단계 또는 누가 병동에서 검토하는가에 대해 **그림 3-8**에 나타내었다. 여기서 임상적 평가, 병력과 검진과 함께 적절한 검체의 수집과 필요한 항감염 치료를 시작하게 된다. 감염통제와 공중보건 주의도 포함한다.

패혈증의 증상과 징후를 보이는 환자는 즉시 치료해야 한다. 전신적 염증반응증후군 증상을 보이면 가장 조속히 적절한 항생제를 투여해서 더 나빠지는 것을 억제해야 한다.

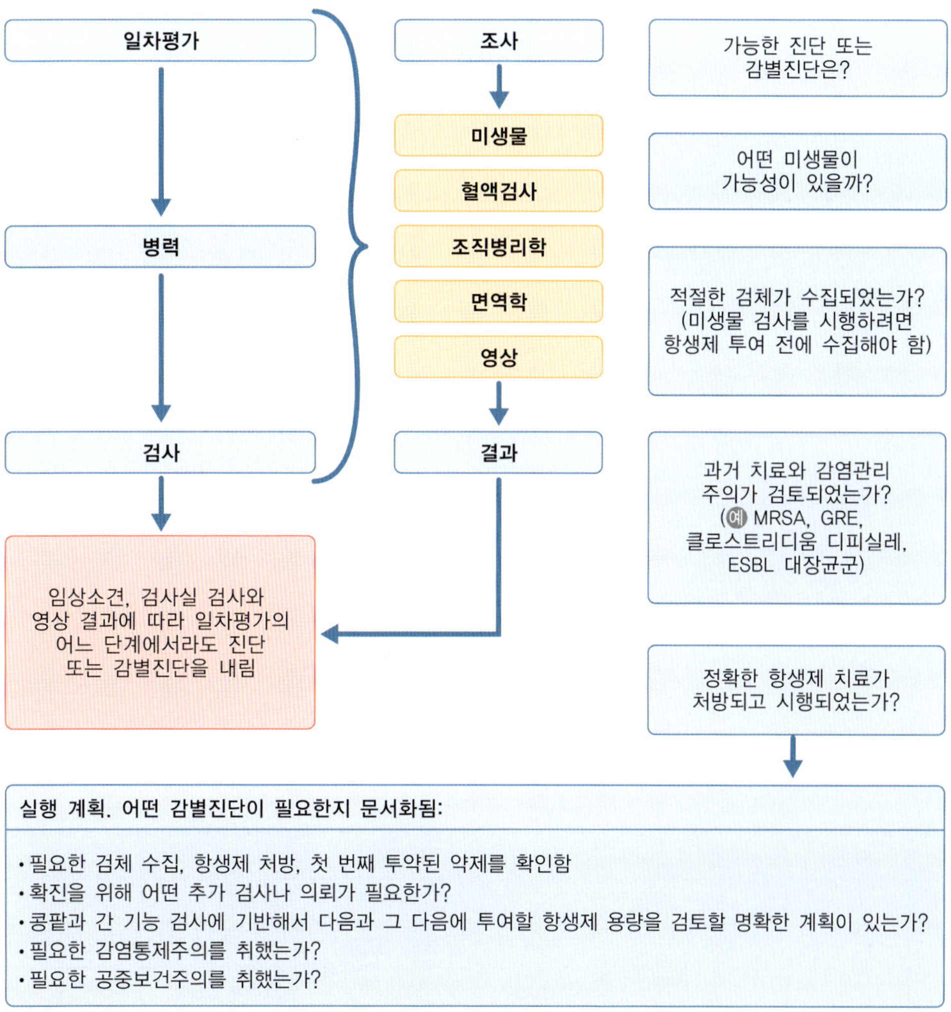

그림 3-8 **감염환자를 다룰 때 고려하는 핵심 단계**
상황의 중증도가 그 결과를 결정짓는다. 치료/감염 통제 경고를 밝힐 필요가 있다(그림 3-10 참조).
MRSA: 메티실린내성 황색포도알균, GRE: 글리코펩티드내성 장알균, ESBL: 확장범위 베타락탐가수분해효소 생산

변형조기경보점수(MEWS)와 '패혈증 6'

변형조기경보점수(modified early warning score, MEWS)는 **표 3-1**의 예와 같이 감염의 중증도를 조속히 기록하는 방법을 제공한다. 대부분의 병원은 3 이상의 점수를 패혈증 경로를 활성화하는 점수로 사용하나 MEWS 점수는 임상적 판단을 잘 도와주는 것이지 절대적으로 그것을 대체할 수는 없다.

패혈증은 전신적인 혈관확장, 증가된 모세혈관 투과성과 산소요구성으로 심장과 순환기 기능이 감소하게 된다. 정상에서 벗어난 응고와 산소 공급과 요구의 불균형에 의해 허혈이 생기고 장기의 기능을 상실하게 된다. 비정상적으로 백혈구수가 <4 이거나 >12 × 10^9/L 인 경우가 흔하게 발견되고 비당뇨환자에서 혈당이 >7 mmol/L로 관찰되기도 한다.

이 패혈증 경로는 필요한 임상적 평가 지침에 따라 '패혈증 6'을 행한다.

- 조직에 최대로 도달하도록 고용량으로 산소를 공급한다(심한 만성 폐쇄성 폐질환 환자의 경우 호흡기팀의 조언을 받는다).
- 미생물학적 진단을 위해서 혈액배양을 위한 채혈을 한다(추가로 채취할 수 있는 필요한 검체도 포함).
- 그 후 항생제를 즉시 정맥주사한다.
- 심장박출량과 기관 관류압을 향상시키고, 조직에 산소 공급을 최대화하기 위해 수액 공급을 한다.
- 혈중 젖당을 주기적으로 측정한다.
- 소변량을 측정한다(환자에게 삽입관을 삽입해야 할 수도 있다).

패혈증의 중증도 추가 지표:

- 혈청 젖산 >4 mmol/L
- 국제표준화비율(INR) >1.5
- 활성화된 부분트롬보플라스틴시간(aPTT) >60 s
- 빌리루빈 >34 μmol/L
- 산소유지 SpO_2 >90%
- 혈소판 <100 × 10^9/L
- 크레아티닌 >177 μmol/L
- 2시간 동안 시간당 소변량 <0.5 mL/kg
- 호중구감소 패혈증

환자의 임상적 평가, MEWS 점수, 다른 지표의 비정상 정도 등으로 중증도 및 긴급조치 필요 여부를 확인할 수 있다. 첫 용량의 항생제 투여와 추후 투여할 양과 시간을 결정지어 주는 것이 핵심이다. 집중치료실팀을 접촉하여 가능한 한 조속히 집중치료를 시작해야 한다.

| 표 3-1

점수	3	2	1	0	1	2	3
수축기 혈압	<71	71~80	81~100	101~199		≥200	
심박수(bpm)	<30	<40	41~50	51~100	101~110	111~129	≥130
호흡수(RPM)		<9		10~16	17~20	21~29	
체온(℃)		≤35	35.1-36	36.1~37.5	37.6~38.1	≥38.2	
정신상태			새로운 혼동	각성반응	소리에 반응	통증에 반응	무반응

어떤 세균에 어떤 항생제?

그림 3-6과 가능성이 있는 세균감염을 참고로 하여, 예전에 건강했던 개인에 대해서는 다음과 같은 사항을 고려한다.

- 보통 한 가지 세균이 원인일 것이나 복부감염원이라면 무산소성균을 포함한 여러 가지 균에 의한 감염일 수 있다.
- 임상적 진단으로 가능할 수도 있어서 특징적으로 눌러서 사라지지 않는 수막염균 발진을 보이는 패혈증 환자는 수막염균 감염일 수 있다.
- 요로감염이 원인일 경우, 경우 대부분의 경우에 '대장균군'이 원인체이다.
- 지역사회획득 폐렴은 폐렴사슬알균에 의해 생길 가능성이 가장 크나 폐렴레지오넬라와 결핵균을 포함한 다른 세균도 고려해야 한다.
- 사지에 생기는 연조직염은 대부분 황색포도알균 또는 고름사슬알균에 의해 생긴다. 연조직염이 괴사근막염으로 진행하면 후자가 원인일 가능성이 크다.
- 감염성 심내막염은 보통 그람양성 세균에 의하고, 패혈증 환자에서 특히 황색포도알균에 의해 생길 수 있다.

항생제에 대해 4장에서 좀 더 자세히 다루고 있으나 여기서는 특히 경험적으로 투여할 때 세균감염을 치료하는 데 사용하는 원칙을 소개한다. 주요 항생제계는 다음과 같다:

1. 베타락탐계: 페니실린(벤질페니실린[PEN], 아목시실린[AMO]); 베타락탐/베타락탐가수분해효소억제제 복합제(아목시실린/클라블라닌산, 코아목시클라브[COA]), 피페라실린/타조박탐[P/T]); 세팔로스포린(세팔렉신, 세프트리악손[CTX]); 카바페넴(에르타페넴[ERT], 메로페넴[MER])
2. 아미노글리코시드계: 겐타마이신(GEN), 아미카신
3. 불소화 퀴놀론계: 시프로플록사신(CIP), 레보플록사신(LEV)
4. 마크로라이드계: 에리스로마이신(ERY), 클라리스로마이신, 아지스로마이신
5. 린코마이신계: 클린다마이신(CLI)
6. 글리코펩티드계: 반코마이신(VAN), 타이코플라닌
7. 옥사졸리디논계: 리네졸리드(LIN)
8. 리포펩티드계: 답토마이신(DAP)
9. 이미다졸계: 메트로니다졸(MET)

시험관 항생제 감수성 검사 프로파일에 근거하여 잘 알려진 세균에 대한 일반적인 활성 범위를 그림 3-9에 나타내었고, 위에 표시한 약자('ABC')를 이 그림에 사용하였다.

몇 가지 인지할 수 있는 주제가 있다. MET는 무산소성균에 대해서만 효과가 있고, 글리코펩티드계, 옥사졸리디논계, 리포펩티드계는 그람양성 세균에 효과가 있다. 몇 가지 다른 특성은 다음과 같다:

- 페니실린과 아목시실린으로부터 베타락탐/베타락탐가수분해효소억제제 복합제, 세팔로스포린과 카바페넴으로 활성이 넓어짐
- 장알균은 CTX뿐 아니라 일반적으로 모든 세팔로스포린계(리스테리아 모노시토게네스와 같이)에 저항을 보인다. 엔테로코쿠스 파에시움(*Enterococcus faecium*)은 베타락탐에 저항을 보인다.
- 확장범위 베타락탐가수분해효소생산(ESBL) '대장균군'에 대한 치료 선택은 적다.
- 카바페넴분해효소 생산 장내세균과 세균(CPE)에 대한 치료선택은 없다; 특정 분리주는 폴리믹신 콜리스틴 또는 글리실사이클린 티거사이클린에 감수성이 있다.

몇 가지 주의경고가 표시된다.

- CLI에 대한 메티실린내성 황색포도알균(MRSA)의 저항성이 증가할 수 있다.
- DAP는 계면활성제에 의해 폐에서 불활성화되므로 폐렴알균과 같은 그람양성 세균에 의한 폐렴을 치료하는 데 사용하면 안 된다.

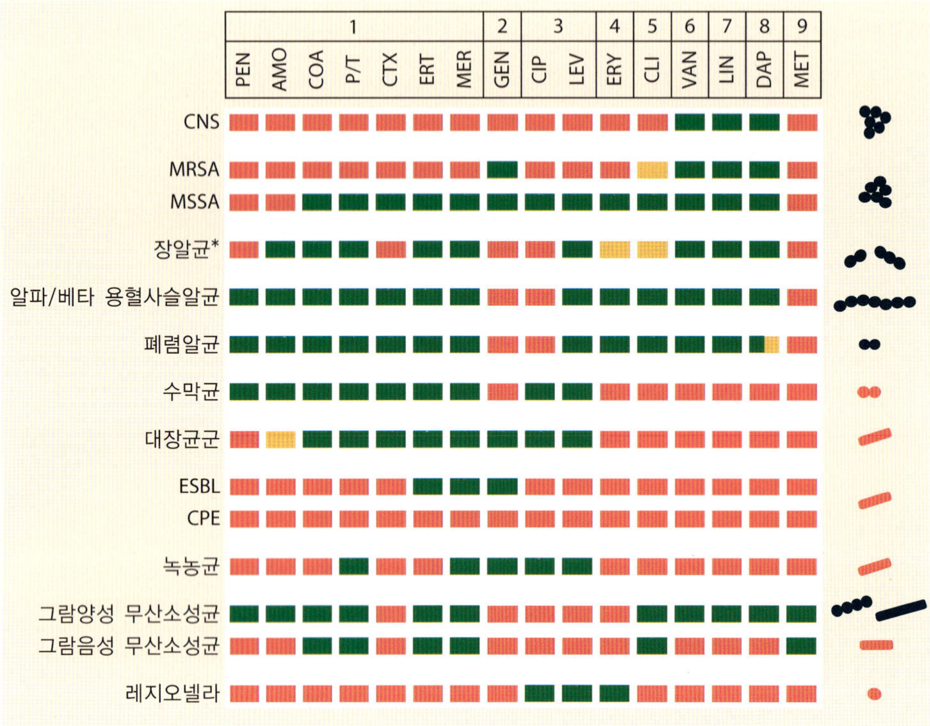

그림 3–9 시험관 시험에 기초한 항생제 활성 정도가 임상에서 확인되는 세균에 적용하는 데 사용된다. 초록색: 보통 감수성이 있는 것으로 고려, 빨간색: 내성이 있는 것으로 고려, 황색: 주의. 답토마이신과 폐렴알균에 음영처리로 주의 표기한 것은 폐계면활성제에 의해 이 항생제가 억제되기 때문이다. *이것은 엔테로코쿠스 파에칼리스이다(엔테로코쿠스 파에시움은 베타락탐 저항성이다).

추정 미생물	그람염색	치료주의
클로스트리디움 셉티쿰 *(Clostridium septicum)*		무산소성균, 급성 복증
장내세균과(대장균군) (Enterobacteriaceae ('coliforms'))		ESBL 대장균군, CPE
수막염균*(Neisseria meningitidis)*		수막염
황색포도알균*(Staphylococcus aureus)*		MRSA, GISA, PVL 생산, 심내막염
폐렴사슬알균*(Streptococcus pneumoniae)*		페니실린 저항, 수막염
고름사슬알균(A군 사슬알균) *(Streptococcus pyogenes* (group A streptococcus))		괴사성 근막염

그림 3–10 불분명한 원인의 패혈증 환자에게서 경험적 항생제를 사용할 때 고려해야 하는 주요 세균. 직업, 취미, 여행 등과 같은 관련된 이력이 원인 병원체를 고려하는 데 영향을 미칠 수 있다.
CNS: 응고효소음성 포도알균, MRSA: 메티실린내성 황색포도알균, MSSA: 메티실린감수성 황색포도알균, ESBL: 확장범위 베타락탐가수분해효소 생산, CPE: 카바페넴분해효소 생산 장내세균과 세균, GISA: 글리코펩티드 중간내성 황색포도알균, PVL: 판톤 발렌타인 백혈구파괴소

이런 항생제의 활성스펙트럼은 병원가이드라인에서 권장하는 항생제를 결정하는 데 사용되며(4장), 이런 주제는 각 장에서 사용된다.

원인을 알 수 없는 패혈증 환자의 항생제 치료

감염원과 미생물을 알 수 없는 경우 패혈증 환자에서 고려할 세균을 그림 3-10에 나타내었다. 장내 원인이 가능하다면 무산소성균을 고려해야 하는 것을 강조하기 위해 균무리 중 하나인 클로스트리디움 셉티쿰을 여기 포함한다.

일반적으로 미생물검사결과가 나오거나 임상적으로 평가하여 적절한 항생제로 변경할 때까지 광범위 작용 항생제를 투여한다. 그림 3-9에 나타낸 정보를 이용하여 AMO/GEN/MET의 조합을 사용하거나 페니실린에 알레르기가 있는 환자에는 VAN/CIP/MET를 사용할 수 있다. 카바페넴 MER는 넓은 범위에 사용할 수 있다. 병원에 따라 사용하는 항생제가 다르다.

치료 주의알림(그림 3-10)은 경험적 치료가 저항성 세균에 대해 활성이 있는 항생제를 포함하도록 할 필요가 있는지를 확인한다.

원인불명열

원인을 모르는 발열(FUO/PUO)은 3주 이상 주기적으로 38.4℃ 이상 올라가는 경우이다. 감염, 결합조직병, 종양이 약 70%를 차지 하지만 약 25%의 경우 진단이 되지 않는다(그림 3-11). 지역사회에서 입원한 환자에서 고전적인 FUO를 포함하여 병원획득감염과 호중구 감소 FUO에서 고려해야 할 병력과 임상지표를 정리한 것을 그림 3-12에 나타내었다.

그림 3-11에서 제시한 정보와 약 1/4 경우에서 진단이 내려지지 않은 사실을 고려하면 원인불명열 환자는 환자의 참여와 함께 여러 전문분야 팀이 검토해야 한다. 결핵균, 배양음성 감염성 심내막염과 복부 농양 형성 등을 포함하여, 미생물과 병리를 고려해야 한다. 이전에 고려하지 않았었다면 HIV 검사의 필요성도 확인해야 한다.

환자와의 면담으로 직업, 가족, 사회, 지방과 여행관련 활동 등을 검토하는 것이 필수적이다. 그들은 극도의 영양실조 상태에서 여러 나라를 거쳐 이주했을 수 있으므로 그 나라에 잠재적으로 감염 가능성이 있는 병원체가 있을 수도 있다. 예를 들면, 여행을 시작한 나라에서 수주 전에 저온살균하지 않은 염소젖을 먹었다면 브루셀라에 감염되었을 수 있다.

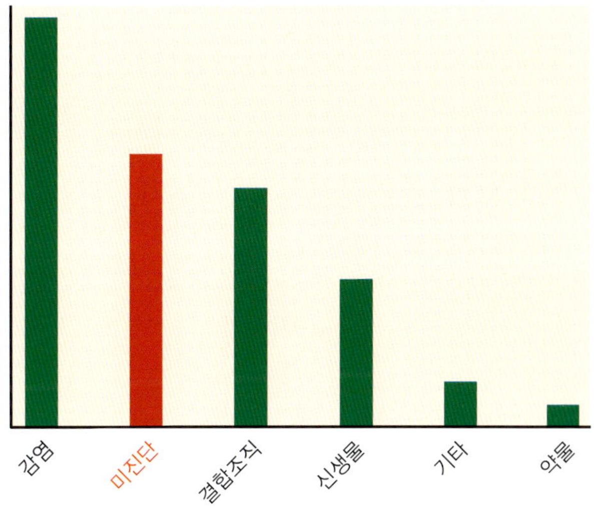

그림 3-11 원인불명열(FUO)의 이유를 보여주는 막대그림. 대략적인 값으로서 감염 35%, 진단되지 않음 25%, 결합조직병 22%, 신생물 12%, 기타 4%, 약물 2%

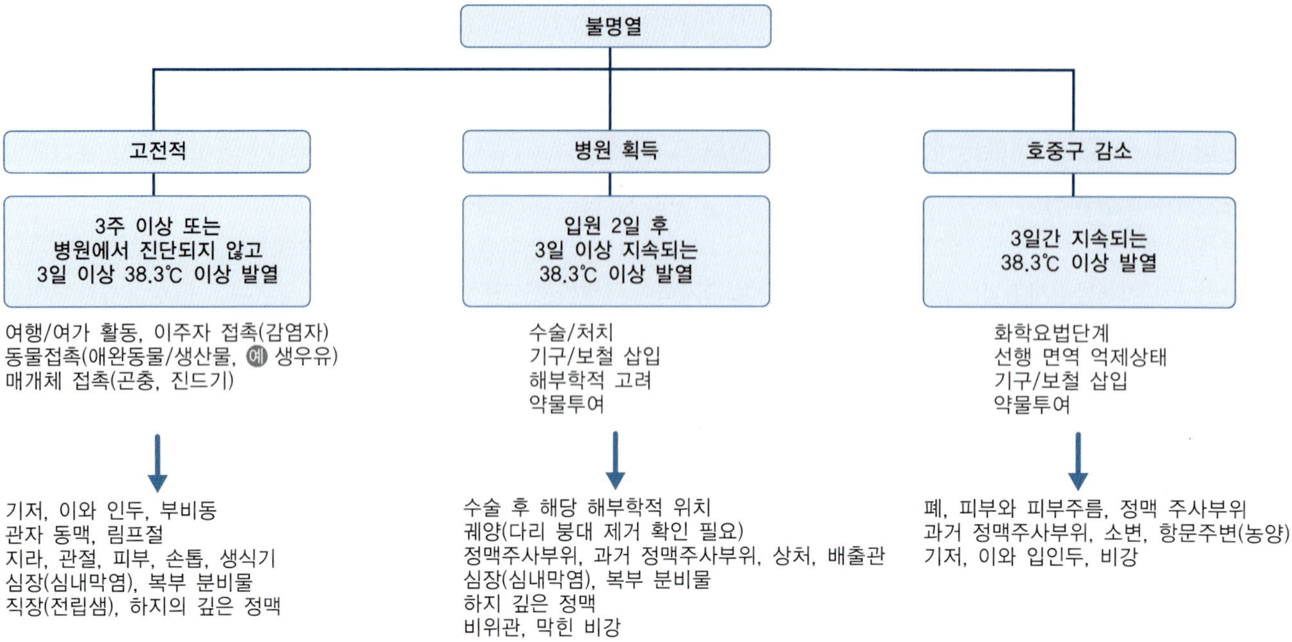

그림 3-12 원인불명열을 고전적, 병원내, 호중구 감소로 그룹 지을 수 있는데, 원인불명열 환자에서 고려해야 할 몇 가지 지표와 각각 조사하여야 할 특정 경고

감염관리

임상처치과정과 함께 환자, 다른 환자, 의료종사자, 방문객과 지역사회 구성원을 안전하게 하기 위해 필요한 감염관리 중재를 반드시 고려해야 한다. 이런 주의통보는 조속히 해야 하며, 필요하다면 감염전문의, 미생물학자 또는 감염관리팀과 접촉한다.

감염관리 조치는 즉각적으로 환자를 필요한 기구만 있는 1인실로 입원시키는 것을 포함한다. 스태프의 접근을 제한하고 올바른 개인보호구(personal protective equipment, PPE)를 포함하여 적절한 감염관리를 시행한다. 음압 일인병실이 가장 안전하다.

세균의 항생제내성 프로파일, 세균의 전파방법, 환자나 환자와 있던 환자들의 그룹은 고려해야 할 위험인자들이다(**그림 3-13**). 이런 것들은 다가올 상황의 범위를 강조하고 어떻게 각각의 필요성을 나타내는지 지도해야 한다.

한국의 법정감염병

역자주) 이 교과서 원저에서는 영국의 법정전염병을 소개하고 있으므로, 한국어 번역본에서는 한국의 법정전염병을 대신 소개하고자 한다.

국민 건강에 위해가 되는 감염병의 발생과 유행을 방지하고, 그 예방 및 관리를 위하여 필요한 사항을 규정함으로써 국민 건강의 증진 및 유지에 이바지함을 목적으로 하는 법률을 제정하여 시행하고 있다.

"감염병"을 제1군감염병, 제2군감염병, 제3군감염병, 제4군감염병, 제5군감염병, 지정감염병, 세계보건기구 감시대상 감염병, 생물테러감염병, 성매개 감염병, 인수공통감염병 및 의료관련감염병으로 구분하여 정의하고 있으며, **그림 3-14**에 일부를 정리하여 보여주고 있다.

"제1군감염병"이란 마시는 물 또는 식품을 매개로 발생하고 집단 발생의 우려가 커서 발생 또는 유행 즉시 방역대책을 수립해야 하는 6종의 감염병을 말한다.

"제2군감염병"이란 예방접종을 통하여 예방 및 관리가 가능하여 국가예방접종사업의 대상이 되는 12종의 감염병을 말한다.

"제3군감염병"이란 간헐적으로 유행할 가능성이 있어 계속 그 발생을 감시하고 방역대책의 수립이 필요한 22종의 감염병을 말한다.

"제4군감염병"이란 국내에서 새롭게 발생하였거나 발생할 우려가 있는 감염병 또는 국내 유입이 우려되는 해외 유행 감염병으로서 20종의 감염병을 말한다. 다만, 갑작스러운 국내 유입 또는 유행이 예견되어 긴급히 예방 · 관리가 필요하여 보건복지부장관이 지정하는 감염병을 포함한다.

"제5군감염병"이란 기생충에 감염되어 발생하는 감염병으로서 정기적인 조사를 통한 감시가 필요하여 보건복지부령으로 정하는 6종의 감염병을 말한다. 다만, 갑작스러운 국내 유입 또는 유행이 예견되어 긴급히 예방 · 관리가 필요하여 보건복지부장관이 지정하는 감염병을 포함한다.

"지정감염병"이란 제1군감염병부터 제5군감염병까지의 감염병 외에 유행 여부를 조사하기 위하여 감시활동이 필요하여 보건복지부장관이 지정하는 51종의 감염병을 말한다.

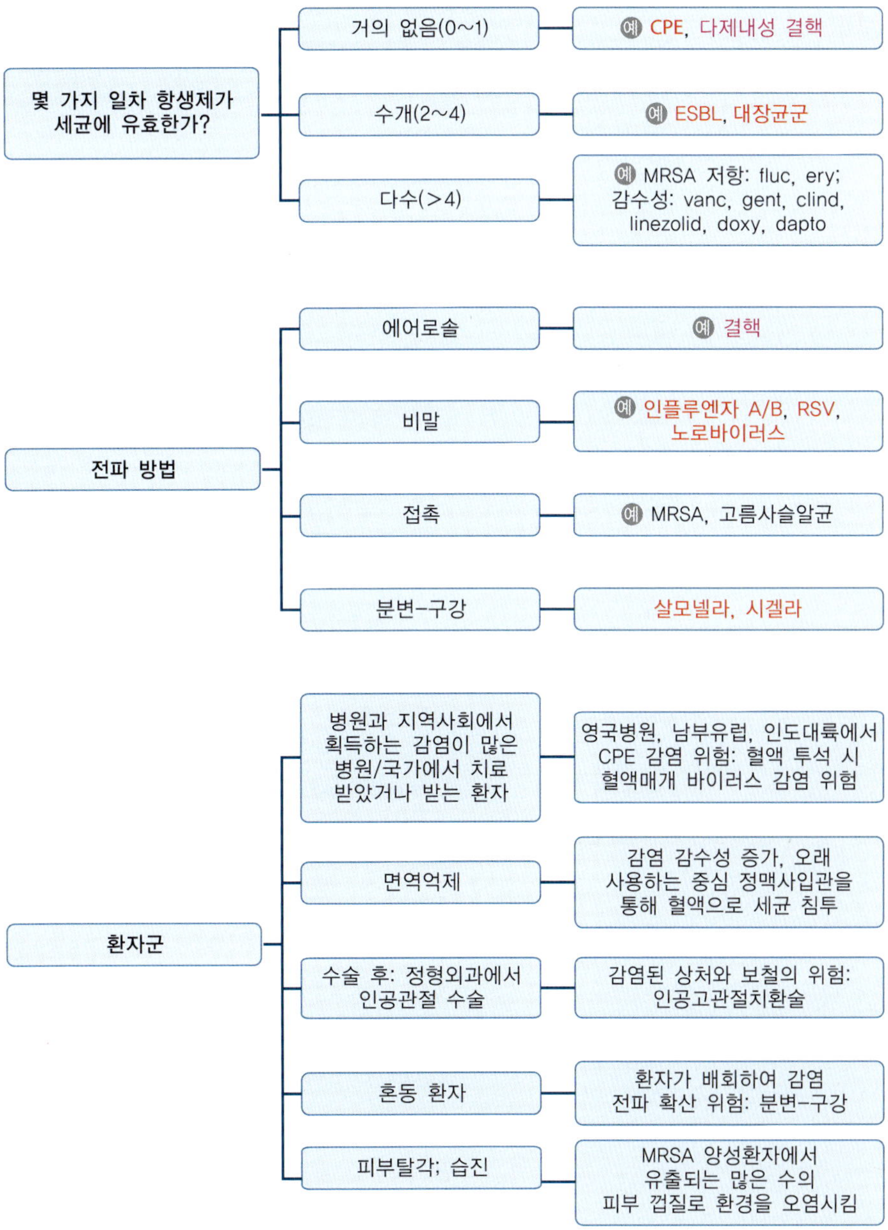

그림 3-13 여러 가지 주의에 따라 개개인 환자에서 확인할 수 있는 치료, 감염 통제, 추가 위험 그룹을 표시하였다.

제1군(6종)	콜레라	파라티푸스	장출혈성대장균감염증
	장티푸스	세균성이질	A형간염
제2군(12종)	디프테리아	유행성이하선염	일본뇌염
	백일해	풍진	수두
	파상풍	폴리오	b형헤모필루스인플루엔자
	홍역	B형간염	폐렴구균
제3군(22종)	말라리아	발진열	후천성면역결핍증(AIDS)
	결핵	쯔쯔가무시증	매독
	한센병	렙토스피라증	크로이츠펠트-야콥병(CJD) 및 변종크로이츠펠트-야콥병(vCJD)
	성홍열	브루셀라증	C형간염
	수막구균성수막염	탄저	반코마이신내성황색포도알균(VRSA) 감염증
	레지오넬라증	공수병	카바페넴내성장내세균속균종(CRE) 감염증
	비브리오패혈증	신증후군출혈열	
	발진티푸스	인플루엔자	
제4군(20종)	페스트	동물인플루엔자 인체감염증	진드기매개뇌염
	황열	신종인플루엔자	유비저
	뎅기열	야토병	치쿤구니야열
	바이러스성출혈열	큐열	중증열성혈소판감소증후군(SFTS)
	두창	웨스트나일열	중동호흡기증후군(MERS)
	보툴리눔독소증	신종감염병증후군	지카바이러스감염증
	중증급성호흡기증후군(SARS)	라임병	
제5군(6종)	회충증	요충증	폐흡충증
	편충증	간흡충증	장흡충증
지정감염병(51종)	수족구병	성기단순포진	다제내성녹농균(MRPA) 감염증
	임질	첨규콘딜롬	다제내성아시네토박터바우마니균(MRAB) 감염증
	클라미디아 감염증	반코마이신내성장알균(VRE) 감염증	
	연성하감	메티실린내성황색포도알균(MRSA) 감염증	
	"장관감염증(20)"	살모넬라균 감염증	황색포도알균 감염증
		장염비브리오균 감염증	바실루스 세레우스균 감염증
		장독소성대장균(ETEC) 감염증	예르시니아 엔테로콜리티카 감염증
		장침습성대장균(EIEC) 감염증	리스테리아 모노시토게네스 감염증
		장병원성대장균(EPEC) 감염증	그룹 A형 로타바이러스 감염증
		캄필로박터균 감염증	아스트로바이러스 감염증
		클로스트리듐 퍼프린젠스 감염증	장내아데노바이러스 감염증
		노로바이러스 감염증	람블편모충 감염증

그림 3-14 한국의 법정감염병 목록

(계속)

	"장관감염증(20)"	사포바이러스 감염증	작은와포자충 감염증
		이질아메바 감염증	원포자충 감염증
	"급성호흡기감염증(9)"	아데노바이러스 감염증	사람 메타뉴모바이러스 감염증
		사람 보카바이러스 감염증	사람 코로나바이러스 감염증
		파라인플루엔자바이러스 감염증	미코플라스마균 감염증
		호흡기세포융합바이러스 감염증	클라미디아균 감염증
		리노바이러스 감염증	
	"해외유입기생충 감염증(11)"	리슈만편모충증	악구충증
		바베스열원충증	사상충증
		아프리카수면병	포충증
		주혈흡충증	톡소포자충증
		샤가스병	메디나충증
		광동주혈선충증	
	엔테로바이러스 감염증		

그림 3-14 **한국의 법정감염병 목록**

검사실 검사

미생물검사실의 역할과 미생물을 동정하는 과정에 대해서는 5장에서 자세히 기술하고, 검체수집과 처리에 대한 추가 정보는 해당 장에서 기술한다. 병리학과에서 가능한 검사의 범위와 다양한 검체의 채취에 대한 조언 등이 있는 온라인 안내를 한다. **그림 3-15**에 예를 나타내었다. 혈액배양이 진단미생물학에서 핵심역할을 하는 것을 보여주고 있다. 수막염균과 폐렴알균 중합효소연쇄반응(PCR), HIV 바이러스양(EDTA), IgM과 IgG 항체 혈청 검사(혈청을 얻기 위한 응고혈액)와 혈액으로부터 미코박테리아를 배양하기 위한 구연산첨가 시험관 등 각각의 혈액을 채취하기 위한 특이 채혈용기를 사용한다(**그림 3-16**). 후막과 박막 혈액도말(EDTA 혈액)이 현미경으로 말라리아를 진단하기 위해 사용된다. 기생충에 대한 항원검사도 이 검체에서 시행한다.

좋은 질의 검체가 미생물 분리에 적합하고 적절한 항생제 치료를 하게 할 수 있다. 폐렴 환자의 경우 폐로부터 화농성 분비물이 필요하다. 침 검체는 감염경과를 대표할 수 없으므로 실험실에서 폐기하며 진단 기회를 잃게 된다(**그림 3-17**).

종종 잘못된 결과가 나와서 부적절하고 불필요한 항생제 치료를 하게 되는 상황으로 만성 다리 궤양이 있다. 면봉도말 채취는 통증이 증가하고 주위 연조직염과 발열을 포함한 감염의 근거가 있을 때 시행한다. '허물'이나 '약간 냄새'가 나는 궤양은 일반적으로 감염된 것이 아니며, 허물제거와 함께 적절한 조직 생존력 평가가 필요하다.

감염이 확인되었을 때 가능한 병원체를 함유한 것으로 추정되는 부위에서 면봉도말 샘플을 채취해야 한다. 허물이나 침출물이 존재하는 부위의 궤양의 표면상부에서 채취하는 것은 사용하기 어렵다. 이런 부위에서 확인되는 세균은 감염 자체와 관계 있는 미생물을 대변하지 못하기 때문이다. '대장균군'이 그렇듯이 녹농균은 이런 경우의 대표적인 예이다. 가능하다면 살아 있는 조직과 최대한 근접한 부분에 도달하도록 허물을 제거하고 시행한 도말을 사용해야 한다. 새로 채취하는 도말은 샘플을 많이 획득하기 위해 감염된 부위에서 회전하면서 샘플을 채취한다. 정확한 방법과 부정확한 방법을 **그림 3-18**에 나타내었다.

수술 중에 생검을 할 때 결핵과 같은 감염을 고려한다면 생검을 나누어 반은 병리조직검사를 위해 포르말린에 담그고 반은 미생물학적 검사를 위해 멸균된 식염수에 담근다(**그림 3-19**). 흔하지 않게 검체 전체를 포르말린에 넣어서 결정적인 진단 기회를 놓치기도 한다.

검사 대상	검체	설명
혈액배양	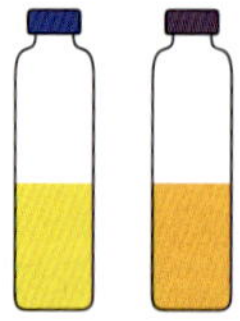	조심스럽게 수집하여 수행하는 일련의 혈액배양이 세균감염을 진단하는 데 핵심이다. 감염성 심내막염의 경우 시간을 달리한 세 번의 검사시료를 수집하여야 한다. 많은 세균감염에서 혈액이나 뇌척수액과 같은 체액에 대해 PCR 검사와 같은 분자 검사도 중요하다.
폐렴사슬알균	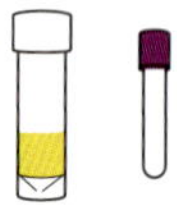	폐렴사슬알균은 혈액과 가래를 배양하는 것에 추가하여 소변항원검사로도 진단할 수 있다. 수용성 항원이 증상발현 2~3일 후부터 소변으로 배설된다. 폐렴알균에 대한 PCR 검사를 혈액(EDTA처리)과 체액에서 시행할 수 있다.
수막염균	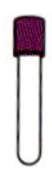	수막염균은 불안정한 세균으로 증식하지 않을 수도 있다. 배양 이외에 혈액(EDTA처리), 뇌척수액과 다른 체액에서 수막염균에 대한 PCR 검사를 해야 한다. PCR 검사는 혈청형을 진단할 수 있다.
렙토스피라 인테로간스	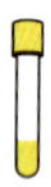	급성 렙토스피라증은 증상발현 5일 후부터 IgM 항체 발현을 확인하여 혈청학적으로 진단할 수 있다.
보렐리아 부르그도르페리	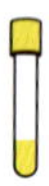	진드기에 노출된 합당한 근거가 있고 이동홍반이 나타나면 라임병을 진단해야 한다. 항체는 노출 후 2~3주에 형성되며 얼굴마비나 수막염과 같은 초기 파종성 질병을 진단하는 데 유용하게 이용된다.
HBV, HCV, HIV, HAV, HEV	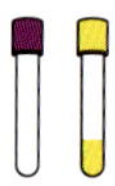	HBV, HCV, HIV 감염은 항원과 항체에 대한 혈청학적 검사로 진단한다(바이러스 존재양은 EDTA 혈액에서 정량 PCR로 측정한다). HAV와 HEV 감염은 IgM (급성)과 IgG (면역) 항체 상태에 대한 혈청 검사로 진단한다.
열원충속	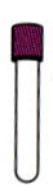	말라리아를 진단하기 위해 EDTA 혈액을 채혈해서 후막 및 박막 필름 검사를 한다. 첫 필름이 음성이면 적어도 다른 두 개의 필름을 다음 24시간에 검사해야 하는데 환자가 열이 날 때 샘플을 수집하는 것이 좋다. 이 도말검사가 음성일 때 말라리아가 강하게 의심되면 검사를 계속해 볼 필요가 있다. 말라리아 항원검사(혈청검사)도 EDTA 혈액을 이용한다.
방광주혈흡충	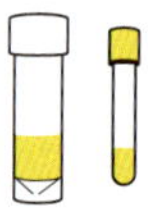	주혈흡충증은 보통 충란항원에 대한 IgG 항체를 측정하여 진단한다. 암컷 성충은 꼬리유충침투 후 2~6주 후부터 알을 생산하므로 검사는 마지막 노출 후 12주지나서 시행하는 것이 권장된다. 혈뇨와 같은 증상이 있으면 이른 오후에 중등도의 운동을 하여 방광벽을 통해 충란을 밀어내어 소변으로 나오게 하고 소변의 마지막 배출되는 것(삼각수축 시)을 수집한다. 샘플은 흰색마개의 표준용기에 수집한다.

그림 3-15 진단 미생물학에서 사용 가능한 검사 종류의 예

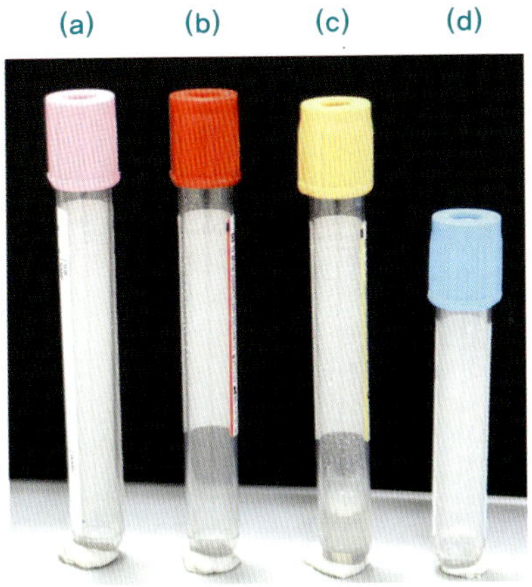

그림 3-16 **미생물 시료를 위한 혈액수집관** (a) EDTA (중합효소연쇄반응(PCR), 말라리아필름도말, 말라리아항원) (b) 응고된 혈액(항생제검사/혈청검사) (c) 응고활성제에 의한 응고된 혈액: 혈청검사 (d) 구연산염: 혈액에서 미코박테리아 배양. 병원마다 사용 규정이 다르므로 각 병원의 사용지침을 따라야 한다.

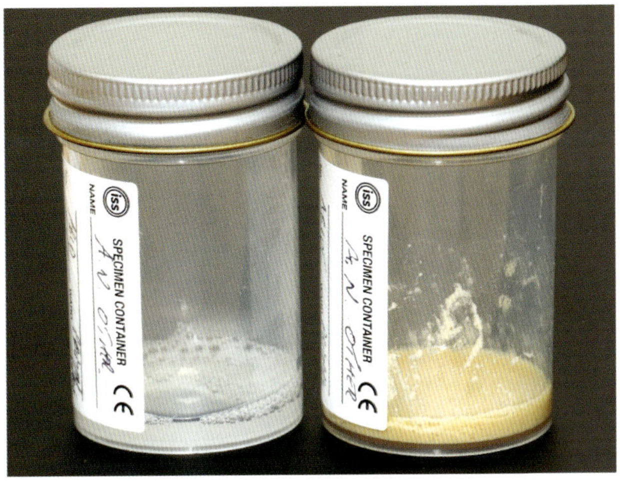

그림 3-17 폐렴 진단을 하기 위해 질 좋은 시료를 수집해야 한다. 타액시료(왼쪽)는 폐기한다. 화농성 가래가 폐내에서 진행된 염증반응을 잘 나타낸다.

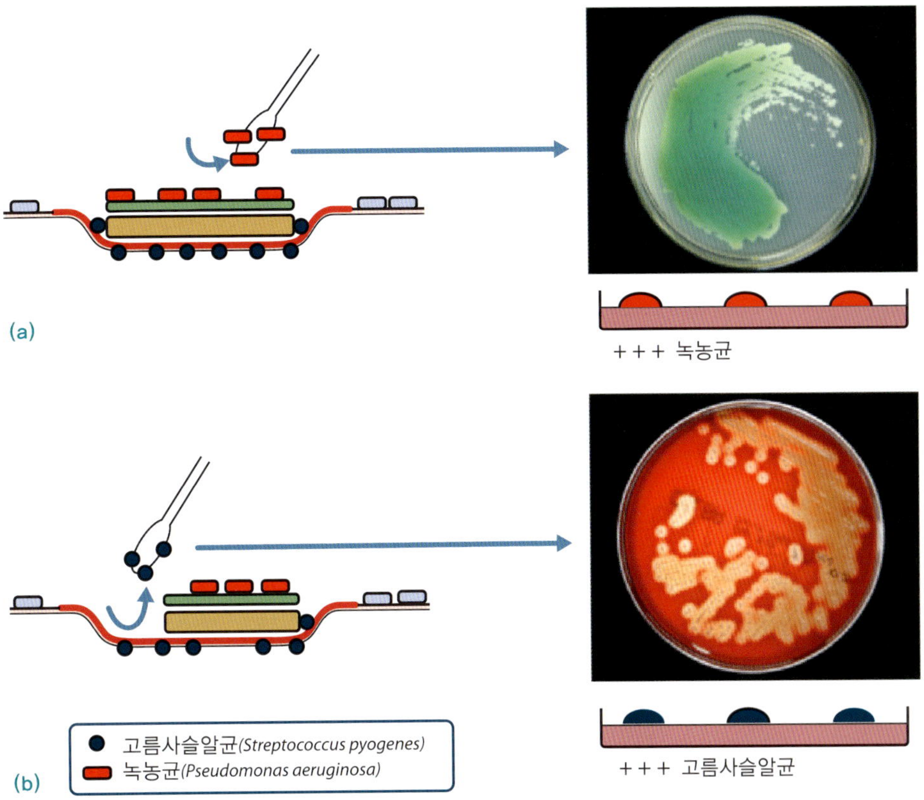

그림 3-18 (a) 감염된 만성 다리 궤양의 딱지 표면을 면봉채취하면 녹농균과 같은 집락이 증식한다. (b) 딱지를 제거하고 깊은 곳에서 시료를 채취하면 병원체를 수집할 수 있다.

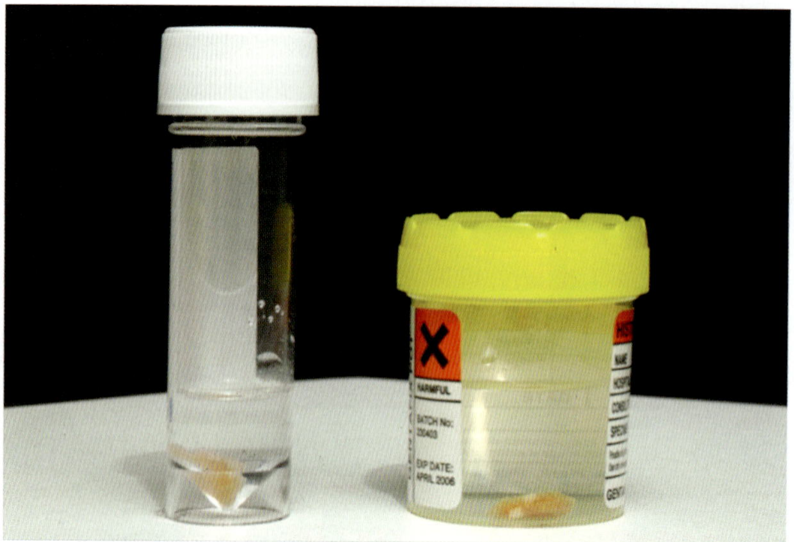

그림 3-19 미생물검사가 필요할 때 생검시료를 나누어 반은 멸균된 식염수에 넣고(왼쪽), 나머지 반은 조직검사를 위해 포르말린고정액에 넣는다(오른쪽).

Anti-Infective Agents

4 항감염제

서론

3장에서 중요한 항생제와 관련된 세균에 대한 활성 범위를 소개하였다(**그림 3–9** 참조). 여기서는 항진균제, 항바이러스제, 항기생충제를 포함하여 확대하였다(**그림 4–1**).

항감염제의 활성 범위에 더하여 약역동학, 배출경로, 다양한 체내 구획의 침투(분포량)와 독성 프로파일도 중요하다(**그림 4–2**). 항감염제가 콩팥과 간에서 일차적으로 배출 및 대사되므로 콩팥과 간 기능을 모니터링한다.

항균제

베타락탐 항생제(β-lactam antibiotics)	**아미노글리코시드**(Aminoglycosides)	**마크로라이드**(Macrolides)	**퀴놀론계**(Quinolones)
세포벽 합성 차단	**단백질 합성 차단**	**단백질 합성 차단**	**DNA 초나선화 차단**
페니실린계*(Penicillins)*	겐타마이신(Gentamicin)	에리스로마이신(Erythromycin)	시프로플록사신(Ciprofloxacin)
페니실린(Penicillin)	토부라마이신(Tobramycin)	클라리스로마이신(Clarithromycin)	레보플록사신(Levofloxacin)
아목시실린(Amoxicillin)	아미카신(Amikacin)	아지스로마이신(Azithromycin)	목시플로사신(Moxifloxacin)
페니실린/베타락탐가수분해효소 억제제 복합*(Penicillin/β-lactamase inhibitor combinations)*			
아목시실린/클라불란산 (Amoxicillin/clavulanic acid)	**린코사마이드**(Lincosamide)	**글리코펩티드계**(Glycopeptides)	**옥사졸리디논**(Oxazolidinone)
피페라실린/타조박탐(Piperacillin/tazobactam)	**단백질 합성 차단**	**세포벽 합성 차단**	**단백질 합성 차단**
세팔로스포린계*(Cephalosporins)*	클린다마이신(Clindamycin)	반코마이신(Vancomycin)	리네졸리드(Linezolid)
세팔렉신(1세대)[Cefalexin (1st generation)]		테이코플라닌(Teicoplanin)	
세푸록심(2세대)[Cefuroxime (2nd generation)]			
세프트리악손(3세대)[Ceftriaxone (3rd generation)]	**지질펩티드**(Lipopeptide)	**니트로이미다졸계**(Nitroimidazoles)	**테트라사이클린계**(Tetracyclines)
카바페넴계*(Carbapenems)*	**세포질막에 삽입**	**대사물이 DNA를 파괴**	**단백질 합성 차단**
에르타페넴(Ertapenem)	답토마이신(Daptomycin)	메트로니다졸(Metronidazole)	테트라사이클린(Tetracycline)
메로페넴(Meropenem)		티니다졸(Tinidazole)	독시사이클린(Doxycycline)
			티거사이클린(글리실사이클린) [Tigecycline (a glycylcycline)]

항진균제

암포테리신 B/지질제제 (Amphotericin B/lipid formulations)	**아졸류**(Azoles)	**에키노칸딘류**(Echinocandins)	**사람폐포자충에 대한 제제**
세포질막에 삽입하여 내용물이 누출됨	**에르고스테롤 합성 차단**	**1–3 β 글루칸 합성차단**	**엽산 합성 차단**
암포테리신 B(Amphotericin B)	플루코나졸(Fluconazole)	아니둘라펀진(Anidulafungin)	트리메토프림/설파메톡사졸(Trimethoprim/sulphamethoxazole)
암비좀(Ambisome®)	이트라코나졸(Itraconazole)	캐스포펀진(Caspofungin)	펜타미딘(Pentamidine)
	포사코나졸(Posaconazole)	미카펀진(Micafungin)	
	보리코나졸(Voriconazole)		

그림 4–1 세균, 바이러스, 진균, 기생충 감염을 치료하는 데 사용되는 항감염제 목록으로 작용기전을 표시하였다.

(계속)

항바이러스제

인플루엔자 바이러스
(Influenza viruses)

오셀타미버 **뉴라미니다제 억제**
(Oseltamivir Inhibits neuraminidase)

자나미버 **뉴라미니다제 억제**(Zanamivir Inhibits neuraminidase)

단순포진바이러스(HSV)와 수두대상포진 바이러스(VZV)

아시클로버 **DNA 합성 억제**
(Aciclovir Inhibits DNA synthesis)

발아시클로버 **DNA 합성 억제**
(Valaciclovir Inhibits DNA synthesis)

세포거대바이러스(CMV)와 엡스타인바바이러스(EBV)

갠시클로버 **DNA 합성억제**
(Gancilovir Inhibits DNA synthesis)

시도포버 **DNA 합성억제**
(Cidofovir Inhibits DNA synthesis)

포스카넷 **DNA 합성억제**
(Foscarnet Inhibits DNA synthesis)

B형간염 바이러스(Hepatitis B virus)

PEG-IFN **mRNA 번역 억제**

라미뷰딘 **뉴클레오시드 RT 억제제**
(Lamivudine Nucleoside RT inhibitor)

아데포버 **뉴클레오시드 RT 억제제**
(Adefovir Nucleotide RT inhibitor)

엔테카버 **뉴클레오시드 RT 억제제**
(Entecavir Nucleoside RT inhibitor)

텔비뷰딘 **뉴클레오시드 RT 억제제**
(Telbivudine Nucleoside RT inhibitor)

테노포버 **뉴클레오시드 RT 억제제**
(Tenofovir Nucleotide RT inhibitor)

항 RNA 바이러스제

RNA 바이러스에 전반적으로 작용

리바비린 **RNA 중합효소의 뉴클레오시드 억제제**

C형간염바이러스(Hepatitis C virus)

PEG-IFN **mRNA 번역 억제**

보세프리버 **단백분해효소(NS3)억제제**
(Boceprivir Protease (NS3) inhibitor)

텔라프리버 **단백분해효소(NS4A)억제제**
(Telaprivir Protease (NS4A) inhibitor)

레디파스버 **RNA 조절자 억제제(NS5A)**
[Ledipasvir RNA regulator inhibitor (NS5A)]

소포스부버 **중합효소 억제제(NS5B)**
[Sofosbuvir Polymerase inhibitor (NS5B)]

리바비린 **뉴클레오시드 유사체**
(Ribavirin Nucleoside analogue)

사람면역결핍바이러스(HIV)

라미뷰딘 뉴클레오시드 RT 억제제
(Lamivudine Nucleoside RT inhibitor)

테노포버 뉴클레오티드 RT 억제제
(Tenofovir Nucleotide RT inhibitor)

지도뷰딘 뉴클레오시드 RT 억제제
(Zidovudine Nucleoside RT inhibitor)

에파비렌즈 비뉴클레오시드 RT 억제제
(Efavirenz Non-nucleoside RT inhibitor)

네비라핀 비뉴클레오시드 RT 억제제
(Nevirapine Non-nucleoside RT inhibitor)

인디나버 단백분해효소 억제제
(Indinavir Protease inhibitor)

리토나버 단백분해효소 억제제
(Ritonavir Protease inhibitor)

사퀴나버 단백분해효소 억제제
(Saquinavir Protease inhibitor)

엔퍼비타이드 바이러스가 세포에 융합하는 것 억제(Enfurvitide Prevents fusion of virus to cell)

엘비테그라버 삽입효소 억제제
(Elvitegravir Integrase inhibitor)

랄테그라버 삽입효소 억제제
(Raltegravir Integrase inhibitor)

항기생충제제

항말라리아(Antimalaria)

약제	작용기전
퀴닌(Quinine)	**(독성)헤모조인 결정화 차단**
독시사이클린(Doxycycline)	**아피코플라스트유전자 발현 차단**
아르테수네이트(Artesunate)	**글루타치온 전이효소 차단**

구충제(Antihelminth)

약제	작용기전
알벤다졸(Albendazole)	기생충 장세포의 미세관 소실시킴
메벤다졸(Mebendazole)	기생충 장세포의 미세관 소실시킴
이버멕틴(Ivermectin)	?기생충 신경전달 억제
프라지콴탈(Praziquantal)	?칼슘의 세포내 투과 증가시킴

그림 4-1 세균, 바이러스, 진균, 기생충 감염을 치료하는 데 사용되는 항감염제 목록으로 작용기전을 표시하였다.

콩팥기능을 측정하는 것은 표준환자 진료의 일부이고 요소와 전해질 검사결과는 크레아티닌 청소율을 계산하는 데 이용된다. 결핵치료에 사용되는 리팜피신, 이소니아지드, 피라진아미드는 간독성이 있을 수 있다. 이 약을 복용하는 환자에서 간기능 검사(liver function tests, LFT)로 모니터링하여 LFT 결과가 나쁘게 나오면 조속히 치료를 고찰한다. 리팜피신은 간효소를 유도하여 다른 제제의 대사도 변형시킬 수 있어 와파린과 경구피임약의 체내 수준을 감소시킬 수 있다.

항생제에 대한 알레르기는 치료 방법 선택범위를 상당히 줄일 수 있는데, 특히 베타락탐계의 경우가 해당한다. 안전이 가장 중요하므로 알레르기 병력을 확인하는 모든 노력을 하여 환자를 최선의 방법으로 치료하는 기회가 없어지지 않게 해야 한다.

항생제 치료기간은 치료하는 감염에 달려 있다. 수막염균에 의한 패혈증은 세프트리악손으로 5일간 치료하는 것이 적절하다. 응고효소음성 포도알균에 의한 인공판막 심내막염은 6주간의 치료가 필요하고 결핵균 수막염은 12개월간 치료해야 한다. HIV 감염의 경우 숙주세포 게놈에 바이러스 프로바이러스 DNA 형태로 삽입되어 있어서 제거할 방법이 없으므로 항레트로바이러스제로 평생을 치료해야 한다.

감염체가 어떤 것이고 치료기간이 어떠하든 전부는 아니더라도 대부분 항생제는 부작용이 있다는 것을 명심해야 한다. 항생제가 장내 내재적 균무리에 미치는 부수적인 손상에 대해 이미 강조한 바 있고(2장 참조), 종종 임상진료에서 전면에 나타나지 않는 부작용이기도 하다. 또한 불필요하고 장기간 항생제를 사용하는 것이 국제적인 문제의 핵심이다. 항생제 사용의 정책은 어느 요법이라도 가능한 한 좁은 범위로 사용하고 가능한 한 짧게 사용하는 것이다.

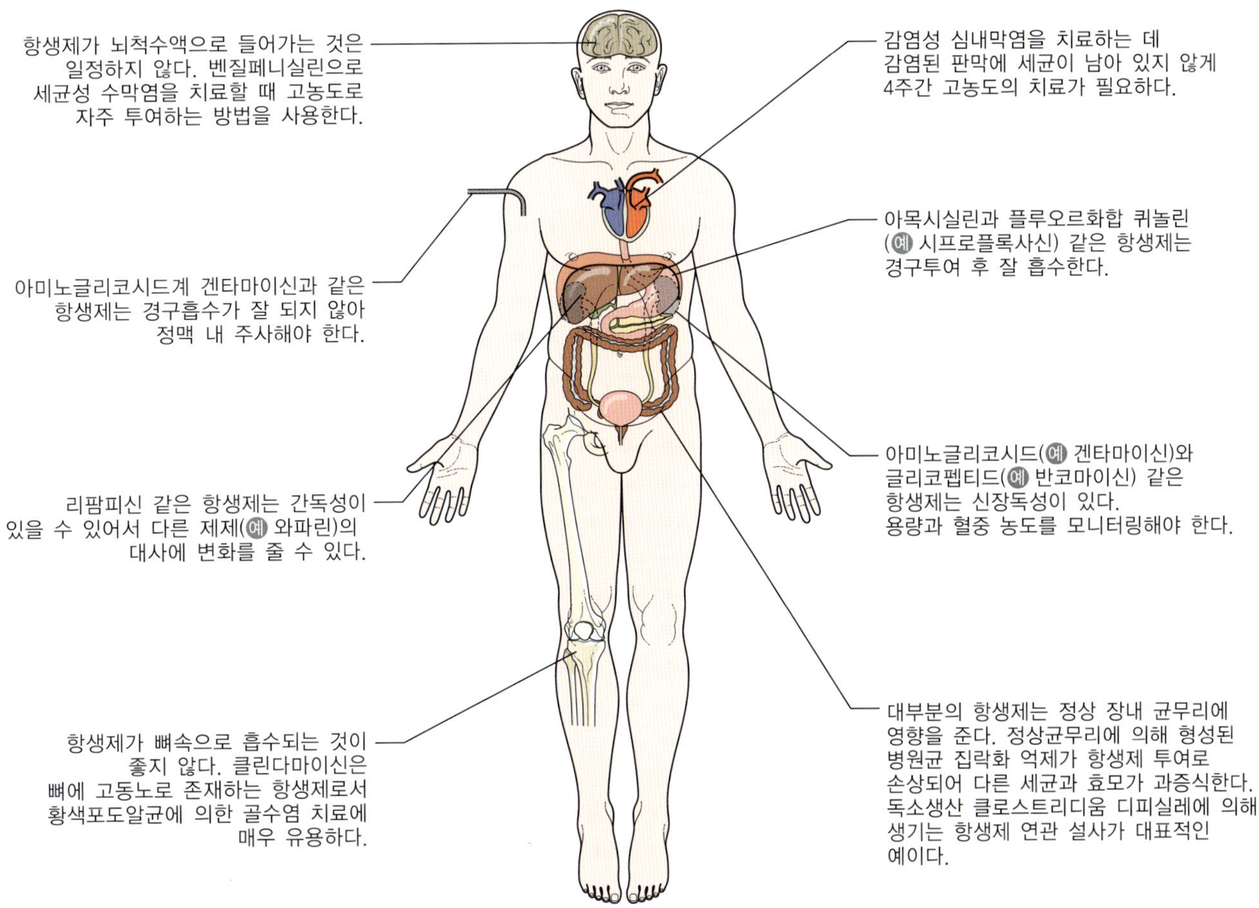

그림 4–2 신체 개요에서 항생제를 처방할 때 고려해야 할 중요한 원칙 몇 가지를 제시하고 있다.

항생제

그림 3-9에서 베타락탐 항생제계는 벤질페니실린, 아목시실린, 플루클록사실린, 베타락탐/베타락탐가수분해효소 억제제 복합제, 세팔로스포린과 카바페넴이 포함된다. 베타락탐제는 일차 선택 항생제이다. 올바른 양과 횟수로 투약하면 급속히 세균을 사멸시키며, 소수의 환자에서 발생하는 알레르기를 제외하면 비교적 부작용도 적다.

에리스로마이신, 클라리스로마이신, 아지스로마이신과 같은 마크로라이드계는 그람양성 세균과 폐렴레지오넬라, 폐렴클라미디아, 콕시엘라부르네티 등을 포함한 지역사회획득 폐렴(community-acquired pneumonia, CAP)을 일으키는 세균에 활성이 있다. 에리스로마이신과 아지스로마이신은 생식기 클라미디아를 치료하는 데 사용된다. 클라리스로마이신은 캄필로박터 위장관염을 치료하는 데 사용되고, 아지스로마이신은 장티푸스/파라티푸스를 포함하는 살모넬라에 활성이 있다.

불소화 퀴놀론계에는 시프로플록사신, 레보플록사신과 목시플록사신이 포함된다. 이것은 광범위 그람음성 세균과 메티실린 감수성 황색포도알균(methicillin-sensitive *Staphylococcus aureus*, MSSA)에 활성이 있고, 레보플록사신은 추가적으로 사슬알균에 효과가 있다. 폐렴레지오넬라, 미코플라스마, 폐렴클라미디아, 콕시엘라부르네티 감염 치료에 사용된다.

무산소성균 감염은 메트로니다졸로 치료한다. 코아목시클라브와 피페라실린/타조박탐과 같은 베타락탐/베타락탐가수분해효소 억제제 복합제가 카바페넴이 효과를 보이는 것과 같이 무산소성균에 활성이 있다.

베타락탐 항생제

페니실린계, 세팔로스포린계, 카바페넴계의 구조와 N 잔기로부터 원자의 번호부여를 **그림 4-3**에 나타내었다. 모두 베타락탐고리를 갖고 있고 페니실린부착단백질(penicillin-binding protein, PBP)의 활성 부위에 있는 세린잔기에 항생제가 공유결합하는 데 관여한다. 페니실린계는 티아졸리딘고리의 4번 위치의 황원자가 있고, 세팔로스포린계는 디하이드로티아진고리의 5번에 황원자가 있다. 카바페넴은 5 원환의 4번에 탄소가 있다. 탄소 6과 짧은 하드록시에틸 R1 측쇄가 안정성과 광범위 활성을 설명해 준다.

비교의 목적으로 대표적인 베타락탐 항생제의 구조를 **그림 4-4**에 나타내었다. 벤질페니실린과 아목시실린의 차이는 R1 측쇄에 있는 아미노잔기로서 아미노페니실린이 베타락탐가수분해효소 음성 대장균군에 활성을 갖도록 해 준다(1장, **그림 1-10**). 플루클록사실린의 R1 측쇄는 입체적으로 MSSA의 베타락탐가수분해효소를 방해한다. 피페라실린은 R1 극성 측쇄를 갖고 있어서 녹농균 외막의 포린을 가로질러 갈 수 있도록 한다.

베타락탐가수분해효소 억제제인 클라불란산과 타조박탐은 베타락탐고리를 갖고 있다. 이들은 세포벽 합성에 관여하는 PBP에 친화도가 작고 일련의 베타락탐가수분해 효소에 대해 친화도가 높아서 이 효소의 활성부위에 있는 세린잔기에 공유결합하여 효소를 불활성화한다.

세팔로스포린계의 R1 측쇄는 활성 범위를 결정한다. 일반적으로 1세대 약제(세팔렉신)는 그람양성에 활성이 더 크고 2세대 약제(세푸록심)와 3세대 약제(세포탁심, 세프트리악손)는 비교적 그람음성에 활성이 증가한다. 이 장에서 조금 더 자세히 설명한 대로 세팔렉신의 측쇄는 아목시실린의 측쇄와 동일해서 알레르기 환자에서 두 항생제에 교차반응을 일

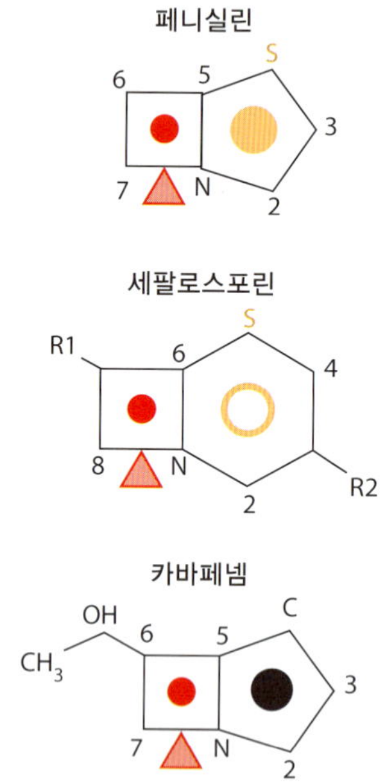

그림 4-3 페니실린, 세팔로스포린, 카바페넴의 기본 구조
N부터 반시계방향으로 원자의 번호를 붙였다. 베타락탐(붉은색), 티아졸린(●), 디히드로티아진(○), 카바페넴(●) 고리를 표시하였다. 화살표는 페니실린부착단백(PBP)과의 상호반응에 관여하는 CO–N 결합을 보여주고 있다. 이 결합은 베타락탐가수분해효소에 의해 절단된다.

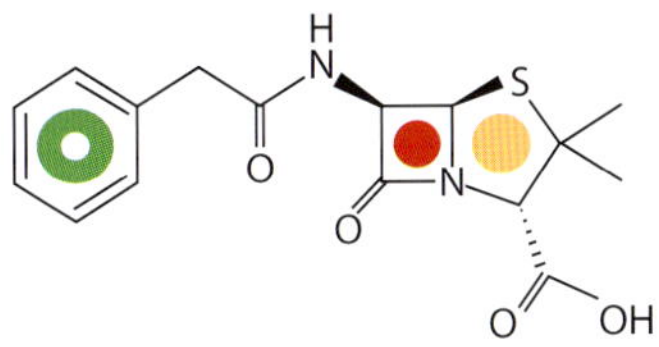

(a) 벤질 페니실린

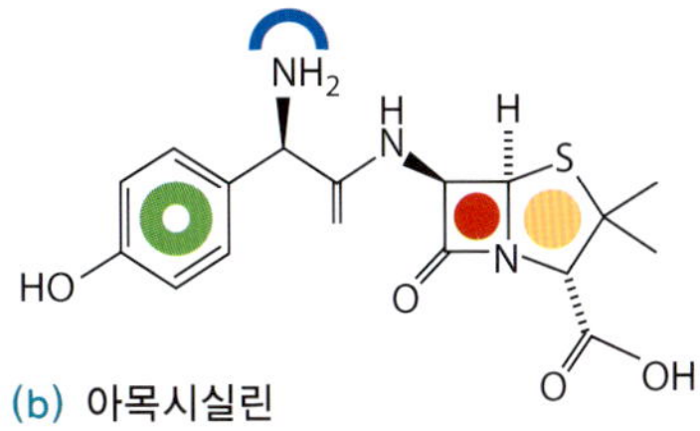

(b) 아목시실린

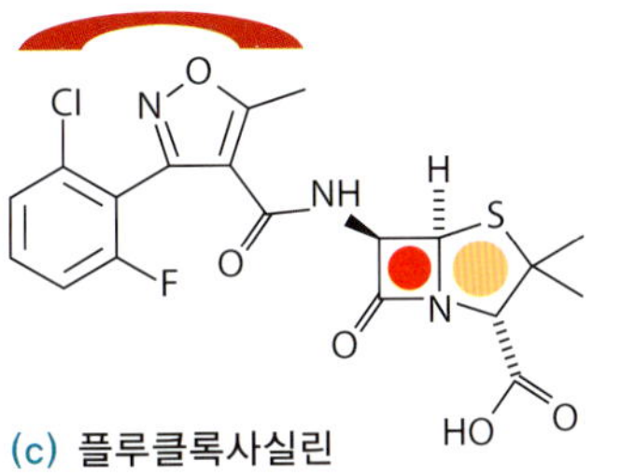

(c) 플루클록사실린

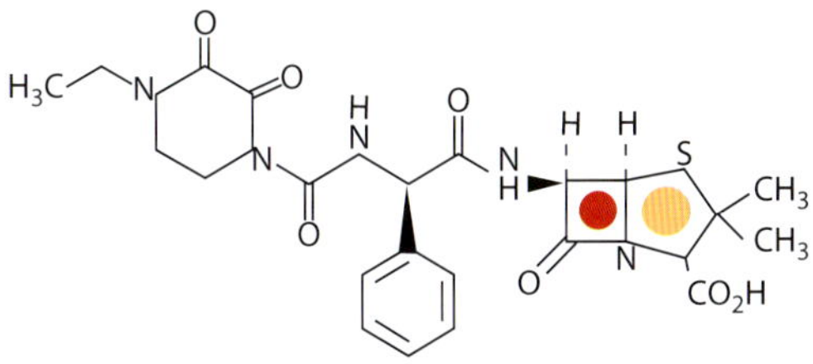

(d) 피페라실린

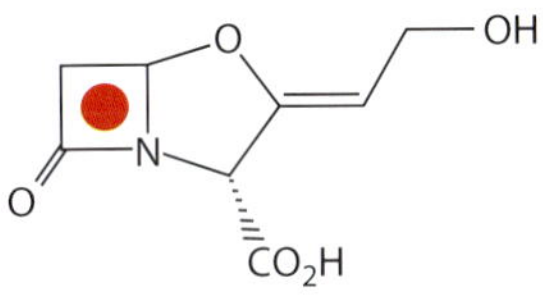

(e) 클라부란산

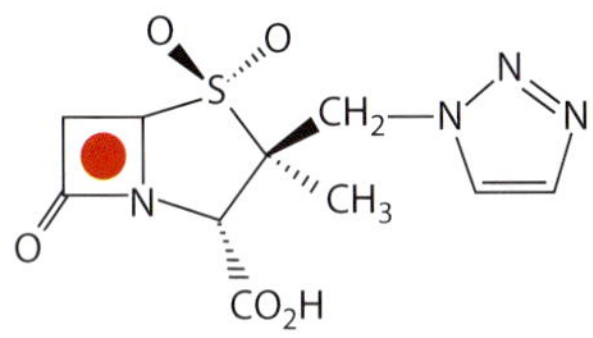

(f) 타조박탐

R1 R2

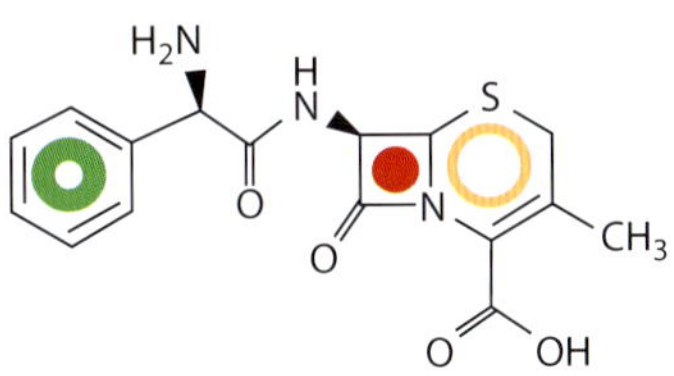

(g) 세팔렉신

R1 R2

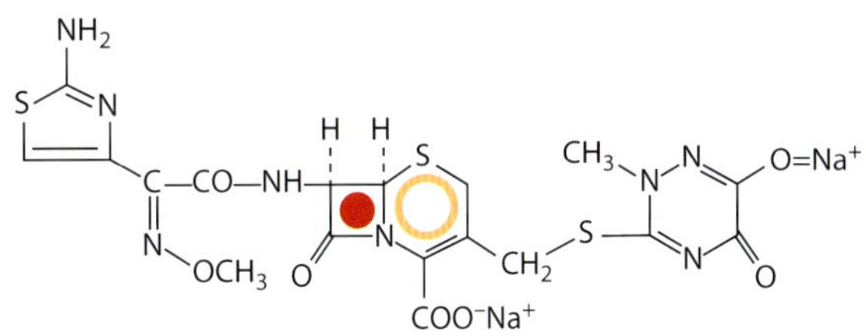

(h) 세프트리악손

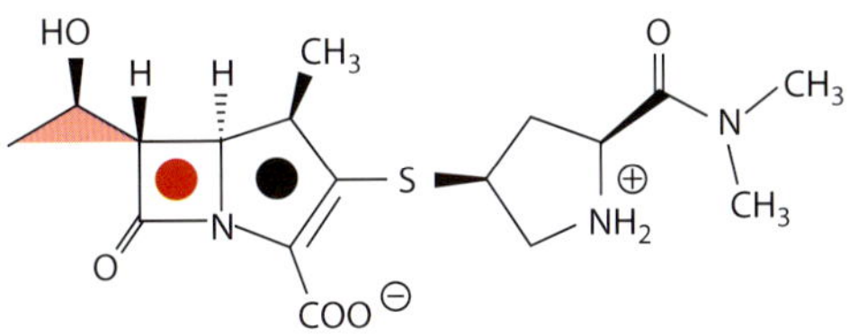

(i) 메로페넴

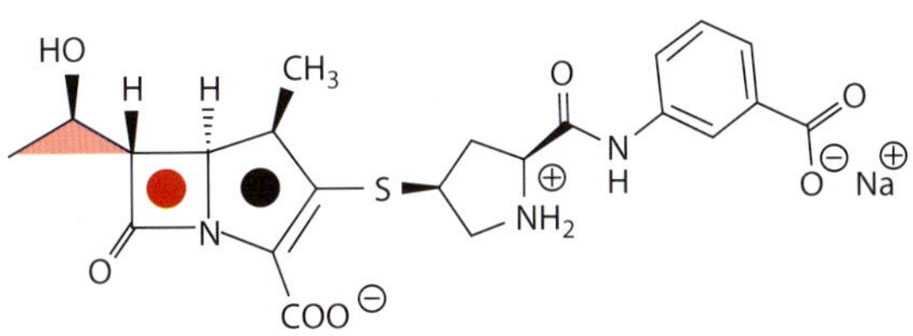

(j) 에르타페넴

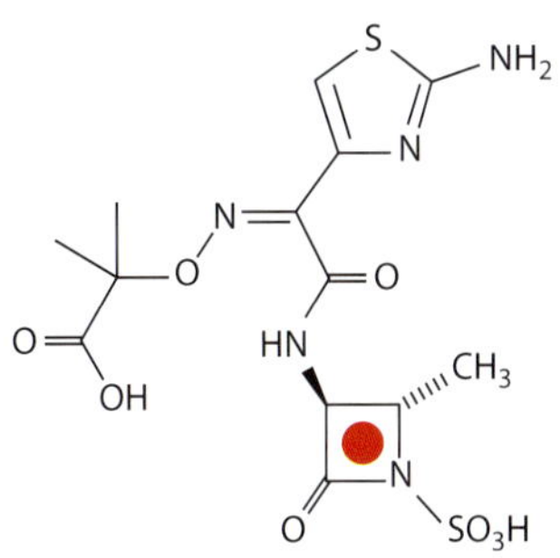

(k) 아즈트레오남

그림 4-4 대표적인 베타락탐의 구조로서 그림 4-3에 제시한 고리 참조
본문에 그 특성이 기술되어 있다. 플루클록사실린의 측쇄(괄호)가 황색포도알균의 베타락탐가수분해효소를 입체적으로 억제한다.

으키는 것을 설명할 수 있다. 세팔로스포린계의 R2 측쇄가 약역동학을 결정한다. 세프트리악손의 반감기는 8시간으로 대부분의 다른 베타락탐제의 1~2시간보다 상당히 길다. 2 g q24h 요법으로 투여하는 데 특히 정맥주사로 외래 비경구 항생제 치료(outpatient parenteral antibiotic therapy, OPAT)하는 환자에게 유용하다.

제시한 두 가지 카바페넴계는 메로페넴과 에르타페넴이며, 도리페넴과 이미페넴/실라스틴은 이 그룹의 다른 항생제이다(실라스틴은 콩팥 디펩티다제에 의해 항생제가 불활성화되는 것을 방지하기 위해 이미페넴에 추가한다). 카바페넴계가 베타락탐 항생제의 가장 넓은 범위의 활성을 보인다. 이 항생제는 다수 그람음성 세균의 외막을 쉽게 통과하고, 넓은 범위의 PBP에 친화력이 높으며 카바페넴분해효소는 제외하고 베타락탐가수분해효소에 저항성을 보인다. 에르타페넴은 포린단백질이 제한되어 녹농균에 활성이 없다. 메로페넴은 q8h로 처방하고, 에르타페넴은 반감기가 길어서 q24h로 처방할 수 있어서 OPAT에 유용하다. 카바페넴은 경구제제가 없다.

아즈트레오남은 모노박탐계로서 베타락탐고리를 갖고 있고 녹농균을 포함한 그람음성 세균에 효과가 있다. 드물지만 페니실린과 세팔로스포린에 알레르기 교차반응이 알려져 있어서 특히 집중치료실에서 이런 종류의 항생제에 알레르기 반응이 있는 환자에게 아즈트레오남이 유효한 치료제 후보다.

세균의 항생제 내성

그람양성과 그람음성 세균의 항생제에 대한 내성 기전의 요약을 그림 4-5에 정리하였다.

a. 항생제의 크기나 전하 때문에 많은 수의 그람양성 세균에 활성이 있는 항생제가 그람음성 세균의 외부 지질다당체 외막(outer membrane, OM)을 가로질러 통과할 수 없다. 이런 부류에 속하는 것으로는 글리코펩티드계의 반코마이신과 테이코플라닌, 리포펩티드계인 답토마이신, 옥사졸리디논계인 리네졸리드가 있다. 그람음성 세균은 '구조적으로' 이런 약물에 저항성을 보인다.

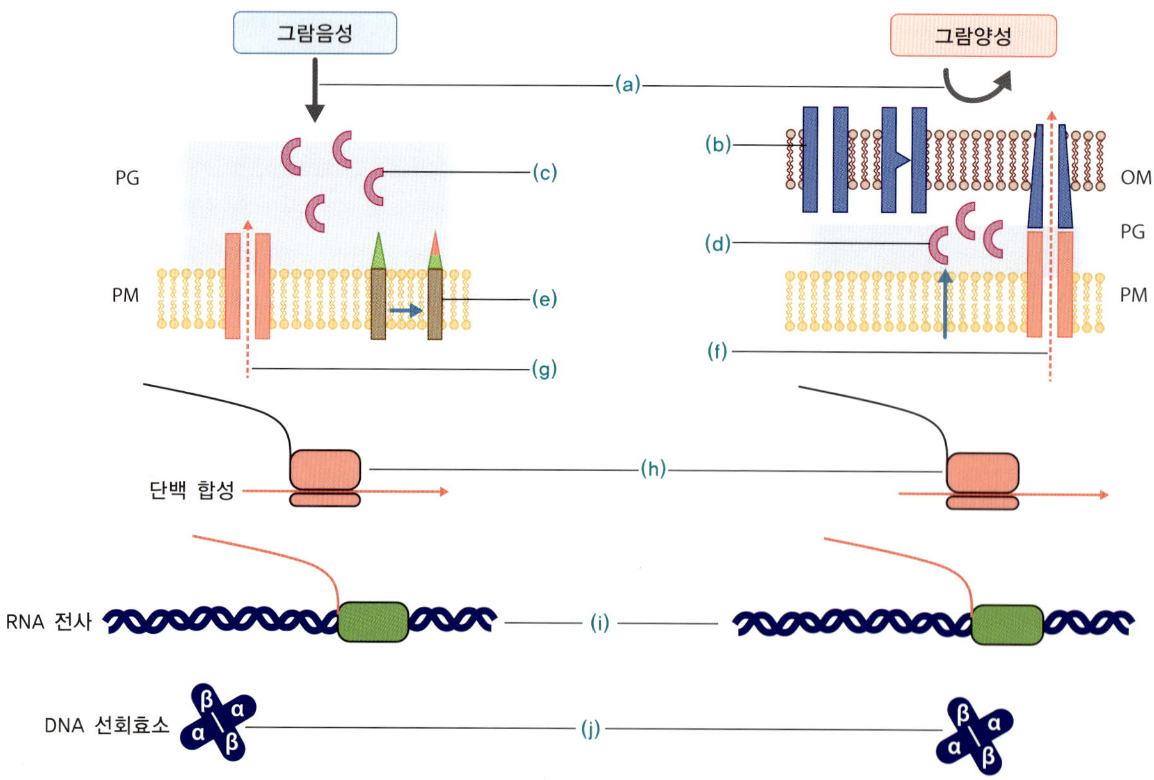

그림 4-5 항생제 내성의 예 내재 내성(a)과 획득 내성((b)~(j)). 내용은 본문에 기술하였다. (OM: 외막; PG: 펩티도글리칸층; PM: 형질막)

획득 저항성은 여러 기전에 의해 생길 수 있다:

b. 녹농균은 OM에 포린 D2를 갖고 있어서 세포막을 통해서 이미페넴이 통과할 수 있다. D2 유전자에 한 개의 점돌연변이가 생기면 아미노산 치환이 일어나 이미페넴의 통과를 막는다.
c. 황색포도알균이 생산하는 베타락탐가수분해효소는 펩티도글리칸(PG) 세포벽으로 스며들어 페니실린과 아목시실린을 분해한다. 이 효소는 클라불란산에 의해 억제되나 입체구조적 방해로 플루클록사실린을 불활성화시키지 못한다.
d. 그람음성 세균이 합성하는 베타락탐가수분해효소가 세포벽 주변공간에 잔류한다.
e. 폐렴사슬알균의 페니실린 내성은 항생제에 대한 친화력을 감소시키는 PBP를 합성하여 생긴다. 메티실린내성 황색포도알균(MRSA)의 경우 mecA 유전자가 플루클록사실린(또는 메티실린)에 전혀 친화력이 없는 다른 PBP를 코딩한다.
f. 유출펌프는 H^+ 양성자구동력으로 작동하여 능동적으로 분자를 세포막을 통과하여 세포 밖으로 운반한다. 퀴놀론계와 테트라사이클린계 항생제는 이런 방법으로 세포에서 제거된다. 녹농균에서 유출펌프는 포린과 연계되어 있어서 항생제를 세포로부터 완전히 제거할 수 있다.
g. 유출펌프는 그람양성 세균에서도 발견된다.
h. 단백질합성은 테트라사이클린계, 마크로라이드계, 겐타마이신과 같은 아미노글리코시드계 등 많은 항생제의 표적부위이다. 점돌연변이가 항생제가 결합하는 것을 차단하는 특이 리보솜단백질의 아미노산에 변화를 일으킨다. (마크로라이드계도 메틸레이스에 의해 불활성화된다. 아미노글리코시드계에서 가장 흔한 저항기전은 이 항생제계를 불활성화시키는 아실전이효소에 의한 것이다.)
i. 리팜피신은 세균 RNA 중합효소에 부착한다. 점돌연변이는 항생제가 부착할 수 없는 단백질을 생산한다. 이 기전은 결핵균의 리팜피신에 대한 저항기전이기도 하다.
j. 불소화 퀴놀론계는 세균 DNA의 초나선화를 담당하는 DNA 선회효소의 알파-아단위에 부착한다. 점돌연변이가 항생제가 효소에 부착하는 것을 차단하는 단백질에 영향을 준다.

장알균이 글리코펩티드계에 저항을 나타내는 기전(예 반코마이신저항 장알균 VRE)은 펩티드 측쇄의 끝에 말단유당잔기를 추가해서 말단 알라닌을 치환하도록 하는 것이다. 이것은 글리코펩티드가 형성되는 블록에 부착하는 것을 차단하여 PG 합성이 지속할 수 있다(**그림 4-6**). 글리코펩티드 관용/내성은 응고효소양성과 음성 포도알균에서 증가하고 있는 문제이다.

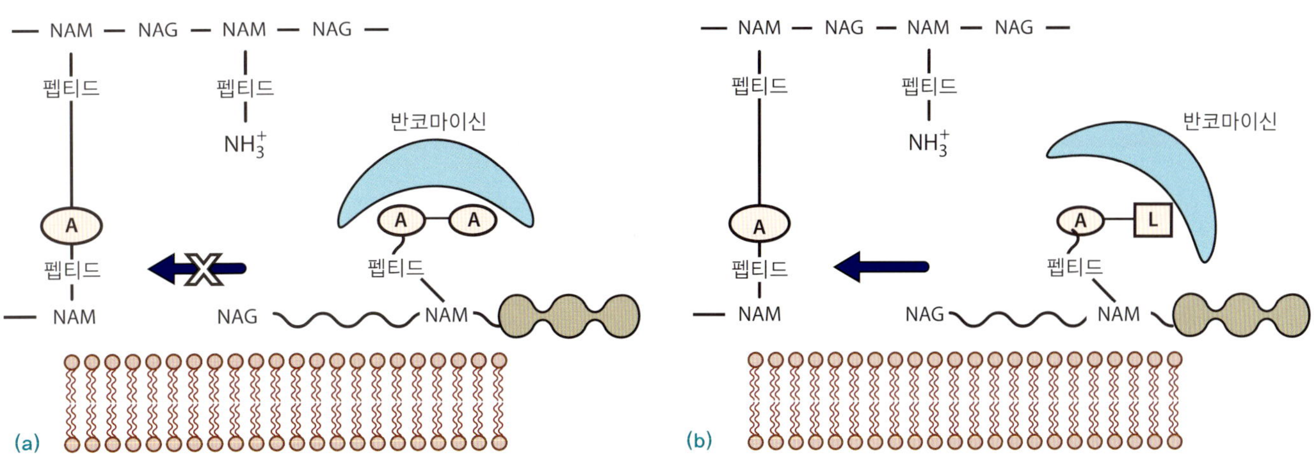

그림 4-6 장알균에서 반코마이신 내성기전 (a) 감수성 있는 장알균에서 글리코펩티드가 유입되는 전구체를 둘러싸서 끼어들어가는 것을 억제한다. (b) 유당(L)은 둘러싸는 것을 방해하여 펩티도글리칸 합성이 지속된다.

베타락탐가수분해효소 저항

베타락탐가수분해효소에 대한 여러 가지 상세한 분류 시스템이 있으나 이 책의 목적을 위해 넓고 간략히 다음과 같이 나누었다. 페니실린분해효소로서 베타락탐가수분해효소는

- 페니실린, 아목시실린, 피페라실린을 불활성화한다. 예로서 대장균의 TEM1과 폐렴막대균의 SHV1이 포함된다.
- 베타락탐가수분해효소 억제제인 클라불라닌산과 타조박탐에 의해 억제된다.
- 많은 양의 효소를 합성하는 세균은 억제제의 효과를 무력화할 수 있어서 세팔렉신과 같은 1세대 세팔로스포린계를 불활성화할 수 있다.

확장범위 베타락탐가수분해효소:

- 페니실린, 아목시실린, 피페라실린, 대부분의 세팔로스포린계를 불활성화한다.
- 시험관 내에서 베타락탐가수분해효소억제제에 의해 억제된다.

카바페넴분해효소: 카바페넴계를 불활성화하며 두 그룹으로 나뉜다:

- 활성부위에 세린잔기를 갖고 있는 것으로 세린 카바페넴분해효소
- 활성부위에 하나나 두 개의 아연원자를 갖는 것으로 메탈베타락탐가수분해효소(MBL)

베타락탐가수분해효소는 어떻게 작용하는가?

TEM1 베타락탐가수분해효소의 일차 단백질 구조를 **그림 4-7**에 나타내었다. **그림 4-8**에 표시한 6개의 번호를 붙인 아미노산이 효소의 활성부위를 나타낸다. 핵심 촉매활성은 세린잔기(2)에 의해 이루어지고, 글루타민(4)은 베타락탐고리를 가수분해하는 데 필요한 물분자를 인도한다. **그림 4-8**에서 1~6의 번호매김은 시계방향으로 이루어지는데 효소의 3차 접힌 구조에서 이렇게 넓고 무작위작으로 분포한 아미노산이 함께 모여서 활성부위를 어떻게 형성하는지 주목해야 한다. TEM8 확장범위 베타락탐가수분해효소(extended-spectrum β-lactamase, ESBL)의 예에서 점돌연변이가 생기면 ESBL효소의 활성부위를 크게 하는 데 관여하는 네 개의 아미노산을 변화시켜 2세대와 3세대 세팔로스포린계의 R1 측쇄에 적응할 수 있다.

단순화한 모델효소를 이용하여 TEM1 페니실린분해효소에 의해 아목시실린과 같은 베타락탐의 불활성화 과정을 **그림 4-8a** (i–iii)에 나타내었다. 항생제가 활성부위에 들어가서 아미노산이 세린(2) 위로 항생제가 안정화되도록 협동하며, 글루타민(4)이 물분자를 들어가게 해서 CO–N 결합을 분해한다.

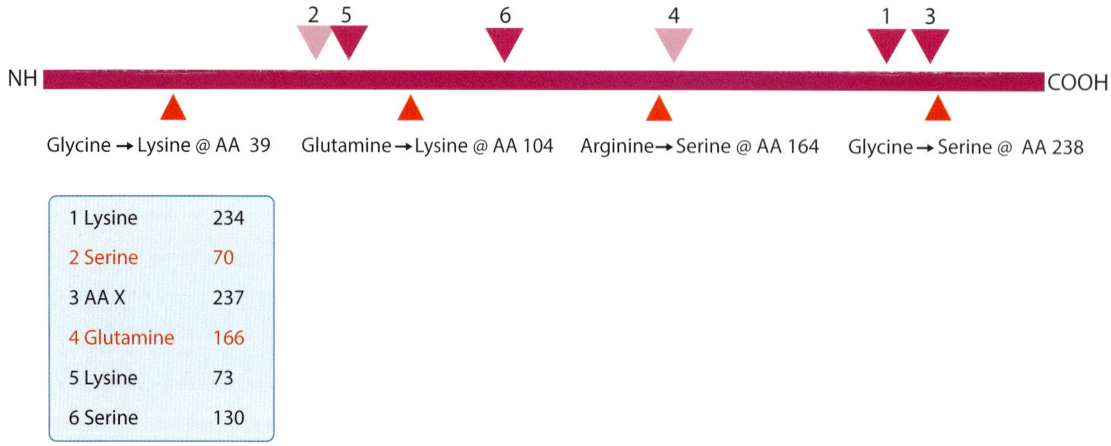

그림 4-7 TEM1 베타락탐가수분해효소의 활성부위를 이루는 아미노산(1~6)의 위치와 명칭(그림 4-8 참조)
TEM8 베타락탐가수분해효소의 변화된 활성부위를 만들게 되는 4개의 돌연변이를 표시하였다.

그림 4-8b (i)에 보여주는 것과 같이 베타락탐가수분해효소의 활성부위는 2세대와 3세대 세팔로스포린계의 긴 R1 측쇄에 적응할 수 없으며, 베타락탐고리가 세린 위로 위치할 수 없다. TEM8과 같은 ESBL 효소는 세팔로스포린에 적응하는 확대된 활성부위를 제공한다(그림 4-8b [ii]). 가수분해 작용이 일어난다(그림 4-8b [ii–iii]).

카바페넴계는 R1에서 탄소 6의 강한 힘과 짧은 하이드록시아실 측쇄에 의해 매우 안정된 구조를 갖고 있다. 이것은 TEM1과 같은 효소에 의해 당겨질 수 없다(그림 4-8c [i]). 그러나 세린 카바페넴분해효소는 아미노산 변화가 있어서 필요한 당김을 만들어 결국 분해반응이 일어나게 한다. 두 시스테인 잔기인 69와 238이 이 반응에서 핵심이다(그림 4-8c [ii–iii]).

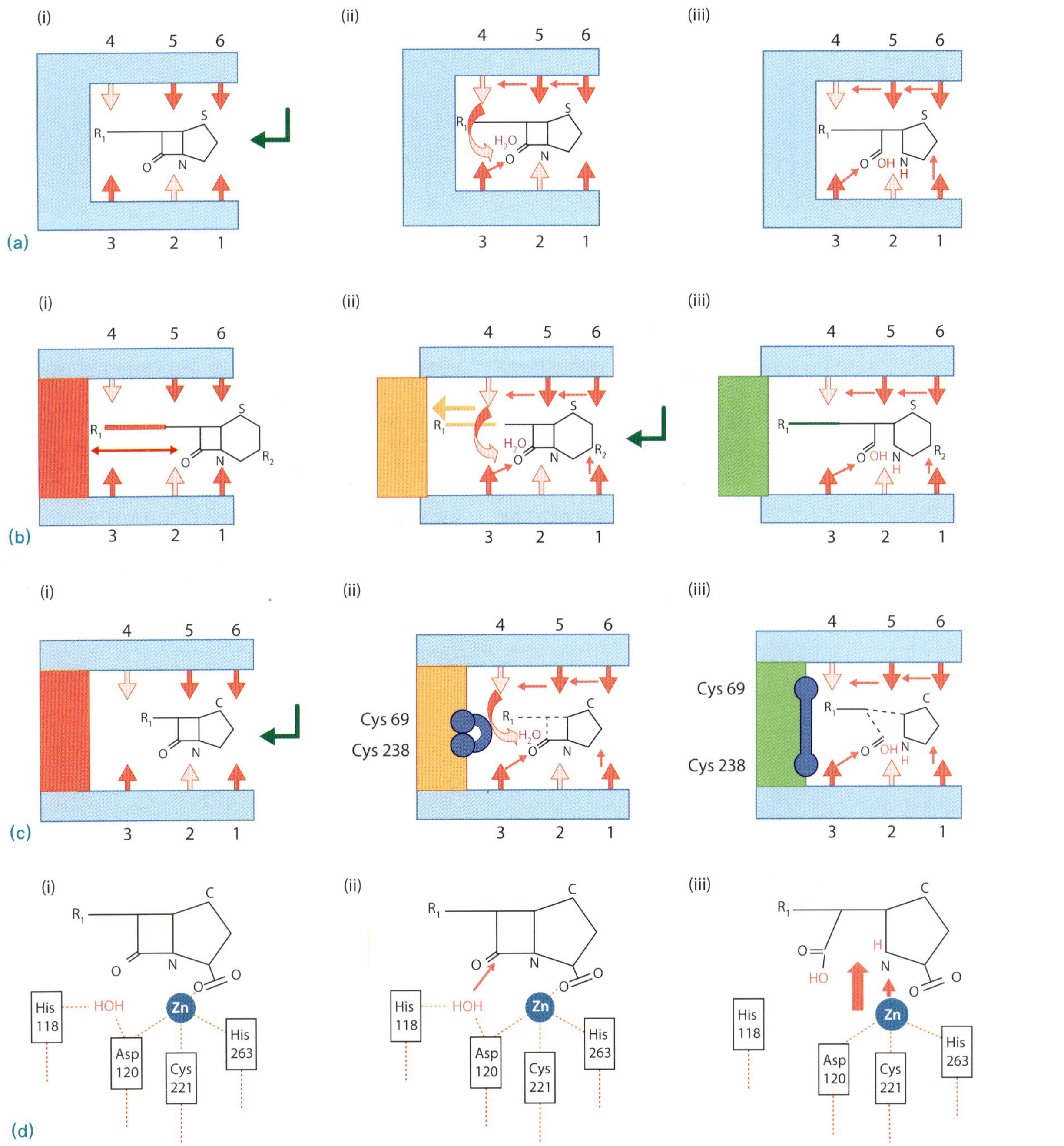

그림 4-8 본문에 기술된 내용을 기반으로 작용의 간략한 모델로서 (a) TEM1 베타락탐가수분해효소 (b) 확장범위 베타락탐가수분해효소 (ESBL) (c) 세린 카바페넴분해효소 (d) 금속 베타락탐가수분해효소

MBL은 활성 부분으로 하나나 두 개의 아연 원자를 갖고 있고 아미노산 세린을 이용하지 않는다. 활성부위에 주변의 네 개 아미노산이 항생제/효소 복합체를 안정화하여 CO–N 결합의 가수분해를 발생시킨다(**그림 4–8d** [i–iii]).

항진균류

세 가지 중요한 항진균제 그룹으로 암포테리신 B, 아졸류, 에키노캔딘류가 있다. 임상에서 확인된 보편적인 진균에 대한 대표적인 제제의 일반적인 활성 범위를 **그림 4–9**에 나타내었다.

항진균제의 두 가지 표적으로 에르고스테롤과 1–3 β–D 글루칸이 있다. 에르고스테롤은 진균의 형질막의 필수 스테로이드이며(사람폐포자충은 예외), 1–3 β–D 글루칸은 세포벽 글루칸의 구성요소로서 키틴과 함께 방어 구조를 만들고 있다. 이 항진균제의 활성부위를 **그림 4–10**에 나타내었다.

플루코나졸, 이트라코나졸, 포사코나졸, 보리코나졸과 같은 아졸류는 에르고스테롤을 합성하는 데 관여하는 4–알파 디메틸레이스를 억제한다. 에키노캔딘류는 아니둘라펀진, 캐스포펀진, 미카펀진을 포함한다. 이 반합성제제는 지방산 사슬에 공유결합으로 연결된 고리형 헥사펩티드를 갖고 있어서 세포막 글루칸합성효소복합체에 의해 1–3 β–D 글루칸 합성을 차단한다.

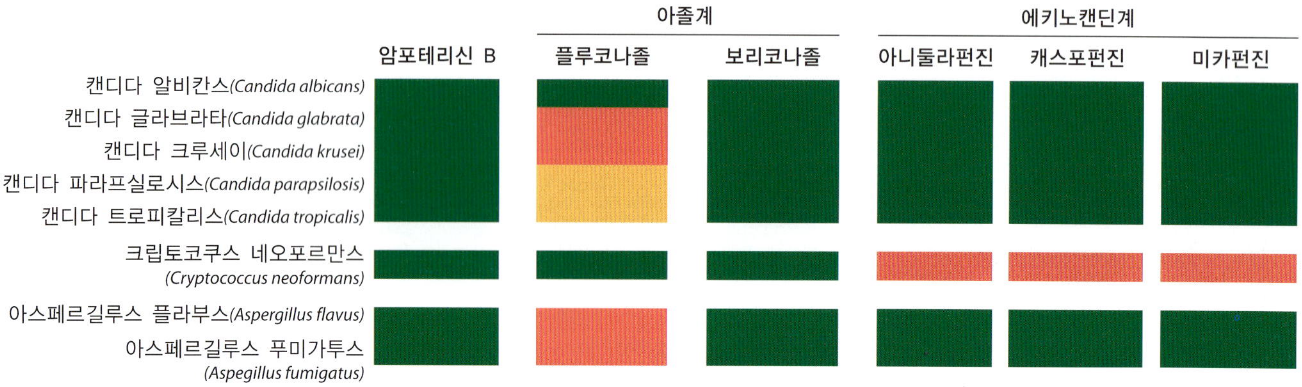

그림 4–9 암포테리신 B, 아졸류인 플루코나졸과 보리코나졸, 에키노캔딘류인 아니둘라펀진, 캐스포펀진과 미카펀진의 선택한 진균에 대한 시험관 내 감수성(초록색: 일반적으로 감수성 있음, 주황색: 감수성 검사로 확인, 빨간색: 저항성으로 고려함)

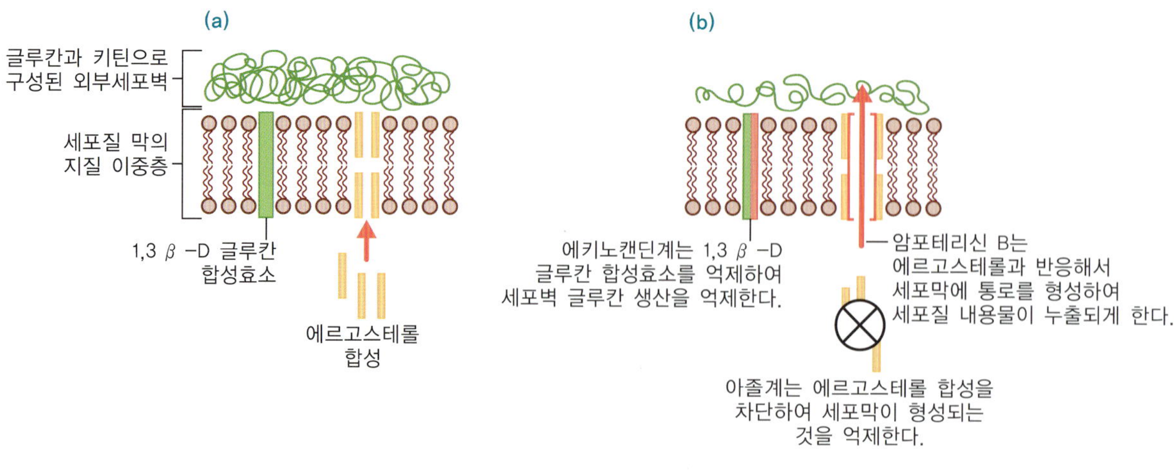

그림 4–10 (a) 진균의 세포막과 세포벽 구조 (b) 중요한 항진균제의 작용부위

암포테리신은 폴리엔으로 형질막 내에서 에르고스테롤 사이에 위치할 수 있어서 막통로를 형성하여 세포내 내용물이 누출되게 한다. 암포테리신은 콩팥에 독성을 보이는 부작용이 있어서 이런 독성을 낮추기 위해 콜레스테롤 황산염과 같은 지방을 같이 사용한다. 이 약물의 리포솜제제로는 암비솜®이 있다.

항진균제 내성

암포테리신에 대한 내성은 에르고스테롤과 다른 스테로이드를 합성하든지 약물 작동하는 부위를 우회해서 나타난다. 플루코나졸과 같은 아졸류에 대한 내성은 약물 유출기전이나 약물 부착을 감소도록 4-알파 디메틸레이스에 생기는 점돌연변이에 의해 생긴다. 효소생산을 높이는 것도 다른 기전으로서 에르고스테롤 양이 아졸류가 형성할 수 있는 억제 농도 이상으로 유지될 때가 그 예이다.

항바이러스제

인플루엔자바이러스

뉴라미니데이스 외피 단백질(N)은 형질막 당단백질에서 말단 시알산을 절단하여 증식의 마지막 단계에서 세포로부터 유리된 바이러스로 방출될 수 있게 한다. 오셀타미버와 자나미버는 뉴라미니데이스억제제로서 뉴라미니데이스에 부착하여 기능을 차단한다. 이 제제는 감염된 세포로부터 유리 바이러스가 방출되는 것을 감소시키며 항바이러스제의 작용 중 '마지막 기회'에 해당한다.

헤르페스바이러스

아시클로버는 구아노신의 유사체로서 단순포진바이러스(HSV) 1과 2, 수두대상포진바이러스(VZV)에 활성이 있다. 항바이러스 활성은 바이러스 티미딘키나아제에 의해 아시클로버가 일인산염으로 전환되는 것과 이어서 숙주 효소에 의해 인산화되어 삼인산염으로 되는 것에 의존한다. 이 분자가 바이러스 DNA 중합효소에 의해 복제되고 있는 바이러스 DNA에 끼어들어가서 사슬이 연장되는 것을 차단한다(그림 4-11). 갠시클로버는 세포거대바이러스(cytomegalovirus, CMV)와 엡스타인바바이러스(EBV) 감염을 치료하는 데 사용된다.

포스카넷은 유사체로 작동하는 피로인산염으로 CMV와 EBV의 DNA 중합효소의 피로인산염 부위를 차단한다. 시도포버는 데옥시시티딘 일인삼염의 유사체로서 세포 효소에 의해 이인산염으로 전환된다. 이렇게 전환되면 HSV, CMV, EBV의 DNA 중합효소의 활성부위에 대해 세포의 삼인산 데옥시시티딘과 경쟁한다. 두 개의 연속된 시도포버 분자가 끼어들어가면 DNA 합성을 하지 못한다. 시도포버는 아데노바이러스에 대해서도 활성이 있다.

B형과 C형 간염바이러스

만성 HBV와 HCV 감염을 치료하는 데 포함되는 제제로 비특이적 항바이러스 활성을 갖는 인터페론(IFN)과 이들 바이러스의 효소 기능을 표적으로 하는 특이 활성을 갖는 것이 있다.

인터페론, 리바비린, 특이한 항바이러스제제

IFNs은 세포내에서 항바이러스 방어를 활성화하는 사이토카인의 한 그룹이지만 이웃세포에서 이런 방어기능을 활성화하기 위해서도 세포에서 방출된다. IFNs은 인체가 바이러스 감염에 대응하는 데 중요한 역할을 한다. IFN 경로를 활성화하는 것을 유발하는 것은 감염된 세포의 세포질 내 이중가닥 RNA (2-RNA)이다. 22 뉴클레오티드 microRNA와는 별개로 2-RNA는 진핵세포에는 없는 특성이지만 세포질에서 복제하는 RNA 바이러스는 반보존적 복제의 필수요소로서 2-RNA 중간체를 이용해야 한다(1장, 그림 1-30). DNA 바이러스는 유전체의 양쪽 가닥의 중첩되는 염기서열로부터 RNA를 전사하여 감염된 세포의 세포질 내에 2-RNA 구조가 축적되게 한다.

2-RNA는 경로를 활성화해서 두 가지 숙주의 효소를 합성하게 한다. 첫 번째 것은 RNA 분해효소인 RNase으로서 숙주세포와 바이러스 mRNA를 구분하지 않고 모두 절단한다. 다른 효소는 단백질키나아제로서 숙주번역개시인자인 eIF2α를 인산화한다. 이 인산화단계가 리보솜에서 mRNA 번역을 방해한다. 각기 감염된 숙주세포는 영향을 받아 단백질 합성의 스위치를 끄고

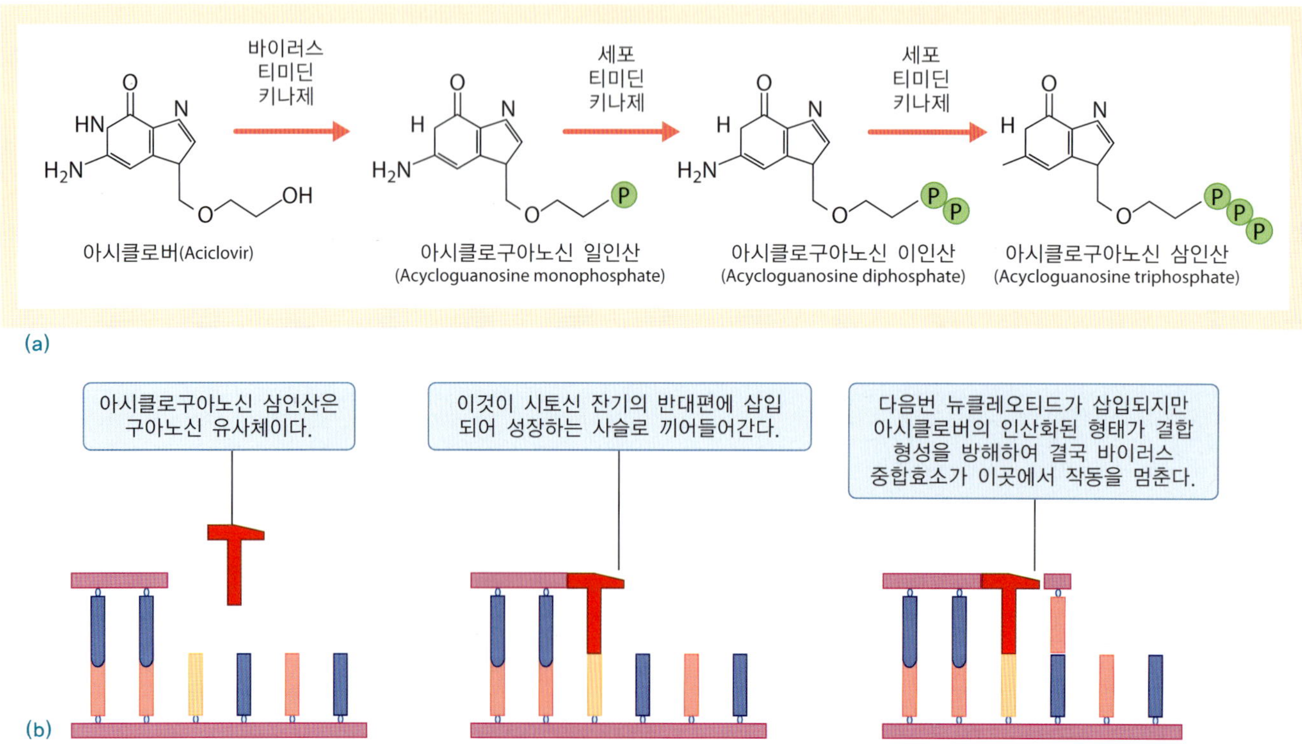

그림 4-11 (a) 아시클로버를 활성화시키려면 바이러스 티미딘키나제에 의해 인산화되고 세포내 효소에 의해 삼인산으로 변환되어야 한다. (b) 구아노신 유사체가 끼어들어가면 바이러스 DNA 합성이 종결된다.

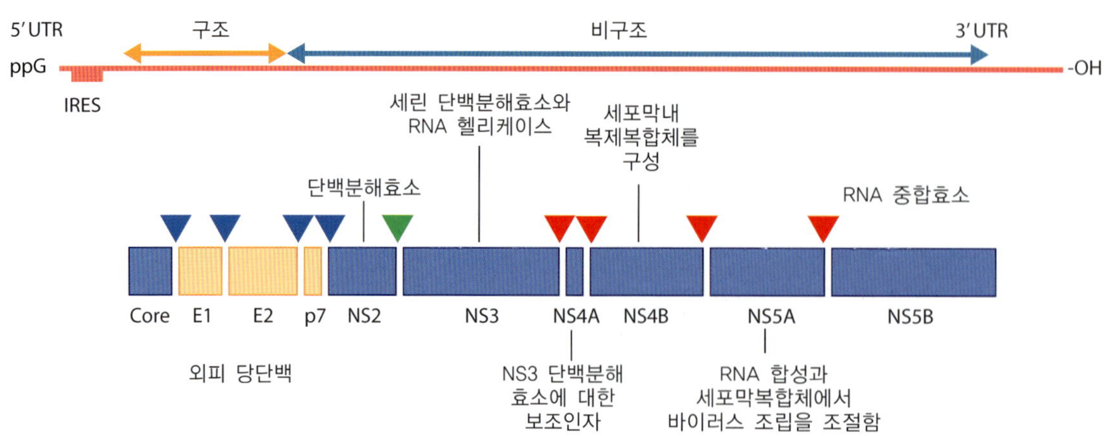

그림 4-12 **C형 간염바이러스(HCV)의 유전자 구조** 전체적인 배열순서는 HAV와 비슷하지만 5′과 3′ 말단에 중요한 차이가 있다. (UTR: 번역되지 않는 부분; IRES: 내부 리보솜 결합부위. 숙주 신호효소[파란색], NS2 [초록색], NS3/NS4A [빨간색]에 의해 절단)

바이러스가 복제를 하지 못하게 하는 반면 자신은 세포자멸로 접어든다. 사이토카인을 통해서 감염된 세포는 그들의 IFN 경로를 활성화하여 주위세포에 경고를 보내서 세포가 준비상태로 있게 해서 바이러스가 침투하려는 시도에 대비한다.

HBV와 HCV 치료에 폴리에틸렌글리콜에 공유결합으로 부착된 IFN (PEG-IFN)을 사용하는데 이것은 IFN의 반감기를 길게 하여 일주일에 한번 투여하여 치료할 수 있게 한다. 사이토카인이기 때문에 IFN 치료에 따른 상당한 부작용이 있다.

HBV의 복제 주기는 1장(**그림 1-28**)에서 설명하였다. 항바이러스제는 역전사효소(RT) 과정을 표적으로 하며 뉴클레오시드와 뉴클레오티드 RT 억제제를 **그림 4-1**에 정리하였다. HIV와 달리 RT 과정은 현재 HBV 감염을 치료하는 데 사용되는 항바이러스제의 표적이다.

HCV 치료에는 PEG-IFN, 리바비린, 바이러스 특이제제를 사용한다. 인산화된 리바비린은 광범위한 RNA 바이러스의 RNA 중합효소에 활성이 있는 것으로 생각하며 효소에 의해 매우 심각한 해독오류가 유도된다. 또한 세포 구아노신 삼인산(GTP) 양을 감소시켜 RNA 바이러스 복제가 진행되는 데 치명적인 영향을 미친다. 바이러스 특이제제는 HCV의 유전자 구성에서 나타내었듯이(**그림 4-12**) NS3와 NS4A 단백분해효소, RNA 합성 조절자, NS5A와 RNA 중합효소(NS5B)가 표적이다. 만성 HBV와 HCV 감염 치료에 대한 추가 정보는 12장에서 설명한다.

HIV

HIV의 구조를 **그림 4-13**에 보여준다. 바이러스는 단일가닥 RNA 유전자 두 개를 갖고 있지만 복제에는 한 개만 필요하다. 레트로바이러스는 '양성 극성' 단일가닥 RNA 유전자를 갖고 있으나 레트로바이러스 복제는 삽입된 DNA 프로바이러스 형태를 거쳐야 하므로 HAV나 HCV와 같은 바이러스와 동일한 방법으로 발현될 수 없다. 바이러스는 복제를 시작하고 지속하기 위해서는 숙주세포 핵의 RNA 전사와 연접(splicing) 기구에 절대적으로 의존한다.

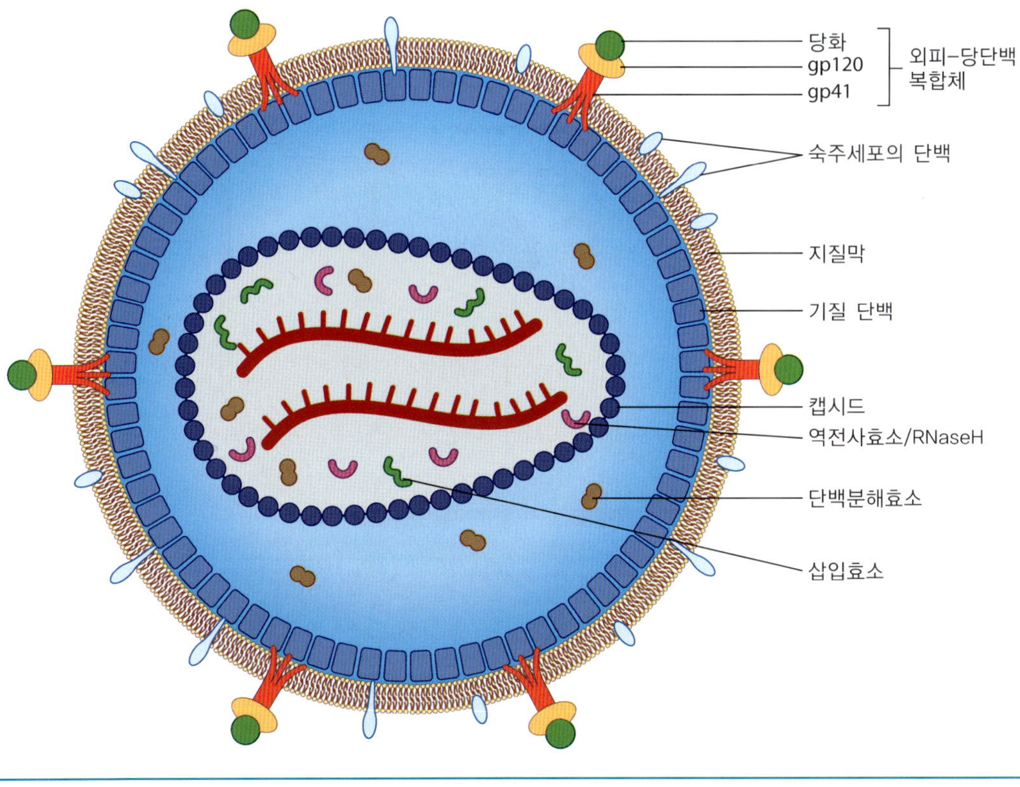

그림 4-13 사람면역결핍바이러스(HIV)의 구조 게놈과 캡시드가 뉴클레오캡시드를 형성한다. 감염성 바이러스(단백분해효소), 복제(역전사효소/RNase H 복합체)와 프로바이러스의 삽입(삽입효소)에 필수적인 효소가 중요하다.

HIV 복제 과정을 **그림 4-14**에 보여주고 있다. 바이러스는 gp120/41 (1)을 통해 감수성 있는 세포의 CR5 수용체에 결합하고, 뉴클레오캡시드가 내부로 들어간 후(2) 유전자가 방출된다(3). RT가 RT/RNaseH 복합체를 통해서 진행되어 RNA 유전자가 RNA/DNA 중간체를 거쳐 이중가닥 DNA 형태로 전환된다(4). 이중가닥 DNA 구조가 핵 구멍을 통해 이동하며 바이러스 삽입효소에 의해 이중가닥 DNA가 삽입되어 프로바이러스를 형성한다(5, 6).

전체 유전자의 전사는 숙주 RNA 중합효소기구에 의해 이루어진다. 처음에 바이러스RNA는 핵내 전사후연접기구에 의해 많이 연접되고 다른 것 중에 두 가지 초기 단백질에 대한 mRNA가 생산되고 세포질에서 번역되어(7) 핵으로 돌아간다(8). Tat은

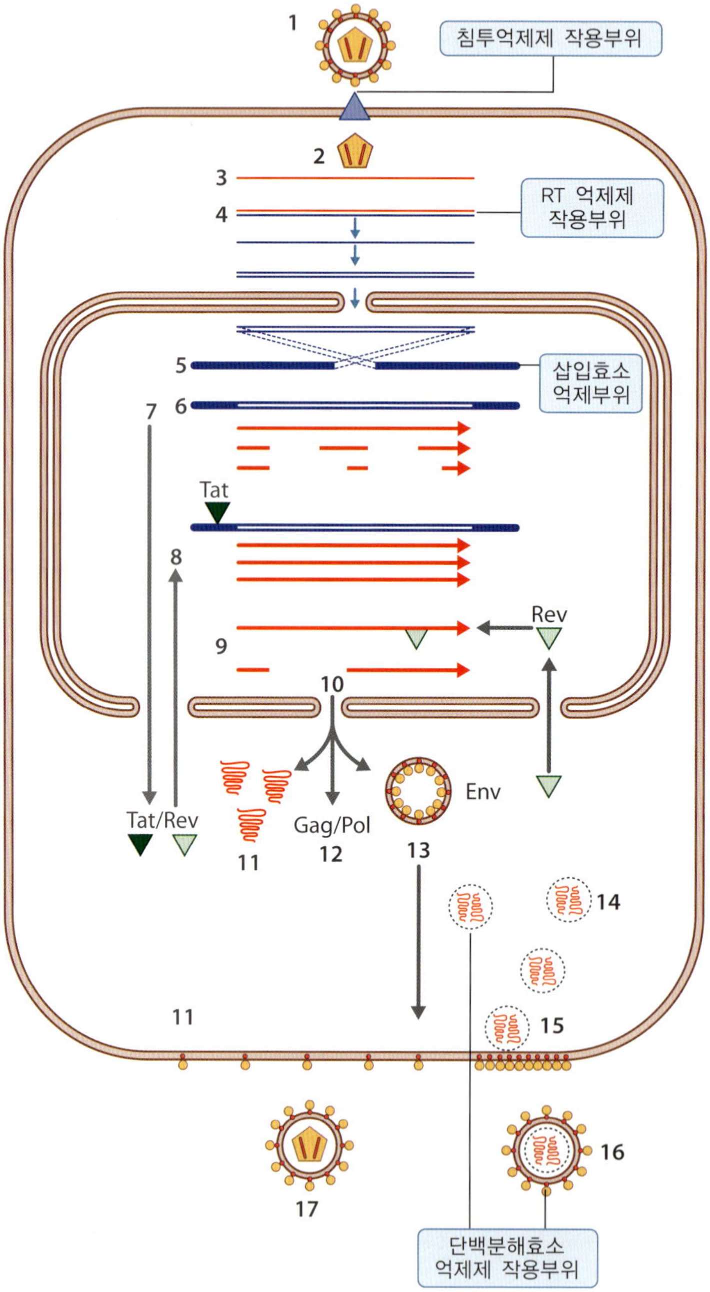

그림 4-14 HIV의 증식환과 항바이러스제 표적부위를 보여주고 있다. 번호는 본문에 사용한 것과 동일하다.

숙주 RNA 중합효소복합체에 부착하여 프로바이러스의 전사를 200배 이상 증가시키고, Rev는 바이러스 RNA 위의 특이 Rev 부착조각에 부착하여 바이러스 RNA를 활발하게 세포질 밖으로 나가게 해서 핵내에서 연접시간을 감소시킨다(9). Rev는 셔틀 작용을 해서 전체 길이 바이러스 RNA (새로운 바이러스를 위한 유전자), 캡시드(gag)/중합효소(pol) 단백질에 대한 mRNA, 외피(env) 단백질에 대한 작은 단위 mRNA가 세포질에 도달할 수 있게 한다(10).

전체 유전자는 세포질에 축적되고(11), gag/pol 단백질은 세포질에서 생산되며(12), env 단백질은 세포질그물에서 합성된다(13). 미성숙 뉴클레오캡시드가 형성되고(14) 형질막을 통과하면서 gp120/41과 함께 외막을 얻어서 출아한다(15/16). 이 단계에 있는 바이러스는 감염성이 없다. 다음 세포에 감염되기 위해서 필요한 RT와 삽입효소를 함유해야 하는 것에 더하여 바이러스 단백질분해효소가 바이러스 구조와 비구조단백질을 절단할 수 있도록 포함되어 있고, 성숙된 감염성 바이러스가 세포 밖으로 형성된다(17).

HIV 복제주기의 주요 단계를 표적으로 하는 제제로는 라미뷰딘과 테노포버와 같은 뉴클레오시드와 뉴클레오티드 RT 억제제가 있으며, 이들은 RT 효소의 활성 부위에 경쟁적 억제제로 작용한다. 네비라핀과 같은 비뉴클레오시드 억제제는 효소의 활성부위 외부에 부착하여 입체적으로 활성부위를 변형시킴으로써 더 이상 뉴클레오티드가 삽입되지 못하게 한다. 바이러스가 세포에 부착하는 것과 프로바이러스의 삽입을 억제하는 제제와 단백분해효소 억제제를 그림 4-1에 정리하였다.

항바이러스제에 대한 저항

바이러스가 항바이러스 제제의 저항을 나타내게 하는 여러 기전이 있으며, 이들의 예를 여기에서 기술한다. 저항은 효소에 점돌이변이가 생겨서 아미노산의 변화를 초래하여 약물의 부착을 감소시키는 것에서 나타날 수 있다.

아시클로버에 대한 헤르페스바이러스의 저항은 티미딘키나아제(TK) 단백질의 합성을 줄이거나 종결시키는 돌연변이에 의해 생길 수 있으며 아시클로버 뉴클레오시드가 일인산염으로 전환이 일어나지 않는다.

지도뷰딘(AZT)에 대한 HIV의 저항은 기능이 있는 RNaseH의 양을 없애는 돌연변이 바이러스에서 나타난다. 이것은 RT과정을 느리게 해서 RT 중합효소가 비정상 약물의 삽입을 확인해서 편집해서 떼어낼 수 있도록 한다. DNA 합성은 다음 약물 삽입이 발견되어 없앨 때까지 지속된다.

항말라리아제

아르테수네이트

아르테미시닌의 유도체인 아르테수네이트는 합병증의 말라리아의 일차 선택약이고 열원충에 활성이 있다. 기생충 형질막에 있는 필수 유출 효소인 글루타치온 S-전이효소를 억제하여 작용한다.

4-아미노퀴놀린

퀴닌과 클로로퀴닌은 기생충이 독성 헴을 결정형과 무독성 헤모조인으로 변환시키는 것을 억제한다. 헴이 축적되면 적혈구내의 기생충을 사멸시킨다. 약물에 대한 내성은 약물을 세포로부터 제거하는 약물 운반체에 기인한다.

8-아미노퀴놀린계

프리마퀸이 예이다. 기생충에서 미토콘드리아 전자수송사슬을 붕괴시켜서 작용하므로 넓은 활성을 보인다. 간 수면소체와 분열체 형에 효과가 있다.

테트라사이클린계

독시사이클린은 열대열원충 감염을 치료하는 데 퀴닌과 함께 이차 약물로 쓰이고 혈액 분열체에 대해 활성이 있다. 세포질에 있는 식물의 클로로플라스트와 유사한 아피코플라스트에서 RNA 번역이 표적이다. 비기능성 아피코플라스트는 딸 분열소체에 축적되고 기생충 번식이 끝나게 된다.

항생제 사용의 과학

이 부분은 항균제에 중점을 둘 것이지만 같은 기본 원리는 일반적으로 모든 항감염체 약물에 적용된다.

최소억제농도

최소억제농도(minimum inhibitory concentration, MIC)는 세균의 항생제에 대한 감수성을 결정하는 근본적인 시험이다. 본질적으로 스트립 Etest로 바뀌고 있지만(5장, **그림 5-29, 5-30**), 시험관 MIC로 원리를 설명한다(**그림 4-15**). 시험할 미생물의 희석액을 성장배지와 각기 다른 농도의 시험할 항생제가 들어 있는 시험관에 접종한다. 이 예에서는 32 mg부터 0.25 mg/L 농도범위를 사용하였는데 일반적으로 항생제가 혈액, 체액과 조직 내에서 효과를 보이며 독성효과는 최소를 보이는 넓은 범위를 사용한다. 하룻밤 후에 각 시험관 내에서 세균이 증식하였는가를 측정하여 MIC를 결정한다. 세균의 증식은 혼탁도 또는 흐림 정도로 나타난다. 증식을 억제하는 항생제의 최소농도가 MIC이며, **그림 4-15**의 예에서의 MIC는 2 mg/L이다.

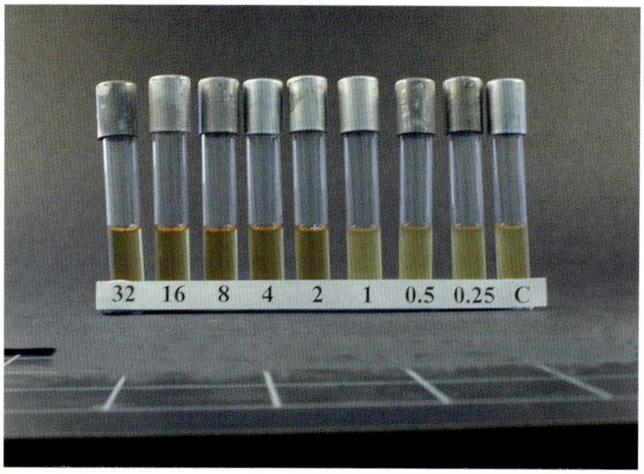

그림 4-15 시험관 액체배지 희석검사에 의한 최소억제농도(MIC) 결정 MIC는 2.0 mg/L이다. C: 대조 시험관, 항생제 넣지 않음

최소세균사멸농도

거의 시행되지는 않지만 최소세균사멸농도(minimum bactericidal concentration, MBC)는 억제가 세균의 사멸을 의미하지 않으므로 항생제의 시험관 내 사멸능을 결정하기 위한 추가 시험이다. 이 예에서 MIC 시험에서 혼탁을 보이지 않은 시험관 각각에서 배양액을 한 백금이씩 꺼내어 한천평판배지에 도말하고 하룻밤 배양한다. 한천평판배지에서 증식하는 것은 처음 접종한 것이 항생제에 의해 증식억제는 되나 사멸되지 않은 것을 보여준다. **그림 4-16**의 예에서 MBC는 8 mg/L이다. 만약 세균이 MIC보다 두 단계 이상의 희석농도인 16.0 mg/L에서 증식하였다면 그 세균은 항생제에 관용이 있다고 고려한다.

이것은 사슬알균과 장알균은 페니실린이나 아목시실린 단독 치료에 관용을 나타낼 수 있는데, MBC는 이런 세균에 의한 심내막염을 치료하는 데 중요한 개념이다. 이런 세균들을 살균하기 위해서 상승작용을 보이는 항생제 조합, 예를 들면 아목시실린과 겐타마이신으로 치료한다. 이것에 대한 근거는 베타락탐제제는 세포벽에 손상을 충분히 주어 겐타마이신이 치료에 사용되는 농도에서 세포질막을 통과하여 도달한다. 세균의 세포벽이 손상되지 않은 경우에는 겐타마이신이 도달할 수 없다(사슬알균과 장알균은 산화작용이 있는 세균이 아니어서 세포막을 통해 아미노글리코시드를 펴내는 데 필요한 기구를 갖고 있지 않다).

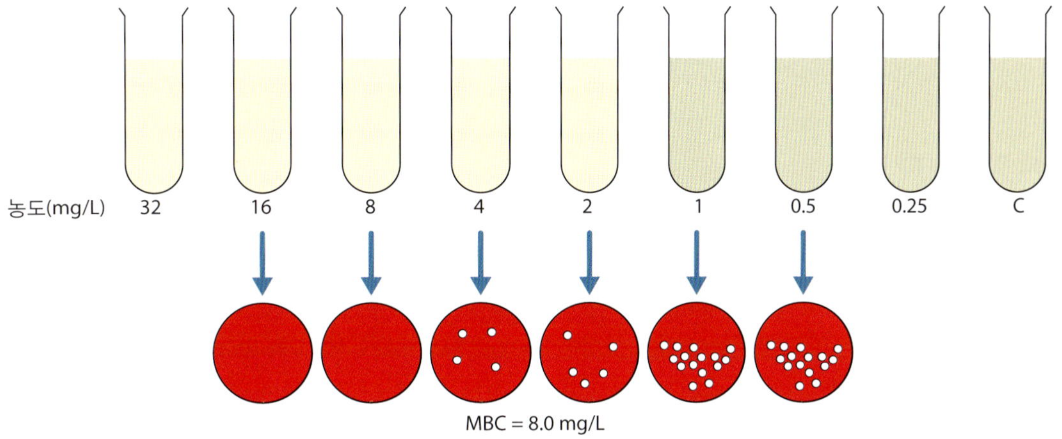

그림 4-16 **MIC보다 높은 시험관에서 액체배지를 한 백금이 떠내서 평판배지에 도말하는 방법으로 측정한 최소세균사멸농도(MBC)** 여기 보여준 예에서 MBC는 8 mg/L 이다.

항생제 역동학

체내조절에 의한 자연 방어를 돕고 세균감염을 이겨내기 위해 항생제는 효과적인 농도로서 충분한 시간 존재해야 한다. 농도는 보통 MIC보다 상당한 양 이상으로 있어야 한다. 그러나 항생제 농도는 독성이 나타나지 않을 만큼 높게 존재해야 한다. 한 가지 항생제의 단일 투여에 대한 역동학을 그림 4-17에 표시하였다. 대부분의 항생제는 1~2시간의 반감기를 갖고 있으며, 체내 여러 부분에 분포한 후에 주로 콩팥이나 간에 의해 제거된다. 그림 4-17에 보인 바와 같이 특정 세균에 대한 항생제의 MIC 값을 그래프에 중첩시켜보면 항생제 농도가 일정 기간 후에 MIC 값 밑으로 떨어지고, 대부분의 상황에서 다음 번 용량을 그 시간에 투여해야 한다.

그림 4-18에 나타낸 바와 같이 항생제가 효과적일 수 있는가를 결정할 수 있는 세 가지 원칙이 있다. 그들은 다음과 같다:

최대농도(Cmax):

산소상태 대사에 있는 그람음성 세균에 대해서 사용하는 아미노글리코시드계에 적용한다. 이 상황에서 항생제는 형질막내 전자수송사슬에 의해 생기는 양성자구동력에 의해 능농적으로 세포내로 운반된다.

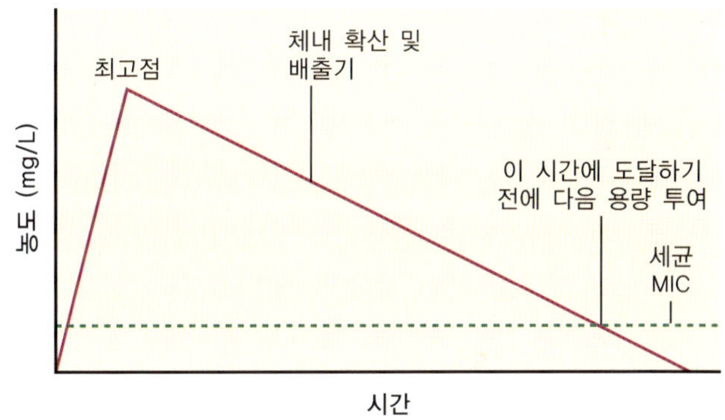

그림 4-17 **항생제 단일 용량의 역동학** 특정 세균에 대한 항생제 MIC를 겹쳐보면 투약시간이 세균을 억제하는 또는 사멸시키는 농도로 유지하는 데 필수적인 것을 보여주고 있다.

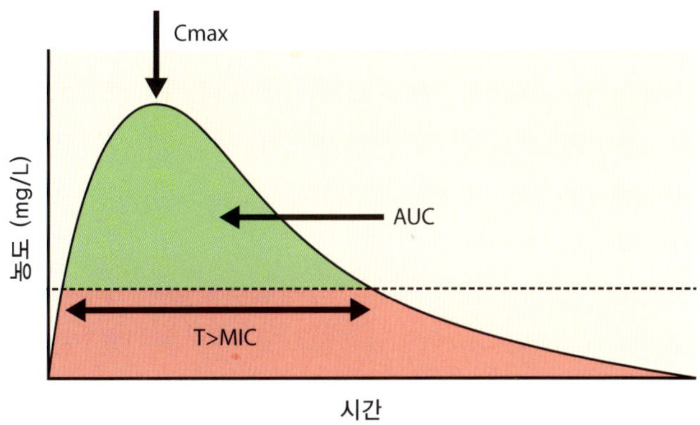

그림 4-18 **최소억제농도(MIC)와 함께 나타낸 항생제 역동학 그림** 최대농도(Cmax), 곡선밑영역(AUC)과 MIC보다 높은 농도를 유지하는 시간은 여러 항생제의 작용과 일치한다.

만약 세균이 고농도(예 지방 뺀 체중 kg당 5~7 mg)에 노출되면, 노출되면 세포내로 유입된 항생제의 양이 세포내 모든 리보솜의 활성부위에 부착하고도 남을 정도로 충분하여 단백질 합성이 차단되고 세포가 죽는다. 이러한 상황에서 아미노글리코시드는 급속히 세균을 살균한다.

최소억제농도 위 시간(T > MIC):

이것은 세포막표면에서 그들의 작용을 나타내는 트랜스와 카르복시펩티드분해효소들(PBP)에 부착하는 베타락탐 항생제에 적용한다. 이 효소가 계속 합성되어 급속히 분열하는 세포의 형질막에 삽입되므로, 항생제는 존재하던 효소에 공유결합하고 불활성화할 뿐만 아니라 세포가 계속 합성하여 형질막에 삽입하는 PBPs를 상대할 수 있는 정도의 농도로 존재해야 한다.

이런 상황에서 항생제는 모든 PBP를 기능을 하지 못하게 하여 세포에서 PG그물막을 없애서 터지게 할 수 있게 충분히 긴 시간 동안 MIC보다 높게 존재해야 한다. 베타락탐 항생제는 급속히 살균하나 정확한 용량의 항생제를 올바른 주기로 투여하여야 이런 조건을 성취할 수 있다.

곡선밑영역(AUC):

이것은 PG 전구체의 두 개의 알라닌에 결합하여 아미노산 편입에 필요한 정확한 정렬을 방해하는 글리코펩티드에 적용한다(**그림 4-6a**). MIC 위 시간과 달리 AUC 프로파일은 모든 전구체가 부착하여 농도의존적으로 정확한 부위에 들어가는 것이 억제된다는 것이 확신되어야 한다. 반코마이신을 사용할 때 사용 전 항생제 농도를 주기적으로 측정하여 10~20 mg/L가 되는 것이 핵심이다. 이 농도범위에서 필요한 억제 농도가 PG 합성부위에서 유지되고 콩팥독성은 최소화된다.

체내 항생제 분포

여러 다른 중요한 인자가 항생제 유효성에 영향을 미치는데 체내 분포양, 혈장단백질(예 알부민)에 부착되는 정도, 친수성 또는 친지방성 등이 있다. 혈장단백질과 적게 부착하며 극성이 없는 지방에 매우 잘 녹는 약물은 극성이 있고 더 이온화되어 있어 혈장단백질과 더 많이 부착하는 약물보다 더 많은 양이 분포하게 된다. 친수성이며 더 적은 양으로 분포하는 약물의 예로 베타락탐계, 아미노글리코시드계, 글리코펩티드계가 있다. 많은 양이 분포하는 지방친화성 제제로는 불소화 퀴놀론계와 마크로라이드계가 있다. 분포하는 양이 증가하는 경우로는 액체가 고이는 콩팥부전과 혈장단백질 합성이 감소하는 간부전이 있다.

콩팥기능 측정의 중요성

크레아티닌 청소율은 사구체여과율(glomerular filtration rate, GFR)의 측정이다. 병원에서 이것을 계산하는 공식을 제공하거나 환자의 콩팥기능시험을 통해 GFR을 제공할 것이다.

겐타마이신(정상 콩팥기능에서)을 '하루 한 번' 또는 'pulse 용량' 투약법을 보통 사용한다. 아미노글리코시드계는 콩팥을 통해서 배출되므로 처방하는 의사는 환자의 콩팥기능을 결정해야 한다. 다음 공식은 크레아티닌 청소율을 측정하는 데 부합한다. 성별, 나이, 지방을 뺀 몸무게, 현재 혈청 크레아티닌과 같은 중요한 인자를 고려해야 한다(**그림 4-19**). 이런 공식은 일상적으로 사용해야 한다. 청소율을 계산한 후 용량투여 간격을 결정해야 한다:

$$\text{크레아티닌 청소율(mL/분)} = \frac{(170 - \text{나이(세)}) \times \text{몸무게(kg)}}{\text{혈청 크레아티닌}}$$

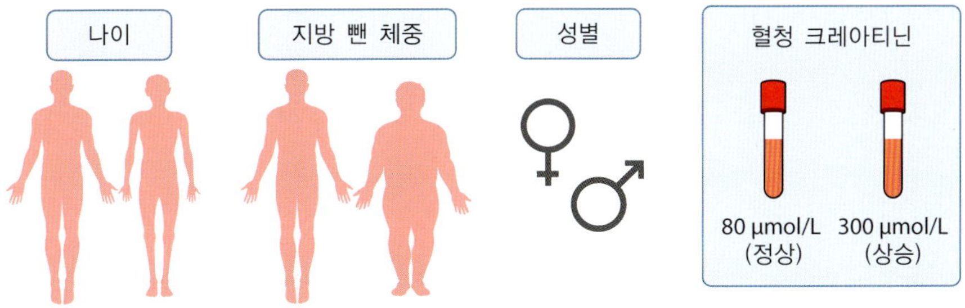

그림 4-19 신장 기능을 계산할 때 꼭 고려해야 할 네 가지 주요 지표

70세 이하 남성 환자에는 170을 적용한다. 70세 이상 남성에는 160, 모든 여성 환자에게는 150을 적용한다(참고 Cronberg S [1994]. Simplified monitoring of aminoglycosides. Journal of Antimicrobial Chemotherapy 34:819 – 27).

청소율이 다음과 같을 때:
100~60 mL/분 용량투여간격 24시간
59~40 mL/분 용량투여간격 36시간
39~20 mL/분 용량투여간격 48시간

겐타마이신을 사용할 때 5 mg/kg 몸무게를 보통 사용하며 최대양은 500 mg이다. 계산한 양은 40의 가장 근접한 배수로 계산하는데 40은 한 바이알에 함유된 항생제 양이다. 투여는 30분 이상에 걸쳐 주입한다. 그람음성 패혈증을 치료하는 데 아미노글리코시드를 처방할 때 치료기간은 보통 5일까지 한다.

이 공식은 글리코펩티드 반코마이신을 사용할 때 용량을 결정할 때도 사용한다. 보통 성인 용량은 1 g q12h이다. 크레아티닌 청소율이 50 mL/분일 때 용량은 500 mg으로 감소한다.

항생제 측정

환자에게 아미노글리코시드나 글리코펩티드 반코마이신을 처방할 때 치료 전 과정을 통해 주기적으로 최소 혈청내 농도를 측정해야 한다. 이것은 항생제가 콩팥독성을 일으킬 수 있으므로 (아미노글리코시드계는 귀독성을 일으킬 수 있다) 항생제가 축적되지 않도록 확실히 해야 한다. 혈액 샘플은 보통 '투여 전 수준'으로 참고되는데, 다음 용량이 주어지기 한 시간 전에 채취한다. 병원은 이 측정법을 해석하는 지침을 갖고 있어서 겐타마이신에 대해서 투여전용량이 <1.0 mg/L이면 받아들일 만 하다. 반코마이신에 대해서는 10~20 mg/L을 유지해야 한다. 권장된 것보다 높으면 즉시 환자의 콩팥 기능을 재평가해서 항생제 용량을 조정해야 한다.

답토마이신 수준은 치료수준에 도달했는지 확실하게 하기 위해 1주일 이상 치료할 때 모니터링해야 한다. 오랫동안 치료제로 사용할 때는 크레아티닌키나아제 수준도 적어도 매주 측정해야 한다.

항생제 지침

모든 병원과 지역사회보건의료 기관은 주요 감염을 포함하고 사용해야 하는 제제를 지시하는 항생제 지침을 갖고 있다. 각 환자에게 사용할 특정 항생제를 선정할 때 과거의 미생물검사 결과, 베타락탐과 다른 항생제에 대한 알레르기, 환자의 콩팥과

간 기능을 고려해야 한다. 세균이 그 이후 검체에서 분리될 때 확인된 내용과 감수성 프로파일을 차후 처치를 결정하는 데 사용하여야 한다.

병원에서의 간단한 항생제 지침 개요를 그림 4-20에 예시하였다. 병원마다 다르므로 각 병원에서 지침을 입수하고 충분히 익혀야 한다.

원인불명패혈증
추정병원체:

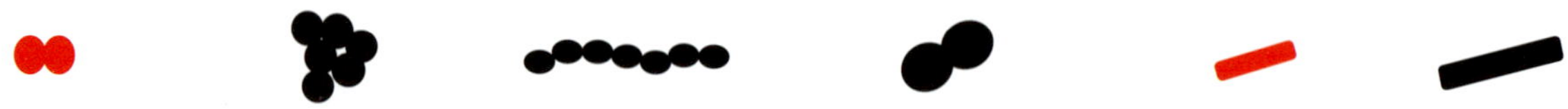

수막염균	황색포도알균	고름사슬알균	폐렴사슬알균	장내세균	클로스트리디움
(*Neisseria meningitidis*)	(*Staphylococcus aureus*)	(*Streptococcus pyogenes*)	(*Streptococcus pneumoniae*)	(Enterobacteriaceae)	(*Clostridium* spp.)

항생제

일차 선택

아목시실린(Amoxicillin) 2 g q8h IV WITH
겐타마이신(Gentamicin) 5 mg/kg IV (max 500 mg)* WITH

메트로니다졸(Metronidazole) 500 mg q8h**

* 겐타마이신 투여 간격 q24h with GFR > 60 mL/min
** 임상적으로 안전하다고 판단되면 경구로 변경

이차 선택

메로페넴(Meropenem) 1 g IV q8h OR
반코마이신(Vancomycin) 1 g IV q12h + 시프로플록사신(ciprofloxacin) 400 mg q12h IV + 메트로니다졸(metronidazole) 500 mg q8h IV****
FOR BOTH OPTIONS CONSIDER
겐타마이신(Gentamicin) 5 mg/kg IV (max 500 mg) 일회

지역사회획득 폐렴
추정병원체:

폐렴사슬알균	폐렴막대균	폐렴레지오넬라	폐렴클라미디아
(*Streptococcus pneumoniae*)	(*Klebsiella pneumoniae*)	(*Legionella pneumophila*)	(*Chlamydophila pneumoniae*)

다른 병원체:

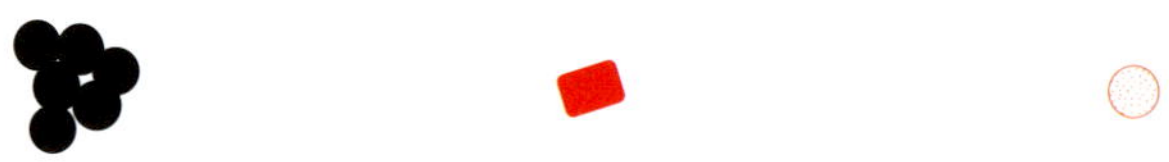

황색포도알균	인플루엔자균	폐렴 미코플라스마
(*Staphylococcus aureus*)	(*Haemophilus influenzae*)	(*Mycoplasma pneumoniae*)

인플루엔자 바이러스(계절적으로 활동성)
인플루엔자 A와 B

그림 4-20 **교육정보목적만을 위한 항감염치료제 지침의 한 예**
병원마다 다르므로 각 병원에서 사용하는 문서에 대해 잘 알아두는 것이 중요하다. 지역사회획득과 병원획득 폐렴과는 별개로 치료과정 기간은 임상검체에서 분리되는 미생물, 예를 들어 세균성 수막염에 따라 달라진다.

(계속)

항생제(흡인이 관련되면, 메트로니다졸[경구 또는 정맥주사] 추가)

일차 선택	이차 선택(예 페니실린 알레르기)
낮은 중증도(CURB-65: 0-1) 아목시실린(Amoxicillin) 500 mg q8h PO 7일	독시사이클린(Doxycycline) 100 mg q12h PO 7일
중간 중증도(CURB-65: 2) 아목시실린(Amoxicillin) 500 mg q8h PO 7일 클라리스로마이신(Clarithromycin) 500 mg q12h PO 7일	레보플록사신(Levofloxacin) 500 mg q24h PO 7일
높은 중증도(CURB-65 3-5) 코아목시클라브(Co-amoxiclav) 1.2g q8h IV* 7~10일 클라리스로마이신(Clarithromycin) 500 mg q12h IV* 7~10일 * Change to oral when clinically safe to do so	레보플록사신(Levofloxacin) 500 mg q12h IV* 7~10일 클라리트로마이신(Clarithromycin) 500 mg q12h IV* 7~10일

항바이러스제(인플루엔자 바이러스)
오셀타미버(Oseltamivir) 75 mg q12h PO 5일

병원 획득 폐렴
추정병원체:

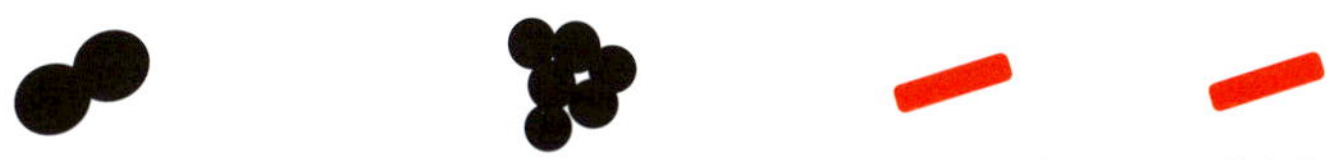

폐렴사슬알균 *(Streptococcus pneumoniae)* 황색포도알균 *(Staphylococcus aureus)* 엔테로박터 *(Enterobacter)* 크렙시엘라 *(Klebsiella)*

다른 병원체:
미생물 검사결과를 검토하는 것이 중요하다(NB: MRSA와 ESBL 상태).

항생제

일차 선택	이차 선택(예 페니실린 알레르기)
코아목시클라브(Co-amoxiclav) 1.2 g q8h IV/625 mg q8h PO 5일	레보플록사신(Levofloxacin) 500 mg q12h IV/PO 5일

수막염
추정병원체:

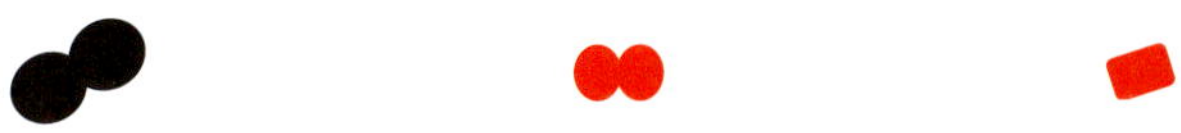

폐렴사슬알균 *(Streptococcus pneumoniae)* 수막염균 *(Neisseria meningitidis)* (인플루엔자균) *(Haemophilus influenzae)*

환자가 면역억제 되었는가?(리스테리아 모노시토게네스는 세팔로스포린계에 저항성이 있다)

리스테리아 모노시토게네스 *(Listeria monocytogenes)*

그림 4-20 교육정보목적만을 위한 항감염치료제 지침의 한 예

(계속)

항생제

일차 선택

세프트리악손(Ceftriaxone) 2 g q12h IV 10일

이차 선택(예 페니실린 알레르기; 아나필락시스 아닌 경우: 메로페넴)

메로페넴(Meropenem) 2 g q8h IV 10일

클로람페니콜(Chloramphenicol) 1 g q6h IV 10일

WITH (리스테리아에 대해 필요하면 2~3주 치료):

아목시실린(Amoxicillin) 2 g q4h IV

바이러스성 뇌염이 가능한 증거가 있으면 HSV와 VZV 고려함:
아시클로버(Aciclovir) 10 mg/kg q8h, 뇌척수액 PCR 결과를 검토함

복부감염(지역사회)

일반적인 감염-장내 미생물을 고려함

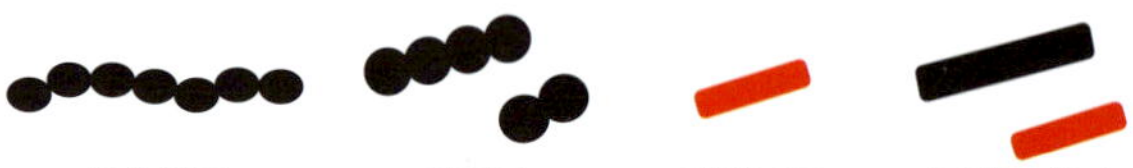

사슬알균 (Streptococci) | 장알균 (enterococci) | 대장균군 ('coliforms') | 무산소성균 (anaerobes)

일차 선택

코아목시클라브(Co-amoxiclav) 1.2 g q8h IV 7일

이차 선택(예 페니실린 알레르기, 아나필락시스 아님)

에르타페넴(Ertapenem) 1 g q24h IV for 7일

급성 쓸개염/쓸개관염

일차 선택

코아목시클라브(Co-amoxiclav) 1.2 g q8h IV 7일

피페라실린/타조박탐(Piperacillin/tazobactam) 4.5 g q8h IV 7일

이차 선택(예 페니실린 알레르기, 아나필락시스 아님)

메로페넴(Meropenem) 1 g q8h IV 7일

지역사회에서 입원한 설사환자

현재/최근 항생제 사용과 관계가 없는 설사환자에서 고려할 병원체:

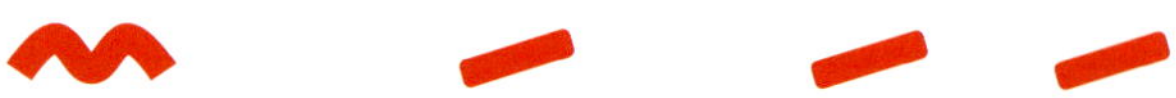

캄필로박터 (*Campylobacter* spp.) | 대장균 O157 (*Escherichia coli* O157) | 살모넬라 (*Salmonella*) | 시겔라 (*Shigella*)

'지역사회' 설사에 대해 경험적 항생제 처방은 인정되지 않는다. 혈성 설사/대장균 O157에 의한 용혈성 요독증후군에서는 항생제 투여가 금기 사항이다. 대부분의 설사는 항생제 투여가 필요하지 않고 호전된다.

캄필로박터에 의한 지속 설사:
클라리스로마이신(Clarithromycin) 500 mg q12h PO 5일

비장티푸스성 살모넬라나 시겔라에 의한 지속적 설사:
아지스로마이신(Azithromycin) 500 mg q24h PO 5일

클로스트리디움 디피실레 독소 양성 설사 환자

경증:
브리스톨 대변검사표상 5~7로서 하루 4회 이하, 백혈구수 정상, 크레아티닌 변화 없음
설사제 확인, 가능하면 항생제 중지하고 추가 치료 없이 호전되는지 관찰
메트로니다졸(Metronidazole) 400 mg q8h PO 14일 또는 **피닥소마이신(Fidaxomycin) 200 mg q12h** 10일

그림 4-20 교육정보목적만을 위한 항감염치료제 지침의 한 예

(계속)

중등도:
브리스톨 대변검사표상 5~7로서 하루 3~5회 대변, 백혈구수 <15 x 10^9/L:
메트로니다졸(Metronidazole) 400 mg q8h PO 14일 또는 피닥소마이신(Fidaxomycin) 200 mg q12h 10일

중증:
브리스톨 대변검사표상 5~7로서 하루 5회 이상, 백혈구>15 x 10^9/L, 크레아티닌이 최근 기저값의 50% 이상
반코마이신(Vancomycin) 125 mg q6h PO 14일 또는 피닥소마이신(Fidaxomycin) 200 mg q12h 10일

요로감염

장기간 삽입관을 사용하는 환자에서 세균뇨(또는 캔디다뇨)가 발생할 수 있다. 전신적인 증상이 있는 경우에만 치료를 고려한다;
CSU (혈액배양과 함께) 를 채취하였는가?

추정병원체:

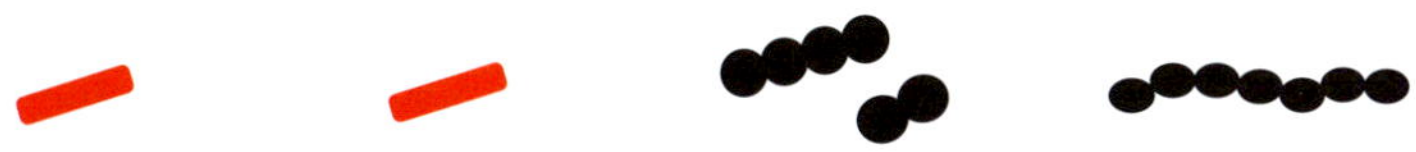

대장균 (*Escherichia coli*) | 크렙시엘라균 (*Klebsiella* spp.) | 장알균 (*Enterococcus* spp.) | B군 사슬알균 (group B streptococcus)

방광염(하부 요로 감염)

일차 선택

트리메토프림(Trimethoprim) 200 mg q12h (3일 여성, 7일 남성)

이차 선택

니트로푸란토인(Nitrofurantoin) 100 mg q12h (3일 여성, 7일 남성)
GFR이 45 미만이면 콩팥 배설이 상당히 감소한다; 대체 항생제를 사용한다.

신우신염

일차 선택

코아목시클라브(Co-amoxiclav) 1.2 g q8h IV 7일*/**

이차 선택(예 페니실린 알레르기, 아나필락시스 아닌 경우[에르타페넴])

에르타페넴(Ertapenem) 1 g q12h IV 7일**
시프로플록사신(Ciprofloxacin) 500 mg q12h PO 7일**

*임상적으로 안전하면 경구로 변경
**겐타마이신 5 mg/kg, 최대 500 mg의 일회용법도 고려해야 함

연조직염과 상처감염

추정 병원체(피부와 연부조직 감염에 대해 항상 환자의 MRSA 상태 검토)

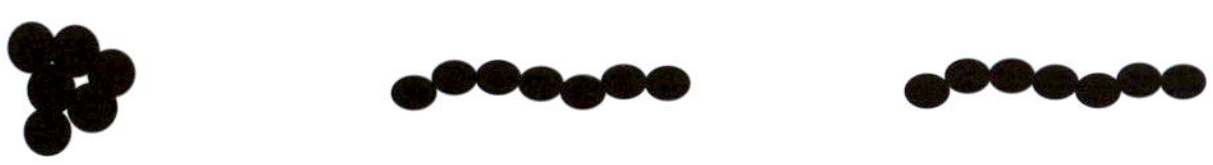

황색포도알균 (*Staphylococcus aureus*) | A군 사슬알균 (group A streptococcus) | C/G군 사슬알균 (group C/G streptococcus)

일차 선택

경증(전신질환 없음, 표재성 피부만)
플루클록사신(Flucloxacillin) 1 g q6h PO 7일

중등도(전신질환 없음, 심부조직이 침범되나 림프관염은 없음)
플루클록사신(Flucloxacillin) 2 g q6h IV 7일

중증(전신질환, 심부조직 침범, 림프관염 동반)
플루클록사신(Flucloxacillin) 2 g q6h IV 7일
클린다마이신(Clindamycin) 600 mg q6h IV* 7일

*임상적으로 안전하면 경구로 변경

이차 선택

독시사이클린(Doxycycline) 100 mg q12h 7일

클린다마이신(Clindamycin) 600 mg q6h IV* 7일

클린다마이신(Clindamycin) 600 mg q6h IV* 7일
반코마이신(Vancomycin) 1 g q12h IV 7일

그림 4-20 교육정보목적만을 위한 항감염치료제 지침의 한 예

신중한 항생제 처방

항생제 처방은 감염을 인지하고 그 감염원이 무엇인지 어떤 미생물이 관여하고 검체 채취 후에 어떤 항생제를 주어야 하는가 등에 중점을 두어야 한다. 광범위 항생제는 초기에 주어지나 항생제 저항 세균의 선택을 줄이고, 특히 장세균총에 작용하여 일으키는 동반 손상 등 부작용을 최소화하여야 하므로 적절할 때 좁은 범위의 항생제로 변경하여야 한다.

주기적인 고찰과 함께 명확한 항생제 처방이 필요하고 **그림 4-21**에 주요한 단계의 개요를 표시하였다. 항생제 처방의 여러 중요한 요점을 **그림 4-22**에 보여준다(이 처방은 항생제에 알레르기가 없는 환자와 관련이 있다).

a. 이 여성 환자는 방광염으로 진단받았고 3일간 치료가 적절하다. 최근 중간뇨(midstream urine, MSU)에서 ESBL 생산 대장균이 증식한 점에 주의해야 한다. 미생물 진단을 확인하기 위해 첫 번째 항생제 투여 전에 반복하여 MSU를 채취한다. 이 환자의 GFR은 65 mL/분이다(GFR이 45 mL/분 아래로 떨어질 때 니트로푸란토인의 콩팥배설이 상당 수준 감소하므로 교체 항생제를 사용해야 한다).

b. 이 환자는 병원획득폐렴(hospital-acquired pneumonia, HAP)으로 진단되었고 경구 코아목시클라브가 환자를 새벽 5시에 진료한 당직의사에 의해 적절하다고 생각됐다. 가래검체 결과를 2일까지 검토해야 한다. 가능한 병원체가 아목시실린에 감수성이 있다면 코아목시클라브는 좁은 범위 항생제로 변경할 수 있다.

c. 이 환자는 만성 정맥 발궤양부위 연조직염으로 입원하였으며 정맥 플루클록사실린이 적절하다고 생각된다. 입원담당의사가 2일 후 미생물검사결과를 검토하는 것이 필요하다고 문서작성하였다.

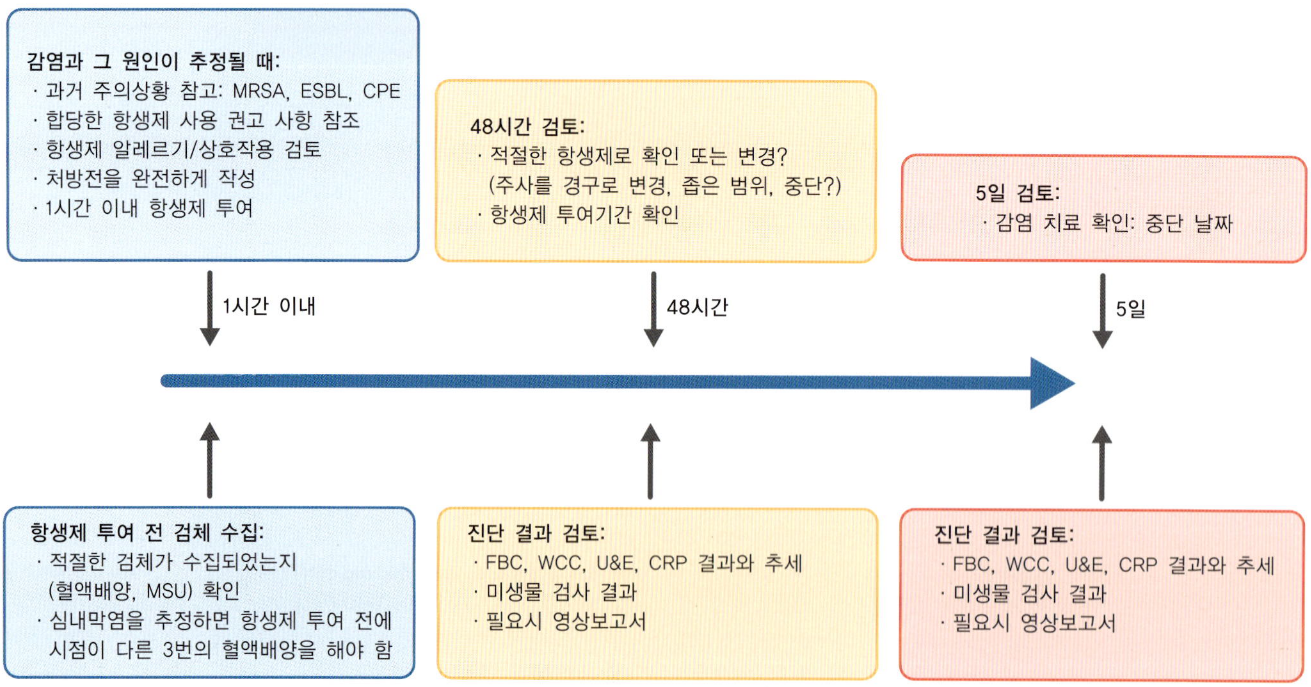

그림 4-21 항생제 처방을 검토할 때 각 단계에서 짚어봐야 할 사항

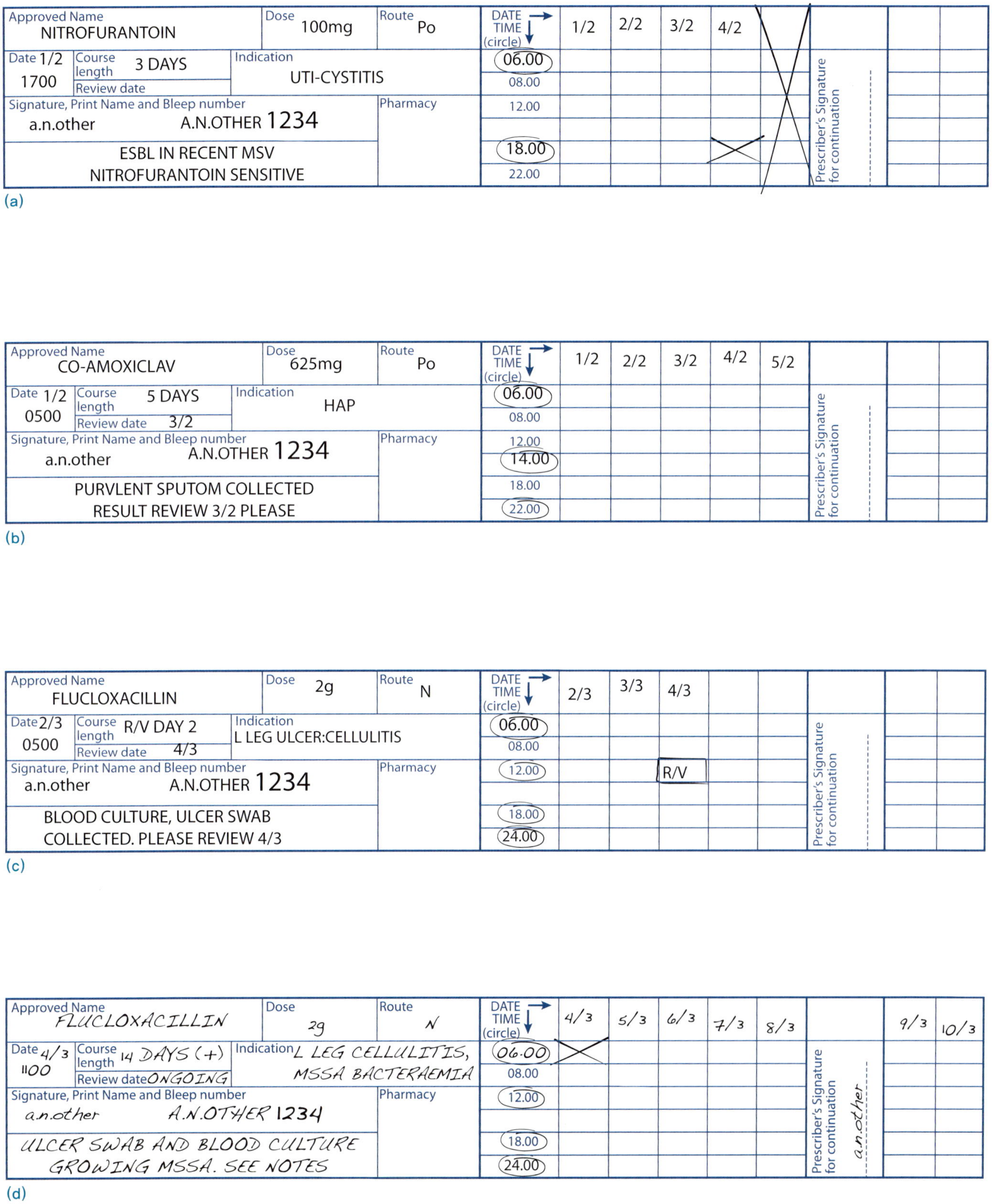

그림 4-22 본문에 기술된 수기 의무기록에서 항생제 처방을 보여주는 네 가지 예 (a-d)

d. (c)에 소개한 환자와 관련하여 3월 3일 저녁때 미생물전문가가 입원 시 시행한 혈액배양에서 그람양성알균이 무리를 지어 증식하고 있는 것을 알려주었다. 환자는 플루클록사실린 치료로 호전되고 있다. 미생물 전문가는 미생물이 확인될 때까지 이 정맥주사요법을 계속하는 것을 권장하였다. 미생물이 3월 4일 아침에 MSSA로 확인되었다. 처방 (c)는 지우고 다시 기록하였다(d). 적어도 2주간 정맥주사 항생제가 필요하고, 처방에 계속 표시 칸에 사인하였다(7장 참조).

좋은 임상적 판단에 의하면 항생제는 적절할 때 경구로 주어야 한다. 이것은 병의 중증도, 관여된 세균, 항생제 감수성 프로파일, 감염 부위와 환자가 삼켜서 약물을 흡수할 수 있는가에 따라 결정된다. 임상적으로 적절할 때 정맥주사를 경구투여로 변경하는 것이 다음과 같은 이유로 중요하다:

- 삽입관련 정맥염, 연조직염과 세균혈증의 위험성을 감소시킨다.
- 불편함을 감소시키고 활동성을 높이고 병원에서 조기 퇴원을 원활히 할 수 있다.
- 의료와 간호 시간을 절약할 수 있다.
- 치료비용을 줄일 수 있다.

예방적 항생제

수술 후 수술부위 감염(surgical site infections, SSI)은 사망을 일으켜 병원 체류 기간과 비용을 증가시킨다. 이런 감염의 위험을 증가시키는 데는 여러 인자가 있어서 이를 파악하는 것이 중요하다.

- 고령(>65세)
- 영양실조
- 비만(이상적인 체중보다 >20%)
- 당뇨
- 흡연
- 면역억제(스테로이드 또는 다른 면역억제 약물)
- 악성종양
- 오래 지속된 수술 전 처치
- 수술부위의 이물질
- 수술도관
- 봉합불량, 조직 손상과 허혈을 포함한 수술기법
- 수술 기간과 수술 전 피부처치의 표준성
- 수술소요시간
- 오염된 처치과정과 무균과정의 분리('깨끗한 것에서 오염된 것으로' 기구의 한 방향 이동)
- 부적절한 기구 멸균
- 수술실 환기

이런 위험은 다음과 관련이 있다:

- 환자의 다른 부위의 동반 감염
- 세균 집락화(예 황색포도알균의 콧구멍 집락화)
- 항생제 예방적 사용의 효과성

항생제 예방적 사용의 역할

수술 후 감염 기회를 줄이기 위해 항생제를 수술 중 사용하고 항생제가 수술 동안 적절한 수준으로 존재하면 유입된 세균이 생존하기 어렵다. 단일 용량으로 투여된 세팔로스포린계 세푸록심과 같은 항생제가 수술시간과 관련하여 감염을 차단하는 것을 **그림 4-23**에 나타내었다. 두 가지 중요한 점을 보여준다. 항생제 수준은 수술 동안 높게 유지되어야 하고 수술 후 항생제의 반복투여는 가치가 감소한다. 만약 수술시간이 길어지면, 4시간 이상 등 추가 용량을 투여할 수 있지만, 예방적 투여는 12시간을 넘지 말아야 한다. 몇 일 동안 예방적 투여를 지속하는 것은 좋은 임상적용이 아니며, 저항성 세균과 효모를 추가로 선택하는 것에 불과하다. 장내 균무리에 동반되는 손상을 고려해야 한다.

외과적 처치과정의 오염 분류

모든 병원이 각 외과 전문과에 대해 항생제 예방적 투여에 대한 지침서가 있다. 이 지침을 잘 알아두는 것이 중요하다. 일반적인 예방적 투여에 대해 외과적 처치과정은 다음과 같이 분류한다. 이 정의는 피부가 절개되어 해당 해부학적 구조물에 접근하는 곳에 감염 위험성을 넓은 의미로 사용한다.

깨끗한 수술

염증을 만나지 않는 여건으로서 호흡기, 장관계 또는 생식비뇨기는 포함되지 않는 경우로서 보통 예방적 항생제가 필요하지 않다. 예외적인 경우는 이 경로를 통해 이물질이 삽입되어 있을 때이다. 삽입 가능 심장전기기구(implantable cardiac electronic devices, ICED), 인공심장판막, 인공관절, 유방수술 시 삽입에 사용하는 것과 같은 다른 경우가 여기에 해당한다.

깨끗하지만 오염된 수술

호흡기, 장관계 또는 생식비뇨기가 포함되나 상당한 누출이 없는 경우이다. 이런 수술은 예방적 항생제가 필요하다.

오염된(contaminated) 수술

(고름이 없는) 급성 염증이 있을 때 또는 상처에 오염이 보이는 경우가 포함된다. 예로서 수술 중 명확한 창자 누출, 4시간 내에 수술한 복합골절 또는 개방된 부상을 들 수 있다. 이런 수술은 예방적 항생제가 필요하다.

오염된(dirty) 수술

고름이 있거나 이전에 구멍 난 창자, 4시간이 지난 복합골절 또는 개방된 부상을 포함한다. 이런 수술은 예방적 항생제가 필요하다.

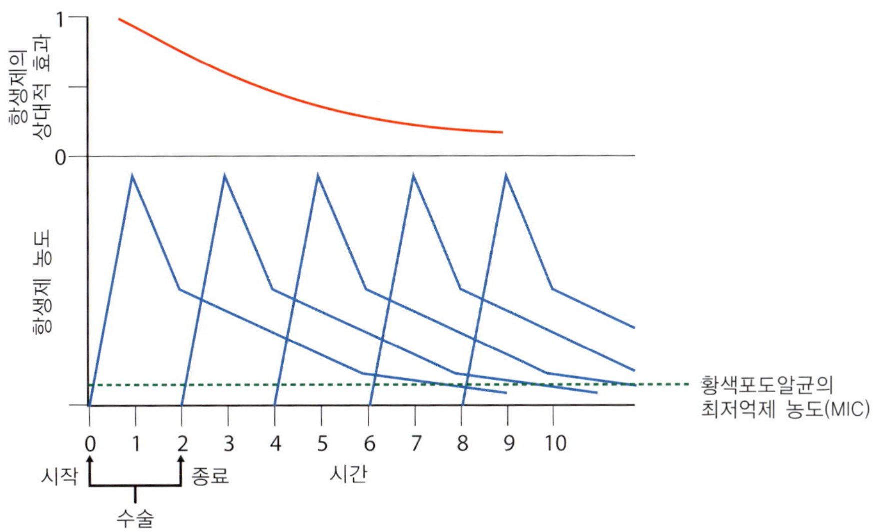

그림 4-23 합병증 없이 수술 시 항생제를 한 번 투약하기보다 수술 후에 늦게 투약하면 효과는 점차적으로 감소한다.

어떤 예방적 항생제가 사용되는가?

일반적으로 사용되는 항생제는 해당 부위에 감염을 치료하는 데 사용되는 것과 비슷하다. 예로서 큰창자를 포함하는 복부수술의 경우 코아목시클라브와 같은 항생제가 사용될 수 있는데, 이 항생제는 일반적 장균무리를 관리하는 데 필요하고 표재성 상처 감염에 흔한 MSSA에 좋은 효과를 나타내기 때문이다.

ICED와 같은 삽입물에 감염을 유발하는 가장 흔한 미생물은 그람양성(피부) 세균이다. 여기에는 황색포도알균과 응고효소 음성 포도알균이 포함된다. 이런 처치에 글리코펩티드 테이코플라닌이 종종 권장된다.

MRSA 보균은 SSI에 대한 위험인자이다. MRSA 보균하고 있는 것으로 알려진 환자는 수술하기 위해 입원하기 전에 제거치료를 거쳐야 한다. 뮤피로신을 콧구멍에 하루 세 번 처치하고 클로르헥시딘 바디워시로 매일 씻는 것을 총 5일간 시행한다. 예방적 항생제가 필요한 곳에 MRSA를 치료할 수 있는 것을 포함해야 하는데 테이코플라닌이 적합하다.

페니실린계에 대한 알레르기

환자들이 하나나 그 이상의 항생제에 알레르기를 보고하면 치료할 수 있는 항생제가 상당히 제한된다. 페니실린계에 대한 알레르기가 가장 빈번하게 주목된다. 이 알레르기를 확인하는데 모든 시도를 해야 하고 베타락탐을 사용할 수 있을지를 확인해야 한다. 베타락탐을 사용하는 이유는 가능한 한 정확한 용량과 횟수로 투여하면 급속히 세균살균을 하기 때문이다. 페니실린 그룹 내 항생제가 사슬알균(페니실린), 베타락탐가수분해효소 음성 '대장균군'과 헤모필루스(아목시실린), 베타락탐가수분해효소 생산 TEM1, SHV1 '대장균군'과 MSSA (코아목시클라브)에 등급 범위의 활성을 보인다. 페니실린/타조박탐은 녹농균에 활성이 있으며, 코아목시클라브와 같이 무산소성균에 활성이 있다(3장, **그림 3-9** 참조). 플루클록사실린은 MSSA에 의한 감염을 치료하는 데 핵심이고 고름사슬알균을 포함한 사슬알균에 상당한 활성이 있다.

입원환자의 적어도 10%에서 페니실린에 대한 알레르기가 보고되며, 소아에서 페니실린 치료 중에 나타나는 발진의 결과로서 자주 나타난다. 페니실린 알레르기 경험이 있는 환자의 95%까지 추가 검사에서 음성으로 나오는 것도 알고 있어야 한다. 이것은 감염 자체도 발진을 유발할 수 있는 점을 인식할 때 페니실린 알레르기는 잠재적으로 일반인 99%에서 배제할 수 있다.

환자가 페니실린 알레르기로 표시되어 있을 때 흔한 결과는 대체 항생제로 반코마이신과 함께 광범위 퀴놀론계를 포함하여 사용한다. 반코마이신은 혈청수준을 모니터링해야 한다. 불필요한 부작용, 적절하지 못한 수준의 치료로 저항성 세균의 선택증식, 항생제연관 설사(AAD)가 생길 수 있다. 중요한 단계는 어느 환자가 알레르기가 있는지 확인하고 어떤 베타락탐 항생제가 안전하게 사용할 수 있는지 결정하는 것이다.

페니실린에 대한 면역반응의 본태

페니실린자체는 항원성이 없고 면역반응이 일어나도록 시발시키지 않는다. 그러나 벤질페니실로일과 같은 페니실린의 분해산물은 사람 단백질에 공유결합으로 부착한다. 이렇게 되면 페니실로일 잔기는 항원결정기 또는 합텐으로 변환되고 이것에 특이성이 있는 항체가 생산될 수 있다(**그림 4-24**). 페니실린과 연관된 제제에 이어서 노출되면 면역학적

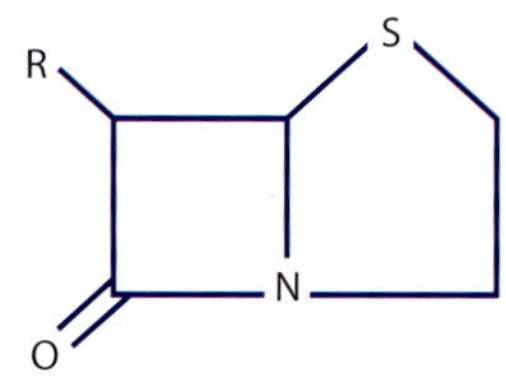

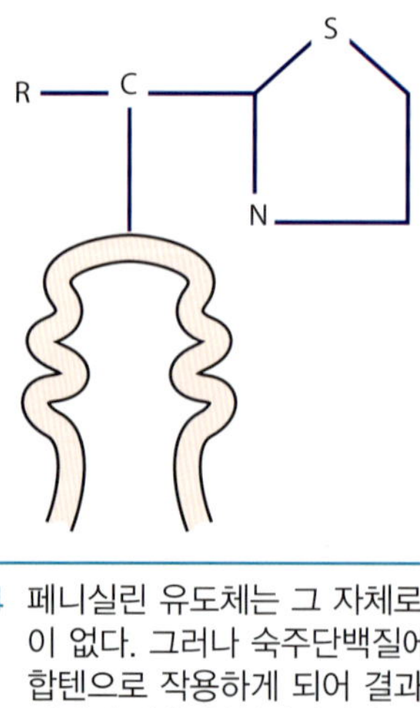

그림 4-24 페니실린 유도체는 그 자체로는 항원성이 없다. 그러나 숙주단백질에 부착하면 합텐으로 작용하게 되어 결과적으로 항생제에 대한 항원결정기가 만들어진다.

으로 매개되는 반응이 생길 수 있다.

고려해야 할 약물반응 종류

즉시형 IgE 매개 약물반응

이것은 보통 약물투여 1시간 내에 생기며, 비만세포와 호산구 표면에 부착한 이미 형성된 특이 IgE에 항생제항원이 반응한 결과이다. 이로 인해 히스타민, 단백질분해효소, 프로스타글란딘, 류코트리엔, 혈소판활성화인자 등을 방출한다. 임상적으로 다음과 같은 것이 나타난다:

- 두드러기 발진
- 혈관부종(얼굴, 손, 발 등에 부종)
- 비염
- 기관지수축
- 아나필락시스
- 혀와 목의 부종
- 삼키기, 숨쉬기 어려움
- 쉰 목소리, 기침, 재채기
- 저혈압

즉시형이 아닌 약물반응

이 IgG 매개 반응은 약물투여 후 1시간에서 7시간 사이에 나타나며 두 그룹으로 나뉜다:

가속형은 1~72시간에 나타남

지연형은 72시간 후에 나타남

이 약물이 다른 기관에도 관계될 수 있지만 피부 반응이 주로 나타난다.

- 두드러기 발진(주로 가속된 반응과 연관)
- 반구진 발진
- 물집 병변
- 고름 물집
- (스티븐스 존슨 증후군)
- (독성표피괴사용해)

약물반응으로 표지된 반구진 또는 두드러기 반응의 상당한 부분은 의심되는 약물이 어떤 기여도 하지 않고 그 부분의 감염에 따른 2차 반응일 수 있다는 점에 주목해야 한다.

비즉시형 알레르기반응에서 베타락탐계 간 교차반응

베타락탐계 간 교차반응의 핵심은 R1 측쇄의 구조로서 페니실로일 합텐의 항원결정기로의 작용이다. 그림 4-25는 아목시

아목시실린
(Amoxicillin)

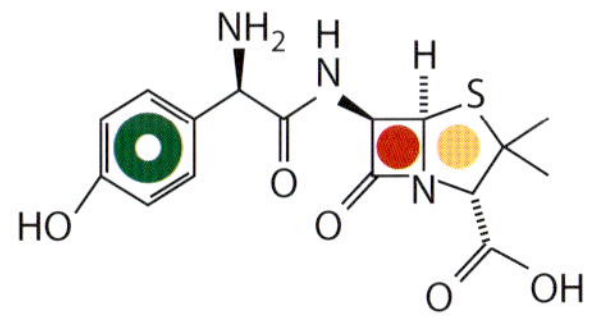

세팔렉신; 1세대
(Cephalexin; 1st)

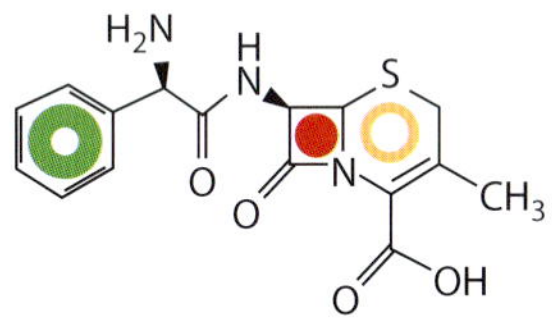

세팔로틴; 1세대
(Cephalothin; 1st)

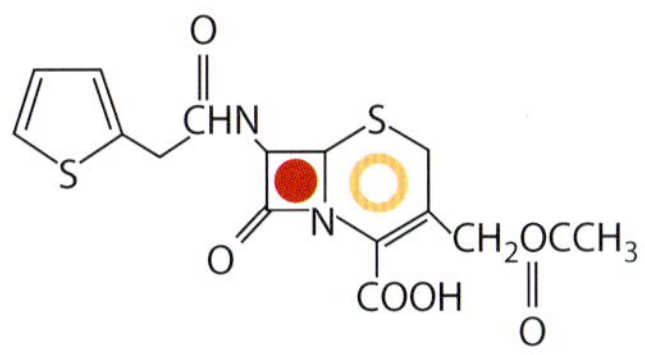

세푸록심; 2세대
(Cefuroxime; 2nd)

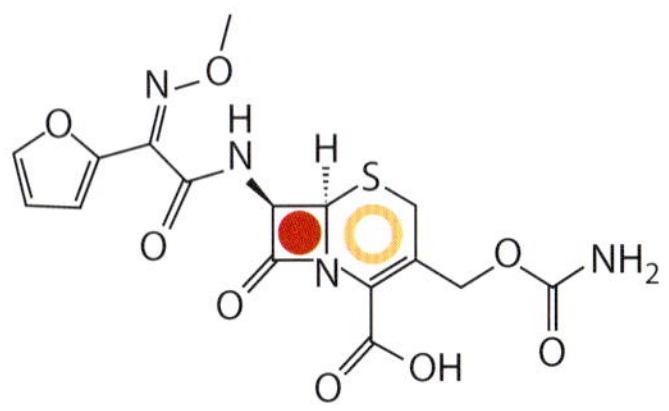

세포탁심; 3세대
(Cefotaxime; 3rd)

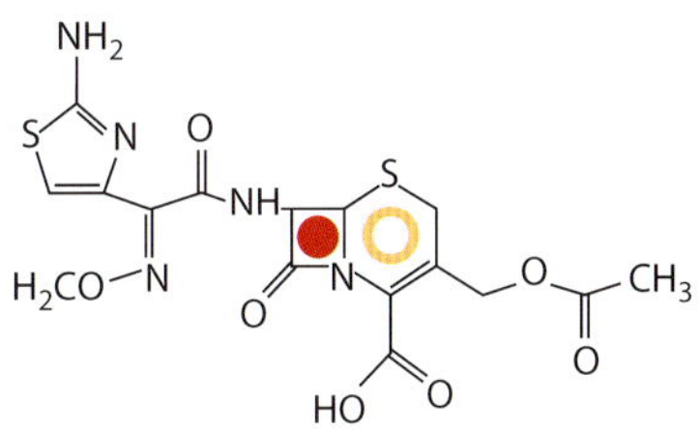

메로페넴
(Meropenem)

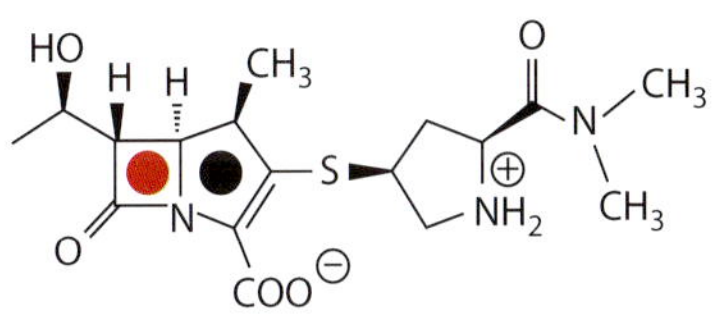

그림 4-25 베타락탐 종류들의 구조. 아목시실린과 세팔렉신의 R1 측쇄는 매우 유사하지만 제시한 다른 것들과는 공유하지 않는다(그림 4-4 참조).

실린, 1, 2, 3세대 세팔로스포린계의 대표적 항생제, 카바페넴계 메로페넴의 구조를 보여주고 있다. 아목시실린과 세팔렉신은 핵심적으로 같은 R1 측쇄를 갖고 있어서 아목시실린에 알레르기가 있는 환자에서 세팔렉신에 교차반응이 나타날 수 있다. 다른 세팔로스포린계에 대해 R1 측쇄가 다르다. 이런 구조에 대한 정보는 페니실린에 알레르기 병력이 있는 환자에게 베타락탐 사용을 평가할 때 이용하여야 한다.

병력 획득

환자에게 페니실린과 다른 베타락탐 항생제를 무조건 사용하지 못하게 하지 않기 위하여 알레르기 반응 환경의 자세한 병력을 수집하고 그것을 충분히 문서화하는 것이 중요하다. 다음에 너무 많은 질문이 나열되어 있는 것으로 보이나 사건을 기억하고 문서화해서 믿을만한 정보를 제공할 수 있으므로 어른이 되어서 반응을 보이는 환자에서 특히 중요하다. 얻어야 할 정보는 다음과 같다:

- 관련된 제제의 명칭
- 반응이 발생한 (대략적인) 날짜
- 투여 후 반응이 나타난 시간 형태
- 경험한 증상(무엇, 체내 어디, 지속 시간)
- 피부병변 기술:
  - 두드러기(창백한 발적, 가려운 구진)
  - 반구진(작은 변색 점과 멈프스, 빈번한 홍반)
  - 물집
- 점막에서 병발, 비염, 기관지수축
- 다른 제제의 공시 투약
- 다른 약물 알레르기와 반응 병력
- 알레르기 반응이 나타났을 때 같이 발생한 세균 또는 바이러스 감염
- 관련된 제제에 알려진 노출이 없는 반응의 병력

특히 감염 응급(감염원을 모르는 패혈증) 상황이나 과거 베타락탐 처방 후 '허탈' 병력이 있는 등 의심이 있으면 초기에 겐타마이신 또는 시프로플록사신과 메트로니다졸과 함께 글리코펩티드나 답토마이신을 투여하는 것이 이성적이다. 이것은 광범위 항생제 조합으로 베타락탐 항생제를 사용할 수 있을 것에 대한 검토를 할 수 있는 충분한 시간을 벌어줄 수 있다.

백신

감염에 대한 면역은 수동 또는 능동으로 분류할 수 있다.

능동면역

여러 가지 백신 개요를 그림 4-26에 나타내었다. 백신은 생백신, 사백신, 톡소이드와 결합백신으로 그룹지을 수 있다. 생바이러스백신은 세포배양에서 바이러스를 여러 번 계대배양하여 얻는다. 이 과정에서 바이러스의 병독성은 약화시키나 그의 항원특성은 유지된다. 생백신을 접종하면 바이러스가 적은 수준으로 증식하고 효과적인 면역반응이 형성된다. 면역결손 개인에게는 전파된 감염의 위험성 때문에 약독화 바이러스 백신을 접종하지 않고, 임산부에게도 생백신접종은 금기사항이다.

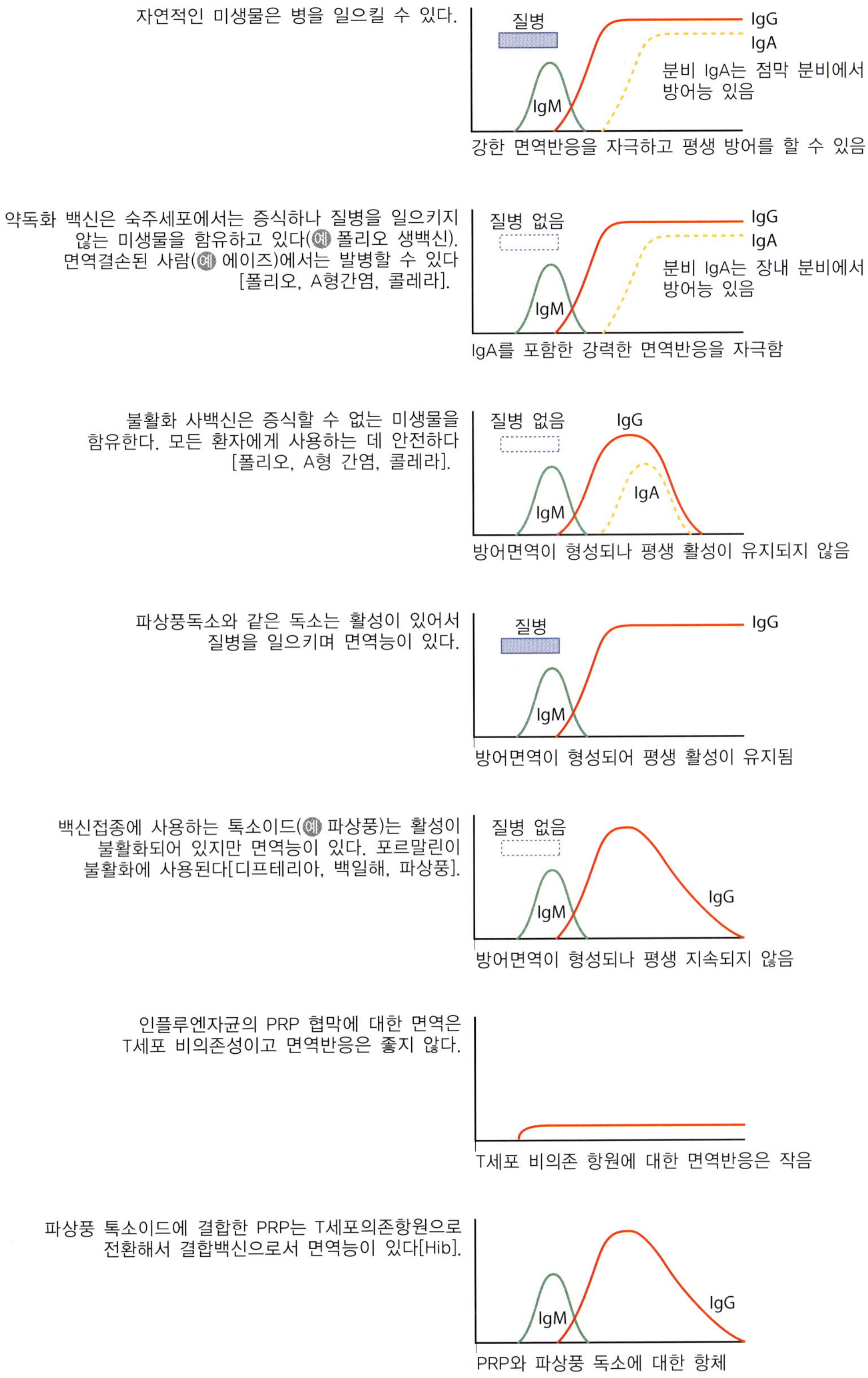

그림 4-26 **백신의 원칙** 약독화 생백신은 면역결손환자에 접종하지 말아야 한다.

사백신의 경우 미생물은 포르말린과 같은 화학물질로 불활성화되지만 항원성은 유지된다. 미생물이 증식하지 않아서 접종 부위로 유입되는 세포의 수는 더 적다. 면역기억은 생백신에 의해 항체가 형성되어 수년에 걸쳐 감소할 수 있는 것에 비하여 뚜렷하지 않다. 톡소이드는 불활성화되었지만 면역원성은 유지된 세균독소이다.

결합백신은 항원이 운반체 분자에 연결된 것이다. 13가 폐렴알균백신(PCV)이 예로서 폐렴사슬알균의 흔한 혈청형 중 13가지를 디프테리아 독소에 결합한 것이다. 이 형태에서 비교적 면역원성이 작은 협막다당체가 T 세포의존 항원으로 되어 항원성을 향상시킨다. 23가 폐렴알균항원은 다당체준비물로서 매 5년마다 재접종한다.

2018년도 한국에서 시행되고 있는 표준예방접종일정표를 **그림 4-27**에 보여주고 있다. 이 일정표는 주기적으로 갱신되므로 항상 최신 것을 사용하도록 한다.

수동면역

모체 IgG 항체는 정상 임신의 후기에 태반을 통과해서 전달되어 수개월 동안 광범위한 감염에 대해 아이를 보호한다. 수동면역은 고-면역글로불린(IG)을 이용하여 주어질 수 있다. 비록 그 효과가 짧지만 HBV나 VZV에 노출된 감수성 있는 개인에게 B형 간염 면역글로불린(HBIG)와 VZV 면역글로불린(VZIG)을 투여하여 방어하게 할 수 있다. 임산부, 신생아, 면역결손환자 등 심각한 수두 감염위험에 있는 면역능이 없는 개인에게 VZIG를 투여할 수 있다.

위험군 환자의 백신

다음의 위험군에 있는 개인은 특이 백신접종이 필요하다:

- 만성 질병 상태(호흡기, 심장, 콩팥, 간):
  - 인플루엔자백신
  - PPV
- 면역억제:
  - 인플루엔자백신
  - PPV
- 지라의 결손 또는 기능장애:
  - Hib 백신
  - 인플루엔자백신
  - 수막염알균 C 백신, 그 후 1개월 후 A, C W135, Y
  - PPV
- 혈액투석:
  - HBV 백신
- 혈우병:
  - HAV 백신
  - HBV 백신
- 주사약물 사용자:
  - HAV 백신
  - HBV 백신
- 동성남자(MSM):
  - HAV 백신
  - HBV 백신

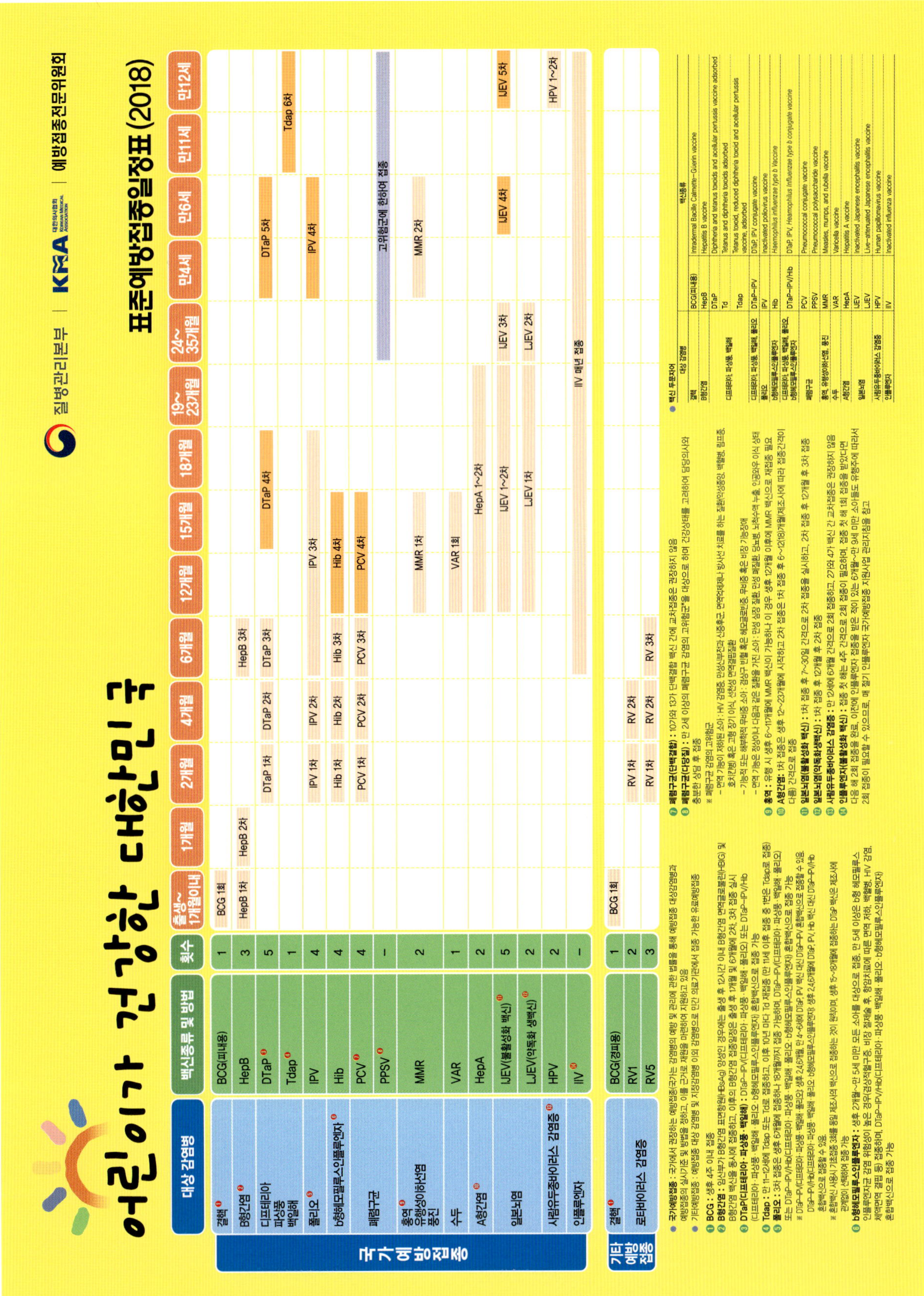

그림 4-27 2018년도 한국에서의 표준예방접종일정표

The Microbiology Laboratory

5 미생물학 실험실

서론

미생물학과는 병원과 지역사회의 사용자에게 임상과 실험실 서비스를 하고 또한 병원감염관리팀(ICT)의 통합부분이기도 하다. 적시에 검체를 처리하고 여러 가지 검사를 통해 원인체를 동정하여 해석을 포함한 보고서를 발부해서 환자처치에 이용하도록 한다. 세균과 효모의 경우 적절한 항생제 감수성검사를 한다. 간략한 임상소견을 요청서에 포함하여야 하는데 이런 정보는 전반적인 진단과정에 핵심부분이기 때문이다. 또한 직원에게 위해를 가할 수 있는 병원체의 위험성(여행력, 가능한 장열, 장티푸스균/파라티푸스균)을 알려주기도 해서 검체를 적절한 오염관리방에서 처리하게 한다. 미생물과 검사의 범위에 대한 내용을 **표 5-1**과 **표 5-2**에 정리하였다.

실험실

실험실은 진단검사를 하기 위해 국가 표준에 부합하여야 하고 인증받아야 한다. 안전성에 대해서 위험병원체 자문위원회의 지침에 따른다. 의학적으로 중요한 병원체를 세 그룹으로 나눈다.

- 2군: 사람에게 병을 일으킬 수 있고 종사자들에게 위험할 수 있다; 지역사회에 전파되지 않고 효과적인 예방이나 치료법이 있다.
- 3군: 사람에게 심한 병을 일으킬 수 있고 종사자들에게 심각한 위험이 될 수 있다; 지역사회로 전파될 수 있으나 효과적인 예방이나 치료법이 있다.
- 4군: 사람에게 심한 병을 일으킬 수 있고 종사자들에게 심각한 위험이 될 수 있다; 지역사회로 전파될 수 있고 효과적인 예방이나 치료법이 없다.

이 그룹에 속하는 병원체의 예를 **표 5-3**에 나타내었다. 이 분류는 임상진료의 상황과도 관련이 있고, 경고발령을 내리는 감염관리와도 관계가 있다.

에볼라 바이러스와 같은 출혈열바이러스는 의심되는 환자가 입원했을 때 임상 처치와 감염 관리에 주의해야 한다. 영국(Royal Free Hospital, 런던)에는 확진된 이런 부류의 환자를 진료하는 최대격리의료시설이 하나 있다. 그러나 첫 진료는 처음 입원하는 병원에서 행해지므로 안전하게 수행할 수 있도록 지침이 있어야 한다. NHS 실험실은 이런 환자를 처음 진료하는데 필요한 검사를 수행할 수 있어야 한다. 검사 종류로는 혈액검사(총혈액수[FBC], 소변과 전해질[U+E], 응고검사), 말라리아 진단을 위한 현미경검사와 항원검사 등이 있다. 혈액배양, 소변과 대변 검체가 병원 미생물검사실에서 처리되어야 한다. 또한 검체는 안전하게 준비해서 공중보건영국 포톤다운에 있는 희귀 유입병원체 검사실에 수송해야 한다. 여기서는 출혈열바이러스에 대한 분자학적 진단이 수행된다.

| 표 5-1 세균학 부문

혈액 배양	상처 면봉채취	대변 검체
박테로이데스 프라길리스(*Bacteroides fragilis*)	황색포도알균(*Staphylococcus aureus*)	대장균 O157(*Escherichia coli* O157)
대장균(*Escherichia coli*)	고름사슬알균(GAS)(*Streptococcus pyogenes*)	캄필로박터 제주니(*Campylobacter jejuni*)
엔테로박터 클로아카에 (*Enterobacter cloacae*)	스트렙토코쿠스 디스갈락티아에(GCS) (*Streptococcus dysgalactiae*)	장염 살모넬라(*Salmonella* Enteritidis)
인플루엔자균(*Haemophilus influenzae*)	대장균군('Coliforms')	살모넬라 티피뮤리움(*Salmonella* Typhimurium)
폐렴막대균(*Klebsiella pneumoniae*)	녹농균(*Pseudomonas aeruginosa*)	플렉스네리이질균(*Shigella flexneri*)
수막염균(*Neisseria meningitidis*)	혼합 무산소성균(Mixed anaerobes)	클로스트리디움 디피실레 독소 (*Clostridium difficile* toxin*)
판토에아 아글로메란스 (*Pantoea agglomerans*)		크립토스포리디움 파르붐 (*Cryptosporidium parvum*)
녹농균(*Pseudomonas aeruginosa*)		람블편모충(*Giardia lamblia*)
장티푸스균(*Salmonella* Typhi)		
세라티아 마르세센스(*Serratia marcescens*)		
엔테로코쿠스 파에칼리스(*Enterococcus faecalis*)		
펩토스트렙토코쿠스 마그누스 (*Peptostreptococcus magnus*)		
황색포도알균(*Staphylococcus aureus*)		
표피포도알균(*Staphylococcus epidermidis*)		
용혈포도알균(*Staphylococcus haemolyticus*)		
고름사슬알균(*Streptococcus pyogenes*)		
스트렙토코쿠스 아갈락티아에 (*Streptococcus agalactiae*)		
스트렙토코쿠스 디스갈락티에 (*Streptococcus dysgalactiae*)		
스트렙토코쿠스 안기노수스 (*Streptococcus anginosus*)		
폐렴사슬알균(*Streptococcus pneumoniae*)		
스트렙토코쿠스 살리바리우스 (*Streptococcus salivarius*)		
캔디다 알비칸스(*Candida albicans*)		
캔디다 트로피칼리드(*Candida tropicalis*)		

소변 검체	호흡기 검체
대장균(*Escherichia coli*)	폐렴사슬알균(*Streptococcus pneumoniae*)
크렙시엘라 옥시토카(*Klebsiella oxytoca*)	인플루엔자균(*Haemophilus influenzae*)
프로테우스 미라빌리스(*Proteus mirabilis*)	폐렴막대균(*Klebsiella pneumoniae*)
녹농균(*Pseudomonas aeruginosa*)	모락셀라 카타르랄리스(*Moraxella catarrhalis*)
엔테로코쿠스 파에칼리스(*Enterococcus faecalis*)	판토에아 아글로메란스(*Pantoea agglomerans*)
엔테로코쿠스 파에시움(*Enterococcus faecium*)	
엔테로코쿠스 아갈락티아에 (*Streptococcus agalactiae*)	조류결핵균(*Mycobacterium avium*)
캔디다 알비칸스(*Candida albicans*)	결핵균(*Mycobacterium tuberculosis*)

생식기 검체	뇌척수액
가르드넬라 바지날리스(*Gardnerella vaginalis*)	폐렴사슬알균(*Streptococcus pneumoniae*)
임균(*Neisseria gonorrhoeae*)	수막염균(*Neisseria meningitidis*)
스트렙토코쿠스 아갈락티아에 (*Streptococcus agalactiae*)	리스테리아 모노시토게네스 (*Listeria monocytogenes*)
폐렴사슬알균(*Streptococcus pyogenes*)	크립토코쿠스 네오포르만스 (*Cryptococcus neoformans*)
캔디다 알비칸스(*Candida albicans*)	
질편모충(*Trichomonas vaginalis*)	

| 표 5-2 바이러스학과 분자생물학 부문

혈청 검사	분자검사
혈청	**전혈/혈장(EDTA)**
CMV IgM/IgG 항체	CMV DNA 바이러스양(PCR)
바이러스 캡시드 항원(VCA)에 대한 EBV IgM/IgG	EBV DNA 바이러스양(PCR)
엡스타인바 핵 항원(EBNA)에 대한 EBV IgG	
VZV IgG 항체	HBV DNA 바이러스양(PCR)
	HCV RNA (RT-PCR)
홍역 바이러스 IgM/IgG 항체	HCV RNA 바이러스양(RT-PCR))
유행성 이하선염 바이러스 IgM/IgG 항체	
풍진 바이러스 IgM/IgG 항체	HIV RNA (RT-PCR)
	HIV RNA 바이러스양(RT-PCR)
파보바이러스 B19 IgM/IgG 항체	
	호흡기 바이러스 PCR 판넬
HIV 1, HIV 2 항원/항체 검사	아데노바이러스(Adenovirus)
	인플루엔자 바이러스 A, B(Influenza virus A, B)
HAV IgM/IgG 항체	메타뉴모 바이러스(Metapneumovirus)
HBV 표면항원/항체(HBsAg; HBsAb)	파라인플루엔자 바이러스(Parainfluenza virus)
HBV 조기항원/항체(HBeAg; HBeAb)	호흡기세포융합바이러스(Respiratory syncytial virus)
HBV 핵심 IgM/IgG 항체(HBcAb)	리노바이러스(Rhinovirus)
HCV 항체	
HEV IgM/IgG 항체	**뇌척수액 바이러스 PCR 판넬**
	HSV 1, HSV 2, VZV PCR
레지오넬라 소변 항원 시험(Sg1)[*Legionella* urine antigen test (Sg1)]	엔테로바이러스(Enterovirus) PCR
폐렴알균 소변 항원 시험(Pneumococcal urine antigen test)	
	뇌척수액 세균 PCR 판넬
아데노바이러스 대변 항원(5세 이하 소아)(Adenovirus stool antigen)	수막염균(*Neisseria meningitidis*)
로타바이러스 대변 항원(5세 이하 소아)(Rotavirus stool antigen)	폐렴사슬알균(*Streptococcus pneumoniae*)
	스트렙토코쿠스 아갈락티아에(*Streptococcus agalactiae* (GBS)**)
보렐리아 부르그도페리(라임병) IgM/IgG 항체 (*Borrelia burgdorferi* (Lyme disease) IgM/IgG antibodies)	리스테리아 모노시토게네스(*Listeria monocytogenes*)
렙토스피라 IgM/IgG 항체(*Leptospira* IgM/IgG antibodies)	
매독 항체(*Treponema pallidum* antibodies (VDRL, IgM/IgG, TPPA))	**기타**
	아스페르길루스 갈락토만난 항원(*Aspergillus* galactomannan antigen)
이질아메바(IgG) 항체(*Entamoeba histolytica* (IgG) antibodies)	사람폐포자충 PCR (BAL, 혈장) (*Pneumocystis jirovecii* PCR (BAL, plasma))
주혈흡충(IgG) 항체(*Schistosoma* (IgG) antibodies)	

* 클로스트리디움 디피실레 EIA (항원) 시험

** 보통 신생아부에서 요청하는 시험

BAL: 기관폐포세척, CSF: 뇌척수액, Ig: 면역글로불린, PCR: 중합효소연쇄반응, RT: 역전사, VDRL: 성병연구실험실 부서에서 모든 (분자학) 검사를 하지 않으므로 일부 시험은 NHS/PHE 나 상업적 참조검사실로 의뢰한다.

| 표 5-3 ACDP군 관련 미생물의 예

4군	3군	2군
콩고크리미안 출혈열 바이러스 (Congo Crimean HF virus)	대장균 O157 (*Escherichia coli* O157)	대장균(*Escherichia coli*)
에볼라 바이러스(Ebola virus)	히스토플라스마 캡슐라툼(*Histoplasma capsulatum*)	인플루엔자 바이러스 A, B(Influenza virus A, B)
라싸열 바이러스(Lassa fever virus)	결핵(*Mycobacterium tuberculosis*)	장염 살모넬라(*Salmonella* Enteritidis)
마르부르크 바이러스(Marburg virus)	리프트밸리열 바이러스(Rift Valley fever virus)	황색포도알균(*Staphylococcus aureus*)
	장티푸스균(*Salmonella* Typhi)	고름사슬알균(GAS)(*Streptococcus pyogenes*)

미생물검사실의 배치도를 **그림 5-1**에 보여주고 있다. 검사실은 미생물학과 병리학과에 있는 필수 스태프에게만 제한적으로 접근이 허용되도록 차단해야 한다. 검체는 안전한 수송상자에 넣어서 배달서비스를 하거나 진료실 쪽에서 검사실로 통에 담아 공기관을 따라 보내질 수 있다. 뚜껑이 확실하게 밀봉되는 용기에 검체를 수집한 후에 플라스틱봉지에 밀봉하기 전에 확인하는 것이 필수적이다. 4군 병원체가 의심되는 환자에서 채취한 검체는 지정된 안전수송시스템에 의해 임상진료 쪽에서 검사실로 옮겨져야 하고 공기관을 통해 보내면 안 된다.

검사실의 일반 작업영역에서는 2군에 해당하는 검체가 포함되어 있을 가능성이 있는 것을 처리한다. 3군에 해당하는 병원체가 포함되었을 것 같은 검체는 '3등급' 실험실에서 처리한다. 이곳에는 결핵을 포함한 직업보건국(OHD) 확인을 거친 지정된 스태프만 접근이 허락된다. 이 실험실은 음압유지 검체처리 방 앞에 전실이 있으며 환기후드가 있어서 스태프를 최대한 보호해 준다. 음압시스템을 통해 배출되는 공기는 고효율공기필터(HEPA)를 통해 걸러진다. 검사실에서 받은 모든 호흡기 검체는

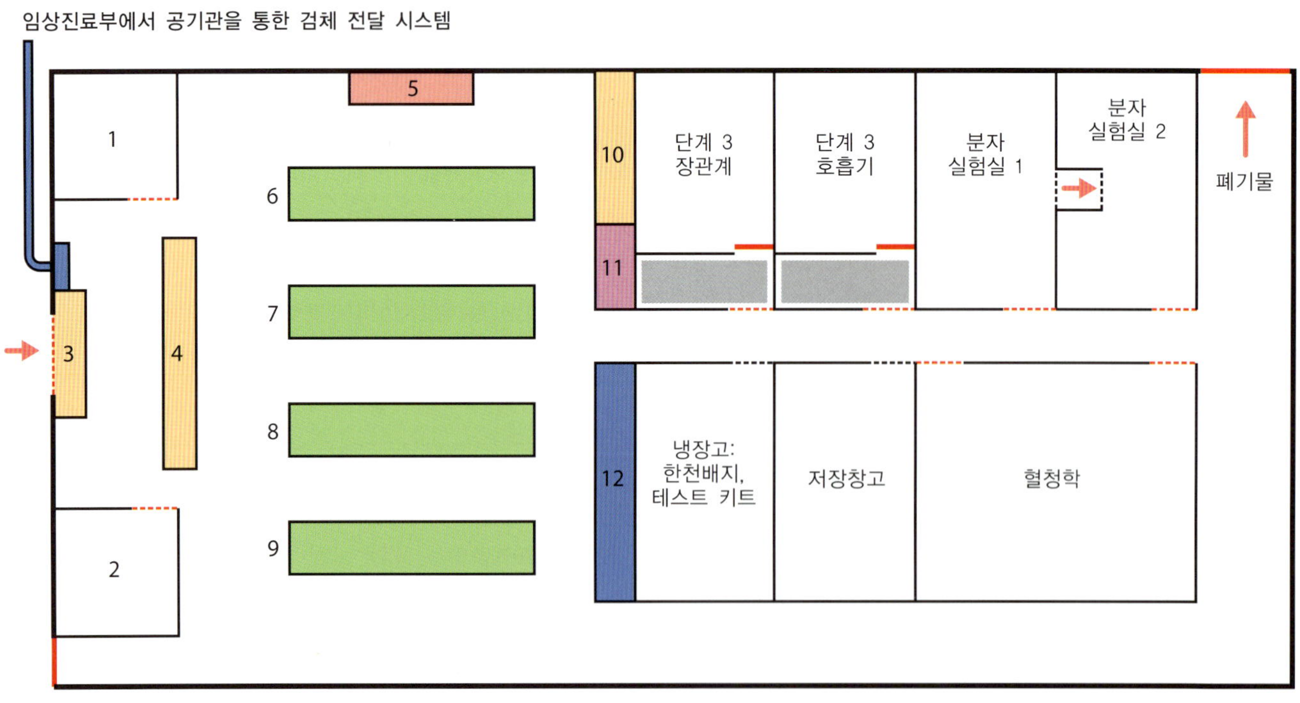

그림 5-1 **미생물검사실의 배치**
1, 2: 행정실; 3: 접수실; 4: 검체 예약방; 5: 혈액배양기계; 6: 혈액배양과 무균 장소/조직 실험대; 7: 동정과 항생제 감수성검사 벤치; 8: 소변, 상처 면봉과 ENT 벤치; 9: 생식기 검체 벤치; 10: 배양기; 11: 무산소균배양기, 12: 냉장고. 빨간색 선: 접근 제한지역; 점선: 열쇠판이 문에 부착되어 사용하지 않을 때는 잠가놓음; 3등급 실험실은 추가 접근 제한 수준으로 허가된 스태프만 출입한다.

3등급 실험방에서 처리되어야 하고, 검사실은 대변검체를 위한 분리된 3등급 방을 갖추고 있을 수 있다.

신청서에 적절한 정보가 모두 기록되어야 한다. 예를 들면 '여행력'과 '불명열(FUO)' 단어가 검체가 3등급 방에서 처리되어야 한다는 것을 검체 수납 담당부서에서 일반적인 경고로 사용되는 예시이다. 임상 정보에 더하여 다른 중요한 사항으로는 노출 위험(음식, 매개체, 동물)과 노출된 국가 정보 등이다. 필요할 때는 4군이 의심되는 미생물이 포함된 검체는 3등급 방에서 처리해야 하나 스태프는 추가로 개인보호장구(PPE)를 사용해야 한다. 검사실의 각 구역은 필요한 PPE의 종류를 사용하기 위해 복장 색을 정할 필요가 있다. 실험실복은 기본적으로 필요한 것이다.

분자학적 (일반적으로 중합효소연쇄반응[PCR] 기반의) 검사가 두 개의 방에서 이루어진다. 검체 준비가 한 방에서 이루어지고 한 방향 흐름에 따라 두 번째 방으로 옮겨지고 거기서 PCR-기반 검사가 수행된다. 이렇게 하는 것은 매우 민감한 검사시스템의 PCR 증폭단계에서 교차 오염을 예방할 수 있다.

모든 임상검체와 검사실 처리과정에서 나오는 모든 폐기물은 엄격한 지침에 따라 처리해야 한다. 3등급 실험실에서 나오는 폐기물은 병원 폐기물처치과정을 통해 폐기하기 전에 병리과의 격리된 멸균시스템에서 멸균되어야 하며, 이러한 것은 모든 실험실 폐기물에 대한 선호되는 처치방법이다. 그러나 지침에 따라하는 반면 안전하게 격리한 비3등급 검사실 폐기물도 지정된 계약자를 통해 소각을 위해 떨어진 장소로 이동될 수 있다. 대표적인 검사실 시설을 그림 5-2에 보여주고 있다.

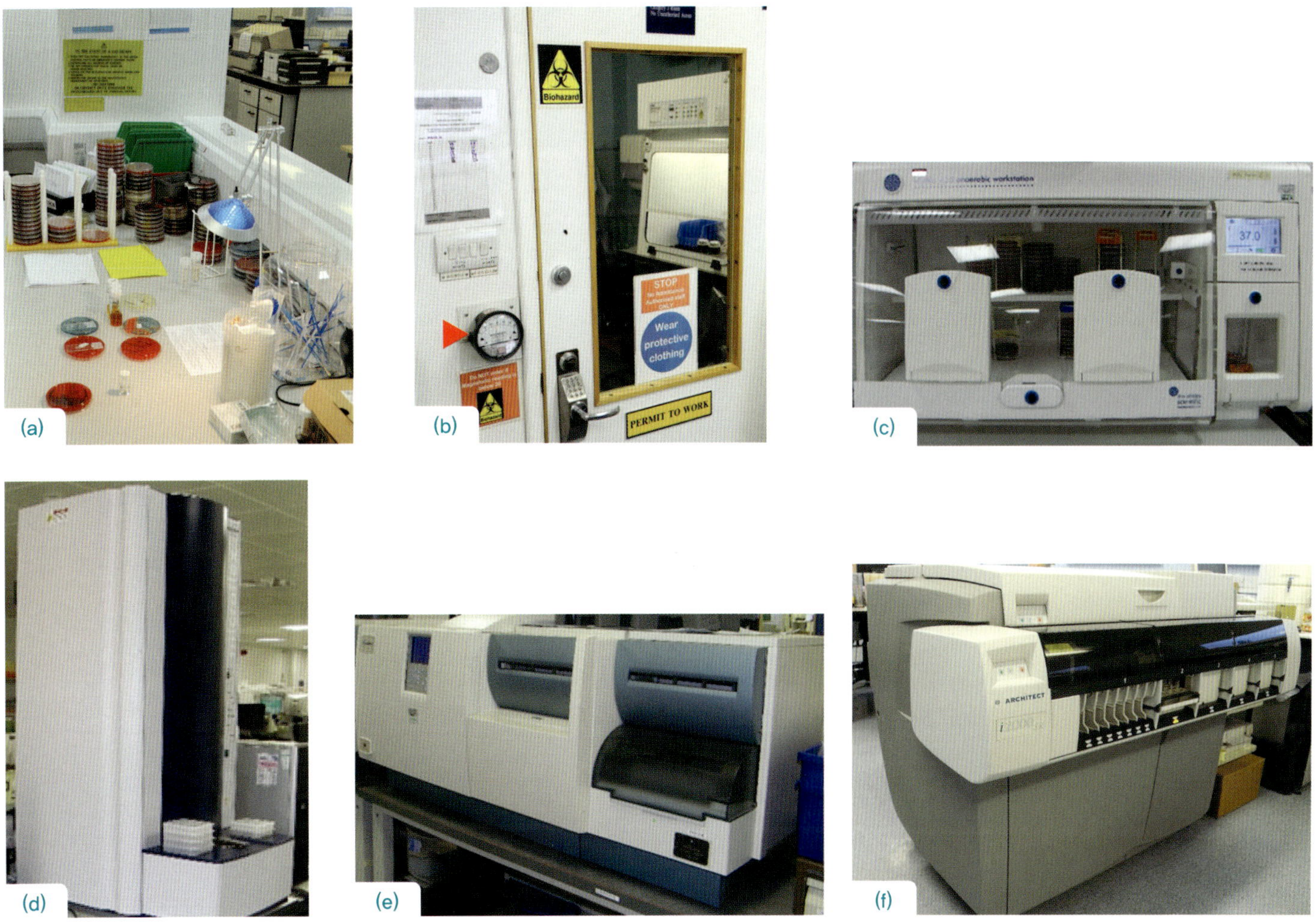

그림 5-2 (a) 일반 세균 작업대 (b) 3등급 실험실 출입은 제한되어 있다(음압 압력게이지(빨간색 화살표)를 확인함). (c) Whitley™ 무산소 작업대/배양기로 한천배지를 CO_2, 질소, 수소로 구성된 상태에서 배양한다. (d) Brucker MALDI-TOF™ 기계 (e) 자동화 항생제 감수성검사기기(Vitek, Biomerieux™) (f) Abbott Architect™ 화학발광 미세입자 면역측정법(CMIA) 혈청학 플랫폼

세균검사실 시험

기본적 검체 처리

세균검사실에서 검체를 어떻게 처리하는지 보여주기 위해서 간농양에서 흡인한 고름 검체를 예로 사용하였다. 존재하는 가장 가능성 있는 세균은 장알균, 사슬알균, '대장균군', 무산소성균을 포함하는 '정상' 장균무리에 포함되는 것들일 것이다. 검체에 시행한 첫 검사는 그람염색과 총백혈구수(white cell count, WCC) 분별염색이다(**그림 5-3**). 고름 검체는 보통 많은 수의 호중구가 보이고 여러 가지 그람염색형의 세균 또한 보인다. 사슬로 된 그람양성 알균은 장알균, 조건무산소성 사슬알균 또는 무산소성 사슬알균이다. 그람음성 막대균은 '대장균군' 또는 박테로이데스일 수 있다.

검체는 모든 세균이 증식할 수 있게 최적화하기 위해 다양한 종류의 고형(한천)배지에 접종한다. 사용되는 배지는 **그림 5-4**에 나타내었다. 검체의 일부분을 뇌심장즙액체배지와 같은 '증균' 액체배지에도 접종하여 적은 수의 세균이 증균될 수 있도록 한다. 접종된 액체배지는 적어도 5일간 배양하고 매일 혼탁도의 변화를 관찰한다. 액체배지에서 증식한다는 것은 원래 고름검체에 존재하던 세균을 숫자적으로 대표하는 것은 아니나 증균은 항생제에 의해 미생물이 손상된 경우에는 예비 저장하는 역할을 한다. 액체배지가 혼탁하게 되면 세균이 증식하고 있다는 것을 나타내며 고형배지에 계대배양한다. 간농양과 조직 생검과 같은 '반복해서 채취할 수 없는' 검체는 모두 증균액체배지를 사용해야 한다. **그림 5-5**에 보여주는 것과 같이 검사실에서는 대부분의 세균과 효모가 증식할 수 있는 비교적 좁은 범위의 배양배지를 사용하고 있다. 보통 37℃에서 배양한다.

고형배지에 접종할 때 여러 개 '선상도말' 영역을 만들기 위해 플라스틱 루프가 사용된다(**그림 5-6a**). 이 과정은 검체에서 미생물을 희석하는 과정으로 세균이 충분히 격리되게 한다. 증식하게 되면 개개 집락이 18~24시간 배양 후에 보이게 된다(**그림 5-6b**). 각 집락은 하나의 미생물에서 생산된 자손들로 이루어진 것을 대표하며 '순수' 클론이 핵심으로 미생물 동정과 항생제 감수성 시험에 사용되어야 한다. 집락 모양과 성장 공기조건과 같은 변수를 사용할 때 의생명학자는 세균과 효모의 형을 초기 평가하고 미생물을 어디까지 처리할 것인가를 결정할 수 있어야 한다. 간농양으로부터 세균의 다른 형 세 가지까지 각 분리주

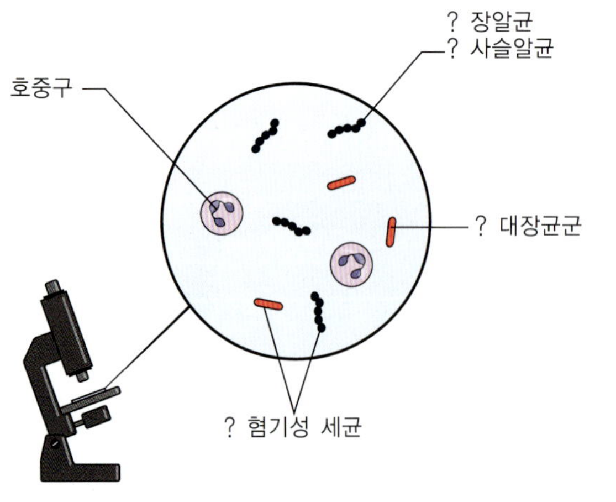

그림 5-3 화농성 간농양의 그람염색에서 관찰되는 세균들
실험실에서 모든 세균이 잘 증식하는 배지에 접종한다.

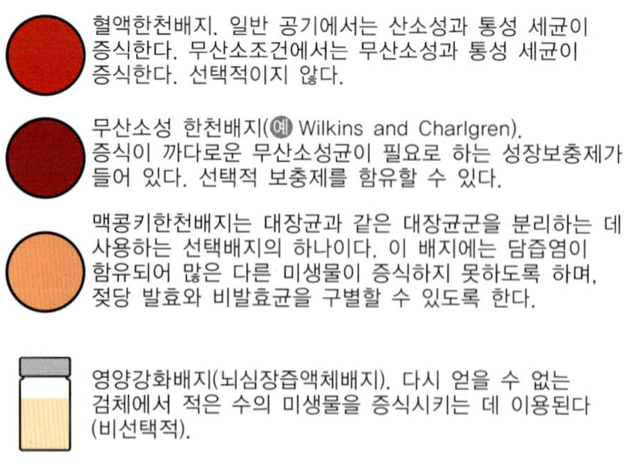

그림 5-4 세균 검사실에서 흔히 사용되는 고체와 액체 배지들

를 동정하고 항생제 감수성검사하는 것이 타당하다. 네 가지 이상의 세균 형이 '분변 균무리'로 보고되기도 한다. 이 단계에서 미생물학자는 추가로 어떤 시험이 환자를 치료하는 데 도움이 될 것인가를 결정하기 위해 임상팀과 검사결과를 상의해야 한다.

CLED 한천배지에서 증식한 각각의 특이한 집락모양을 보이는 두 가지 다른 대장균군 세균을 **그림 5-7**에 보여주고 있다. 한 가지 집락을 떼어내어 미생물을 동정하고 항생제 감수성 프로파일을 결정할 수 있다. 다음 과정으로 기본 검사를 상의하고 MALDI-TOF 기기를 이용한 신속 동정도 상의한다.

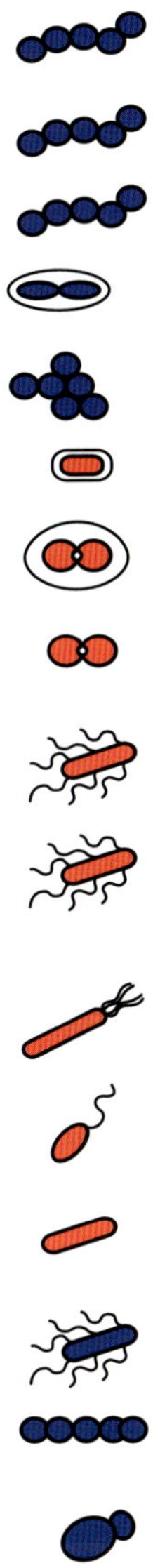

세균	공기조성	배양 배지
장알균(Enterococci)	O_2/ANO_2	혈액한천배지/맥콩기한천배지 (Blood agar/MacConkey agar)
베타용혈 사슬알균(Beta-haemolytic streptococci)	O_2/ANO_2	혈액한천배지(Blood agar)
알파용혈 사슬알균(Alpha-haemolytic streptococci)	O_2/ANO_2	혈액한천배지(Blood agar)
폐렴사슬알균(*Streptococcus pneumoniae*)	O_2/ANO_2	혈액한천배지(Blood agar)
포도알균(Staphylococci)(모든 타입)	O_2/ANO_2	혈액한천배지, 맥콩기한천배지 (Blood agar, MacConkey agar)
인플루엔자균(*Haemophilus influenzae*)	$O_2 + CO_2$	초콜릿한천배지(Chocolate agar)
수막염균(*Neisseria meningitidis*)	$O_2 + CO_2$	혈액한천배지/초콜릿한천배지 (Blood agar, chocolate agar)
임균(*Neisseria gonorrhoeae*)	$O_2 + CO_2$	초콜릿한천배지 또는 영양보충 혈액한천배지 (Chocolate agar or enriched blood agar)
대장균군(대장균, 클렙시엘라) (Coliforms (*Escherichia coli, Klebsiella* spp.))	O_2/ANO_2	혈액한천배지, 맥콩기한천배지 (Blood agar, MacConkey agar)
살모넬라와 시겔라(*Salmonella* and *Shigella* spp.)	O_2/ANO_2	혈액한천배지, 맥콩기한천배지, DCA, XLD 한천배지(선택 배지) (Blood agar, MacConkey agar, DCA, and XLD agar (selective media))
슈도모나스(*Pseudomonas* spp.)	O_2	혈액한천배지, 맥콩기한천배지 (Blood agar, MacConkey agar)
폐렴레지오넬라(*Legionella pneumophila*)	$O_2 + CO_2$	레지오넬라 선택 한천배지(Legionella selective agar)
박테로이데스(*Bacteroides* spp.)	ANO_2	혈액한천배지, 혐기성 한천배지 (Blood agar, anaerobic agar)
클로스트리디움(*Clostridium* spp.)	ANO_2	혈액한천배지, 혐기성 한천배지 (Blood agar, anaerobic agar)
펩토스트렙토코쿠스(*Peptostreptococcus* spp.)	ANO_2	혈액한천배지, 혐기성 한천배지 (Blood agar, anaerobic agar)
캔디다(*Candida* spp.)	O_2/CO_2	사부로한천배지(Sabouraud agar)

그림 5-5 임상에서 고려하는 대부분의 세균은 혈액 또는 초콜릿한천배지에서 증식할 수 있다. 맥콩키(장내 세균)와 사부로(진균) 배지는 선택 배지의 예다. 특수배지는 레지오넬라와 같은 세균을 배양할 때 사용한다(O_2: 산소균[공기]; ANO_2: 무산소균; CO_2: 5% CO_2 존재).

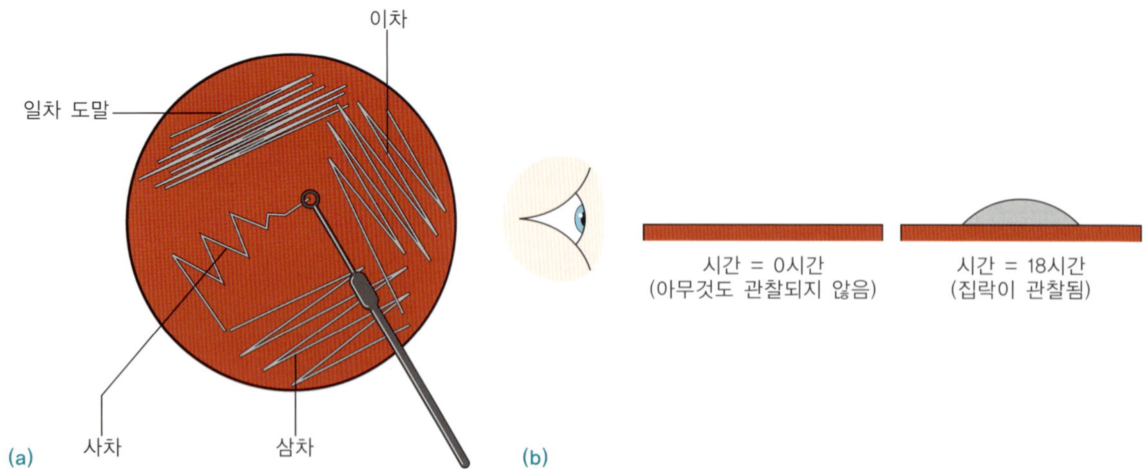

그림 5-6 (a) 시료를 백금이로 한번 채취하여 한천배지 위에 접종한다. 보통 네 번의 '선상도말'을 한다. (b) 하나의 세균에서 유래한 자손이 37℃에서 하룻밤 배양하면 하나의 집락으로 보인다.

3장에서 설명하였듯이 감염이 고려될 때 모든 조직생검의 일부를 식염수가 들어 있는 멸균용기에 넣는다. 결핵이 이런 경우에 해당되는 예이다. 검사실에서는 남은 샘플을 7일간 보존한다. 이것은 장기간 배양한 후에 배양 음성이 나온 경우에 중요하다. 이 검체를 리보솜 RNA 유전자 증폭과 염기서열분석과 같은 검사를 통해 미생물을 검출하고 특정 지을 수 있도록 NHS/상업적 검사실로 의뢰할 수 있다(고름 검체 또는 정상적으로 미생물이 존재하지 않는 부위로부터 얻은 샘플도 이런 목적으로 보관한다).

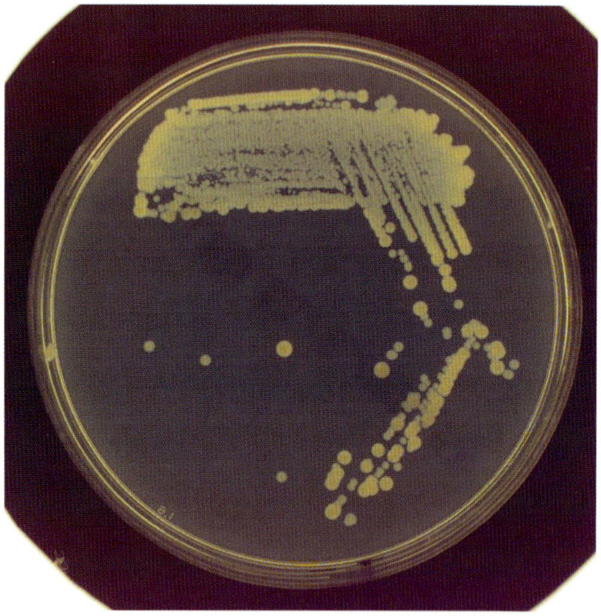

그림 5-7 두 가지 다른 대장균군의 세균은 CLED 한천배지에서 다른 형태의 집락을 만든다.

검사실에서 시행되는 시간 일정

대부분 검체는 '일상적'인 것으로서 평일에 검사실에서 받는다. 모든 검체가 받은 날에 (0일) 초기 처리과정이 진행될 수 있도록 시스템이 갖춰져 있어야 한다. 모든 혈액배양세트는 환자에게서 받은 후 4시간 이내에 혈액배양기계에 넣어야 한다. 이것은 세균과 효모가 성장하는 데 최적화하여 가장 짧은 기간에 '양성 시간'을 얻는 데 필요하다. 뇌척수액(cerebrospinal fluid, CSF)과 균이 없는 부위에서의 흡인물과 같이 결정적인 검체는 검사실에서 받자마자 즉시 처리해야 한다(혈액배양 처리에 대한 설명은 7장 참조).

다음 예는 미생물 검사실에서 처리과정의 시간을 보여준다. 파란색 화살표는 검사실에 예약하고 받은 시간을 나타낸다.

혈액배양 (그림 5-8)

혈액배양병은 혈액배양기계(blood culture machine, BM)에 넣고 37℃에서 배양한다. 세균과 효모는 액체 배지에서 증식하고 맞추어진 증식역가를 넘게 될 때 보통 12~18시간 내에 배양병에 양성이라는 (BC+) 신호가 나타난다. 그람염색을 양성인

배양병의 액체에서 시행하고(GS) 이 결과는 미생물학자가 검토하고 임상팀과 결과를 병동에서 또는 전화상으로 상의한다(보통 미생물은 그람염색에서 관찰된다). 혈액배양액은 한천배지에 배양하고(C), 액체배지를 사용하여 직접 항생제 감수성검사를 시작한다(D-AS). 18~24시간 배양하고 평판배지에서 증식했는지 검사하고, 순수하게 증식했으면 MALDI-TOF (ID-MT)와 같은 시스템으로 동정하기 위해 각기 집락을 집는다(PO); 직접 항생제 감수성검사 결과 또한 보고한다(AS-R).

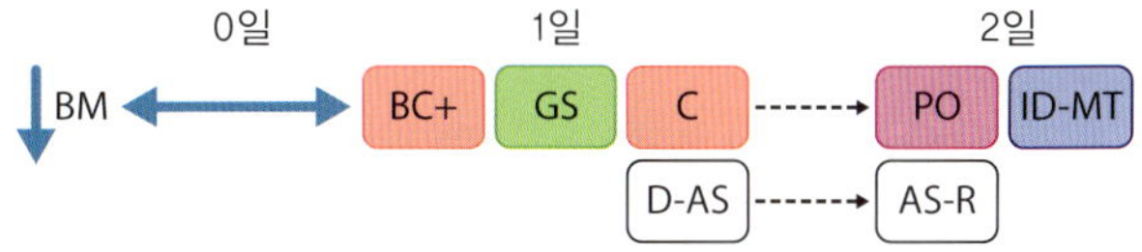

그림 5-8 **혈액 배양의 시간경과**(설명은 본문 참조)

혈액배양세트는 보통 5일간 배양한다. 때로는 '천천히 증식하는 균'이 모두 증식할 수 있도록 장기간 배양(10일까지)하기도 한다; 영양이 결핍된 사슬알균에 의한 심내막염이 예이며, 브루셀라도 같다. 임상팀이 분별진단에 이와 같은 균을 고려한다면 가급적 조속히 미생물학자와 상의해서 올바른 검사 과정이 뒤따를 수 있도록 해야 한다.

뇌척수액(CSF) (그림 5-9)

우선순위로 현미경 관찰을 한다. 총백혈구수, 백혈구 분별검사와 그람염색 결과가 전화로 보고되고, CSF 단백질과 CSF/혈액포도당수치와 함께 검토한다. CSF는 한천배지에(C) 배양한다. 18~24시간 배양하고 평판배지에서 증식했는지 검사하고, 증식했으면 MALDI-TOF (ID-MT)와 같은 시스템으로 동정하기 위해 각기 집락을 집는다(PO). 항생제 감수성검사를 시작하고(AS) 18~24시간 후에 항생제 감수성검사 결과를 보고한다(AS-R).

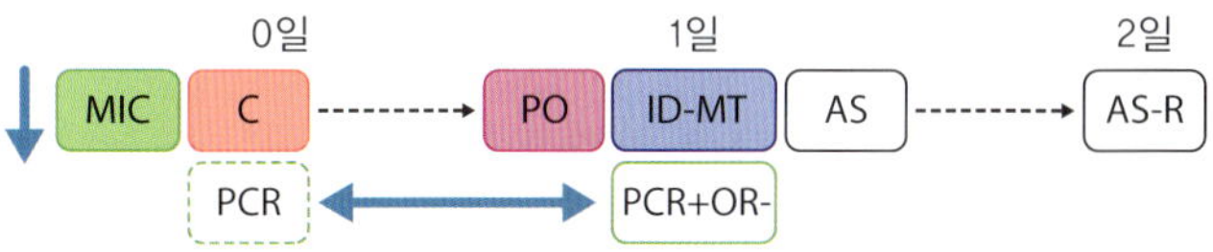

그림 5-9 **뇌척수액 배양의 시간경과**(설명은 본문 참조)

만약 처음 그람염색과 CSF 배양 음성이면 임상 상황에 기초하여 CSF에서 세균 PCR (예 폐렴알균, 수막염균)과 바이러스 PCR (예 HSV1, HSV2, VZV, 엔테로바이러스)을 시행할지 결정한다. PCR이 양성이든 음성이든 전화로 임상팀에 결과를 보고한다. 검사실에서 이런 검사를 위해 상업적 또는 참고의뢰 검사실을 이용한다.

상처 면봉채취 (그림 5-10)

그람염색은 표재성 상처 면봉채취에는 넓은 범위의 세균을 관찰할 수 있어서 보통 시행하지 않는다. 면봉채취샘플은 배양하고(C), 18~24시간 배양한 후 각 집락을 집어서(PO) MALDI-TOF로 동정한다(ID-MT). 항생제 감수성검사를 시작하고(AS), 18~24시간 배양한 후에 보고한다(AS-R). 흔히 혼합 증식이 있는데(MiG) 가능할 것으로 추정되는 병원체가 포함되어 있을 수 있으며, 예로는 혼합된 피부 균무리 중 베타-용혈성 사슬알균을 들 수 있다. 사슬알균 집락을 집어서(PO) 배양한다(C). 18~24시간 배양한 후에 동정을 위해(ID-MT) 추가 'PO'하고 항생제 감수성검사를 하고(AS) 다음 날 판독한다(AS-R).

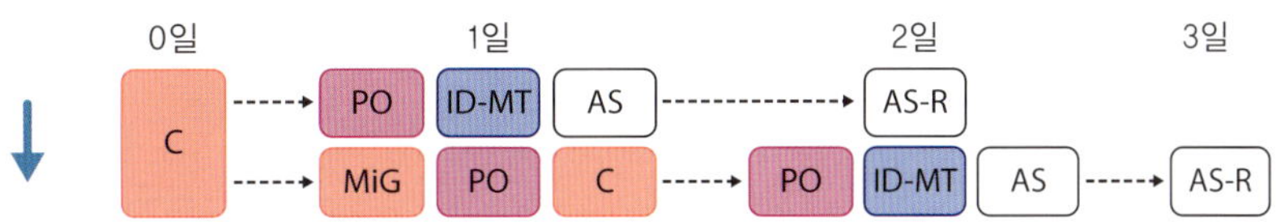

그림 5-10 **상처도말 배양의 시간경과**(설명은 본문 참조)

중간뇨 (그림 5-11)

대부분 검사실은 자동 소변 분석기(A MIC)를 보유하고 있다. 분석기는 '현미경검사'를 위해 흐름세포측정법을 사용하여 백혈구(W)와 세균크기의 입자(O)를 확인한다. 만약 이런 변수들이 미리 정해 놓은 '결정값'을 넘게 되면 소변 검체를 배양한다(C). ([질]상피세포가 존재하는가도(E) '현미경검사' 결과에 보고한다.) 샘플은 선택배지에서 배양하고 균이 증식했는지 18~24시간 후의 평판을 관찰한다. 순수 증식(PG)이 예상되는 결과이다. '선택'배지는 대장균과 다른 공통 요로병원체를 직접 동정할 수 있거나 MALDI-TOP (ID-MT) 시스템이 사용될 수 있다. 소변 1 L당 세균집락수도 기록되는데 $>10^8$/L가 의미 있는 것으로 고려된다. 항생제 감수성검사를 시작해서(AS) 보고한다(AS-R).

요로감염(urinary tract infection, UTI)은 하나의 종에 의해 생기고, 만약 두 가지 이상 증식하면 보통 혼합 증식(MiG)으로 기록한다. 추가 검사가 시행된다. 때때로 보고에는 추가 정보가 포함되는데, 특히 감염관리 경고가 있는 경우이다. 예로서 확대범위 베타락탐가수분해효소(ESBL)-생산 대장균의 〈10^8/L 집락인 혼합 증식의 경우이다.

대변 배양 (그림 5-12)

대변검체에서는 장내 병원체를 위한 선택배지를 이용하여 대장균 O157, 캄필로박터, 살모넬라와 시겔라에 대해 검사한다. 대장균, 살모넬라와 시겔라 배양은 37℃에서 24시간하고, 캄필로박터는 미세산소환경에서 48시간 배양한다. 또한 대변 샘플의 일부는 살모넬라를 위한 선택증식배지인 셀레나이트 액체배지에 접종한다. 18시간 후에 증식한 살모넬라를 분리하기 위해 한천배지에 계대배양한다. 항생제 감수성검사를 시행하나 보통 보고하지 않는다.

항생제를 치료하는 데 사용하나 예외적으로 시가독소를 생산하는 대장균(예 O104와 O157)에는 항생제가 금기사항이므로 사용하지 않는다. 대변 추출물도 크립토스포리디움 기생충을 현미경검사나 효소면역측정법(EIA)으로 검사한다. 이들 검사는 편모충과 다른 기생충을 검사하는 데 이용한다.

클로스트리디움 디피실레 독소 시험 (그림 5-13)

검사실은 검체를 오전 9~10시까지 접수하도록 하여 매일 한 번씩 정기적으로 이 검사를 한다(이 접수 지침은 노로바이러스와 호흡기 바이러스 PCR 검사에 사용한다). 대변검체의 추출물(Ex)에서 EIA로 클로스트리디움 디피실레에 특이한 글루타민

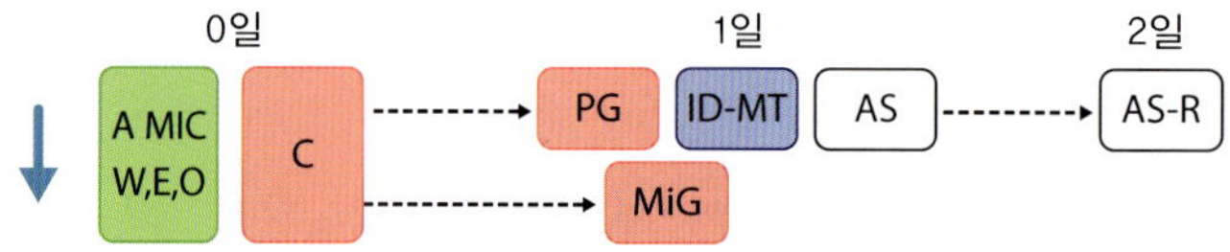

그림 5-11 **중간뇨 배양의 시간경과**(설명은 본문 참조)

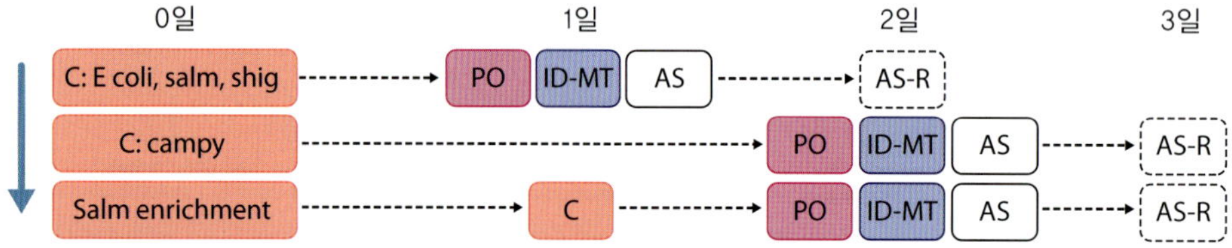

그림 5-12 **대변 배양의 시간경과**(설명은 본문 참조)

탈수소효소(GDH)를 검사한다. GDH 양성검체는 독소 A와 B에 대해 EIA로 검사하고, 독소양성 결과를 임상팀과 감염관리팀과 공유한다. 특정 검사실은 PCR로 GDH+/독소− 샘플에서 독소유전자를 검사한다. 이것은 독소를 코딩하는 유전자를 갖고 있지만 검체를 채취했을 때 독소를 생산하고 있지 않는 것을 확인한다.

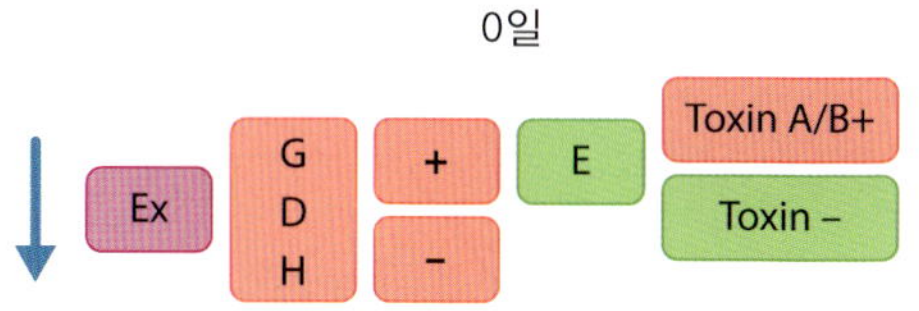

그림 5-13 클로스트리디움 디피실레 독소 시험 (설명은 본문 참조)

어떻게 세균을 동정하는가?

1장(그림 1-1, 1-31)에 나타낸 세균과 효모의 분류를 참고하는 것이 유용하다. 이 미생물을 특정하기 위해 다음에 제시한 한 가지 검사가 사용된다. 추가로 Biomerieux API 시스템은 한 개의 스트립에 시험 판넬을 사용한다. Brucker에서 제작한 MALDI-TOP 기계가 여러 검사실에서 사용이 증가하고 있다.

그람양성균

그람양성균을 초기 동정하는 검사를 다음에 요약하였다.

사슬알균과 포도알균의 분별

카탈라아제 시험은 포도알균(카탈라아제 양성)으로부터 사슬알균(카탈라아제 음성)을 감별하는 데 사용한다. 과산화수소에 노출되면 카탈라아제 양성균은 과산화물을 물과 산소가스로 전환한다. 카탈라아제 활성을 결정하는 방법에는 여러 가지가 있다. 그림 5-14에 나타낸 예에서 과산화수소 용액이 담겨 있는 모세관을 하나의 집락에 주의해서 담가서 카탈라아제가 존재하면 산소가스가 배출되고 공기방울이 관찰된다.

포도알균의 감별

응고효소 시험

포도알균 분리주에 보통 시행하는 검사가 응고효소 시험이다. 응고효소는 트롬빈의 촉매로 피브리노겐을 피브린으로 전환하는 것과 유사한 방법으로 혈장을 응고시킬 수 있는 효소이다. 이 검사는 피부 공생균인 표피포도알균과 같은 응고효소음성 포도알균으로부터 황색포도알균을 감별하는 데 중요하다. 혈액배양에서 응고효소음성 포도알균이 나오면 주로 피부 오염으로 고려하며, 황색포도알균이 나오면 환자에서 가능한 감염원을 재평가하고 올바른 항생제 치료를 확인한다.

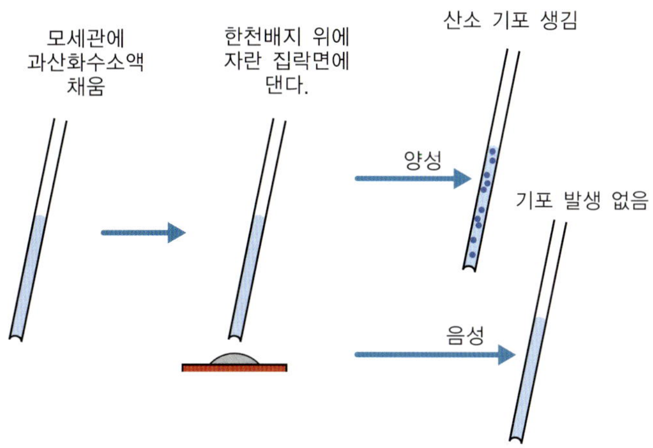

그림 5-14 카탈라아제 시험

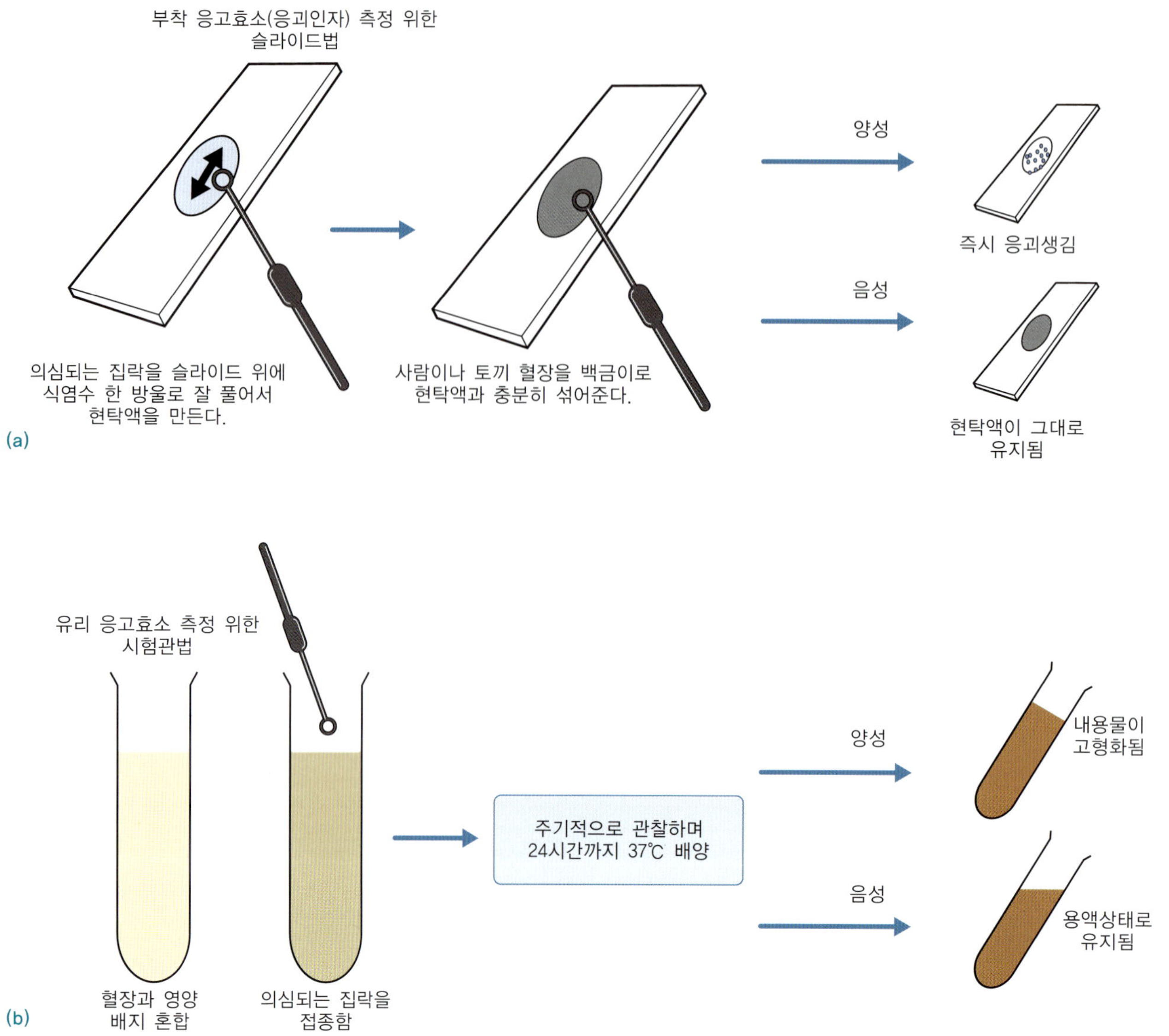

그림 5-15 (a) **슬라이드 응고효소 시험** (b) **시험관 응고효소 시험**

응고효소는 세포부착형과 유리형의 두 가지가 있어서 '슬라이드'와 '시험관' 검사로 각각 검출할 수 있다(**그림 5-15**). 응고효소와 같은 검사를 상업적 키트로 할 수 있다. Oxoid Staphytect 검사는 단백질 A, 피브리노겐과 황색포도알균의 세포벽 다당체가 코팅된 파란색 라텍스비드를 사용한다. 응고효소음성 포도알균은 이 비드와 반응하지 않는다. 그러나 황색포도알균은 응고효소와 피브리노겐의 반응, 세포벽 성분과 항체, 항체의 Fc 부분이 단백질 A와의 부착에 의해 교차결합하게 된다. 비드가 응괴를 형성하면 양성 결과를 나타낸다(**그림 5-16**).

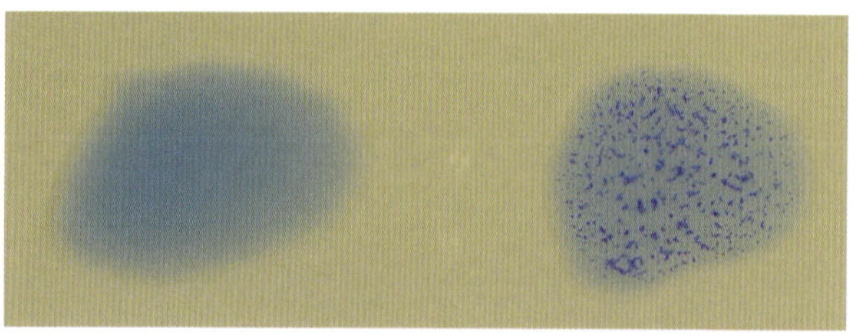

그림 5-16 두 포도알균 분리주의 한 백금이를 Staphytect 라텍스비드와 섞어준다. 파란 라텍스비드가 응괴를 형성하면 하나의 분리주를 황색포도알균으로 확인한다.

DNase 시험

황색포도알균을 동정하는 데 DNase 시험으로 확인할 수 있는데 이 세균은 DNase 양성이고, 응고효소음성 포도알균은 DNase 음성이기 때문이다. 분해되지 않은 자연 DNA는 강산을 만나면 불용성으로 침전하는 원리를 이용한다. DNA를 함유한 평판배지를 포도알균으로 찌르고 37℃에서 하루 배양한다. 생성되는 집락에 있는 세균이 효소를 분비하면 DNA는 분해되어 수용성 뉴클레오티드로 된다. 배양 후에 염산을 위에 적신다. 집락주변에 맑은 영역은 DNA가 분해된 것을 나타내어 황색포도알균으로 동정된다(**그림 5-17, 5-18**).

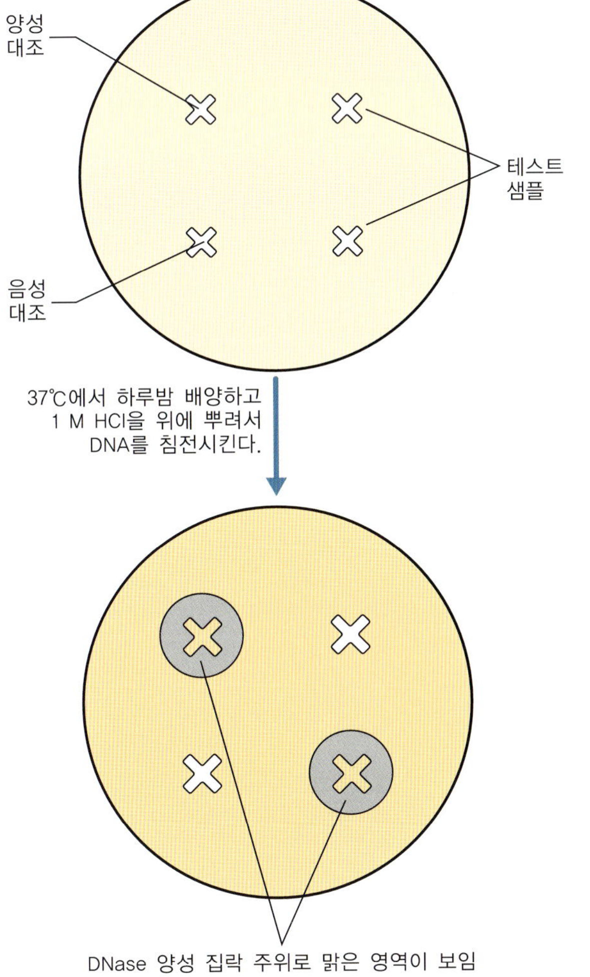

그림 5-17 **DNase 시험** 포도알균을 고분자 DNA가 함유된 한천배지에 접종한다. 배양 후 염산을 뿌리면 DNA가 침전된다. DNase를 생산하는 집락의 주변에 온전한 DNA가 존재하지 않아서 맑게 보이는 부분이 보인다(그림 5-18 참조).

사슬알균의 동정

알파와 베타 용혈

사슬알균을 분류하는 첫 단계는 혈액평판배지에 나타나는 용혈 특성이다. 많은 세균이 용혈소를 생산하는데, 이는 지질막을 파괴하는 세포에서 분비되는 세포외 단백질이다. 적혈구막도 파괴되고 적혈구가 용해되면 혈액한천배지에서 보인다. 두 가지 형태, 알파와 베타가 있다. 알파-용혈소는 혈구의 불완전한 용혈의 결과로 평판배지에서 초록색 변색을 나타낸다; 베타-용혈은 세균집락주위의 용혈된 맑게 보이는 부위가 있다(**그림 5-19**). 알파-사슬알균은 옵토킨시험으로 더 세분한다. 폐렴사슬알균은 화학물질인 옵

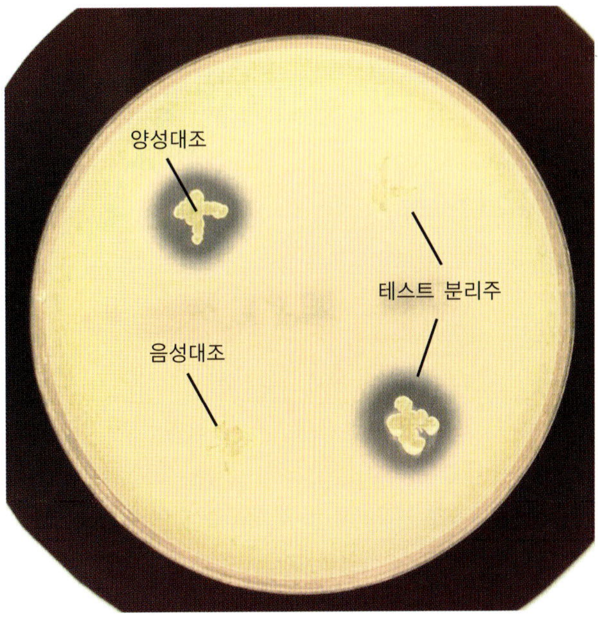

그림 5-18 DNase 핵산가수분해 평판으로 양성과 음성 결과를 보여주고 있다.

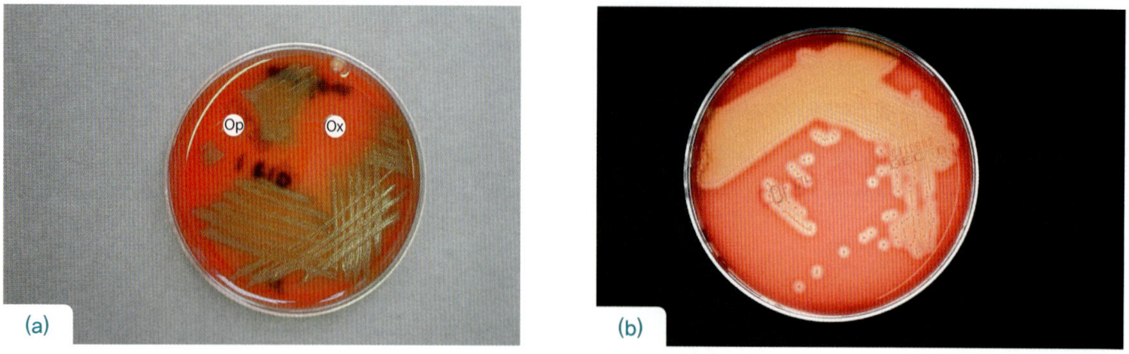

그림 5-19 혈액한천배지에서 확인할 수 있는 (a) 알파- (b) 베타-용혈. 알파용혈세균은 옵토킨(Op)과 옥사실린(Ox)에 감수성이 있어서 분리한 세균을 페니실린에 감수성이 있는 폐렴알균으로 동정할 수 있다.

토킨에 감수성을 보이고 나머지 알파-용혈 사슬알균은 저항성을 보인다. 이 검사도 **그림 5-19**에 나타내었고 미생물을 종 수준으로 분류할 수 있는 간단한 방법의 다른 예이다.

베타-용혈 사슬알균의 랜스필드 그룹화

베타-용혈 사슬알균은 세포벽 다당질을 근간으로 세분한다. '랜스필드 그룹화'는 효소나 산에 의해 다당질이 추출되는가에 의존한다. 검사순서를 **그림 5-20**에 요약하였다. 수용성 추출물을 그룹특이 항체로 코팅된 라텍스비드와 혼합한다; 응집반응으로 분리주가 어느 그룹에 해당하는지 확인한다. 베타-용혈사슬알균에는 6가지 주요 그룹이 있고 A, B, C, D, F, G로 불리며 이들 내에 몇 가지 중요한 병원체가 포함된다. A군 사슬알균, 고름사슬알균, B군 사슬알균, 스트렙토코쿠스 아갈락티아에, C군 사슬알균, 스트렙토코쿠스 이스갈락티아에 등이 있다.

그람음성균

그람염색으로 세균의 막대모양, 알균, 막대알균 또는 쌍알균 형태 등으로 보는 것은 추정 확인을 하는 데 유용하다. 전에 잘 지내던 수막염 환자에서 채취한 CSF 검체에서 그람음성 쌍알균을 관찰하는 것이 수막균에 의한 수막염을 진단하는 데 중요하다. 비브리오는 곡선 미생물이고 캄필로박터와 헬리코박터는 '갈매기' 모양을 하고 있다.

세균이 고형배지위에서 집락을 형성하면 BMS는 육안적으로 '대장균군', 슈도모나스, 헤모필루스와 다른 세균을 서로 감별할 수 있다. 그람양성 세균에서와 같이 간단한 검사를 이용하여 그람음성 세균을 분류할 수 있다.

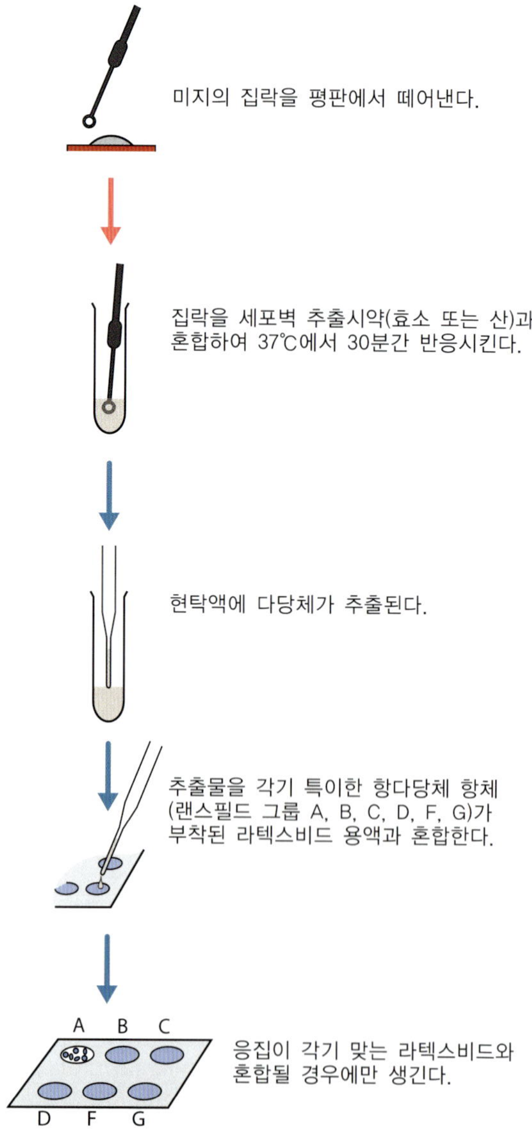

그림 5-20 **베타-용혈 사슬알균의 랜스필드 사슬알균 군분류** 양성 항원-항체 반응은 응괴로 보이고 그에 따라 군을 확인한다. 이 예에서는 A군 사슬알균 또는 고름사슬알균이다.

산화효소 시험

그람음성 세균은 산화효소 양성과 음성으로 나눌 수 있다. 산화효소양성균은 시토크롬 c (형질막에 위치하고 있는 전자수송 사슬의 일부)를 갖고 있어서 무색의 사메틸 페닐다이아민을 파란색 화합물로 전환시킬 수 있다. 이것은 산화효소 양성균인 녹농균, 수막염균, 임균을 산화효소음성인 대장균군의 큰 그룹과 감별할 수 있는 중요한 시험이다. 시험 순서를 그림 5-21에 나타내었고, 양성 결과를 그림 5-22에 보여주고 있다.

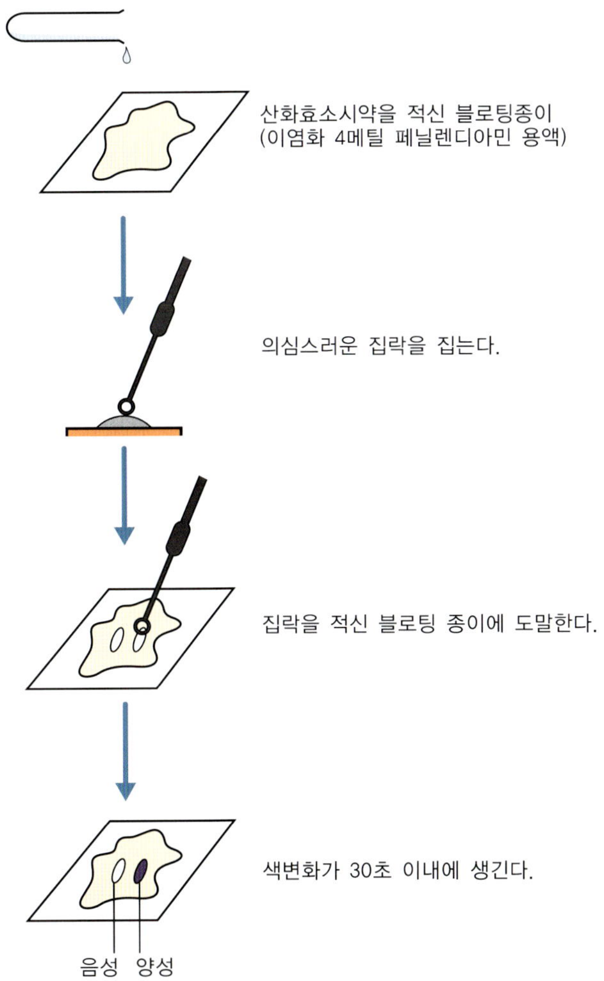

그림 5-21 산화효소검사는 그람음성 세균을 동정하는 데 사용한다. 시토크롬 c는 무색의 산화효소 시약을 보라색으로 바꿀 수 있어서 세균이 산화효소를 보유하고 있는지 확인할 수 있다.

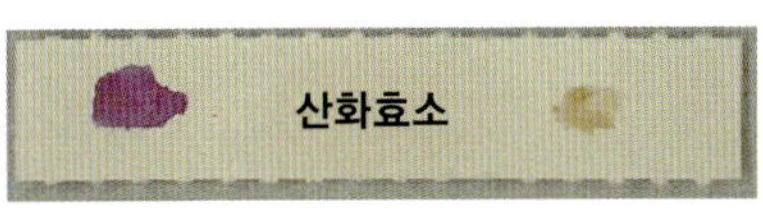

그림 5-22 산화효소 판별지에서 보라색으로 변성되면 산화효소 양성 그람음성 세균임을 나타낸다.

X와 V 시험

이 간단한 시험은 인플루엔자균을 다른 헤모필루스 균과 감별하는 데 사용한다. 인플루엔자균은 '초콜릿' 한천배지에서 적절하게 증식한다. 초콜릿한천배지는 평판에 붓기 전에 배지를 80℃로 가열하여 만든 혈액한천배지이다. 이 과정에서 용혈된 적혈구로부터 헤민이 유리된다. 헤민(인자 X)과 NAD (인자 V; 혈청에서 발견됨)는 인플루엔자균이 증식하는 데 필수적이다. 시험은 영양한천배지와 같은 기본배지에 X나 V 인자가 함유된 종이 디스크와 두 가지 모두 함유한 디스크를 놓은 것을 이용한다. 인플루엔자균은 두 가지 인자를 모두 필요로 하기 때문에 XV 디스크 주변에서만 증식한다. 파라인플루엔자균은 증식하는 데 V 인자만 필요로 하기 때문에 XV와 V 디스크 주변에서 증식한다(그림 5-23). X와 V 시험으로 인플루엔자균을 동정하는 것을 그림 5-24에 나타내었다.

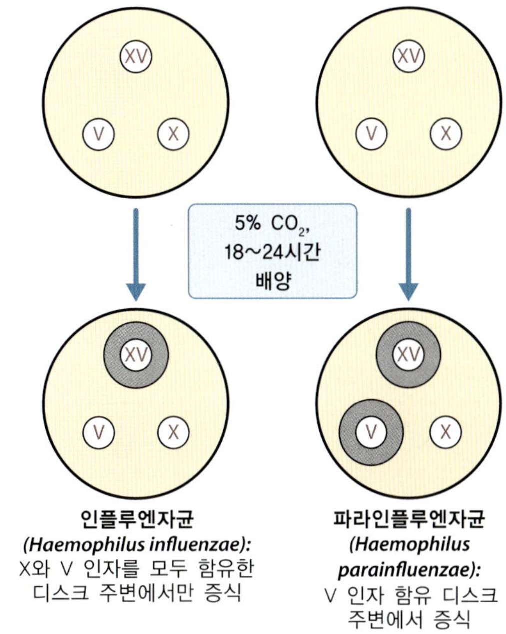

그림 5-23 **X와 V (NAD) 시험** 인플루엔자균의 경우 X와 V를 모두 함유한 디스크 주변에서 증식한다.

무산소성 세균

다른 세균에서와 같이 그람염색이 첫 동정 과정이다. 그람양성 클로스트리디아는 열에 안정한 아포를 생산한다. 균 안에서 아포의 위치도 동정에 유용하다. 무산소성균은 O_2^- 라디칼을 무독화할 수 없어서 산소존재하에서는 생존할 수 없다.

고름이 수 mL가 존재하면 채취해야 한다. 현대적인 수송 면봉채취는 넓은 범위의 약한 미생물을 생존할 수 있게 하므로 고름은 좋은 샘플이다. 미코박테리아와 같은 경우처럼 추가로 검사가 필요하면 고름은 이런 목적으로 처리할 좋은 검체이다. 대부분의 검사실에서 무산소성 혈액한천 배지의 일차와 이차 선상도말 경계부위에 메트로니다졸 항생제 디스크를 놓는다(**그림 5-25a**). 평판을 무산소 캐비닛에서 배양하고 48시간에 검사한다. 메트로니다졸 디스크 주변에 억제대가 보이면 무산소성균으로 확인된다(**그림 5-25b**). 추가 동정은 다음에 기술한 검사 시스템으로 진행한다.

세균과 진균의 종판별

생화학 시험

그람음성균을 완전하게 동정하려면 일련의 생화학적 검사나 MALDI-TOF 기법을 이용한다. 세균은 특정 당을 대사(발효)하여 산을 생산하므로 증식(혼탁도)이나 알칼리에서 산으로 배지의 색이 변화하는 것을 이용하여 특정 미생물이 어떤 당을 이용하는지 알아낼 수 있다. 요소분해효소와 같은 효소의 발현과 트립토판 대사의 산물인 인돌과 같은 최종 대사산물을 검출하는 것은 다른 시험으로 이용된다. 다양한 범위의 이런 시험은 Biomerieux에서 생산하는 API 시스템 등으로 상업적으로 가능하다. API 스트립의 well에 순수배양한 세균을 접종하고 하룻밤 배양한다. 생화학적 검사를 직접 판독하든지 여러 가지 시약을 첨가하고 판독한다. 생성되는 숫자코드를 이용하여 **그림 5-26**에서 간략히 보여주는 것과 같이 미생물을 동정한다. **그림 5-27**에 세 개의 API 스트립을 접종 후(a), 하룻밤 배양 후(b), 검사시약을 첨가 후(c)를 보여주고 있다. 여기 예에서 사용한 세균은 대장균이며 두 가지를 제외하고 모든 당을 발효하였고, 다른 시험 결과에서는 인돌 양성이다.

질량 분광분석법: MALDI-TOF

MALDI-TOF와 같은 질량 분광분석법은 세균과 효모를 포함하여 미생물을 동정하는 데 혁신적으로 이용된다(**그림 5-2d**). 배양된 미생물 한 집락 샘플을 페닐프로파놀인 시나핀산과 같은 기저물질과 혼합한다. 이 혼합물을 자외선레이저로 충격을 주면 분쇄되어 폭발적으로 이온화된 가스가 된다. 미생물내 단백질도 이온화되어 가스형태로 된다. 이 과정은 진공하에서 진행되어 이온화된 성분들은 전기장 생성기를 통해서 가속되고 그들의 질량에 비례하여 진공 속을 통과한다.

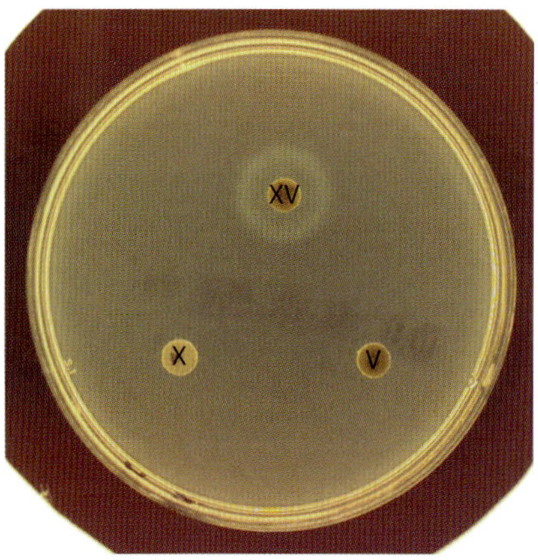

그림 5-24 X와 V 평판에서 헤모필루스 인플루엔자균을 동정한다.

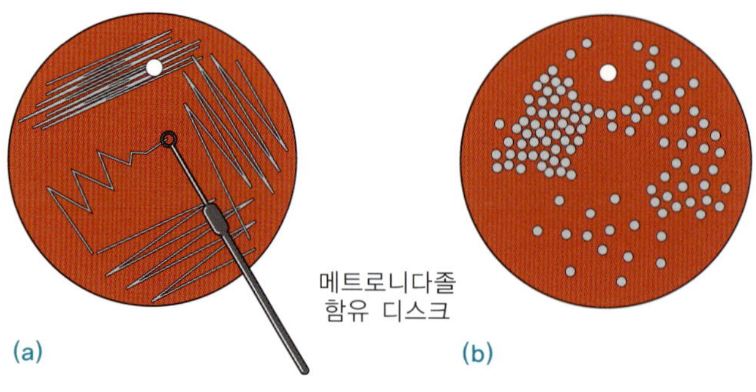

그림 5-25 (a) 메트로니다졸 디스크를 무산소성 혈액한천배지 위에 시행한 1차와 2차 선상도말 겹치는 부위에 놓는다. (b) 48시간 후에 억제지역이 보이면 잠정적으로 무산소성균으로 확인한다.

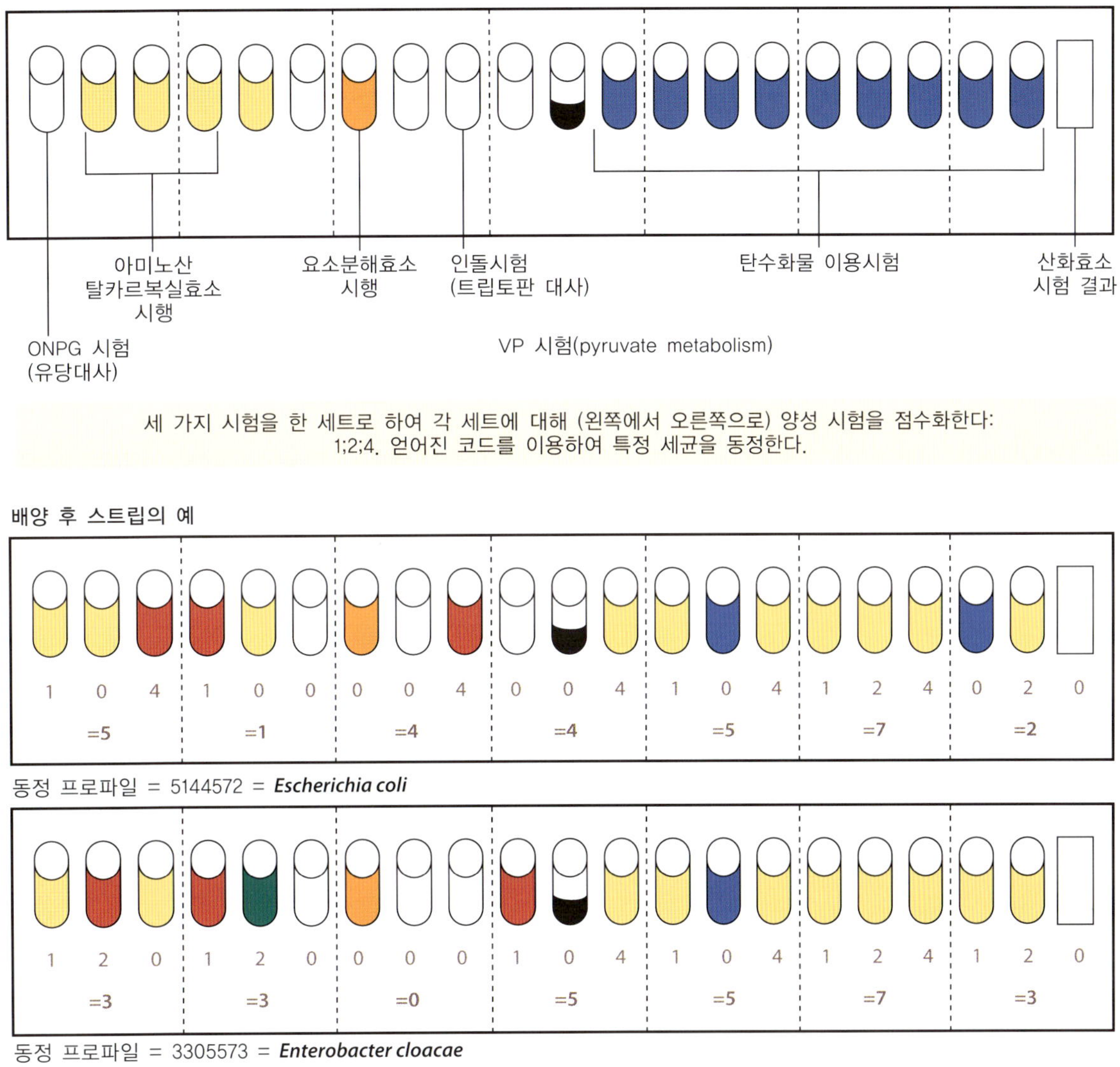

그림 5-26 API 20E™ (Biomerieux 제품)는 상업적으로 구입 가능한 대장균군과 같은 세균을 동정하는 시스템이다(ONPG: orthonitro-phenyl-β-D-galactopyranoside; VP: Voges-Proskauer).

(a)
(b)
(c)

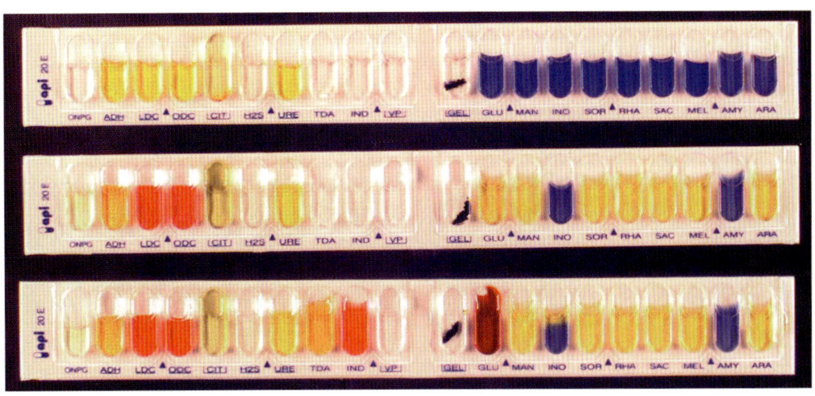

그림 5-27 세 가지 API 20E 스트립 (a) 접종 직후 (b) 24시간 배양 후 (c) (b)의 일부 샘플에 시약을 첨가한 경우로 여기에서는 대장균을 사용하였다. 처음 탄수화물(포도당) 포함 well은 질산염환원시험에 사용된다.

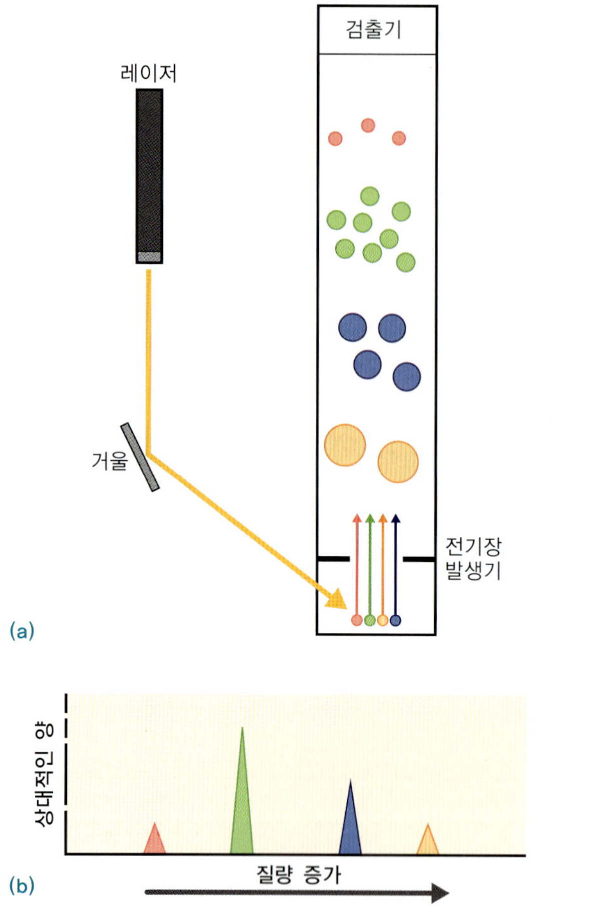

그림 5-28 (a) MALDI-TOF 과정은 매트릭스 내에서 미생물의 단백질을 기화시키고 전기장을 통해 가속화한다. '비행시간'은 질량에 비례한다. (b) 각 단백질의 질량과 상대적인 양을 기록하고 이 프로파일을 기존의 미생물 종에서 얻은 데이터베이스와 비교한다.

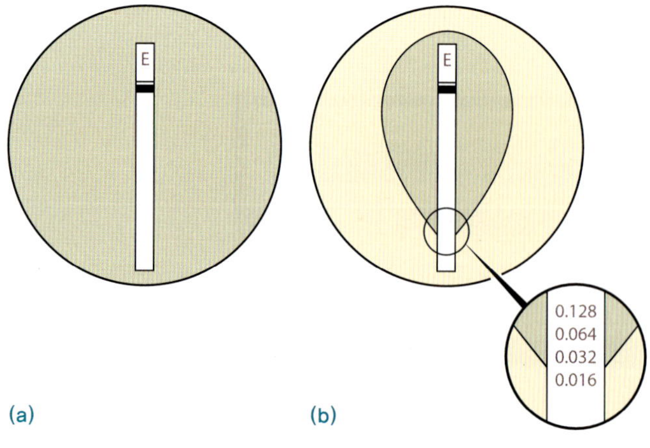

그림 5-29 Etest™ (a) 접종한 평판배지 위에서 항생제의 대수범위를 표시한 스트립 (b) 18~24시간 배양 후에 최소억제농도를 눈금을 읽어서 결정하며 여기서는 0.032 mg/L이다.

각 단백질의 비행시간과 양을 검출기로 측정한다(그림 5-28).

검출기는 샘플에 존재하였던 단백질의 정성적 정량적 판독을 한다. 리보솜을 이루고 있는 단백질의 복합응집체가 주로 존재한다. 이 프로파일을 임상진료에서 발견되는 대부분의 세균과 효모 단백질의 프로파일을 담고 있는 데이터베이스와 비교하고 미생물의 종을 확인한 결과를 얻는다.

이 방법은 수분 내에 미생물을 동정할 수 있어서 순환시간을 상당히 개선할 수 있다. 샘플 플레이트는 96 well로 되어 있고 순차적으로 판독하여 수십 개의 미생물 동정을 30분 이내에 할 수 있다.

항생제 감수성검사

4장에서 설명하였듯이 시험관 MIC와 최소살균농도(MBC) 시험은 번거롭고 일상적으로 다량의 검사를 위해서는 적합하지 않다. 많은 검사실에서는 다음에 기술한 디스크 감수성검사를 이용한다. Biomerieux Vitek 기계와 같은 자동화 항생제 감수성검사 시스템도 있다(그림 5-2e). 각각 다른 농도의 항생제를 넣은 여러 개의 테스트 well로 된 카세트에 희석된 세균액을 접종한다. 기계에서 각 well에서 증식 여부를 주기적인 간격으로 전기적으로 측정되는 혼탁도(증식)를 모니터링한다. 증식속도는 항생제 감수성과 반비례한다. MIC 값을 산정할 수 있다.

ETEST®

Etest는 한쪽 끝에서 다른 쪽 끝까지 항생제가 지수적으로 농도구배를 갖도록 넣은 물질로 된 스트립을 이용한다. 스트립은 미생물을 접종한 평판배지에 놓는다(그림 5-29a). 미생물이 증식하면서 항생제는 스트립 밖으로 확산한다. 확산율은 특정 지점에서 농도에 비례하고 그 농도에 의해 억제지역이 결정된다. MIC는 그림 5-29b에서 보는바와 같이 눈금자로부터 판독한다. Etest의 사진을 그림 5-30에 보여준다. 이 검사는 디스크검사보다 비싸고 손이 많이 가지만 특정 미생물의 MIC를 결정하는 데는 유용하다. 예를 들면 검사실은 페니실린에 대한 감수성이 감소한 분리주가 증가한 지역에서 폐렴사슬알균 분리주의 MIC 값을 모니터링할 수 있다. 감염성 심내막염의 경우에서 이 검사는 페니실린과 상승적인 겐타마이신을 포함하여 다수의 항생제에 대해 사슬알균과 장알균의 MIC를 결정하는 데 사용할 수 있다.

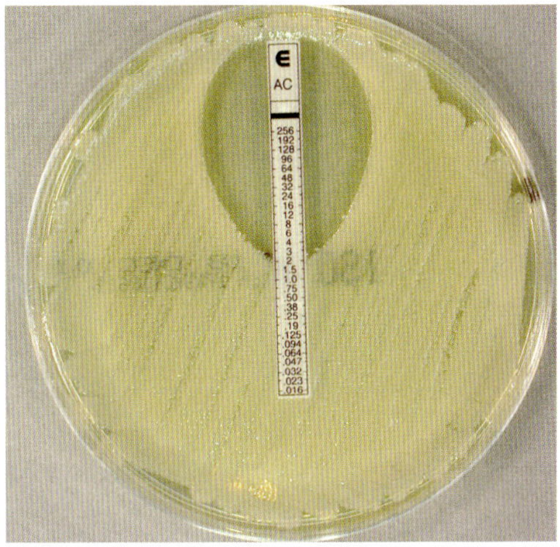

그림 5-30 아목시실린 Etest™ 스트립으로 테스트하여 시험대상 대장균군에 대한 최소억제농도가 2 mg/L임을 확인하였다.

디스크 감수성검사

표준 양의 항생제를 적신 셀룰로스 디스크를 검사할 세균을 접종한 평판배지 위에 놓는다. 밤새도록 세균이 증식하고 항생제는 평판배지에 확산한다. 억제대가 그 항생제에 세균이 감수성을 나타내는 것에 비례하여 나타난다(그림 5-31, 5-32). 표준기준을 이용하여 억제대 크기를 세균의 항생제에 대한 저항성 또는 감수성으로 계산한다. 결과는 보통 '저항성' 또는 '감수성'으로 보고한다; 때로는 '중간'이라는 표현이 사용된다. 여기에서 예를 든 분리주 B는 아목시실린에 저항성이다. 이것은 대장균과 폐렴막대균의 TEM1과 SHV1과 같은 베타락탐가수분해효소를 생산하기 때문이다.

한 미생물의 한 가지 항생제에 대한 감수성 또는 저항성과 관련된 디스크검사에 쓰이는 억제대 크기는 '변곡점'에 의해 결정된다. 이것은 야생형, 감수성 세균을 획득한 저항 기전을 획득한 세균으로부터 구별하는 MIC 값으로부터 얻는다. 이것은 그 세균의 많은 분리주의 MIC 값을 결정해서 이루어지며, MIC 값은 감수성 있는 것을 저항성 있는 것과 분리하는 데 사용된다. 그 후 이것은 그 항생제에 감수성 또는 저항성으로 세균을 구분하기 위해 감소하는 지름의 억제대를 계산할 수 있다. 항생제의 약동력학은 변곡점을 정하는 데 사용되는 중요한 변수이다.

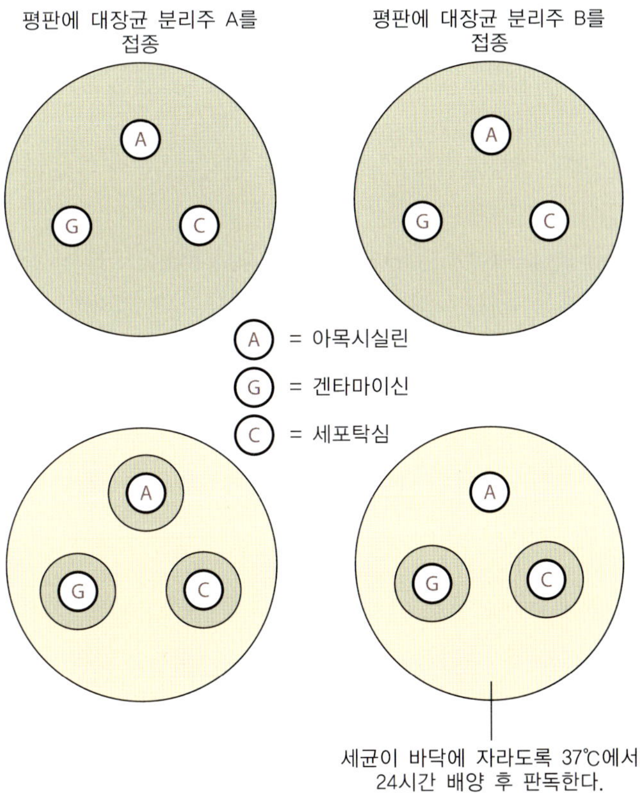

그림 5-31 **디스크를 이용한 감수성 시험** 분리주 B가 (페니실린) 베타락탐가수분해효소 때문에 아목시실린에 저항성을 보인다.

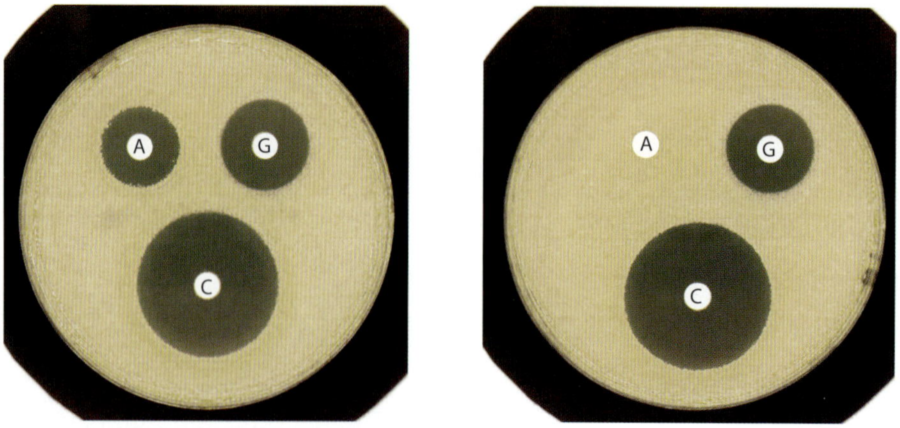

그림 5-32 분리주 A와 B에 대해 증식억제를 보여주는 사진

바이러스 검사실(혈청학과 분자 검사)

바이러스 분류(1장, 그림 1-24)는 유발하는 질병과 그것을 동정하는 데 사용되는 진단 검사와 관련이 있다.

혈청학 검사

혈청학 검사는 항원에 특이한 항체의 반응에 기반을 두고 있으며 검사는 환자 혈청에서 항원이나 항체를 검출하는 것을 이용한다. 2장에서 설명한 대로 인체는 감염 또는 백신접종의 결과로서 미생물 노출 후 면역글로불린(Ig) M과 그 후 IgG 항체를 생산한다. 항원 또는 IgM 항체가 존재하는 것은 급성 감염의 지표이다. IgG 항체는 감염되었던 것의 지표이다. 이런 검사의 실제 활용의 예를 12장(간염바이러스)과 17장(HIV)에서 설명한다.

효소면역측정법

효소면역측정법(EIA)은 기본적인 혈청학적 검사로서 수동 또는 반자동 검사시스템에 더하여 검사실은 자동 화학발광 미세입자 면역측정법 플랫폼을 이용할 수 있다(그림 5-2f).

항원 또는 항체를 검출하는 EIA 개요를 그림 5-33에 나타내었다. 플라스틱 플레이트의 well에 부착한 특이 항원 또는 항체가 검체, 보통 혈청 내에서 대응되는 항체 또는 항원을 포획하도록 한다. 반응시키고 철저히 세척한 후 Fc 끝에 알칼리성 인산분해효소가 부착된 표지 항체를 넣는다. 더 반응시키고 세척한 후에 표지항체가 부착한 양을 효소에 대한 무색의 기질을 넣어서 측정한다. 색변화는 처음 검체에 들어 있는 항체 또는 항원의 양에 비례해서 나타난다. 항체 검출의 경우 특이 사람 항체가 포획항원에 부착하는데 이 항체의 존재는, 예를 들면 효소가 부착되어 있는 염소 항사람항체를 첨가하여 결정한다. 생식기 검체에서 클라미디아항원에 대한 96 well EIA 검사를 양성 색변화와 함께 그림 5-34에 보여주고 있다.

말라리아 항원 검사

혈액에서 말라리아를 검출하는 신속검사는 박막과 후막 혈액도말을 현미경으로 관찰하는 검사와 말라리아 항원검사가 있으며, 모두 EDTA 혈액샘플로 시행한다. 이 검사는 열대열말라리아에 특이한 히스티딘이 많은 단백질 II (HRPII)를 사용하며, 사람을 감염하는 모든 말라리아(열대열, 난형, 삼일열)에 공통적으로 있는 항원이다. 말라리아 항원검사의 요약을 그림 5-35에 나타내었다. 사람 IgG에 대한 항체(C; 테스트 대조), 말라리아 항원(Pan P)에 대한 단클론 IgG 항체와 열대열말라리아 특이 HRPII 단백질(P fal)에 대한 단클론항체를 띠모양으로 부착시킨 니트로셀룰로스 스트립으로 되어 있다.

또한 이 항원에 대한 금나노입자(Au con)가 결합된 단클론항체를 함유한 패드가 있고 샘플과 완충용액 패드도 있다. IgG에 대한 금결합 항체가 대조 밴드 C와 반응하도록 포함되어 있다. 환자 혈액 샘플은 샘플 패드에 넣고 용출완충액은 완충용액패드에 넣는다. 용출완충액이 샘플과 Au con 패드를 따라 이동하고 항원은 대응하는 단클론항체와 복합체를 이룬다. 이 복합체가 니트로셀룰로스 스트립을 세척하고 해당 단클론항체 밴드에 도달하면 그 부분에서 '샌드위치' 효과에 의해 포획된다. 밴드에서 포획되는 복합체가 늘어나고 금나노입자가 가까워져서 적색을 나타내게 되어 양성결과로 보이게 된다. 사람 IgG가 항사람 IgG와 반응하는 양성대조 밴드가 나타나야 검사가 제대로 된 것이다. 결과는 열대열말라리아와 그 이외의 말라리아를 분별해 준다.

분자 검사

임상 미생물에 다양한 분자 검사가 있으며 대부분은 PCR과 염기서열분석에 기초를 두고 있다. 다른 방법은 클로스트리디움 디피실레 분리주의 역학적 형을 결정하는 데 사용되는 리보타이핑이 있다. 순수하게 증식된 미생물에서 DNA를 추출하고 특이한 제한효소로 절단한다. DNA 분절을 전기영동한 겔에서 분리하여 서던블롯으로 니트로셀룰로스막에 전달한다. 막에 존재하는 DNA에 클로스트리디움 디피실레의 16S 리보솜 RNA 유전자에 특이한 방사성물질로 라벨한 DNA 탐식자와 어닐링시킨다. 그 후 막을 X-선 감광지에 노출시켜 밴드를 확인한다. 클로스트리디움 디피실레의 리보타이프는 다른 제한효소분절 패턴을 갖고 있다. 이 제한절편길이다양성(RFLP)은 병원 병동에서 발생한 분리주의 리보타이프를 결정하는 데 이용된다. 같은 패턴의 분리주는 교차전파가 일어났음을 보여준다.

중합효소연쇄반응

PCR은 기본적인 분자 진단 검사로서 모든 미생물이 DNA나 RNA로서 독특한 염기서열이 존재한다는 사실을 이용한다. 미생물이 검체에 매우 적은 숫자로

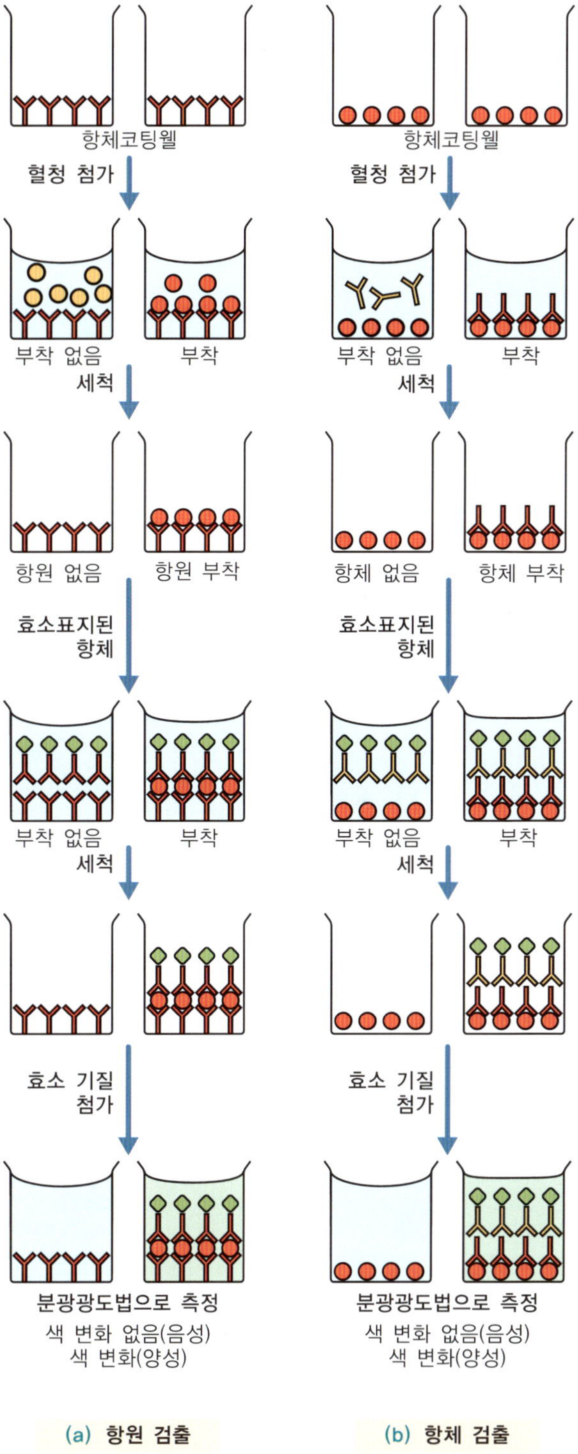

그림 5-33 (a) 항원 (b) 항체를 측정하기 위한 효소면역측정법의 개요

존재한다면 PCR은 검출할 수 있는 수준까지 특이한 서열을 증폭한다. 이렇게 하기 위해 짧은 시발체 서열, 열에 안정한 DNA 중합효소와 과량의 뉴클레오티드가 필요하다. 시발체 서열이 PCR의 핵심이다. 이 서열은 짧은(10~20 뉴클레오티드) 단일가닥 DNA로서 표적 DNA에 존재하는 상보적인 뉴클레오티드 서열에 부착할 수 있다. 두 벌의 시발체가 있어서 표적의 양쪽에서 작동한다. 시발체 어닐링의 반복되는 사이클을 이용하여 DNA 합성과 분리가 이루어져서 기하급수적으로 생산된다. 수시간 내에 생산된 최종산물을 한천 겔전기영동으로 확인할 수 있다(**그림 5-36**). DNA 분자는 같은 정도로 전하를 띠고 있어서 크기에 따라 전류의 영향으로 한천 겔을 지나 이동한다. 대조 DNA 분자와 분자량 마커를 이용하여 특이하게 증폭된 DNA 서열을 겔을 염색하여 관찰할 수 있다.

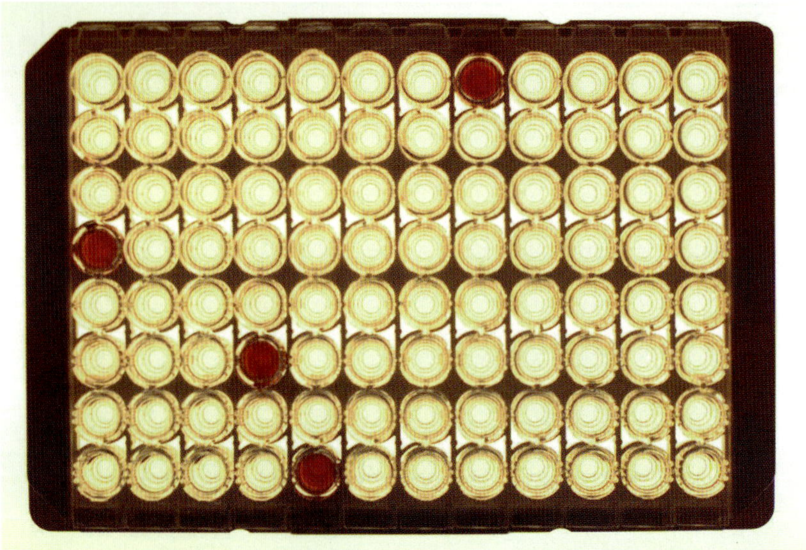

그림 5-34 **클라미디아 효소면역측정법으로 명확하게 양성 (색변화) 반응을 보이는 샘플**

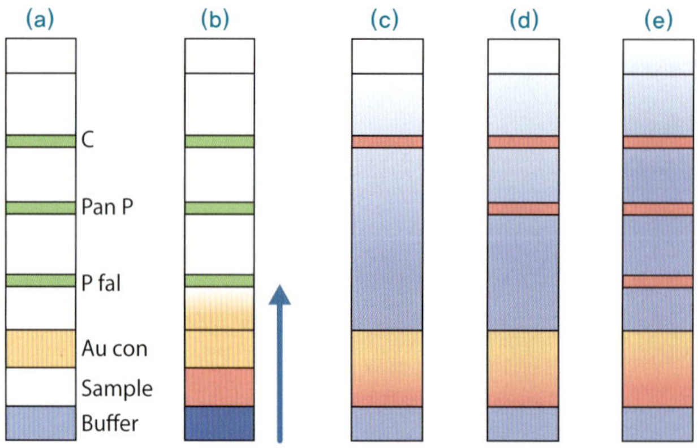

그림 5-35 **말라리아항원검사** (a) 사람 IgG에 대한 단세포군항체의 고정 밴드: 대조(C), 공통말라리아항원(Pan P), 열대열원충 HRPII 항원(Pfal) (b) 혈액샘플을 넣고 세척분리완충액을 넣으면 스트립을 세척하면서 항원이 금결합 특이 항체(Au con)와 결합되고 이어 스트립 내 대응 항체에 의해 포획된다. (c) C 밴드(테스트 대조)만 양성: 결과 음성 (d) C와 Pan P 밴드 양성: 열대열원충과 다른 말라리아 존재 (e) C, Pan P, P fal밴드 양성: 열대열원충 존재

요즘은 겔을 이용하여 관찰하는 방법은 통상적으로 사용하지 않고 모든 필요한 반응을 하나의 틀에 넣어 액체 상태에서 진행한다. PCR은 HCV, HIV 등 RNA 바이러스에 사용되며, '호흡기바이러스 PCR 판넬' 등에도 이용된다. 첫 단계는 추출한 RNA를 역전사효소를 이용하여 DNA로 전환하는 것이다.

정량 PCR은 환자 혈액내 바이러스양과 항바이러스제 치료 효과 등을 결정하기 위해 CMV, HBV, HCV, HIV 등에 의한 감염을 처치하는 데 사용된다. 실시간 PCR은 반응하는 동안 표적 DNA 분자의 증폭을 모니터링한다. 원래 샘플추출물에서 표적 핵산 복제수가 많으면 반응하여 기하급수적으로 더 빨리 도달한다. PCR 산물을 검출하는 방법 중 하나로 이중가닥 DNA에 끼어들어가는 형광색소가 있다. 검출되는 형광 양은 반응에 의해 형성된 이중가닥 DNA 산물의 양과 직접 비례관계에 있다.

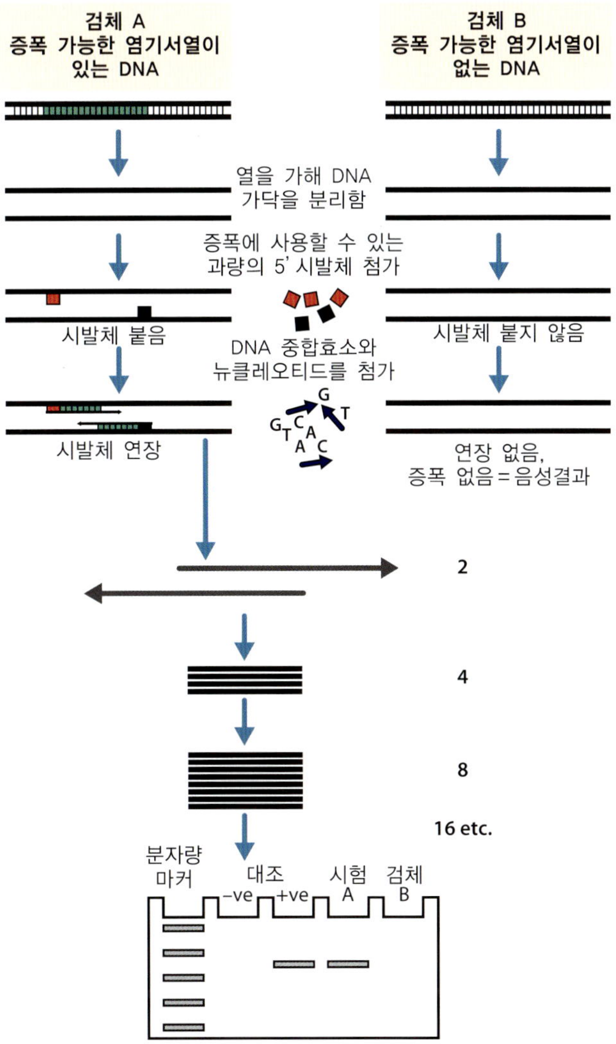

그림 5-36 **중합효소연쇄반응(PCR)** 변성, 시발체 붙임, DNA 합성의 사이클을 반복하면 표적 DNA가 기하급수적으로 생산되며, 겔전기영동으로 확인할 수 있다. 시료 A는 양성이고, 시료 B는 음성이다.

다중 PCR 검사

다중 PCR 시스템은 혁신적으로 진단 미생물학에 이용된다. 한 가지 샘플에 두 가지 이상의 미생물 핵산이 존재하면 그들을 동정할 수 있다. PCR 반응에 각 미생물에 특이한 시발체를 포함하고 있어서 표적 핵산이 존재하면 그것이 증폭된다. 각 미생물을 검출하기 위해 추가로 그 미생물에 특이한 핵산 탐식자를 반응 혼합물에 포함한다. 각 탐식자는 다른 파장의 형광을 발하도록 형광분자를 다르게 부착되어 있어서 각 미생물 표적을 각각 동정할 수 있다.

다중 시스템은 다음을 포함한다:

다중 호흡기바이러스 PCR 판넬에 아데노바이러스, 인플루엔자 A/B, 호흡기세포융합바이러스(RSV), 파라믹소바이러스, 메타뉴모바이러스, 리노바이러스(보카바이러스)가 있다. 겨울 '인플루엔자 계절'에 병원 관리를 위해 매일 이런 검사가 이루어지는 것이 중요하다. 이런 바이러스에 감염된 환자를 조속히 진단하여 때로 부족하지만 일인실 시설을 이용할 수 있게 하는 것이 현명하다. 이 검사에서 인플루엔자바이러스가 확인되면 항바이러스제 치료와 예방투여, 접촉자의 백신접종 상태 확인 등을 명확히 한다.

다중분변병원체 판넬에 캄필로박터, 살모넬라, 시겔라, 클로스트리디움 디피실레, 노로바이러스, 크립토스포리디움, 아메바이질균, 편모충이 있다. 분변검체 추출물에서 검색하여 하나나 그이상의 미생물이 확인되면 표준 배양법, 현미경 관찰 및 EIA를 시행한다. 이렇게 하는 것이 비용과 노동이 많이 들여 모든 검체를 배양하는 등의 일을 우회할 수 있다.

다중 CSF 판넬은 폐렴사슬알균, 수막염균, 인플루엔자균, 리스테리아 모노시토게네스, 스트렙토코쿠스 아갈락티아에 등을 포함한다. CSF 바이러스 PCR (HSV1, HSV2, VZV, 엔테로바이러스)과 함께 이 검사시스템은 표준 세균배양 방법의 필수 보조법이다.

항생제 감수성을 결정하기 위한 PCR

카바페넴분해효소를 생산하는 장내세균과(CPE)는 임상 진단, 치료와 감염관리에 큰 문제를 주고 있다. 또한 두 가지 중요한 검사실 진단 이슈가 있다:

기존의 배양과 항생제감수성검사는 최종결과를 얻기까지 수일이 걸린다.

기존의 감수성검사는 미생물의 표현형 감수성 프로파일을 결정한다.

크렙시엘라 분리주가 카바페넴분해효소를 생산하는 것으로 보일 수 있으나 추가 검사에서 ESBL을 생산하고 포린 제약 때문에 카바페넴류에 대한 감수성이 저하되었을 수 있어서 잘못된 카바페넴분해효소 생산 표현형을 나타낼 수 있다.

다중 PCR이 특이 카바페넴분해효소 유전자에 대해 사용할 수 있다. 검사는 수시간 걸리고, 카바페넴분해효소 유전자가 있는지 검출할 뿐만 아니라 특이 시발체를 이용하여 여러 가지 효소, KPC, OXA-48, VIM과 NDM을 확인할 수 있다. 이런 검사를 사용하여 감염관리에 대해 명확히 할 수 있고 CPE 서식이나 감염이 의심되는 환자를 처치하는 데 도움이 된다.

16S 리보솜 RNA 유전자 증폭과 염기서열분석

세균 16S 리보솜 RNA 유전자는 1542 염기쌍으로 되어 있으며 9개의 과변이 부위, V1-V9를 갖고 있다. 각 부위는 종 수준까지 특이한 고유한 염기서열을 갖고 있다. 순수 배양된 미생물에서 추출된 DNA에서 변이부위를 특이하게 증폭할 수 있는 시발체로 16S 리보솜 유전자 DNA를 증폭한다. 생산된 DNA를 염기서열분석하여 알려진 미생물 염기서열 데이터베이스와 비교하여 미생물을 동정한다.

이 방법은 명확히 감염된 것 같은데 관절액 흡인물에서와 같은 검체에서 미생물이 증식되지 않는 경우에 유용하다. 이런 경우는 검체 채취 전 항생제 투여나 미생물이 까다로운 성장 조건을 갖고 있는 경우 등이다. 활액을 원심분리하여 농축하고 DNA 추출, 증폭, 염기서열분석 단계를 거쳐서 감염의 원인이 될 만한 원인체를 동정하게 된다.

핵산 서열분석

염기서열분석기법이 최근 획기적으로 개발되었다. 나노포어 기법을 이용한 새로운 방법이다. 이 시스템은 나노포어로 작동하는 사슬알균 알파–용혈소와 같은 세균 단백질을 이용한다. 이것은 지질막이나 그라핀에 삽입되어 가로질러 이동한다. 이온 전류가 형성되고 나노포어를 통해 흘러가면 어떤 변화라도 측정될 수 있다.

DNA를 염기서열분석하기 위해 DNA 중합효소가 용혈소에 부착한다. 중합효소가 포어를 가로질러 형성된 전기적 기울기의 영향으로 포어를 통해 DNA 단일가닥에 작용한다. 네 가지 뉴클레오티드의 각각은 전기적 기울기에 다른 영향을 나타내므로 이것을 측정하여 포어를 통해 지나갈 때 각 뉴클레오티드를 기록하며 핵산의 뉴클레오티드 서열을 결정한다. 특히 DNA의 한가닥이 염기서열분석을 위해 통과하도록 보내지면 중합효소는 비교되는 염기서열분석에 상보적인 가닥을 통해 작용할 수 있다.

미생물의 전체유전자염기서열(WGS)을 얻기 위해 DNA를 정제하고 분절을 만들어서 여러 나노포어가 있는 기계에 분주한다. 각 DNA 분자는 나노포어를 통해 들어가고 얻은 염기서열은 정렬하고 WGS에 제공된 알려진 염기서열 데이터베이스와 비교하게 된다. 모든 과정이 수시간 내에 이루어진다.

전체유전자염기서열은 가장 정밀한 정보를 제공하기 때문인데 정밀도는 하나의 뉴클레오티드 다형성(single nucleotide polymorphisms, SNP)도 알아낼 수 있어서 집단 발생한 병원체가 동일한 것에 의한 것인지 아닌지를 결정하는 가장 좋은 방법이다.

WGS는 일상적 미생물검사실에서 중심 방법이 되어가고 있다. 국가결핵표준실험실에서 이것을 시행하고 있다. 미생물의 WGS에 더하여 리팜피신과 다른 항생제에 대한 저항성 유전자 마커를 결정하고 있고 치료, 감염관리와 공중보건관리에 사용되고 있다.

이 방법은 또한 RNA를 직접 염기서열분석할 수도 있다.

Infection Control

6

감염관리

서론

감염관리는 병원에서 환자를 돌보는 데 있어 여러 분야에 걸쳐 있는 부분으로써 3장에서 설명하였듯이 입원 때부터 시작되는 꼭 필요한 진행과정이다.

환자는 입원할 때부터 특별한 감염관리를 받아야 하는 감염관리경보를 받을 수 있다. 예를 들면, 환자가 메티실린내성 포도알균(methicillin-resistant *Staphylococcus aureus*, MRSA) 보균자이거나 노로바이러스가 집단 발생한 요양원의 거주자일 경우이다. 또한 환자가 다른 병원에서 왔거나 특히 국외에서 온 사람이면 빠른 시간 안에 카바페넴분해효소 생산 장내세균과 세균(carbapenemase-producing Enterobacteriaceae, CPE)에 대한 주의경보를 하여야 한다.

환자 입원 시 초기 감염위험을 평가한 후 바로 환자를 1인실에 격리해야 할지 결정해야 한다. 이는 다른 환자와 스태프를 보호하기 위함이다. 감염위험을 알리는 적절한 표시를 1인 격리실 외부에 붙인 뒤 방 안에는 필수적인 장비만을 들여놓고 가능하면 일회용 물건을 사용하도록 한다. 모든 건강관리전문가(health care professionals, HCP)는 적절한 개인보호장구(personal protective equipment, PPE)를 사용하고 폐기물을 적절히 처리하도록 지시하여야 한다.

각 감염관리 상황에는 그 환자를 위한 관리절차가 있는데 감염관리 위험 및 진단의 확인, 필요한 치료, 병원에 머무르는 동안 취소할 수 없는 감염위험 경고가 있는가 등에 따라 변경될 수 있다. 감염성 설사로 입원한 환자는 1인실에 격리되어 있다가 일반적으로 72시간 동안 무증상이면 일반병동으로 이동한다. 환자가 격리되어 있었던 1인실은 다음 환자가 안전하게 이용할 수 있도록 과산화수소 분무기를 포함하여 클로스트리디움 디피실레 아포가 완전히 제거되도록 '충분히 깨끗하게' 청소한다.

CPE 보균과 같은 특정 감염관리 상황에서 환자는 입원기간에 1인실에서 간호를 받아야 한다. 이 환자가 요양원으로 퇴원하기로 예정되어 있으면 그 곳 스태프와 충분한 합의가 이루어져 올바른 절차에 의해 전원해야 한다.

병동에 있는 임상 의료진이 감염관리경보 환자에 대한 직접적 책임이 있는 반면, 전체적인 과정은 감염관리팀(infection control team, ICT)에 의해 관리된다. 이 간호팀은 선임간호사가 이끌고 있으며, 감염예방관리장(Director of Infection Prevention and Control, DIPC)이 선임관리수준에서 서비스하는 책임을 맡고 있다. DIPC는 종종 의학미생물학자인 자문가이다.

ICT는 병원 전반에 걸쳐 감염관리를 실행하는 것을 감독하는 책임이 있고, 병동에서 근무 중인 'ICT와 연결된 간호사'는 이런 규율에 대한 추가적인 훈련이 된 간호사로 그들이 근무하는 병동의 감염관리 실행을 조정한다. MRSA와 CPE 등 특이 미생물에 대한 정책과 절차는 주기적으로 갱신하고 의무적인 훈련을 하도록 한다. 에볼라 바이러스와 같은 새로운 위협은 추가적인 실행과 절차를 지도하고 국가수준에서 결정되는 대로 환자를 안전하게 관리하기 위해 각 병원 환경에 맞게 정책을 수립해야 한다.

모든 건강관리전문가는 미생물이 자신들의 잘못된 실행으로 그들로부터 전파되거나 한 환자에서 다른 환자에게 전파되지 않게 해야 하는 전문적인 책임이 있다. '팔꿈치 아래 맨살' 복장, 올바른 손 위생 절차가 WHO '5 동작'에 맞춰져 있고, 특이 미생물에 대해 필요한 모든 추가적 감염관리 주의가 감염관리 과정을 안전하게 만들어 준다.

직업적 건강규제

환자와 일하는 모든 사람은 직업건강부서(occupational health department, OHD) 지시문을 따라야 하고, 특정 감염체에 대해 면역능이 있다는 증명을 갖고 있어야 한다. 노출되기 쉬운 처치(exposure-prone procedures, EPP)를 행하는 건강관리전문가는 추가적인 스크리닝 검사가 필요하다. EPP는 침습적 처치로서 일하는 사람에게는 상처의 위험이 있어서 환자의 개방된 조직이 일하는 사람의 혈액으로 노출될 수 있다. B형간염바이러스(hepatitis B virus, HBV) 보균자(HBsAg+)로 밝혀진 건강관리전문가는 HBeAg 음성이고 HBV 바이러스가 <10^3 게놈복제수/mL (또는 다른 권장값보다 작은 경우)이면 EPP를 할 수 있다. 한편 계속 치료해야 하고 직업건강부서 의사와 간 전문가에게 정기적으로 모니터링받아야 한다.

C형간염바이러스(HCV) 항체양성인 건강관리전문가는 그들의 HCV RNA가 검출수준보다 적으면(<50 IU/mL) 급성 감염이 제거된 것을 나타내며 EPP를 할 수 있다. HCP가 만성보균자이며 감염성이 있는 HCV RNA 양성으로 확인되면 당사자는 EPP를 하는 것을 제한한다. 치료를 중지한 후 지속적인 바이러스 반응(sustained virological response, SVR)이 24주 동안 치료에 적절히 반응하면 제한이 해제된다. 사람면역결핍바이러스에 감염된 건강관리전문가는 항레트로바이러스 치료(antiretroviral therapy, ART)가 효과적이어서 혈장 내 바이러스양이 <200 복제수/mL (또는 다른 권장값보다 작은 경우)이면 EPP를 시행할 수 있다. 직업건강부서 외에 이들 건강관리전문가는 정기적으로 합당한 전문가가 재검토한다(HBV, HCV, HIV 감염과 진단에 대한 자세한 설명은 12장과 17장에서 한다).

건강관리전문가에 대한 의료종사 스크리닝 기록은 **그림 6-1**에 나와 있다. 이 종사자는 필요한 직업건강부서 규정을 충족하고 있다. 직업건강부서는 스태프에 대해 익명코드를 사용하여 비밀을 준수해야 한다.

새로운 직원이 BCG 접종의 증거가 없으면(또는 확정지을 수 없으면) 망투 투베르쿨린 피부검사(또는 인터페론 감마 검사)를 시행해야 한다. 만약 검사가 음성이고 직원이 과거에 백신접종을 하지 않았는데 담당 업무가 환자 및 임상검체와 접촉하는 것

의료종사자 번호: ABCDEF		
보고일: 01/03/20XX		
B형 간염 바이러스 표면 항원 항체(HBsAb)(Hepatitis B virus surface antibody)	검출 (>100 mIU/mL)	만족스런 수준
홍역 IgG 항체(Measles IgG antibody)	검출	만족스런 수준
풍진 바이러스 IgG 항체(Rubella virus IgG antibody)	검출	만족스런 수준
수두 대상포진 바이러스 IgG 항체 (Varicella zoster virus IgG antibody)	검출	만족스런 수준
TB/BCG	BCG 접종부위	방어로 추정
폭로되기 쉬운 절차 스크린:		
B형 간염 바이러스 표면 항원 항체(HBsAb)(Hepatitis B virus surface antibody)	검출 (>100 mIU/mL)	만족스런 수준
B형 간염 바이러스 표면(HBsAg)(Hepatitis B virus surface antigen)	검출 안 됨	만성 감염 증거 없음
C형 간염 바이러스 항체(Hepatitis C virus antibody)	검출	과거 감염
C형 간염 바이러스 RNA(Hepatitis C virus RNA)	검출 안 됨	만성 보균 증거 없음
HIV 1와 2 항원/항체(HIV 1 and 2 antigen/antibody)	검출 안 됨	HIV 감염 증거 없음

그림 6-1 노출되기 쉬운 조작을 포함해서 안전하게 일을 하는 (직업건강과) 규정을 만족하는 의료종사자의 실험실 검사결과 예시. 샘플 수집부터 시료처리의 전 과정에서 생길 수 있는 오류를 고려하여 두 번의 별개 혈액샘플에서 확인된 HBsAg, HCV RNA, HIV 시험 음성이다. 직업건강과는 스태프의 신원이 드러나지 않게 코드를 사용해야 한다.

이라면 BCG 접종을 권고한다. BCG 접종 전에 HIV에 대한 위험을 평가한다.

인플루엔자백신은 '독감 계절'이 시작되기 전에 매년 접종하도록 권고하는데 자율적인 의사에 의해서 하도록 한다. 모든 스태프는 자신들과 환자를 보호하는 것을 최대화하기 위해 동의 없이도 접종하는 절차로 진행되는데, 이것은 감염관리 실행에서 흔치 않은 모순이다.

복장코드와 개인보호장구

병원스태프 복장을 입지 않았을 때 임상영역에서 의료스태프를 위한 실제적인 복장은 '팔꿈치 아래 맨살'이다(그림 6-2a). 장신구는 결혼반지에 국한하고 개인신분배지는 벨트나 허리밴드에 부착하도록 한다(목줄 위에 하지 않는다).

1인실에 들어가기 전에 직접 환자와 접촉을 위해서는 기본 개인보호장구와 함께 일회용 앞치마, 장갑을 착용한다(그림 6-2b). 필요한 처치를 끝낸 후 1인실을 떠나기 전에 이것들을 제거해서 지정된 의료폐기물통에 넣고 손을 씻고 말린다. 알코올기반의 손 세척을 완료한다.

호흡기분비물과 직접 접촉이 있을 것 같으면 얼굴마스크를 착용한다. 호흡기분비물은 크게 비말과 에어로솔로 분류한다. 비말은 코인두와 기도/기관지에서 튀어나오고 직경은 100~10 μm이다. 이들은 환자로부터 반경 1 m 정도 퍼진다. 일반적으로 방수 얼굴마스크를 착용하고 눈을 보호해야 한다. 결합된 마스크와 눈보호경을 그림 6-2c에서 볼 수 있다. 이것을 착용하는 주요한 이유는 분비물이 얼굴에 도달하는 기회를 줄여서 후에 부주의하게 입으로 들어가는 것을 막아 준다.

에어로솔은 폐포에서 생성되며 직경은 <10 μm이다. 에어로솔을 만드는 기관지경술과 같은 처치를 하는 동안 HCP는 여과얼굴마스크 3번(filtering face piece mask number 3, FFP3)을 착용해야 한다. 이 마스크는 직경 0.6 μm까지 입자를 여과해 준다. 적절하게 맞으면 적어도 99%까지 방어해 준다. FFP3 마스크를 사용하는 모든 건강관리전문가는 그들이 어떻게 마스크를 착용하는지 훈련하고 '잘 맞았는지 검사'하여 외부로 공기가 누출되지 않도록 한다(그림 6-2d). 항상 음압 1인실에서 처치하는 다제내성 결핵(MDR-TB)과 확장범위내성 결핵(XDR-TB) 환자를 관리할 때는 항상 FFP3 마스크를 착용한다.

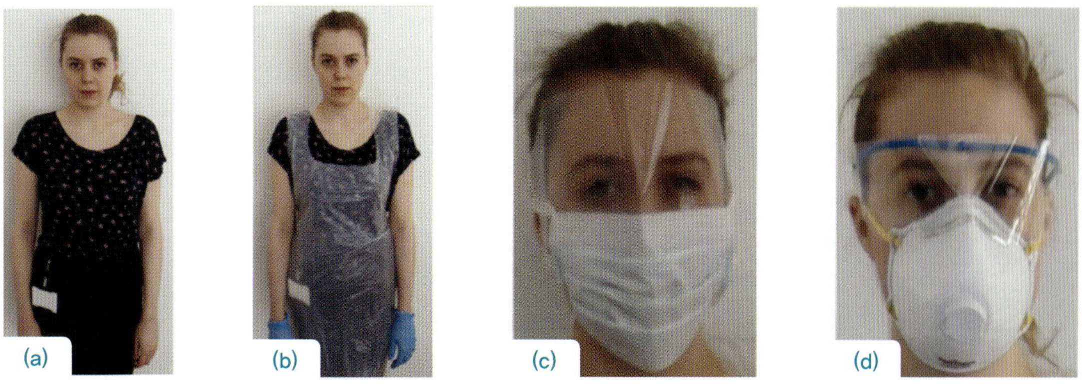

그림 6-2 (a) 임상진료에서 기본적인 표준 복장으로 팔꿈치 아래는 맨살이 드러나야 한다. (b) 일회용 앞치마와 장갑은 병실에 들어가서 환자를 직접 처치하기 전에 착용해야 한다. (c) 호흡기감염환자를 처치할 때는 마스크와 눈보호대가 같이 있는 것을 착용하는 것이 적절하다. (d) FFP3 마스크는 에어로솔이 발생하는 처치를 할 때 착용한다. 특히 다제내성과 광범위 내성 결핵환자를 다룰 때는 반드시 착용해야 한다. 안경은 추가 보호장구이다.

손 세척

손 세척의 올바른 과정은 **그림 6-3**에서 보여주며, 꼭 깨끗이 씻어야 한다. 이것은 손목을 포함하는데 건강관리전문가가 팔꿈치 아래로 맨살이 아니면 올바르게 세척할 수 없는 부위이다. 가능하면 비누공급기가 있는 세면대에서 손을 씻는다. 침상에서는 대부분 알코올을 이용한 손 세정을 한다. 자켓의 소매 끝과 카디건은 손 세척을 방해한다.

손 위생의 5 동작

WHO '5 동작'은 손 위생을 실시할 때 단계를 알려준다(**그림 6-4**). 이것은 보통 알코올을 이용한 손 세정으로 각 환자의 침상 주변에 비치되어 있다.

병동 배치 및 환경

건강관리전문가는 베이(bay; 기둥과 기둥 사이의 한 구획), 병상, 1인실(음압관리하의 1인실을 포함)의 수를 포함하여 일하는 병동의 배치를 아는 것이 중요하다. **그림 6-5**는 여성 환자를 위한 가상적인 병동의 주요 부분을 보여준다. 4개의 병상이 있는 2개의 베이, A와 B가 있다. 스태프 휴게공간과 환자음식을 준비하는 부엌은 목욕실, 1인실, 배수실에서 먼 쪽에 놓여 있다.

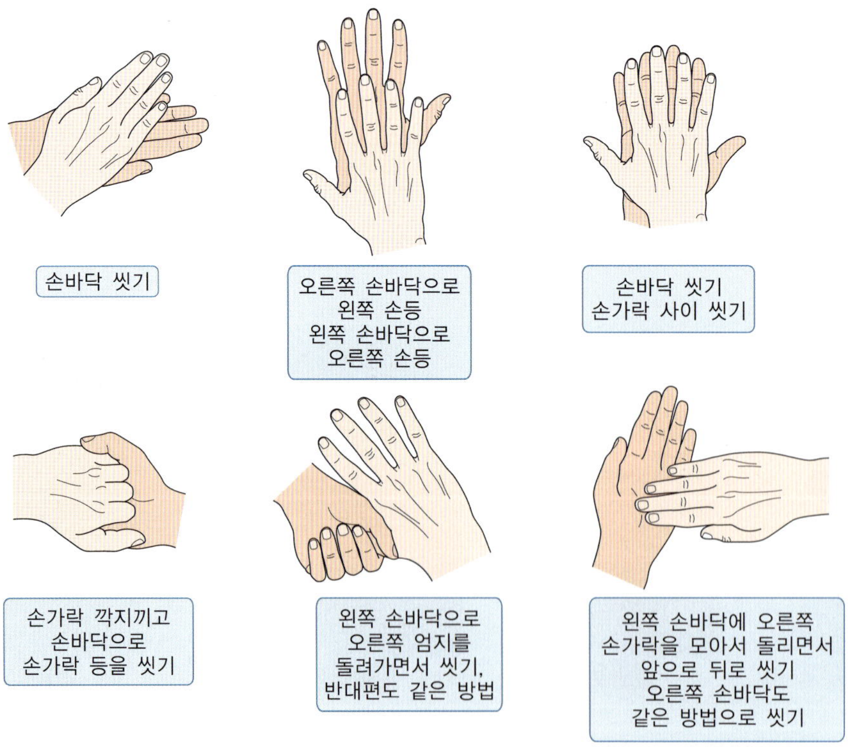

그림 6-3 **올바른 손 씻기 법** 손목까지 내려오는 소매가 있으면 제대로 손 씻기 어렵다.
(Ayliffe's Control of Healthcare-Associated Infection Fifth Edition, Adam P. Fraise and Christine Bradley (Eds), Copyright 2009 Edward Arnold (Publishers) Ltd, reproduced by permission of Taylor & Francis Books UK.)

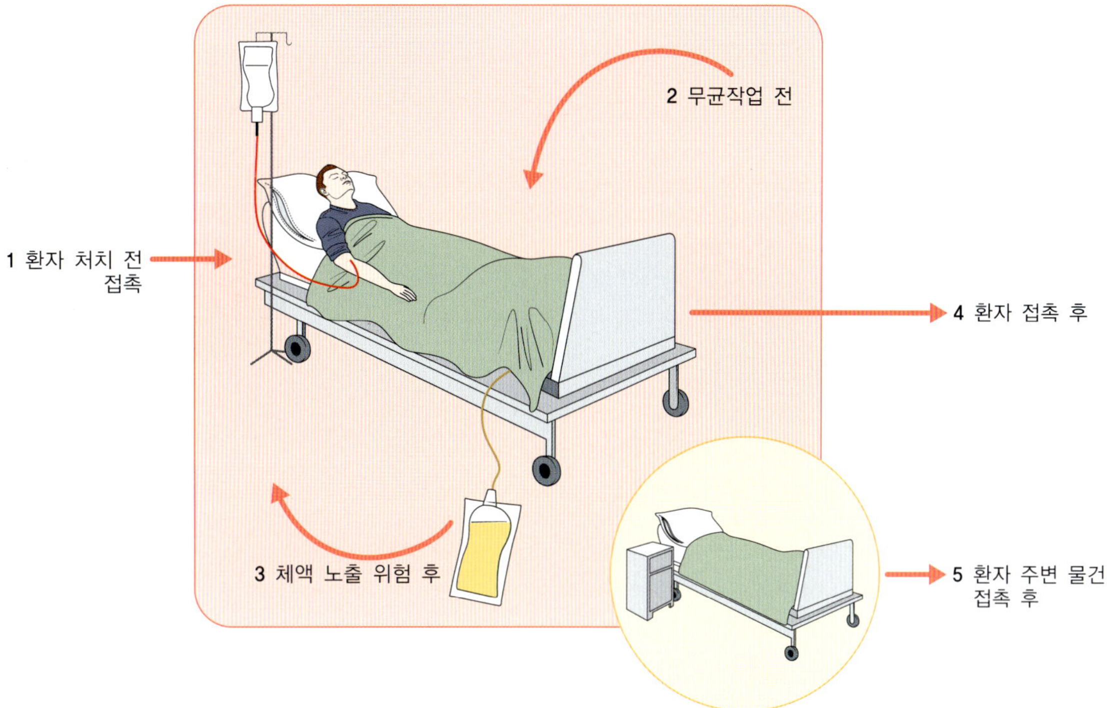

그림 6-4 **국제보건기구(WHO)의 환자간호 시 사용해야 하는 손 위생 5가지 경우**
적절한 개인보호장구를 먼저 착용하고 환자 처치를 한 후에 올바른 순서에 따라 벗어야 한다.
(Reproduced with permission from the WHO Guidelines on Hand Hygiene in Health Care: a summary [2009])

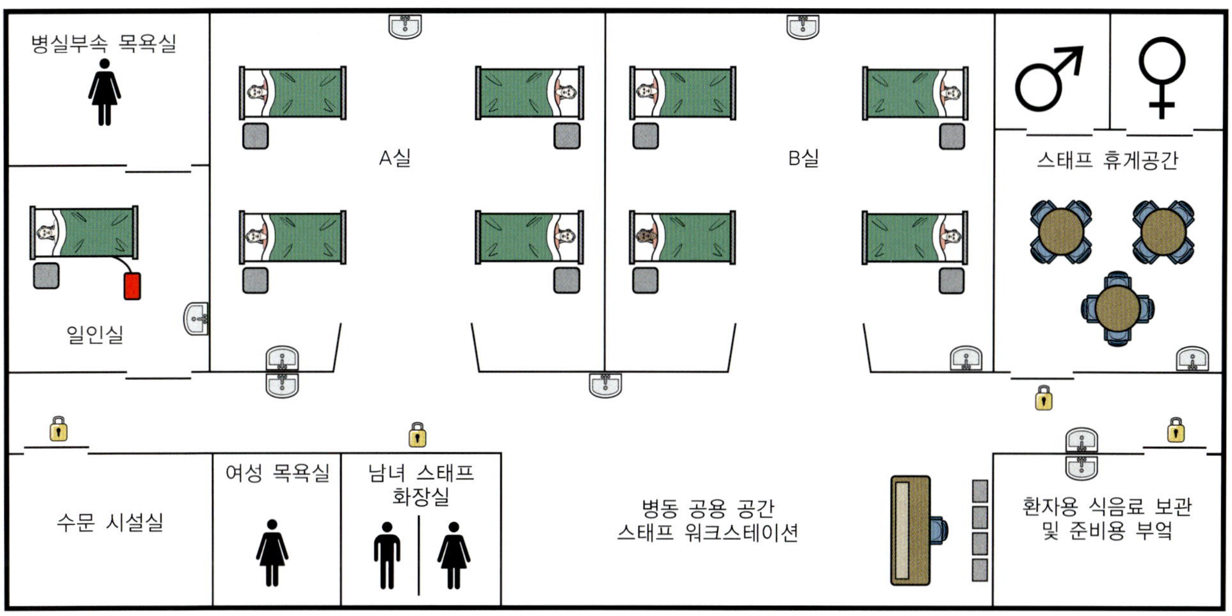

그림 6-5 **여성 환자를 위한 가상적인 노인 병동의 구조**
일인실 환자는 소변의 카테터 시료에서 확장범위베타락탐가수분해(ESBL) 생산 대장균이 확인되었다. 수문 시설실, 일인실, 환자와 스태프 시설 등의 위치가 표시되어 있다. 스태프 공간과 병동 부엌(환자 제공만 함)은 잠금 장치가 되어 있다.

1인실과 배수실이 가까워서 1인실에서 나오는 임상 폐기물이 짧은 거리로 배수실로 옮겨질 수 있도록 한다. 여기 예에서 보여주는(환자 욕실이 있는) 1인실 내 환자는 소변의 카테터 시료에서 확장범위 베타락탐가수분해효소(extended-spectrum β-lactamase, ESBL) 생산 대장균이 확인되었다.

병동은 외부 방문 시간에 카드열쇠로 접근하고, 스태프만 있는 곳은 키패드 접근문으로 되어 있다. 손 세척대와 의료 및 일반 폐기물통이 놓여 있는 곳을 아는 것이 중요하다. 의료 스태프를 포함하여 모든 건강관리전문가는 병동의 청결 정도를 알아야 할 필요가 있다. 폐기물통이 넘쳐나거나 혼잡하면 병동관리에 문제가 있는 것이며, 특히 자문가인 의료 스태프는 이러한 점을 말해 줄 필요가 있다.

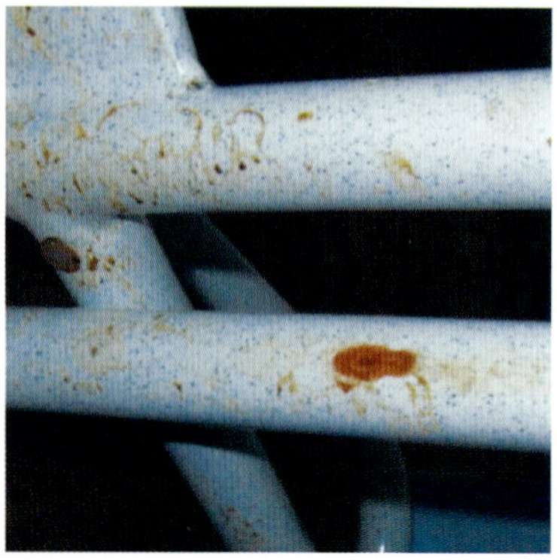

그림 6-6 위에서 보면 좌변기가 깨끗하게 보이나 뒤집어보면 마른 분변 등으로 심하게 오염되어 있다.

배수실은 환자에서 나온 액체폐기물을 처리하고 침대보와 이동변기 등을 세척하고 오염을 제거하는 장소로서 병동의 안전한 기능에 중심적 역할을 한다. 환자를 위험에 처하게 할 수 있는 세정에서 흔하게 잘못이 생길 수 있다. 이동식 변기는 위에서 보면 깨끗하게 보이나 뒤집어서 보면 많은 부분에 말라붙은 대변물질이 보인다(그림 6-6). 여기에 클로스트리디움 디피실레 아포가 존재하여 환자에게 안전하지 못한 상황을 만들 수 있다.

음압 환기 일인실

감염관리주의경보 환자는 음압환기되는 욕실이 있는 1인실에서 간호해야 한다(그림 6-7). 이것은 MDR-TB 또는 XDR-TB로 확진되었거나 추정되는 환자에게 필수적이다. 음압실은 앞방이 있어서 스태프가 병상으로 들어가기 전에 필요한 개인보호장구를 착용할 수 있다. MDR-TB 또는 XDR-TB 환자는 여기서 장기간 치료해야 해서 그들의 복지를 위한 필요한 시설이 갖추어져야 한다.

MDR-TB 또는 XDR-TB 환자는 음압격리에서 간호하고 filtering face piece mask number 3(FFP3) 호흡기 마스크를 착용해야 한다.

미생물 감염원과 전파 방법

고려해야 하는 미생물 목록을 그림 6-8에서 보여준다. 감염균의 예가 제목 아래 목록화되어 있어서 인플루엔자의 예에서와 같이 공기매개와 간접 접촉 등의 다양한 감염원이 있음을 알 수 있다. 재채기 후에 손을 씻지 않은 손으로 잡아 오염된 문 손잡

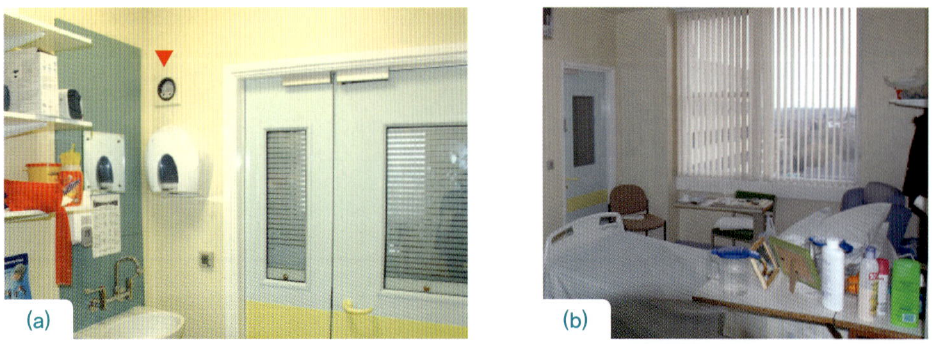

그림 6-7 (a) 음압 일인 병실의 앞방(압력계[빨간 화살표]가 있다. 적절히 설정되어 있는지 모니터해야 한다)
(b) 환자 공간에 부속 목욕실이 보인다.

이는 전파경로가 된다. 노로바이러스는 감염된 사람의 분출 구토물 내에 많은 양이 존재한다. 이것은 물체 표면에 머물게 되어 다른 사람에게 감염원이 되며, 오염된 손을 우연히 입에 넣게 된다.

공기매개

이 군에 속하는 미생물은 사람이나 환경으로부터 온다.

비말

비말은 직경이 100~10 μm이고 재채기나 기침으로 상부호흡기도(upper respiratory tract, URT)에서 생산된다. 다른 사람이 흡인할 때 보통 비말은 URT의 분비물에 걸리고 미생물은 여기에 머무른다. 이것은 호흡기 바이러스의 중요한 전파경로로, 바이러스는 코인두의 호흡기 상피세포로 접근하게 된다. 입을 통해서 흡입된 구토물 비말은 노로바이러스를 삼키는 것과 같은 결과가 되어 감염될 수 있다.

에어로솔

이 비말은 직경이 10 μm 이하로서 말단 세기관지와 폐포에 도달할 수 있다. 이것은 어떻게 결핵균과 폐렴레지오넬라가 폐에 도달하여 감염을 이루는가를 알 수 있게 해 준다(아스페루길루스의 아포는 공기에서 직접 도달할 수 있다).

공기감염
결핵균(*Mycobacterium tuberculosis*), 인플루엔자바이러스(influenza virus), 파라인플루엔자바이러스(parainfluenza virus), 리노바이러스(rhinovirus), 호흡기세포융합바이러스(RSV), 수두(VZV; 사람에서 사람으로), 아스페르길루스 푸미가투스(*Aspergillus fumigatus*; 공기를 통한 포자), 폐렴레지오넬라(*Legionella pneumophila*; 샤워나 수도를 통한 에어로솔 형태의 물)
분변–구강
노로바이러스(*Norovirus*), 클로스트리디움 디피실레(*Clostridium difficile*), 장염 살모넬라(*Salmonella* Enteritidis), 반코마이신저항 창자알균(vancomycin-resistant enterococci, VRE)
직접 접촉 (피부에서 피부로) [개인에서 개인으로]
MRSA, 고름사슬알균(*Streptococcus pyogenes*), VRE, ESBL생산 대장균군(ESBL-producing "coliforms"), CPE, 다제내성 아시네토박터 바우마니(multi-resistant *Acinetobacter baumannii*, MRAB)
간접 접촉 (오염된 환경; 장난감)
노로바이러스(Norovirus), 인플루엔자바이러스(influenza virus), MRSA, 고름사슬알균(*Streptococcus pyogenes*), 클로스트리디움 디피실레(*Clostridium difficile*), VRE, ESBL생산 대장균군(*ESBL-producing 'coliforms'*), CPE, 다제내성 아시네토박터 바우마니(multi-resistant *Acinetobacter baumannii*, MRAB), 녹농균(*Pseudomonas aeruginosa*), HBV
혈액감염
날카로운 것에 의한 상처 등으로 감염되는 HIV, HBV, HCV, 혈액이나 체액이 튀어 입과 눈 등 점막을 통해 감염. 혈액투석 유닛에서의 위험성
수인성
녹농균(*Pseudomonas aeruginosa*; 수돗물이나 싱크대), 폐렴레지오넬라(*Legionella pneumophila*; 샤워, 수돗물, 욕조 등의 에어로솔 형태의 물로 전파)
표준 방법으로 멸균한 재사용 수술기구
크로이츠펠트–야콥병(CJD), 변형 CJD (vCJD) 프리온병

그림 6–8 **미생물의 중요한 감염원과 전파방법**
클로스트리디움 디피실레, 고름사슬알균, 노로바이러스를 포함하여 많은 미생물은 여러 경로로 전파한다.

분변–구강

한 개인의 분변 내 미생물이 오염된 매개물이나 음식을 통해서 다른 사람의 입에 도달한다.

혼돈이 있는 설사환자를 관리하는 데는 주의를 기울여야 한다. 이런 환자를 항상 모니터할 수 없는데, 특히 밤에는 스태프의 수가 감소하여 더욱 그렇다. 이런 환자는 병동과 공동환자 세면대를 분변으로 오염시킬 수 있다. 그들은 무의식적으로 문이 잠겨 있지 않은 스태프 화장실, 휴게실, 병동부엌에 들어가서 우연히 그 주변을 오염시킨다. 살모넬라의 병동 집단발병은 이런 상황에서 전파된다.

직접 접촉

미생물이 이런 방법으로 퍼져나가는 것을 방지하는 것이 일상적으로 감염관리를 실행하는 핵심이다. 환자 또는 건강관리전문가로부터 피부각질 같은 물질이 직접 접촉을 통해 다른 환자에게 전이될 수 있다; MRSA는 이런 경로를 통해 전파되는 미생물의 예이다. 폐렴막대균과 같은 세균은 많은 양의 세포외 협막물질을 생산한다. 이 끈적거리는 물질은 팔꿈치 아래가 맨살이 아닌 HCP의 팔소매에 부착할 수 있다.

간접 접촉

여기에 목록화된 많은 미생물은 피부각질 위나 표면 위 건조된 분비물 위에서 다양한 시간 동안 생존할 수 있다. 이들은 씻지 않은 손을 통해 다른 환자에게 전달할 수 있는 잠재적인 미생물 감염원이 된다. 인플루엔자바이러스를 포함한 호흡기 바이러스와 노로바이러스, 아포화된 클로스트리디움 디피실레는 모두 이 경로로 전파될 수 있다. 집단발병 동안 침착되어 있는 물질을 제거하기 위해 문손잡이같이 '접촉부위'를 주기적으로 오염 제거하는 이유가 된다. 컴퓨터 키보드도 오염될 수 있는 다른 품목이다.

고름사슬알균은 산모병동에서 감염관리문제가 흔하고 전파는 최근 분만한 산모 사이에서 이루어진다. 이것은 보통 하부 생식기 감염으로 화장실 좌변기에 오염될 수 있고 여기에서 전파될 가능성이 있다. 화장실과 세척실 시설을 철저하게 깨끗하게 유지해야 하고, 환자들이 그들의 위생상태가 훼손된 경우 보고하여 주변 환경에서 오염을 제거하도록 해야 한다.

혈액매개

HIV, HBV, HCV는 혈액매개 감염에서 주요 바이러스로 고려되며 '날카로운 외상'에서 특히 위험하다. 일반적 방어는 정맥혈채취나 말초정맥삽입관(peripheral venous cannula, PVC) 또는 장기간 정맥접근을 할 때 감염관리 실행을 잘 하는 것에 달려 있다. 제공된 일상적인 안전 실행방법을 적용하고 '날카로운 것'을 적절히 잘 처리하면 위험이 없다.

건강관리전문가의 대다수는 HBV에 면역능이 있지만 HIV와 HCV에는 감수성이 있을 것이다. 각 바이러스에 대해 의미 있는 '날카로운 것' 외상에서 전파위험은

HBV: 1/3
HCV: 1/30
HIV: 1/300 이다.

초기 예방은 상처부위를 흐르는 온수로 충분히 많은 양으로 세척하고 수분에 걸쳐 상처부위에서 피가 표출되도록 하나 문지르지 않는다. 입안 점막이 노출되었을 때 많은 양의 물로 씻어 헹궈내고 물을 삼키지 않도록 확실하게 해야 한다. 눈 세척대가 모든 병실에 있어야 한다. HIV에 대해 소변, 타액, 대변과 구토물은 혈액이 묻어 있지 않으면 저위험으로 간주된다.

날카로운 것에 의한 상처는 의학적 응급상황으로 상처가 지속된 건강관리전문가는 후에 환자가 된다. 관리처치의 중요부분은 지속되는 상처의 특성과 누가 '감염원'이 된 환자인지의 관점에서 위험을 평가하는 것이다. 일하는 시간 동안 날카로운 것

에 의한 상처는 직업건강부서를 통해 처치하고, '근무 외 시간'의 사고는 응급과를 통해 조율하도록 한다. 모든 병원은 이러한 처리에 관한 지침을 갖고 있고 근무 중 지정된 선임 임상 스태프가 책임을 갖고 있다. 이러한 정보는 계획된 의무적인 훈련의 한 부분이다.

HIV 감염 시 일차적으로 즉각적인 행동을 시행해야 한다. 감염원 환자의 혈액샘플을 검사하면 중요 정보를 알 수 있어 처치 방향을 알 수 있다. 대부분의 환자는 이것이 시행되도록 동의하므로 검사실에서 조속히 검사해서 사고에 대한 올바른 관리를 확실하게 행할 수 있다. HIV 감염된 것이 진단되어 이미 알고 있다면 감염된 환자에게 예방적 항레트로바이러스 치료(ART)를 즉시 시작한다. HBV에 면역능이 없는 건강관리전문가가 만성보균자인 환자를 찌른 바늘에 상처를 입었다면 수동면역으로 B형간염바이러스 면역글로불린(HBIG)을 투여하고, 신속히 백신 접종을 시작한다.

수인성

레지오넬라는 자연 급수의 도처에 존재한다. 집, 상업, 교육, 의료 시설 등의 물에서 발견되는 것이 놀라운 일이 아니다. 집의 경우 위험을 제한하기 위한 특이한 지침이 없지만 상업과 의료시설에는 급수표준이 법률로 관리된다 .

레지오넬라는 20~45℃ 사이에서 증식한다. 균이 파이프의 안쪽 벽에 부착하고 거기서 균막을 형성할 수 있다. 여기서 플랑크톤 세균이 물로 들어가고 수도꼭지나 샤워를 열 때 미생물이 에어로졸화(비말 포함)된 물 속으로 들어갈 수 있다.

레지오넬라는 온수와 냉수 공급에서 증식할 수 있으므로 병원과 같은 기관은 감염을 일으킬 수 있는 어떤 가능성도 소홀하지 않게 관리할 의무가 있다. 예를 들면 병동에서는 항시 사용하는 수도배출구를 매주 배출해내고 배출구에서의 물 온도를 모니터링해야 한다. 배출구를 개방하고 2분 후에 냉수는 20℃ 이하, 온수는 50℃ 이상이어야 한다. 올바른 온도조절과 주기적인 세정이 미생물 증식과 균막 형성을 최소화해서 세정의 도움으로 레지오넬라의 농도를 허용되는 최소 이하로 유지할 수 있다.

환자에게 병원에서 획득한 폐렴이 발생하고 특별한 선행요인이 없으면 레지오넬라를 의심해야 하고, 특히 일반적으로 시행한 세균배양과 호흡기바이러스 PCR 결과가 음성이면 더욱 그렇다. 이때 레지오넬라 소변항원검사를 이용할 수 있으나 이 검사는 폐렴레지오넬라 혈청형 1만을 검출한다. 혈청형 1은 전체 폐렴레지오넬라 분리주의 약 85%를 차지한다. 하부호흡기도 분비물도 배양과 PCR을 위해 검사실에 보내야 한다.

녹농균은 좀 어려운 미생물로서 수도배출구, 물, 싱크 배수마개 등에서 발견되는데 이곳으로부터 우연히 환자에게 전파된다. 예를 들면 수돗물로 신생아실에서 아기를 목욕시키거나 ICU(집중치료실)에서 남성 환자를 면도할 때 수돗물을 이용하는 것 등이다. 이런 것들은 하면 안 된다. 면도는 명확한 위험으로 보이지는 않으나 얼굴이 중심정맥삽입관(central venous catheter, CVC)이나 기관내삽입관과 가까이 있어서 녹농균이 비교적 쉽게 들어갈 수 있다. 이렇게 되면 환자는 녹농균 호흡기관련 폐렴이나 균혈증의 위험이 생기게 된다. ICU 또는 고의존실(high-dependency unit, HDU) 환자로부터 얻은 검체에 이 미생물을 발견하게 되면 감염원으로서 경고해야 한다. 녹농균은 희석된 계면활성제에서 많은 숫자로 증식할 수 있어서 ICU를 세정하기 위해 오염된 스프레이를 사용할 때 미생물이 환자의 병상부위에 직접 뿌려진다.

재사용 외과 기구

재사용 외과 기구는 모든 가능한 병원체를 사멸시키기 위해 121℃에서 20분간 멸균한다. 이와 같은 방법으로 사멸되지 않는 것은 프리온으로서 전염성해면상 뇌병증(transmissible spongiform encephalopathies, TSE)을 유발하며, 크로이츠펠트–야콥질환(Creutzfeldt–Jakob disease, CJD)이 그 예이다. 그들의 독특한 구조 때문에 이 단백질성 감염체는 표준멸균방법으로는 불활성화되지 않는다 .

고전적 CJD의 프리온은 중추신경계(CNS; 뇌, 척수와 신경절)에 국한된다. CJD가 의심되거나 확진된 환자는 수술처치를 CNS에 하기 전에 확인할 필요가 있고, 수술 중에 사용했던(잠재적으로) 재사용 가능한 장비를 소각하여 파괴해야 한다.

1995년과 2005년 사이 영국에서 CJD의 새로운 변형형태(variant form of CJD, vCJD)의 장기간 집단발생이 있었다. vCJD

는 양 뇌병증인 스크래피(scrapie)로 감염된 양으로부터 만든 사료를 먹은 소에서 얻은 쇠고기를 먹은 것에서 기인한다 .

vCJD는 어려운 공중보건문제였으며, 모두 사망한 178건 이상의 임상 vCJD에 더하여 특정 사람은 vCJD의 위험이 증가한 것으로 확인되는데, 이들은 이 기간에 많은 양의 혈액산물을 투여 받은 사람들이다. 이렇게 된 이유는 vCJD의 조직분포가 CNS 밖에도 존재하는 것으로서 감염력이 내재된 림프조직과 관련이 있다. 수술처치를 받는 모든 환자에게는 그들이 TSE 위험군 대상자라는 진단을 받은 과거력이 있는지 물어봐야 한다. 만약 그렇다면 그 환자에게 그동안 사용한 장비가 프리온감염이 내재화된 림프조직과 접촉했는지 또는 접촉이 가능했는지에 따라 이것을 격리하고 소각에 의해 파괴해야 한다.

내시경은 또다른 중요한 예인데 처치하는 중에 점막표면이 손상되고(예 생검, 투열요법), 점막하 림프조직으로 들어갈 수 있다. 이런 상황에서 내시경은 오염되었다고 고려하고 그 환자에게만 사용하도록 격리시키거나 소각해서 파괴한다.

정맥삽입관

정맥접근시스템으로는 PVC, 말초로 삽입한 중심삽입관(peripherally inserted central catheters, PICC), 중앙 삽입관과 CVC가 있다; 목정맥 또는 빗장밑정맥으로의 접근은 직접 또는 관을 통해 이루어진다(**그림 6-9**). 중심삽입관은 빗장정맥앞에서 종료되고, PICC와 CVC는 위대정맥과 오른쪽 심방의 합류지점에서 끝난다. 이들은 고장성용액과 완전비경구영양법을 안전하게 전달해 주며, 수주나 수개월 그 부위에 둔다.

PVC에 의한 접근은 손이나 팔의 정맥을 이용하며, 짧은 기간 접근에 적합하여 5~10일간 사용한다. 주로 정맥주사(IV) 항생제를 투여하는 데 사용된다. PVC는 정맥염과 감염의 위험을 최소화하기 위해 72시간에 대체하고 다시 자리를 잡는다. 영국 일부에서 적어도 2010년까지 잘못 관리한 PVC로 상당한 문제가 있었고, 이것이 많은 MRSA와 메티실린감수성 황색포도알균

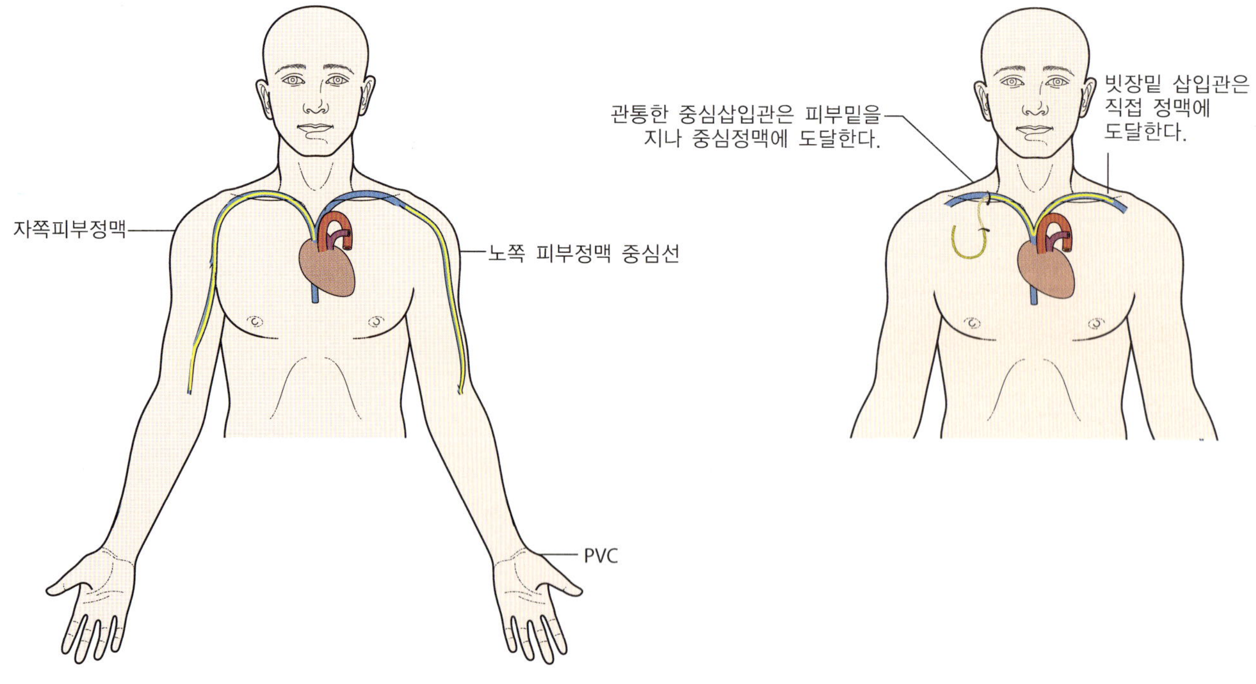

그림 6-9 정맥에 접근하는 삽입관의 위치
말초정맥삽입관(PVC)은 대부분 손에 위치한 정맥에 삽입한다. 말초에서 삽입한 중심카테터관과 중심정맥카테터는 위대정맥까지 도달한다.

(methicillin-sensitive Staphylococcus aureus, MSSA) 균혈증과 관련 있다. 감염을 방지하기 위해 이런 삽입관을 삽입, 모니터링하고 제거하는 명확한 지침과 훈련이 있어야 한다.

간호사는 시각화 주입정맥염점수(visual infusion phlebitis score, VIP)를 PVC 삽입부위를 평가하는 데 사용한다. 점수화 시스템을 **그림 6-10**에서 볼 수 있다. VIP 점수화는 PVC가 사용되는 시간마다 수행해야 한다. VIP 점수 1은 정맥염이 생길 가능성이 있다는 뜻의 기록이며, 점수 2는 초기 정맥염으로 삽입관을 조속히 재배치하도록 지시해야 한다. VIP 점수 2 이상은 일어나면 안 되며 병원 지침에 따라 항생제 투여를 지시하며, 혈액배양세트를 채취한다. 환자에게 균혈증이 있으면 배양양성결과에 따라 적절한 치료를 한다. 이전에 삽입한 부위도 모니터링하는 것이 필요하다.

사고는 전주와(팔꿈치 앞쪽)에 이전 벤플론 삽입관이 환자복 소매에 가려서 제거하지 않았을 경우 그곳에서 생길 수 있다. 이것이 후에 MRSA 균혈증의 감염원으로 확인된다. 이런 상황은 '일어나면 안 되는 일'이다.

감염관리는 정맥을 접근하는 모든 치료방법에서 필요한 부분으로 준비, 삽입, 모니터링에 사려 깊은 주의를 기울여야 한다. 의료진이 그들이 관리하는 모든 면에서 충분히 관여해야 한다. 삽입부위는 환자에게도 중요성을 알려 관여시키고 주기적으로 검토한다. 삽입부위 위를 투명하게 드레싱하면 명확히 관찰할 수 있다. 통증이나 발적이 있으면 곧바로 평가한 뒤 PVC를 제거하고 평가가 계속 필요하면 다른 팔로 옮기도록 한다.

감염관리 '경고' 미생물의 스크리닝

환자나 다른 사람에게 위험할 수 있는 병원체를 확인하기 위해 일상적으로 스크리닝하는 미생물이 다수 있다. 여기에는 혈액매개바이러스, 항생제내성 세균, 노출병력을 통해 TSE들이 있다. 예를 들면 다음과 같은 것이 있다:

소견	점수	조치
육안 주사정맥염 점수 정맥주사부위가 정상으로 보임	0	정맥염 징후가 없음 삽입관을 관찰
다음 중 한 가지가 명확함 • 주사부위의 약한 통증 • 주사부근의 발적	1	정맥염 삽입관을 관찰
다음 중 두 가지가 명확함 • 통증 • 발적 • 부기	2	초기 정맥염 삽입관을 다른 위치에 다시 삽입
다음 모든 것이 나타남 • 삽입관을 따라 통증 • 발적 • 경화	3	중등도 정맥염 삽입관을 다른 위치에 다시 삽입 치료를 고려
다음 모든 것이 나타나고 정도가 심함 • 삽입관을 따라 통증 • 발적 • 경화 • 정맥관이 만져짐	4	정맥염의 진행된 단계 또는 혈전정맥염의 시작 삽입관을 다른 위치에 다시 삽입 치료를 고려
다음 모든 것이 나타나고 정도가 심함 • 삽입관을 따라 통증 • 발적 • 경화 • 정맥관이 만져짐 • 발열	5	혈전정맥염의 진행된 단계 치료시작 삽입관을 다른 위치에 다시 삽입

그림 6-10 말초정맥주입관을 모니터링하는 데 사용되는 시각화 주입정맥염점수표(VIP)
(Reproduced with the permission of Andrew Jackson, IV Nurse Consultant, The Rotherham NHS Foundation Trust UK.)

- 혈액투석을 받는 모든 환자는 그들의 HBV, HCV, HIV 상태를 결정하기 위해 3개월마다 스크린한다. 환자가 다른 기관에서 특히 국외에서 혈액투석하였다면 추가 스크리닝을 시행한다.
- 비긴급수술환자에서 MRSA 보균자인지 스크리닝을 시행한다. 보통 코와 서혜부에서 면봉으로 검체를 채취한다. MRSA 스크린양성인 환자는 보균을 줄이기 위해 뮤피로신 코 크림과 클로르헥시딘으로 몸 세척을 하는 '탈집락화'를 시행한다. MRSA 감염환자에게 예방과 치료에 사용하는 적절한 항생제를 투여한다.
- 지난해에 다른 요양기관에 있었던 모든 환자에 대해 카바페넴분해효소생산 장내세균과 세균(CPE)에 대해 스크리닝해야 한다. 이것은 이 세균의 발생률이 증가된 나라나 병원에서 온 환자에게 적용한다. 여기에는 인도대륙과 남부 유럽의 나라들이 포함된다.

병동에서 감염관리사고나 집단발병에 대해 다른 환자가 고름사슬알균과 다제내성 아시네토박터 바우마니(multi-resistant *Acinetobacter baumannii*, MRAB)와 같은 특이 미생물을 보균하고 있는지 결정하기 위해 스크리닝해야 한다. 환자뿐만 아니라 의료진도 감염원이 될 수 있으므로 때때로 스크리닝을 한다. 예를 들어, 건강관리전문가(HCPs)로 인해 발생한 황색포도알균(MSSA 또는 MRSA)과 고름사슬알균에 의한 사고나 집단발병한 사례가 있다.

Infections of the Blood

7 혈액 감염

서론

이 장에서는 주로 혈액에 존재하는 세균에 관련하여 기술한다. 많은 다른 미생물은 혈액으로 들어와서 병을 유발한다. 여기에는 다양한 절지 매개체에 의해 전파되는 것이 포함된다. 모기로서 아노펠레스(*Anopheles*)(말라리아), 아에데스(*Aedes*)(황열바이러스, 뎅기바이러스), 큘렉스(*Culex*)(웨스트나일바이러스)와 체체파리인 글로시나 모르시탄스(*Glossina morsitans*)(아프리카 파동편모충증/수면병)가 포함된다. 익소데스 진드기는 라임병(보렐리아 부르그도페리)을 전파하고, 리케차병은 데르마센터(*Dermacentor*)(록키산홍반열)와 암블리오마(*Amblyomma*)(아프리카 진드기교상열) 진드기에 의해 전파된다. 밴크로프트사상충은 조직 선충으로 열대와 아열대 지역에 분포되어 있다. 사상충 성충은 림프관에서 서식하며 그 미세사상충은 혈액으로 들어오고 아에데스, 아노펠레스, 큘렉스 모기의 암컷이 그 혈액을 빨아먹는다. 미세사상충은 모기 중장(midgut)을 지나 가슴근

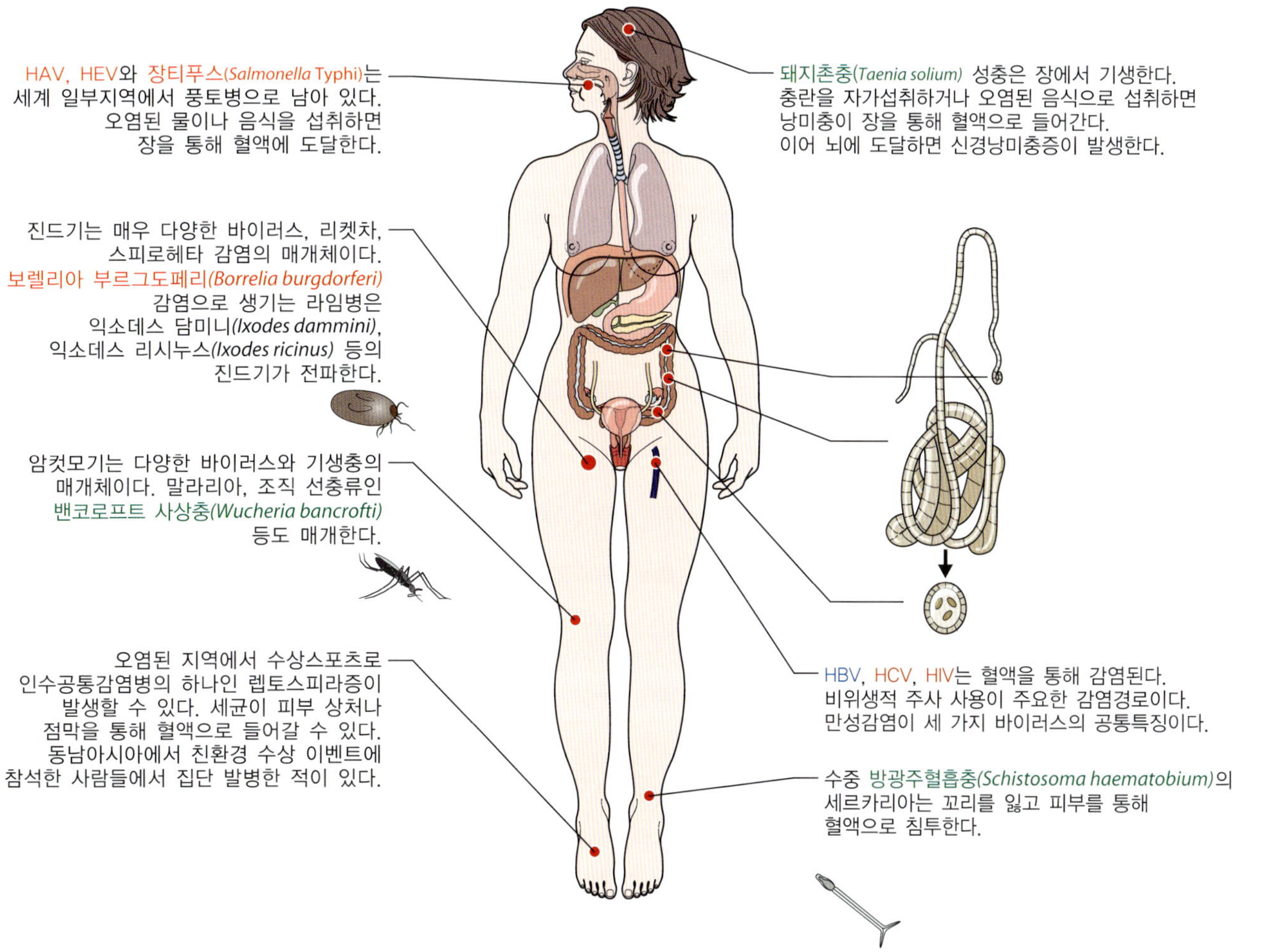

그림 7–1 다양한 원인으로 혈액에 도달할 수 있는 미생물들의 일부 예

육에 도달하고 성숙하여 유충이 되며 유충은 모기가 다음번 사람의 피를 빨 때 사람에 감염된다.

미생물이 혈액에 도달하는 경로는 다양하다. 상부호흡기도에 집락화하는 폐렴알균은 취침하는 동안 폐로 흡인되어 엽성 폐렴을 일으킬 수 있고 그곳에서 혈액으로 들어갈 수 있다. 소화관은 여러 미생물을 위한 경로이다. 사람은 돼지 갈고리촌충의 종숙주이다. 감염된 사람의 대변에 있는 충란이 음식을 오염시키고 사람이 오염된 음식을 섭취하면 낭미충증의 위험이 있다. 충란이 부화하면 유충이 창자벽을 가로질러 혈액으로 들어가며, 낭미충이 여러 장기로 수송된다. 신경낭미충증의 첫 임상소견은 발작이 될 수 있다. 혈액으로 들어가는 외부 미생물의 일부 예를 **그림 7-1**에 나타내었다.

혈액에 세균이 존재하면 그럴만한 원인을 확인하는 것이 필요하다. 혈액내 대장균과 상행 요로감염(urinary tract infection, UTI)은 분명한 연관관계가 있다. 자연 판막 심내막염이 확인될 때 가능한 원인 미생물을 판별하는 것이 중요하다. 스트렙토코쿠스 상구이니스(*Streptococcus sanguinis*)와 같은 입안균무리 중 사슬알균에 의한 심내막염 환자는 좋지 않은 치열을 갖고 있을 수 있으며, 이런 내용을 얼굴외과팀을 포함하여 환자를 치료할 때 언급해야 한다. 드물게 혈액배양에서 스트렙토코쿠스 갈로리티쿠스(*Streptococcus gallolyticus*)가 분리된다. 이것은 대장의 정상 균무리 중 소수 구성체이나 이 균과 대장암 세포 사이의 특이한 상호반응 때문에 대장암과 관계가 있을 것으로 인식되고 있다. 사슬알균은 선택적 증식 유리함에 의해 혈액에 도달한다. 일단 혈액에 들어가면 감염성 심내막염을 유발할 가능성이 있다. 심내막염 환자에서 스트렙토코쿠스 갈로리티쿠스가 혈액배양되면 대장암을 검사하도록 주의를 주며, 만약 발견되면 판막수술 전에 제거한다.

미생물

혈액에 들어가서 병을 일으키는 미생물이 범위가 넓으므로 따로 목록을 제시하지 않았다. 5장 서론에 목록화되어 있는 것으로서 혈액배양, 혈청학적 · 분자학적 검사에서 확인되는 미생물의 범위를 참조하도록 한다.

병인

세균혈증은 혈액을 배양해서 세균이 존재하는 것으로 정의한다. 패혈증도 혈액내 세균의 존재로 정의하나 이것은 환자를 처치해야 하는 데 있어서 응급의 의미를 내포한다. 패혈증과 패혈쇼크라는 용어도 사용되는데 발열, 저혈압, 빠른맥, 다기관부전, 백혈구증가증이 나타나며 임상의사에게 상황의 중증도를 경고하고 환자를 즉시 치료하는 것이 필요하다. 이것은 3장에서 설명하였다.

세균혈증은 일과성(30분 이하 지속된 한 번의 에피소드), 간헐성, 지속성으로 정의한다(**그림 7-2**). 이 정의는 유래하는 부위의 관점에서 중요한 개념이다. 일과성 세균혈증은 폐렴알균 폐렴 또는 대장균에 의한 신우신염에서 기인할 수 있다. 간헐적 세균혈증은 황색포도알균 농양이 있는 곳에서 세균이 비규칙적인 간격으로 림프관으로 들어가고, 거기서 혈액으로 들어가는 것과 같이 혈관 밖에서의 현상을 의미한다. 지속적 세균혈증은 혈관 내의 원인을 의미하며 심내막염이 가장 중요한 예가 된다.

짧은 기간에 혈액에 소수의 세균이 존재하는 것은 흔한 일이다. 예를 들면 양치를 포함하여 이에 처치를 하면 적은 수의 입안 세균이 혈액으로 들어갈 수 있다. 이런 세균이 소수 존재하면 자연 방어가 빨리 제거시켜주기 때문에 아무런 문제가 생기지 않는다. 병원체가 혈액으로 들어와도 숙주에 대한 영향은 심하지 않다. 때때로 미생물학자가 양성혈액배양결과를 임상의사에게 전화할 때 엊그제 입원했던 환자를 항생제 처방 없이 집으로 퇴원시켰다는 것을 알게 된다. 입원할 때 채취한 혈액배양에서 예를 들면 그람양성 쌍알균이 폐렴알균으로 확인되어도 체내 방어기전에 의해 혈액에서 미생물을 빨리 제거하여 상황이 해결된 것이다. 명백히 환자에게 이 결과에 대해 주의 깊게 고찰하고 적절한 항생제를 투여해야 한다. 지역사회에 있는 개인이 짧은 기간 불편하였다면 혈액내에 병원성 미생물이 있었으나 자연방어기전에 의해 제거되었을 것으로 추정하는 것이 논리적이

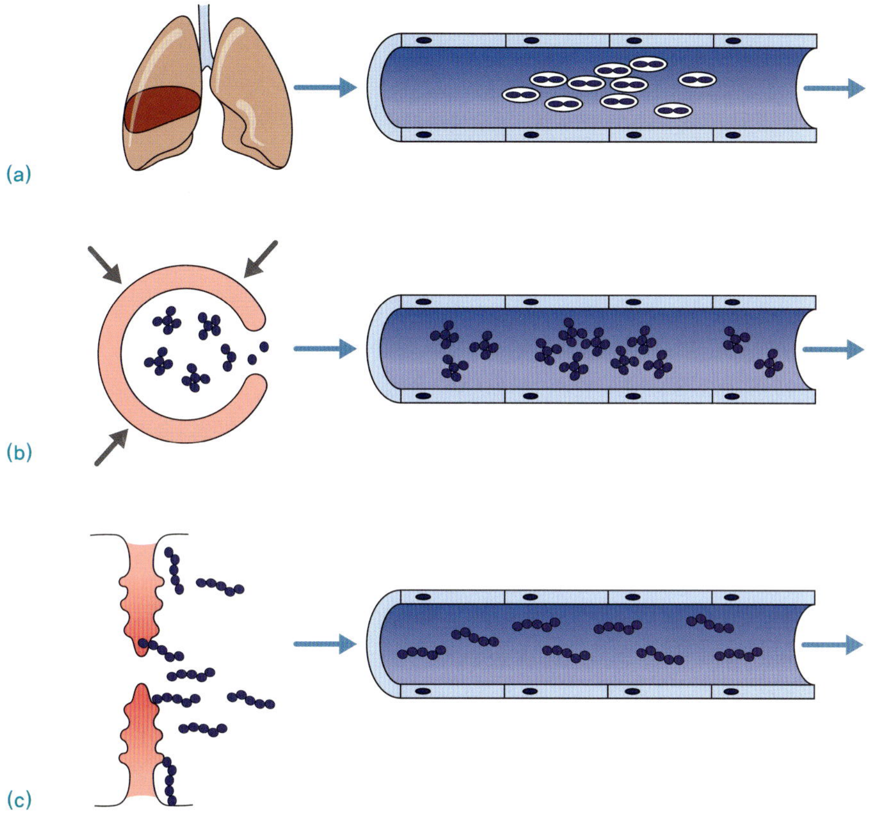

그림 7-2 세균혈증과 그의 원인에 대한 일부 예
(a) 일시성(폐렴알균 폐렴) (b) 간헐성(포도알균 연조직 농양) (c) 지속성(사슬알균에 의한 판막 심내막염)

다. 만약 방어가 실패했다면 개인은 진료를 받았을 것이다.

세균이 혈액으로 들어가면 세균이 체내 다른 부위에 정착하여 다른 감염소를 만들 수 있다. 감염된 말초정맥삽입관(peripheral venous cannula, PVC) 부위에서 시작된 황색포도알균은 심장판막에 부착하면 심내막염을 일으키고, 척추에 정착하면 그 부위에서 농양을 형성한다. 세균은 관절의 윤활막을 가로질러 들어가서 패혈 관절염을 유발한다. 이 예는 패혈증 또는 세균혈증환자를 충분히 임상적으로 평가하는 것이 중요하다는 것을 나타낸다.

혈액의 중요한 방어시스템은 지라와 간에 있는 큰포식세포 집단이다. 지라를 절제한 사람은 폐렴알균, 수막염균, 인플루엔자균 b (*Haemophilus influenzae* b, Hib)와 같은 협막보유 세균에 감염 위험이 높다. 지라가 순환하는 비정상 RBC를 제거하는 능력을 상실한 이런 사람은 말라리아에 노출될 경우 추가적인 위험이 있다. 스코틀랜드, 미국의 동부와 중서부 위쪽 지방에 있는 참진드기에 의해 전파되는 원충인 바베시아는 심한 감염을 일으킬 수 있다.

감염성 심내막염

자연 판막 심내막염

자연 판막 심내막염이 발생한 판막은 해부학적 구조가 비정상적인 선행하기도 한다. 판막 결손은 선천적이기도 하고, 류마티스열과 같이 후천적으로 획득한 결과로 생길 수도 있고 오늘날 더 흔하게는 나이가 먹어감에 따라 생기는 퇴행성 판막질병에 의한다. 판막구멍을 통한 혈액흐름이 비정상이면 결과적으로 생기는 와류가 내피세포를 상하게 한다. 피브린과 혈소판이 손상된 표면에 침착하고 이러한 침착물에 혈액에서 판막구멍을 통해 이동한 세균이 집락화할 수 있다. 그 과정을 그림 7-3에 나

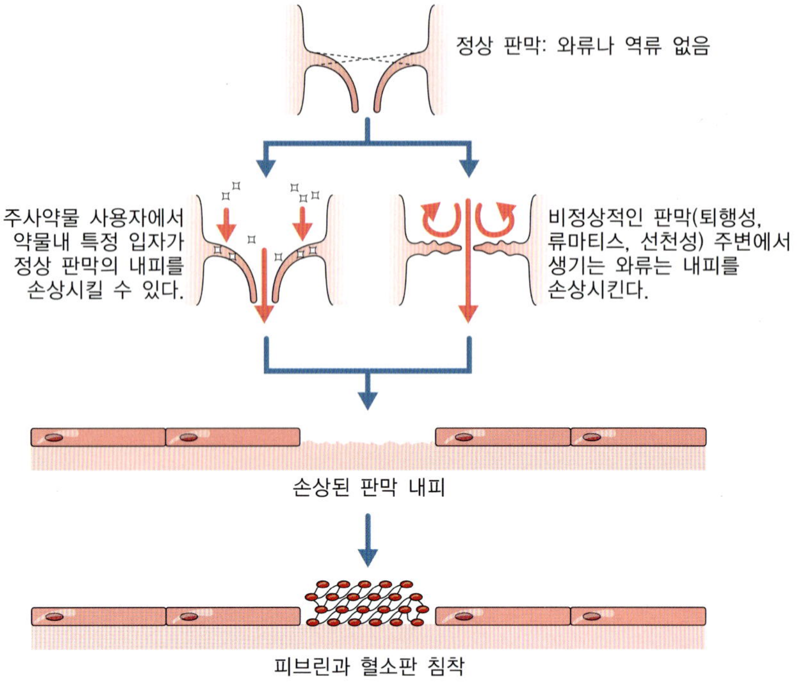

그림 7-3 **감염성 심내막염이 생기기 쉬운 심장판막에서 생기는 병적 변화(IDU: 주사약물 사용자)**

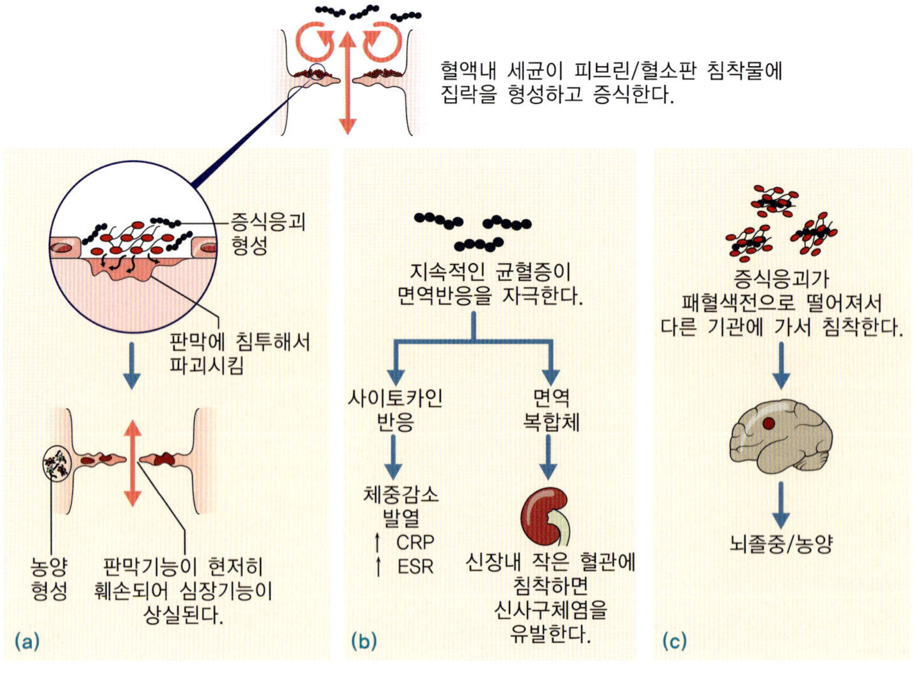

그림 7-4 잠재적 세균혈증을 일으키는 세균은 심내막염을 일으킬 수 있다.
(a) 판막이 파괴될 수 있다. (b) 지속적인 세균혈증은 면역반응을 일으킬 수 있다. (c) 증식응괴가 감염된 판막에서 떨어져 나오고 형성된 색전이 멀리 떨어진 장기에 가서 병변을 만들 수 있다(CRP: C-반응단백, ESR: 적혈구침강속도).

타내었다. 주사약물 사용자에서 주사물질 내에 입자 오염물이 직접 판막 내피세포를 손상시킬 수 있다. 피브린과 혈소판이 그 후 침착하고 세균이 부착할 수 있는 장소를 만든다.

세균이 일단 서식처를 확립하면 세균이 생산되어 국소적으로 판막이 손상되고 증식처를 형성한다. 손상이 지속되어 판막기능을 결손시키고 결과적으로 심장기능이 상실된다. 판막기저부에 농양을 형성하고 감염이 심근으로 전파될 수 있다. 감염된 판막에서 생긴 지속적인 세균혈증은 면역계를 자극한다. 만성 사이토카인 반응은 체중감소와 발열을 일으키고 콩팥에 축적된 면역복합체는 사구체신염을 유발할 수 있다. 증식된 곳에서 떨어져나온 감염된 색전은 모든 기관의 동맥계에 자리 잡을 수 있다. 예를 들어 뇌에 패혈 혈전이 생기면 뇌농양 합병증을 유발할 수 있으며 그림 7-4에 정리하였다.

심내막염은 급성으로 생명을 위협하는 질환으로 감염된 판막을 제거하는 응급 외과적 처치가 필요하다. 환자는 수주간 졸음과 미열 정도의 증상으로 분명하지 않은 상태로 지낼 수 있다. 뇌졸중과 같은 혈전에 의한 증상이 스트렙토코쿠스 살리바리우스와 같은 입안 사슬알균에 의한 첫 번째 증거일 수 있다. 이와 같은 경우에 심잡음이 있으면 임상의사는 세균성 심내막염으로 진단하고 항생제 투여 전에 혈액배양용으로 3세트를 채취하도록 지시한다.

인공판막 심내막염

인공심장판막은 혈액흐름에 있어서 국소적 비정상 상태를 만들고 와류는 판막 근처의 내피세포를 손상시킨다. 피브린과 혈소판이 축적되어 세균이 집락화할 수 있는 구조를 만들고 인공판막 심내막염(prosthetic valve endocarditis, PVE)을 유발한다(그림 7-5). PVE는 초기와 후기 심내막염으로 구분한다. 초기 PVE는 판막 교체 후 1년 이내에 발생하고 수술 시에 유입된 응고효소음성 포도알균에 의한다. 후기 PVE 는 판막 교체 후 1년이 지나서 생기는 것으로 정의하고 세균, 캔디다와 같은 진균 등 넓은 범위의 미생물에 의해 유발된다. 모든 몸이 편치 않은 인공판막 환자에서 PVE를 빨리 고려하고, 항생제를 투여하기 전에 3세트의 혈액배양을 수집해야 한다. 이것은 매우 중요한 사항으로서 1세트의 혈액배양에서만 응고효소음성 포도알균이 증식하였다면 이 균이 피부에서 오염되었을 수 있기 때문에 진단이 어렵게 된다. 간격을 두고 시행한 3세트의 혈액배양에서 동일한 응고효소음성 포도알균이 증식하였다면 확신을 갖고 올바른 항생제 치료를 지시할 수 있다. 항생제로 보존적인 치료를 할 수 있으나 인공판막의 교체가 필요할 수도 있다.

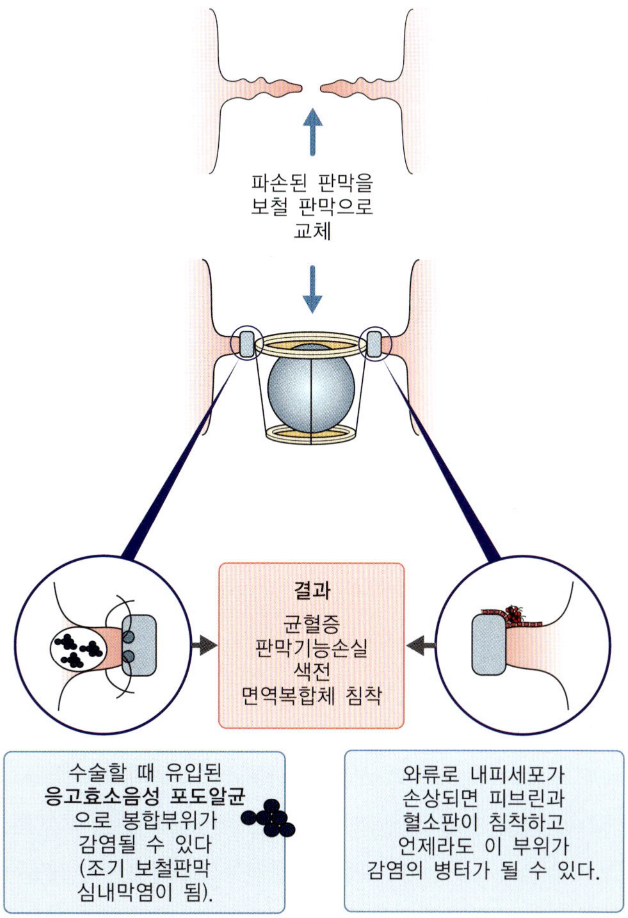

그림 7-5 자연 판막을 보철 인공판막으로 교체하면 보철 판막에 심내막염이 잘 생길 수 있다. 응고효소음성 포도알균 같은 세균이 중요하다.

피하조직에 삽입한 심장전기장치 감염

피하조직에 삽입한 심장전기장치(implantable cardiac electronic devices, ICED)는 세동 제거와 재동기화가 필요한 심장 전도 장애를 관리하기 위해 사용한다. ICED는 발전 장치 또는 상자로 구성되어 가슴 위쪽의 피하조직에 삽입된다. 상자에서 전깃줄이 쇄골하정맥을 지나서 오른쪽 심장으로 들어가서 심방의 가운데 쪽과 오른쪽 심실의 기저에서 종착한다(그림 7–6).

감염은 ICED 삽입 후 심한 합병증이다. 초기 감염은 삽입 후 6개월 이내에 생긴다. 위험인자로는 과거 일시적인 조율기 사용, 삽입 당시 부적절한 항생제 사용, 혈종 형성, 상처 벌어짐 등이 있다. 콩팥부전, 만성 폐쇄성 호흡기질환, 항응고제, 만성 스테로이드 치료 등도 중요한 위험 인자로서 4장에서 설명한 '위험군 환자'의 수술환자를 강조하고 있다.

그람양성 세균이 ICED 감염에서 분리되는 미생물 대부분은 응고효소음성 포도알균이고 황색포도알균이 뒤를 잇는다. 프로피오니박테리움과 같은 다른 피부 공생균도 관여할 수 있다. '대장균군'과 녹농균과 같은 그람음성균도 감염의 15%까지 관여한다.

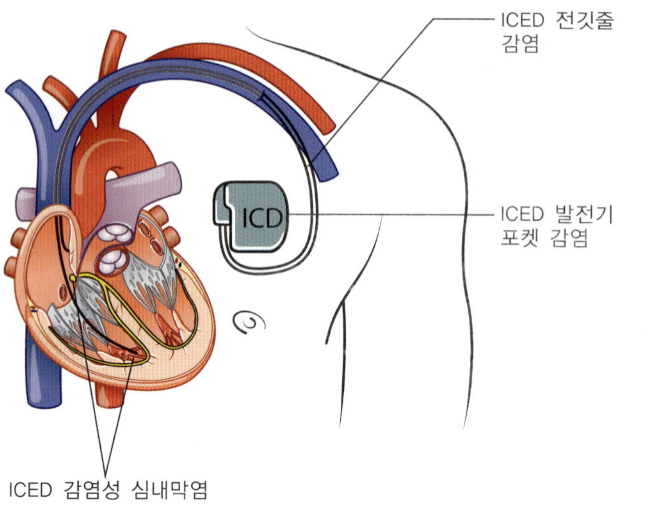

그림 7–6 피하조직에 삽입한 심장전기장치(ICED)
전깃줄이 쇄골하정맥을 지나 오른쪽 심방과 심실의 중격에 다다른다. 감염이 가능한 부위를 표시하였다.

응고효소음성 포도알균과 프로피오니박테리움과 같은 흔한 피부공생균도 명확하게 감염을 일으킬 수 있으므로 기구를 삽입할 때 피부오염제거와 수술처치를 매우 철저히 해야 한다. 적절한 항생제 종류와 양을 수술 전후로 예방적으로 투여해야 한다. 영국에서 권장되는 것은 1회 테이코플라닌(예 800 mg) 또는 이것에 더하여 1회 160 mg의 겐타마이신을 같이 투여하는 것이다.

진단과 관리

이 부분에서는 혈액배양 수집, 검사실에서의 처리, 결과 해석에 대해 설명한다. 3장, 그림 3–15와 감염진단에 사용되는 다른 검사를 고찰하는 것이 유용하다. 열대와 아열대 지역을 방문하였던 환자에서 중요하게 제외해야 하는 기생충 감염은 플라스모디움속의 말라리아다. 여행 병력과 발열이 있는 환자에서 매개체 노출 위험을 알아낼 필요가 있음을 강조한다.

혈액배양

언제 혈액배양을 할까

발열(보통 ≥38.2℃)이 있고 감염소가 있는 입원환자로부터 혈액배양을 수집한다. 그러나 노인에서 발열은 항상 믿을만한 징후는 아니며, 혼돈 또는 혼돈이 증가하는 것이 중요한 지표이다. 환자를 임상적으로 평가하고 변형조기경보점수(modified early warning score, MEWS)를 사용하는 것은 3장에서 설명하였다.

적어도 한 세트의 적절하게 뽑은 혈액배양을 수집해야 한다. 특히 노인 환자에서 감염되어 있을 것 같은 부위에서 검체를 채취하는 것이 어려울 수 있다. 예를 들면, 노인환자가 요실금이나 치매가 있으면 청결 중간뇨(midstream urine, MSU)를 채취하는 것이 어렵다. 심내막염이나 ICED의 감염을 고려할 때, 다른 시간에 채취한 3세트의 혈액배양이 필요하다(다음에 설명).

중심정맥접근시스템은 완전비경구영양법이 필요한 사람, 혈액/종양 환자, 혈액투석이 필요한 콩팥부전환자를 포함하는 환자 그룹을 관리하는 방법이다. 이 삽입관이 환경에 있는 미코박테리아, 캔디다 등을 포함하여 넓은 범위의 세균으로 감염되는 병터가 될 수 있다. 중심정맥삽입관(central venous catheter, CVC) 삽입부위에 명확한 감염 징후가 없더라도 패혈증의 경우 말초 세트뿐만 아니라 CVC의 각 관으로부터 한 세트의 혈액배양을 수집하는 것을 즉시 고려해야 한다. 각 세트에 수집한 부위를 명확히 표시해야 한다.

어떤 혈액배양을 할까

세균혈증환자로부터 혈액을 채취할 때 100/mL보다 적은 수의 세균이 존재한다. 혈액배양의 목표는 이들 세균을 증폭시켜서 검사 목적에 맞게 사용할 수 있도록 수를 늘리는 것으로서 **그림 7–7**에 과정을 나타내었다. 상업적 배지와 환자 혈액은 풍부한 영양소를 제공하여 세균은 37℃에서 증식한다; 세균이 결정적인 농도에 도달했을 때 약 10^5 미생물/mL이며, 대사신호가 발생하여 그 배양병은 '양성' 경고를 낸다.

표준 혈액배양 시스템에서 증식하는 미생물에서 발생한 CO_2가 용해되어 화학적으로 검출한다. 이것은 물과 함께 탄산을 형성하고 수소이온과 탄산이온으로 해리된다. 수소이온 농도가 정해진 값에 도달할 때 병의 기저에 있는 감지기가 전기신호를 유발한다. 병에서 회수한 액체에 그람염색을 했을 때 미생물이 보일 것이다. 그람염색 결과를 요청서와 함께 자세하게 검토하고 임상팀과 상의한다. 이 결과는 접종할 평판배지의 종류에도 영향을 주며, '직접' 항생제 감수성검사를 한다.

혈액배양은 보통 5일간 배양하나 감염성 심내막염이나 브루셀라가 가능한 감염에서는 더 오랫동안 할 수 있다.

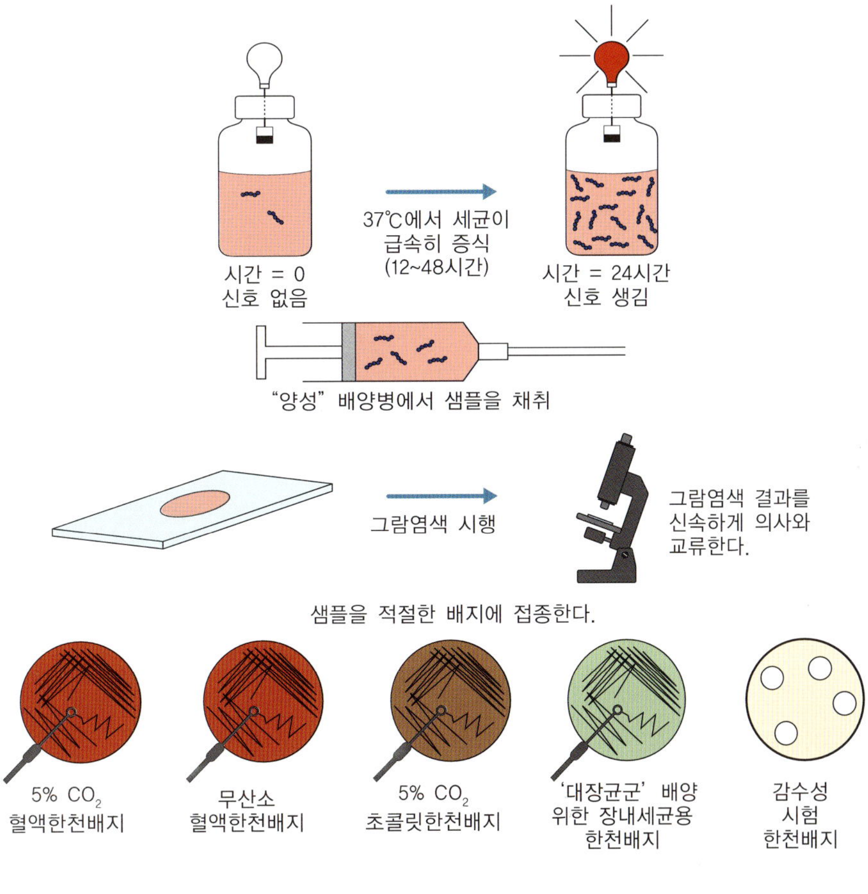

그림 7–7 혈액배양병에서 증식하는 미생물이 대사산물 신호를 만들면 양성반응으로 경보를 울린다. 혈액배양 액체배지에서 세균이 호흡 또는 발효과정을 통해 CO_2 가스를 생산하는 예를 보여주고 있다.

어떻게 혈액배양을 할까

모든 병원은 혈액배양 수집을 위한 교육 프로그램을 갖고 있고, 이런 교육을 제공하고 거기에 따르도록 하는 것이 중요하다. 혈액배양 채취를 위해 필요한 도구의 예를 **그림 7-8**에 보여주고 있다. 혈액배양 채취의 핵심은 혈액이 환자나 채취자의 피부로부터 미생물이 오염되지 않게 확실히 하는 지침을 따르는 것이다. 이것은 CVC로부터 혈액을 채취할 때 삽입관에 오염시키지 않도록 해야 한다.

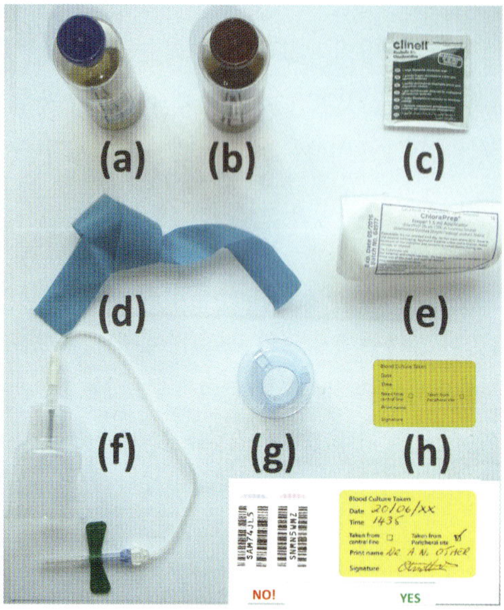

그림 7-8 일련의 혈액배양에 필요한 기구들
(a) 산소성 배양병 (b) 무산소성 배양병 (c) 뚜껑 제거 후 병격리부위를 소독하는 데 사용할 알코올솜 (d) 일회용 압박띠 (e) 알코올/클로르헥시딘 피부소독제 (f) 나비바늘과 연결관 (g) 다른 혈액 샘플을 채취할 삽입체 (h) 채혈 날짜와 시간을 기록할 스티커. 바코드는 검사의뢰서에 부착하고 노트에는 부착하지 않는다.

모든 필요한 물건은 뾰족한 것을 버리는 용기와 함께 하나의 트레이에 준비해야 한다. 배양병은 유효기간 내에 있고 병 밑바닥 색이 초록/파랑인지 확인해야 한다. 손을 씻고 말린 후 플라스틱 뚜껑을 제거하고 알코올–클로르헥시딘으로 닦아서 오염을 제거한다. 혈액을 채취할 환자의 정맥의 맥박을 촉진하여 위치를 확인한 후 채취자는 일회용 수술장갑을 끼고 채취할 부위를 30초간 소독제로 조심스럽게 깨끗하게 하고 그 부위가 마르도록 추가로 30초간 기다린다. 부위를 다시 맥박을 촉진하지 말고 정맥에 바늘을 찌르고 산소성 배양병 위로 플라스틱 소매/바늘을 클램프한다. 혈액의 흐름이 채취시스템으로부터 이 병으로 공기를 제거하므로 무산소성 배양으로 이동시킬 때 산소가 그 병으로 들어가지 않는다. 약 10 mL의 혈액을 각 병에 채취한다. 추가 혈액샘플은 플라스틱 연결 삽입을 이용하여 채취한다. **그림 7-9**는 혈액배양 채취와 관련된 여러 가지 관점을 보여준다.

혈액배양병에 정확히 라벨하고 바코드가 희미하지 않은지 확인해야 하며, 요청서를 완전하게 작성하고 바코드 복사지를 서식 위에도 부착한다. 임상정보를 포함하여 읽을 수 있게 자세하게 기술하는 것이 핵심이며, 검사 세트가 말초인지 또는 CVC 관에서 유래했는지 기술한다. 날짜, 시간, 채취 부위(말초 또는 CVC), 혈액배양에 대한 지시 등의 환자에 관한 정보를 명확히 기록해야 한다.

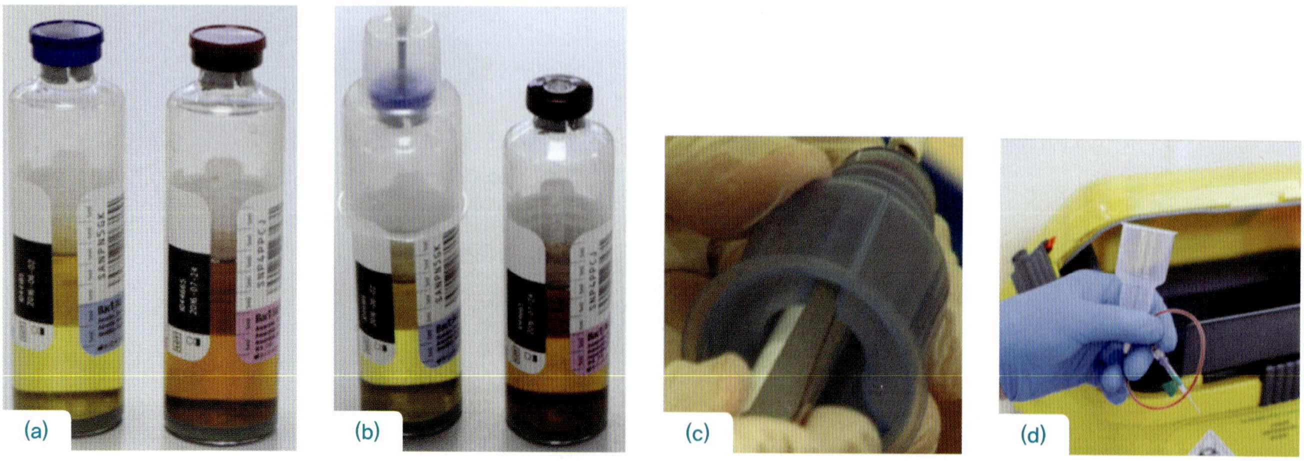

그림 7-9 혈액배양 세트 (a) 마개를 제거하기 전의 산소성(왼쪽)과 무산소성(오른쪽) 배양병 (b) 샘플은 산소성 배양병에 먼저 시행한다. (c) 혈액배양병에 먼저 채워 넣고 그 다음에 다른 혈액검사를 위한 튜브에 넣는다. (d) '날카롭고 뾰족한' 채취 도구를 안전하게 처리한다.

혈액배양은 검사실에 신속하게 보내어 배양기계에 넣도록 해야 한다; 일반적으로 허용되는 시간은 채취하고 4시간 이내이다. 이유는 감지기 시스템이 미생물의 대수적 증식기에 대해 간접적으로 모니터하기 때문이다. 실온에 오랫동안 방치되어 병에 있는 미생물이 증식하고, 기계에 넣으면 신호가 유발되지 않는다.

검사실에서는 어떤 일이 일어날까

검사실에서 의생명학자는 바코드판독기를 이용하여 병과 의뢰서를 비교 일치시킨다. 병을 기계의 트레이에 넣고 37℃에서 배양하고 흔들어서 미생물과 혈액이 부유액으로 유지되어 일정하게 성장배지를 공급하도록 한다. 병이 보통 12~18시간 후에 양성으로 신호를 낼 때 기계에서 꺼내고 안전바늘을 이용하여 샘플을 유리슬라이드에 놓고 그람염색하여 현미경으로 관찰한다. 혈액배양병의 액체를 한천평판배지에도 접종한다. 그람염색 결과는 배양과 확인을 할 평판배지를 결정하고 액체를 이용하여(직접 시험) 어떤 항생제 감수성 검사를 할 것인지 지시한다. 이 과정을 그림 7-10에 나타내었다.

그람염색; 진단과 치료에 도움

몇 가지 임상적 상황에서 혈액배양의 그람염색의 예를 그림 7-11에 나타내었다. 최근 손의 PVC 부위에 통증이 있는 경결, 림프관염, 발열이 있는 환자의 경우 혈액배양에서 증식한 그람양성 알균이 포도알균과 같이 무리를 지어 있다(그림 7-11a). 이런 경우 황색포도알균 메티실린 감수성(MSSA) 또는 저항성(MRSA)으로 임시보고해야 한다. 오른쪽 정강이에 찰과상 후 확산하는 연조직염이 있는 환자에서 혈액배양에서 증식하는 사슬형태의 그람양성 알균이 있다(그림 7-11b). 이것은 A군 사슬알균인 고름사슬알균일 가능성이 가장 높다. 이 균은 신속히 진행되는 괴사근막염으로 진행될 수 있다.

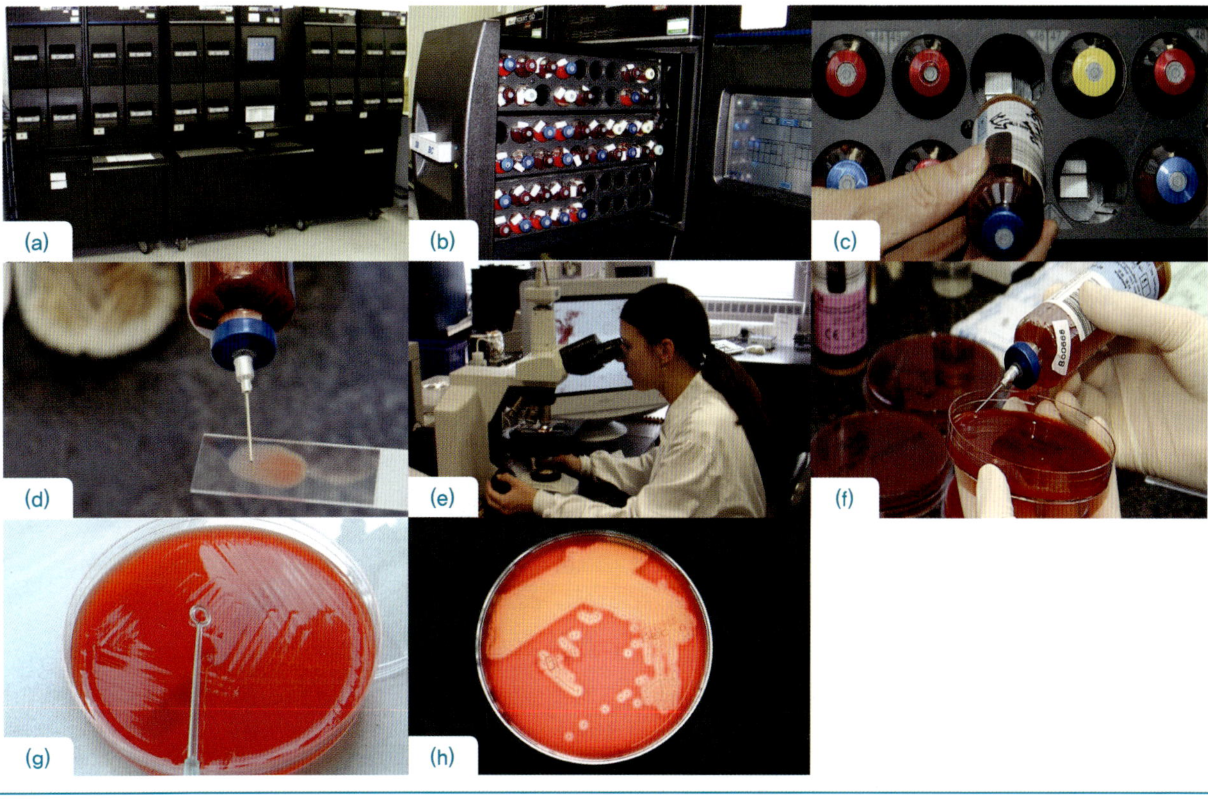

그림 7-10 (a) BacT/Alert™ Biomerieux 혈액배양 기계 (b) 랙에 넣은 병들(노란색이 소아용 병) (c) 양성인 병을 빼냄 (d) 그람염색을 위해 준비함 (e) 현미경으로 관찰 (f) 샘플을 적절한 배양 배지에 접종함 (g) 접종액을 한천배지 위에 펼침 (h) 하룻밤 배양한 후 세균이 증식했는지 확인하고 하나의 집락을 선정하여 동정에 사용한다. 필요하면 추가로 항생제 감수성검사를 시행한다(그림은 고름사슬알균의 증식 모양이다).

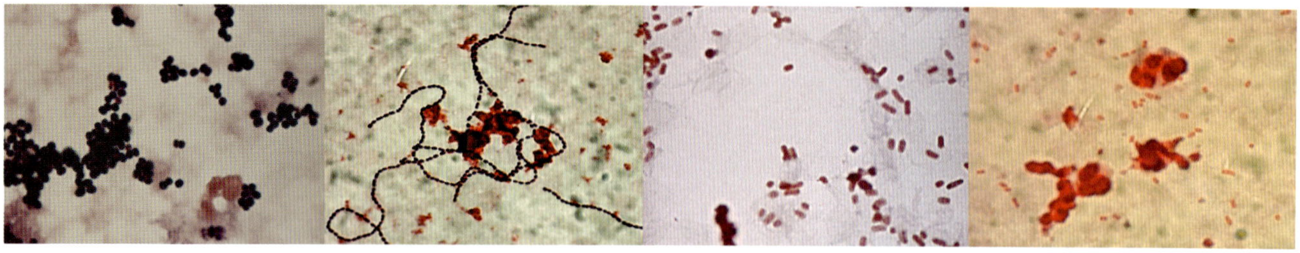

(a) (b) (c) (d)

그림 7-11 임상 상황과 수행한 혈액배양의 그람염색의 예
(a) 감염된 팔오금(말초정맥삽입관) 부위의 그람양성 알균이 응괴를 이루어 포도알균과 유사함
(b) 오른쪽 정강이의 연조직염과 그람양성 세균이 연쇄상을 이루어 사슬알균과 유사함
(c) 방광염, 신우신염, 패혈증 증상이 있는 젊은 여성환자의 그람음성 막대균
(d) 10일 전 발열과 피곤한 증상이 있는 인도에서 돌아온 젊은 남성의 그람음성 막대균

그림 7-11c는 과거에 방광염을 앓았던 여성으로 신우신염, 발열, 저혈압이 있었고 혈액배양에서 그람음성 막대균이 있는 것을 보여주고 있다; 대장균일 가능성이 가장 높다. 그림 7-11d에서 최근 인도대륙을 여행하였던 젊은 남성이 1주일간 발열과 권태감이 있다. RBC 찌꺼기 주변에 흩어져서 그람음성 막대균이 있다; 장티푸스균이나 파라티푸스균일 가능성이 높다. 환자는 장열이 있다. 혈액배양세트에 동반되는 요청서에 이런 여행력을 자세히 기술하는 것이 필요하다. 이것은 임상적 처치뿐만 아니라 검사실 스태프가 양성 혈액배양의 전과정 처리를 그들의 안전을 위해 3등급 방에서 시행하도록 경고해 준다.

그림 7-12에 혈액배양의 9가지 그람염색 예와 초기 처치과정을 보여주고 있다. 그림 7-13은 미생물을 확인하고 감수성을 알게 되었을 때 추가적인 처치에 대해 보여주고 있다. 세균혈증/캔디다혈증 환자의 관리에서 중요한 점을 강조한 것과 같이 여기 예들의 각각을 통해 이용하는 것이 유용하다.

혈액배양에서 삽입관과 말초 세트에서 동일한 미생물이 증식하는 CVC 감염을 확진하면 신속하게 삽입관을 제거하는 것을 고려해야 한다. 많은 미생물은 체내 어디에라도 정착할 수 있는 능력이 있다. 캔디다는 눈속염을 일으킬 수 있으므로 캔디다혈증이 있는 환자는 안과검진을 받아봐야 한다. 환경에 있는 스테노트로포모나스 말토필라와 같이 비교적 가벼운 감염으로 고려되는 세균이 호중구감소 혈액환자의 CVC에 집락화할 수 있다. 미생물의 '가벼운 감염' 특성이라도 혈액배양이 양성인 경우 '기다려 보자'라고 결정하면 안 된다. 피부에 미생물이 증식하는 색전 병변이 나타날 때 특히 유일한 효과 있는 항생제인 코트리목사졸에 내성이라면 심각한 합병증이다.

감염성 심내막염

산업화된 나라에서 감염성 심내막염의 약 반 정도는 판막질환의 병력이 없는 환자에서 발생한다. 나머지 중에서 인공판막, ICED, 치료하지 않은 청색증 선천 심장질환, 감염성 심내막염 병력이 있는 환자가 대부분이다. 당뇨, HIV 감염, 혈액투석, 주사약물 사용자(IDU) 등도 위험인자다.

발열은 80% 이상에서 흔히 나타난다. 체중감소, 혈뇨, 선상출혈, 설명할 수 없는 심부전, 콩팥부전 등도 나타날 수 있다. C-반응 단백(CRP)은 2/3 경우에서 증가하고, 백혈구수 증가는 50% 정도에서 나타난다.

감염성 심내막염에서 나타나는 흔한 미생물의 목록을 그림 7-14에 제시하였다. 여기서 사슬알균과 포도알균이 주류를 이루고 있다. 응고효소음성 포도알균이 인공판막 심내막염에서 중요하나 자연판막 심내막염은 종종 표피포도알균과 스타필로코쿠스 루그두니엔시스(*Staphylococcus lugduniensis*)에 의해 발생할 수 있다.

그람염색	그람염색 기술	검체와 환자 상세정보	다른 검체	검토의견
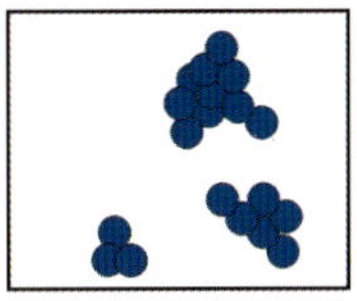	그람양성 알균이 무리지어 있음; 포도알균유사	처음 발생한 25세 여성 방광염/신우신염 환자에서 수집한 말초 혈액 배양	입원 시 채취한 고름 MSU 검체에서 대장균 증식 >10^8 CFU/L	코아목시클라브 1.2 g q8h 정맥주사; 대장균에 대한 항생제 감수성검사 기다림. 혈액배양은 오염된 결과로 추정(응고효소 음성 포도알균)
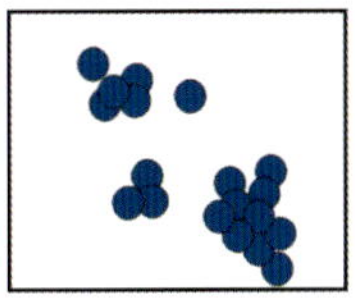	그람양성 알균이 무리지어 있음; 포도알균유사 (그림 7-11a 참조)	감염된 삽입관이 있는 75세 남성 환자에서 말초혈액 배양. 삽입관이 5일간 있었다.	없음. 7일 전 입원 때 검사상 MRSA 음성	플루클록시실린에 호전되지 않음. 반코마이신 1 g q12h 정맥주사로 변경. 감염관리 고찰
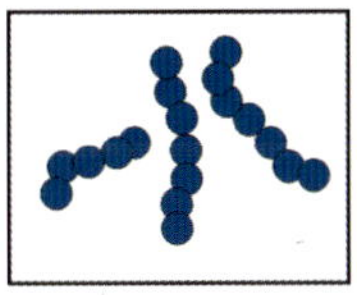	그람양성 알균이 사슬처럼 연결; 사슬알균유사 (그림 7-11b 참조)	외상후 오른쪽 정갱이 연조직염이 있는 35세 남자환자에서 채취한 말초 혈액 배양	입원 시 정강이 상처에서 면봉채취한 샘플에서 혼합 대장균군과 사슬알균이 증식	벤질페니실린 1.2 g q6h 정맥주사에 잘 반응함. 감염관리 고찰, 일인실에서 간호
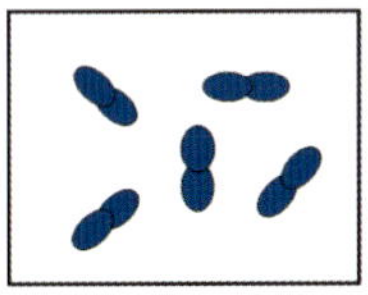	그람양성 쌍알균; ? 폐렴알균	오른쪽 중간엽 폐렴이 있는 과거에 건강했던 55세 흡연 남성 환자에서 채취한 말초 혈액 배양	입원시 채취한 소변에서 폐렴알균 항원검사 양성. HIV 검사 권유.	벤질페니실린 1.2 g q6h 정맥주사에 잘 반응함. 배양과 감수성 검사결과가 있으면 경구 아목시실린으로 변경하는 것을 고려
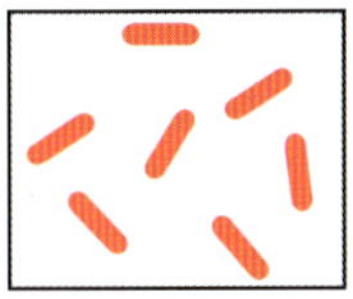	그람음성 막대균 (그림 7-11c 참조)	처음 발생한 방광염/깔대기공팥염 25세 여자 환자에서 채취한 말초 혈액 배양	입원당시 채취한 고름 MSU 검체에서 대장균 >10^8 CFU/L. 감수성 검사 기다리고 있음	코아목시클라브 1.2 g q8h 정맥주사에 유의한 호전 없음. 에르타페넴 1 g q24h 정맥주사로 변경. 감염관리 고찰
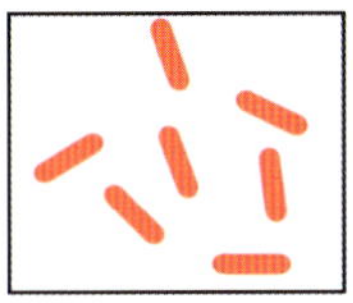	그람음성 막대균 (그림 7-11d 참조)	현재 발열이 있는 23세 남성환자에서 채취한 말초 혈액 배양. 10일 전 인도여행에서 귀환함	없음. 요로감염 증상이나 징후가 없어서 MSU 검체 보내지 않음	여행력으로 장열을 추정함. 세프트리악손 2 g q24h 정맥주사 시작. 감염관리 고찰. 실험실 종사자에게 3등급 미생물 추정 주의알림. 공중보건담당부서에 통보; 지역 음식점 주방에서 일함
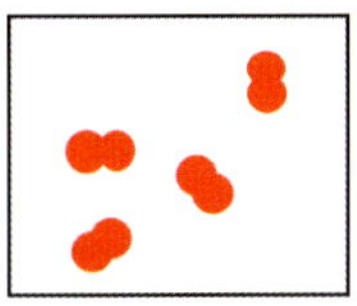	그람음성 쌍알균; ? 수막염균	발열, 저혈압, 눌러도 사라지지 않는 발진이 있는 25세 여성 환자에서 채취한 말초 혈액 배양.	수막염균 PCR용으로 채취한 EDTA 혈액	수막염 또는 전파의 근거 없음. 벤질페니실린 1.2 g q6h 정맥주사에 잘 반응함. 일회 배양과 감수성 검사결과 있으면 경구 시프로플록사신으로 변경 고려. 감염관리 고찰하고 공중보건담당부서에 통보
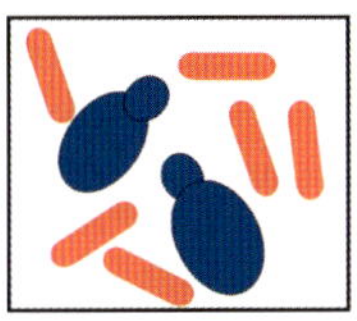	그람음성 막대균, 효모, 캔디다유사	급성골수성백혈병환자로 현재 호중구감소증이 있는 45세 남성환자에서 채취한 말 초 혈액 배양	(빨간색과 흰색 관) 히크만 삽입관 배양에서도 그람음성 막대균과 효모 증식. 캔디다 그라브라타가 예전 삽입관 부위 면봉채집한 것에서 증식	피페라실린/타조박탐 4.5 g q8h 정맥주사로 48시간 후에도 경직과 발열지속. 메로페넴 1 g q8h 정맥주사로 변경. 예방적 플루코나졸을 중지하고 캐스포펀진을 투여. 즉시 삽입관을 제거하는 것을 상의
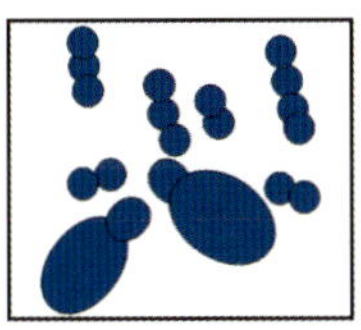	그람양성 알균이 쌍이나 짧은 사슬, 효모, 캔디다유사	담도수술한 65세 남성환자로 병동으로 이동하기전 ITU와 HDU에서 채취한 말초 혈액 배양. 광범위 항생제를 10일간 투여	ITU에서 ET 흡인물과 CSU에서 캔디다 알비칸스 증식. 현재는 중심정맥삽입관은 없음	상승하는 체온, 총백혈구수 증가; ? 복부 요인. 혈액배양용 채취 후 반코마이신과 메로페넴 투여. 반코마이신을 리네졸리드 600 mg q12h 정맥주사와 플루코나졸 400 mg q24h 경구투여

그림 7-12 **세균과 효모를 보여주는 혈액배양의 그람염색 예**
각각은 그람염색으로 확인된 미생물에 적절한 여러 가지 처치 단계를 개략적으로 보여주는 가상적인 예이다.

그람염색	동정	감수성 자료	검토의견
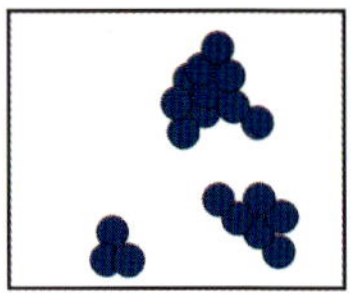	스타필로코쿠스 호미니스, 응고효소 음성 포도알균	보고되지 않음. 포도알균은 오염됨	피부 오염되었음. MSU 검체 내 대장균: 저항성: 아목시실린 감수성: 코아목시클라브, 겐타마이신, 시프로플록사신, 트리메토프림. 더 좋아지면 경구 트리목시클라브로 변경, 집으로 퇴원 고려
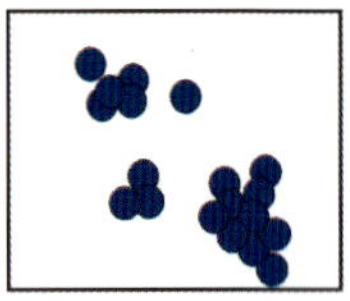	황색포도알균, MRSA	저항성: 플루클록실린, 에리스로마이신, 클린다마이신, 반코마이신(MIC 4 mg/L); 감수성: 리네졸리드, 답토마이신(MIC 0.5 mg/L)	병원에서 획득한 MRSA 세균혈증임. 감염관리 주의 및 실행; 병동 다른 편으로 환자이동 간호 및 같은 쪽 병동환자들을 검사함. 반코마이신이 저항성이므로 중단하고 답토마이신 8 mg/kg q24h 정맥주사. 반드시 감시 혈액배양을 답토마이신투여 48시간 후에 시행
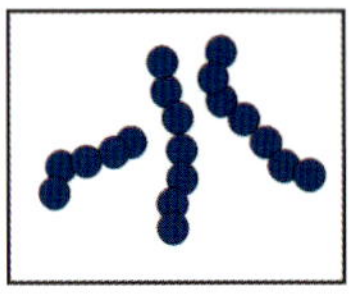	베타용혈 A군 사슬알균, 고름사슬알균	감수성: 페니실린, 에리스로마이신, 클린다마이신, 리네졸리드	정강이 면봉배양에서 고름사슬알균 증식. 더 좋아지면 경구 아목시실린 1 g q8h, 집으로 퇴원고려. 지역사회에 침습성 A군사슬알균 감염으로 공중보건담당부서에 통보
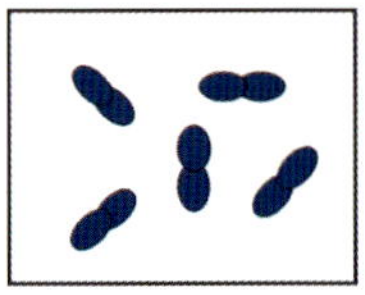	폐렴사슬알균	감수성: 페니실린, 에리스로마이신, 클린다마이신, 리네졸리드	치료에 잘 반응을 보여 경구 아목시실린 1 g q8h로 변경하고 집으로 퇴원고려. HIV 검사 음성
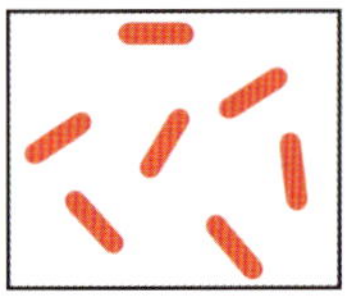	대장균(ESBL-생산)	저항성: 아목시실린, 코아목시클라브, 피페라실린/ 타조박탐, 시프로플록사신, 겐타마이신, 감수성: 에르타페넴, 메로페넴	항생제 변경에 환자가 잘 반응하고 24시간 이내에 열이 없어짐. 환자가 퇴원준비가 되면 적절한 경구투여제가 없어서 OPAT을 통해서 에르타페넴을 처방함
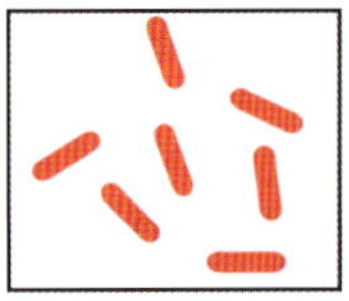	파라티푸스균	저항성: 아목시실린, 시프로플록사신, 감수성: 세프트리악손, 아지스로마이신(MIC 2 mg/L)	세프트리악손으로 치료하고 48시간 내에 해열되어서 아지스로마이신 500 mg q24h 경구로 7일간 더 투여하고 환자는 퇴원함. 실험실 결과를 공중보건담당부서와 확인함
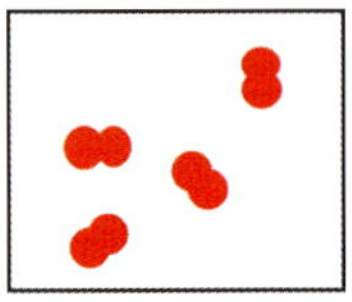	배양된 미생물 없음	자료 없음	수막염균 혈청형 W135에 대해 PCR 양성. 이 경우는 모든 적절한 진단 방법을 시행해 보는 것의 중요성을 의미함. 이 미생물은 약해서 혈액배양에서 항상 증식하지는 않음. 감염관리 고찰하고 공중보건담당부서에 통보
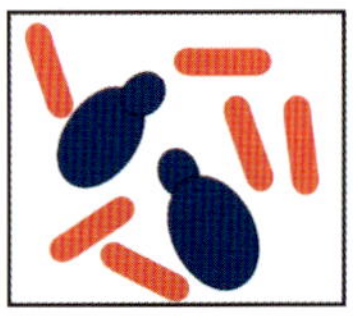	스테노트로포모나스 말토필라, 캔디다 글로브라타	스테노트로포모나스 말토필리아. 저항성: 코트리목사졸 캔디다 글라브라타 저항성: 플루코나졸, 감수성: 캐스포펀진, 보리코나졸	여기서는 두 가지 문제가 있음. 스테노트로포모나스는 치료에 사용한 유일한 적절한 항생제에 내성을 보이고, 두 가지 균 모두 도처에 전파되어 있음. 진균에 의한 눈속염을 반드시 제외할 수 있어야 함. 히크만 삽입관은 제거해야 함
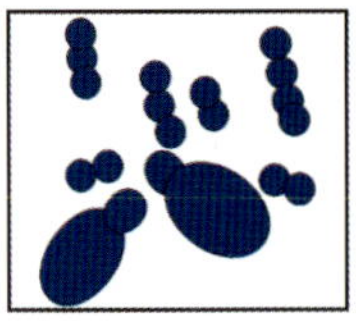	엔테로코쿠스 파에시움, 캔디다 알비칸스	장알균 저항성: 아목시실린, 반코마이신(VRE); 감수성: 리네졸리드, 답토마이신 캔디다 알비칸스 감수성: 플루코나졸	수술에 대해 자세히 검토하고 복부 이미지 촬영과 함께 광범위 항생제로서 메로페넴을 계속 사용하는 것이 타당함. 반코마이신은 이미 리네졸리드로 변경하였고 플루코나졸 투여를 시작하였음. VRE에 대한 감염관리를 고찰함. 방사선과 수술에 대한 검토가 어떻게 되었는가?

그림 7-13 그림 7-12에 나타낸 가상 예와 동일하지만 미생물이 동정되고 항생제 감수성검사 결과가 나오면 더 구체적인 처치 정보를 적용할 수 있다.

사슬알균(Streptococci)	40%
스트렙토코쿠스 상귀스(*Streptococcus sanguis*), 스트렙토코쿠스 뮤탄스(구강균무리; *Streptococcus mutans*)	
스트렙토코쿠스 갈로리티구스(*Streptococcus gallolyticus*), 스트렙토코쿠스 앙기노수스(장균무리; *Streptococcus anginosus*)	
스트렙토코쿠스 콘스텔라투스(*Streptococcus constellatus*), 스트렙토코쿠스 인터메디우스(장균무리; *Streptococcus intermedius*)	
황색포도알균*(Staphylococcus aureus)* (MSSA, MRSA)	30%
응고효소음성 포도알균(Coagulase-negative staphylococci, CNS)	10%
표피포도알균(*Staphylococcus epidermidis*), 스타필로코쿠스 루그두니엔시스(*Staphylococcus lugduniensis*)	
스타필로코쿠스 헤모리티쿠스(*Staphylococcus haemolyticus*), 스타필로코쿠스 호미니스(*Staphylococcus hominis*)	
장알균(Enterococci)	10%
엔테로코쿠스 파에칼라스(*Enterococcus faecalis*), 엔테로코쿠스 파에시움(*Enterococcus faecium* (VRE))	
다른 미생물(Other organisms)	5%
그람양성 막대균(Gram-positive bacilli)	
그람음성 막대균(Gram-negative 'coliforms')	
무산소성균(Anaerobes)	
효모(Yeasts)	
배양음성 심내막염(Culture-negative endocarditis)	5%

그림 7-14 **감염성 심내막염을 유발하는 미생물 목록**
보통 응고효소음성 포도알균이 인공판막 심내막염과 관계되나 때로는 자연판막 심내막염을 일으킬 수 있다.

감염성 심내막염과 ICED 감염의 미생물학적 진단의 핵심은 3세트의 혈액배양을 항생제를 투여하기 전에 다른 시간에 채취하는 것이다. 대부분의 경우 3세트는 수시간에 걸쳐 채취한다. 항생제를 응급으로 투여해야 할 필요가 있는 급성의 경우 수분에 걸쳐 다른 부위에서 채취한다.

연속된 혈액배양에서 미생물이 확인되면 사용 가능한 항생제사용 범위를 알기 위해 추가적인 미생물학적 검사를 한다. 최소억제농도(minimum inhibitory concentration, MIC) 검사는 적절한 항생제를 결정하기 위해 시행한다. 사슬알균과 장알균에 대해서 페니실린, 반코마이신, 답토마이신이 사용되고 겐타마이신은 이들 중 하나와 같이 사용하여 상승효과를 기대할 수 있다. 포도알균의 경우 반코마이신과 답토마이신 MIC를 결정한다. 리네졸리드와 리팜피신과 같은 다른 제제도 사용된다. 치료는 자연판막 심내막염에서 감수성 있는 사슬알균의 2주부터 PVE에 대한 6주까지 다양하다.

의심되는 심내막염환자를 평가하는 데 심장팀의 참여가 필수적이다. 가슴경유심장초음파검사(transthoracic echocardiography, TTE)와 식도경유심장초음파검사(transoesophageal echocardiography, TOE)는 진단을 위해 신속하게 시행하고 판막부전의 정도와 대동맥뿌리의 농양형성과 같은 국소 합병증을 평가한다. 심장팀은 신속한 수술이 필요하면 흉부외과 수술의사와 함께 밀접하게 일을 한다.

배양음성 심내막염

감염성 심내막염의 약 5%의 경우 배양 음성이다. '느린 발육균'을 포함하여 일반 방법으로 배양이 되지 않는 까다로운 배양조건을 필요로 하는 다른 미생물을 고려한다(그림 7-15). 이것에 대한 적절한 진단검사는 미생물학자와 감염병 의사와 상의하여야 한다. 여기에는 콕시엘라와 바르토넬라에 대한 혈청검사가 있고, 레지오넬라(폐렴레지오넬라 혈청형 1을 위한 소변항원검사)와 클라미디아 프시타시에 대한 검사를 시행한다.

환자가 판막수술을 하면 수술 시 판막조직을 얻어서 필요에 따라 조직병리, 배양, 16S RNA 유전자 PCR과 같은 분자시험을 시행한다.

미생물	특징
영양이 결손된 사슬알균, *Abiotrophia* 종	실험실에서 배양할 때 염산 피리독살이나 L-시스틴이 필요하기도 함
헤모필루스 H: *(Haemophilus)*	천천히 증식한다. 5% CO_2 조건으로 초콜릿한천을 추가하여야 함
아그레가티박터 A: *(Aggregatibacter)*	천천히 증식한다. 5% CO_2 조건으로 초콜릿한천을 추가하여야 함
카르디오박테리움 C: *(Cardiobacterium)*	천천히 증식한다. 5% CO_2 조건으로 초콜릿한천을 추가하여야 함
에이키넬라 E: *(Eikinella)*	천천히 증식한다. 5% CO_2 조건으로 초콜릿한천을 추가하여야 함
킹겔라 K: *(Kingella)*	천천히 증식한다. 5% CO_2 조건으로 초콜릿한천을 추가하여야 함
브루셀라*(Brucella)*	유행하는 나라(중동, 북아메리카)를 여행하고 와서 나타난 불명열
폐렴레지오넬라 *(Legionella pneumophila)*	특별한 배양배지가 필요함; BCYE 한천배지
콕시엘라 부르네티 *(Coxiella burnetii)*	큐열; 동물이나 동물 젖과 접촉
클라미디아 프시타시 *(Chlamydia psittaci)*	앵무새에 노출됨

그림 7-15 **배양음성 심내막염의 경우 고려해야 할 미생물**
제시한 HACEK 미생물은 세프트리악손에 감수성이 있다.

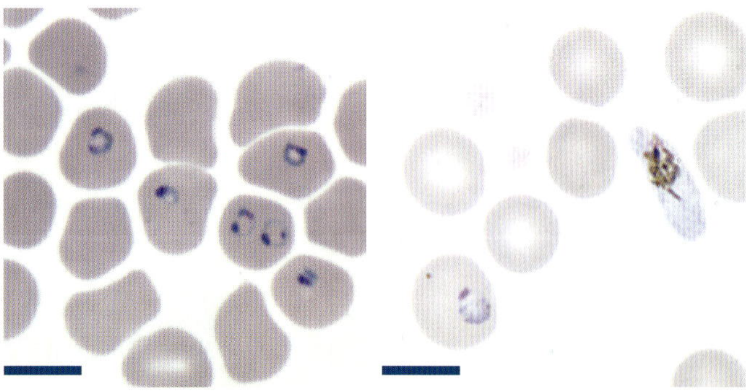

(a) (b)

그림 7-16 **김자염색(Giemsa-stained)한 혈액도말 사진**
열대열원충*(Plasmodium falciparum)*의 (a) 유상형과 영양형 (b) 영양형과 생식모세포(막대길이: 10 μm)
(Photomicrographs sourced from the Public Health Image Library, CDC, Atlanta, USA.)

이런 경우에는 경험적 항생제처방을 사용하여 보통 세균(그람양성)과 **그림 7-15**에 제시된 특정 세균을 치료할 수 있다. 예를 들면, 배양음성 PVE는 반코마이신과 세프트리악손으로 치료할 수 있다.

피하조직에 삽입한 심장전기장치 감염

ICED 감염 환자는 종창과 연조직염을 동반한 포켓질병의 명확한 징후가 있다. ICED 줄 감염이나 감염성 심내막염을 진단하는 것은 쉽지 않다. 환자에게 기구 삽입 후 수개월이 지나서 나타날 수 있는데 미열, 권태감, 밤에 흘리는 땀, 식욕부진 등이다. 패혈 혈전 때문에 척추 골수염이나 추간판염이 생길 수 있다. 처음 평가에서 첫 번째 중요한 단계는 환자가 ICED를 갖고 있는가와 언제 삽입하였는가를 아는 것이다.

중요한 단계는 각기 다른 시간에 3세트의 혈액배양을 채취하는 것이다. 적절한 항생제를 투여하기 위해 심장전문의와 상의해야 하고, 감염의사와 미생물학자와도 상의해야 한다. 심장전문의는 신속하게 상황을 평가하고 감염된 발전기포켓에서 고름이나 용액을 채취하고 ICED 제거에 대한 과정을 고려해야 한다.

수일 내에 생긴 ICED 감염은 황색포도알균이 가장 가능성이 크며 MRSA 양성이거나 알레르기 병력이 있지 않은 경우 플루클록사신이 적절하며, 병력이 있으면 반코마이신을 대체제로 사용한다. 환자가 패혈증으로 입원하면 혈액배양을 채취한 후에 메로페넴과 반코마이신을 초기 치료에 사용한다.

진단하는 다른 방법

많은 수의 미생물을 **그림 7-1**에 나타내었고, 그들을 진단할 수 있는 검사를 3장, **그림 3-15**에서 설명하였다. 말라리아 기생충인 열대열원충의 박막 현미경사진을 **그림 7-16**에 나타내었다. 후막으로도 검사할 수 있는 이 간단한 검사가 아직도 말라리아 종을 확인하는 핵심 진단검사로 사용되고 있다. 첫 번째 검사에서 음성이면 24시간 후에 적어도 두 번 이상 혈액을 검사해야 하고, 진단이 강력히 의심되면 추가 채취를 계속 한다. 말라리아 항원 검사를 혈액필름검사와 같이 하기도 한다.

혈액배양에서 황색포도알균 확인

황색포도알균 혈증을 확인하는 것이 이환율과 사망률의 관점에서 환자를 위해 매우 중요하다. 적어도 2주간 정맥 항생제의 투여가 필요하고, 심내막염과 같이 위험한 감염 장소인지 확인하는 것이 필요하다. 황색포도알균 혈증, 심내막염, ICED 감염, 척수농양이 PVC를 잘못 관리하여 이차적으로 발생할 수 있고, 소홀히 다룬 근거가 된다.

또한 이 합병증을 진단하는 것이 어렵고, 시간이 많이 걸리고 비싸므로 확인되었을 때, 항생제치료 기간을 고려할 수 있는 만큼 추가하여야 한다. 콩팥과 간기능 문제가 생기면 말초정맥경로가 어려워지므로 말초에서 접근한 중심삽입관(peripherally inserted central catheter, PICC)이나 중간선이 필요하여 환자가 견뎌야 하는 스트레스가 추가된다.

황색포도알균 혈증 이후에 치료의 길이와 형태가 감염질환 또는 미생물학 팀과 함께 몇 가지 중요한 사항을 다음과 같이 검토하여 결정한다:

- 감염원을 확인하고 가능한 곳에서 제거하여 그것을 관리하는 것이 우선이다. 감염된 PVC 또는 CVC는 한 예이다.
- 적절한 양의 항생제를 주어야 한다; 평균 몸무게의 성인 환자에게 플루클록사신은 2 g q6h가 권장된다.
- 감수성 있는 황색포도알균주에 대한 반코마이신 MIC는 ≤2 mg/L 이다. 감염된 심장판막과 같은 감염원으로부터 미생물이 제거되는 것을 확실하게 하기 위해 치료하는 동안 혈중 반코마이신의 최저농도가 15~20 mg/L로 유지되는 것이 필요하다.
- 답토마이신이 쓰일 경우 최소농도는 15~20 mg/L에 도달해야 하고, 보통 일회 투여량이 6~8 mg/kg가 필요하다.
- 적절한 항생제 투여 2~3일 후 환자의 상태가 호전되었더라도 한 세트의 감시 혈액배양이 이루어져야 한다. 음성이면 재확인하고, 양성이면 더 자세한 감염원에 대한 검색이 필요하며 항생제 치료에 대한 다방면 관계자와의 상의가 필요하다.

Infections of the Respiratory Tract

8 호흡기 감염

서론

인간을 포함한 모든 환경에는 다양한 미생물이 존재하며 외부로부터부터 직접 접촉할 수 있어서 호흡기에 병을 일으킬 수 있는 미생물 목록이 매우 방대한 것은 놀라울 일이 아니다. 여기에는 폐렴알균, 고름사슬알균, 폐렴 미코플라스마, 폐렴클라미디아, 결핵균 등이 있으며 중요한 바이러스로는 인플루엔자, 메타뉴모바이러스, 파라인플루엔자, 호흡기세포융합바이러스(respiratory syncytial virus, RSV), '감기' 리노바이러스 등이 있다. 백신접종이 잘 이루어지고 있는 나라에서는 디프테리아균, 백일해균, 인플루엔자균 혈청형 b에 의한 감염은 적다.

앞서 예를 든 미생물 대부분은 사람에서 기원하는 것이고, 이들은 지역사회 내에서 감염된 사람에게서 감수성 있는 사람에게로 전파된다. 호흡기바이러스는 일반적으로 겨울 동안 활동이 절정에 이르며 이 기간 외에는 낮은 수준으로 유지된다.

집이나 병원 같은 빌딩에 있는 물환경 시스템은 폐렴레지오넬라균이 증식하는 조건을 제공한다. 이 세균은 넓은 범위의 온도의 물에서 살며, 20~45℃의 물에서 최적으로 증식하는데 이런 조건에서 공급되는 물 속에는 상당한 양의 균이 포함되어 있다. 따라서 샤워기나 수도꼭지 물을 사용하면 에어로솔이 만들어지고 폐로 흡인된다. 또한 아스페르길루스는 환경 도처에 존재하는데 IgE 매개 과민반응질환인 알레르기 아스페루길루스병과 면역결손환자에서 침습성 폐질환을 일으킬 수 있으며 기회감염진균인 사람폐포자충은 면역결손환자에서 심한 폐질환을 유발한다. 몇 가지 감염원에 대한 예를 그림 8-1a-d에 나타내었다.

낭성섬유종은 보통염색체열성으로 유전되는 여러 기관질병이며, 특정 균무리와 함께 폐질환을 일으킨다. 낭성섬유종막전도조절자(cystic fibrosis transmembrane conductance regulator, CFTR)를 인코딩하는 유전자에 돌연변이가 있어서 염소와 중탄산을 세포 외부로 수송하는 것이 감소한다. 이런 결손의 결과는 폐에서 가장 크게 나타난다. 술잔세포에서 생산되는 점액은 점점 농축되고 섬모상피는 적절하게 제거할 수 없게 된다. 낭성섬유종과 관련된 세균에는 황색포도알균, 녹농균, 부르크홀데리아 세파시아(*Burkholderia cepacia*) 등이 있으며 분비물에 집락화가 되어 이 조건을 복잡하게 만들고 만성감염이 되어 폐의 기능을 점진적으로 악화시킨다.

다른 호흡기 병원체는 동물로부터 획득될 수 있다(인수공통감염). 여기에는 양으로부터 콕시엘라 부르네티(*Coxiella burnetii*, 큐열), 앵무새로부터 클라미디아 프시타시(*Chlamydia psittaci*, 앵무새병)가 있다. 콕시디오이데스진균증과 히스토플라스마증은 두 가지 이형성 진균에 의해 급성폐렴에서부터 파종성 감염 질병을 일으키며 면역결손환자에서 가장 심하게 나타난다. 열대와 온대 지역의 토양에서 발견되는 히스토플라스마 캡슐라툼은 박쥐 구아노와 깊은 관계가 있어서 동굴탐험 등으로 인해 감염될 수 있는 위험이 있다. 콕시디오이데스는 미국 남서부와 멕시코의 건조한 지역의 토양과 관련이 있다.

병원체는 혈액을 통해 폐에 도달하여 감염이 시작된다. 황색포도알균에 의한 감염성 심내막염과 정맥주사 사용자의 서혜부에 스트렙토코쿠스 안기노수스(*Streptococcus anginosus*)에 의한 혈전정맥염이 이런 감염원의 예들이다.

해부학적으로 호흡기계는 상부와 하부로 나눌 수 있다. 상부호흡기계는 중이, 꼭지돌기강, 비강, 코인두로 되어 있고 하부호흡기계는 후두에서 폐까지 연장되어 있다. 이 모든 구조에 감염이 될 수 있다. 레지오넬라와 같은 특정 미생물은 특정 해부학적 위치인 폐에 국한되나 폐렴알균과 같은 것은 중이 감염, 굴염, 폐렴 등 다양하게 나타낸다. 호흡기도의 몇 가지 중요한 방어기전을 정상 해부학, 생리학, 면역반응에 기초하여 그림 8-2a에 나타내었다. 이런 방어에 결손이 생기면 감염이 된다(그림 8-2b).

폐렴은 폐의 실질에 생기는 병으로서 지역사회획득폐렴(community-acquired pneumonia, CAP)과 병원획득폐렴(hospital-acquired pneumonia, HAP)의 두 가지로 나누는데 HAP은 환자가 병원에 입원하고 48시간이 지나서 생기는 임상 질병이다.

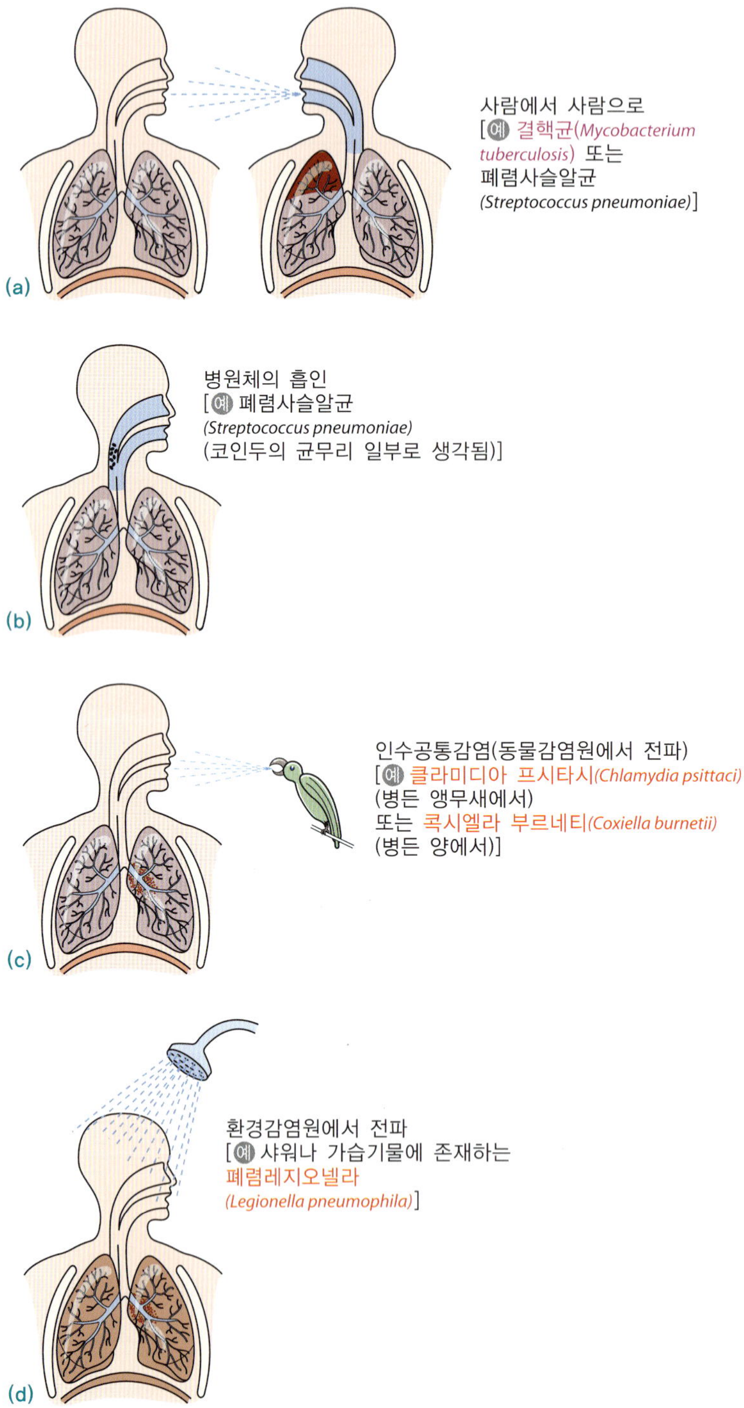

그림 8-1 호흡기 감염이 생기는 경로 (a) 사람에서 사람으로 (b) 흡인 (c) 동물로부터 감염(예 앵무새병) (d) 환경으로부터 감염

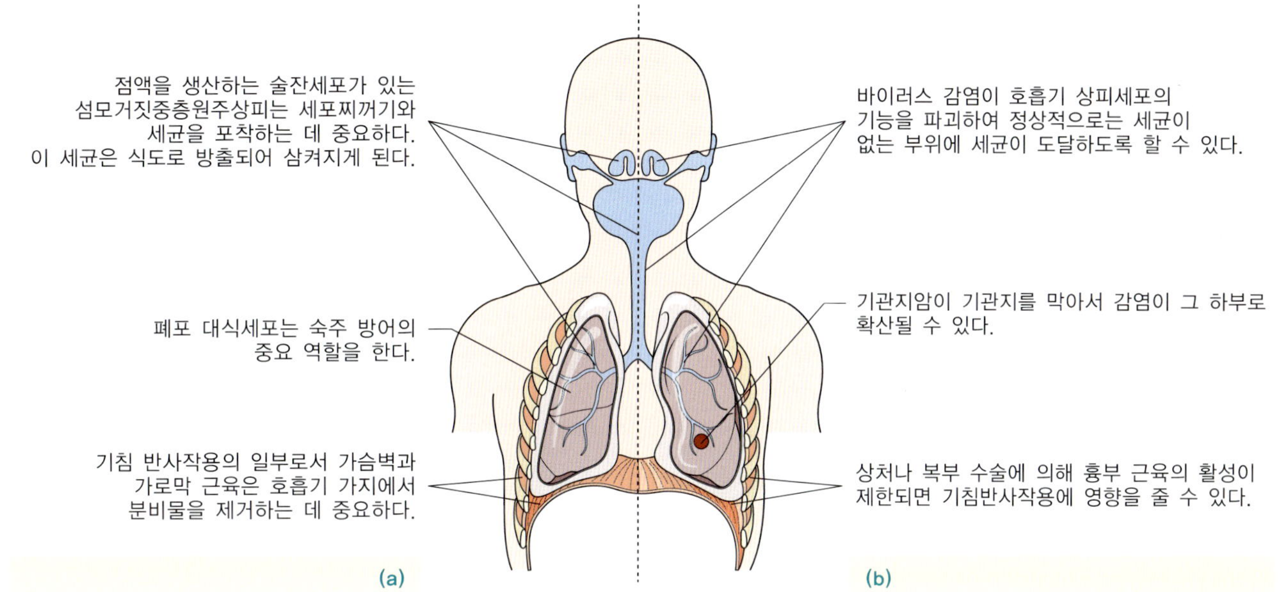

그림 8–2 (a) 감염을 억제하는 호흡기의 방어기작 (b) 방어기작에 손실이 오면 감염 가능성이 증가한다.

HAP을 일으키는 원인균에는 CAP을 일으키는 일부 병원체가 관련되나 보통 폐렴막대균, 엔테로박터 클로아카에(*Enterobacter cloacae*), 판토에아 아글로메란스(*Pantoea agglomerans*), 세라티아 마르세센스(*Serratia marcesens*)와 같은 대장균군과 황색포도알균(MSSA와 MRSA 모두)이 연관된다. 하부호흡기도는 병원에 입원한 환자에게 미생물이 접근하기에 비교적 쉬운 구조이며 특히 집중치료실(ICU)에 있는 환자의 경우 호흡기 분비물에서 확인된 세균은 항생제 감수성 프로파일에 관계없이 주목해야 한다. 녹농균은 HAP의 원인균의 하나로서 병원에 입원한 환자에서 확인되면 감염원이 물 공급에서 기원한다는 주의 경고이다.

폐렴막대균은 협막이 매우 많이 발달되어 있을 수 있고 세포외 점액성 물질을 많이 생산하는데 이러한 협막은 기관내삽입관과 중심정맥삽입관 부위에서 집락화할 수 있게 함으로써 잠재적으로 호흡기연관 폐렴, 중심정맥삽입관 감염 및 패혈증을 일으킬 수 있다. 또한 컴퓨터키보드나 다른 장난감에서 생존할 수 있고 환자의 환경으로 쉽게 옮겨갈 수 있다.

지역사회에서 전형적인 폐렴알균 엽성 폐렴은 발열, 흉통, 고름 가래 생산의 특성이 있다. 이 감염으로 호중구가 폐엽으로 상당한 양이 유입되고 고름 가래가 만들어진다. 소위 '비정형 폐렴'은 호흡곤란과 기침, 최소량의 가래 생산이 특징이다. 비정형 폐렴과 관련된 것은 폐렴레지오넬라, 폐렴 미코플라스마, 폐렴클라미디아, 클라미디아 프시타시, 콕시엘라 부르네티 등이 있다.

폐 농양은 황색포도알균이나 폐렴막대균에 의해 생길 수 있으며 입안 세균의 흡인 후 또는 오른쪽 심내막염의 패혈 색전 및 목과 골반의 대정맥의 혈전정맥염으로부터 기인한다. 농양은 암 등에 의해 막힌 기관지 부위로부터 더 먼 부분에서 생길 수 있다.

미생물

귀, 목, 하부호흡기도에 감염을 일으키는 미생물 목록을 **그림 8–3, 8–4**에 나타내었다. 진단검사는 여기에 사용되는 범위를 보여주고 있다.

비정형 폐렴과 연관된 미생물의 일부 특성을 **그림 8–5**에 나타내었다. 레지오넬라는 세포내 병원체이며 폐 큰포식세포에 의해 포식되나 포식리소좀의 사멸기전을 회피할 수 있다. 큰포식세포에서 증식한 레지오넬라는 큰포식세포가 터지고 방출된 세

	외이염	중이염	인후염	동정
황색포도알균(*Staphylococcus aureus* (MSSA/MRSA))	√√	√		배양
폐렴사슬알균(*Streptococcus pneumoniae*)		√√√		배양
고름사슬알균(*Streptococcus pyogenes* (GAS))	√√	√√	√√√	배양
인플루엔자균(*Haemophilus influenzae*)		√√		배양
임균(*Neisseria gonorrhoeae*)			(√)*	배양(성병 클리닉)
녹농균(*Pseudomonas aeruginosa*)	√√√**			배양
아스페르길루스 니거(*Aspergillus niger*)	√√			배양
폐렴 미코플라스마(*Mycoplasma pneumoniae*)		√	√	(PCR)
폐렴클라미디아(*Chlamydophila pneumoniae*)		√	√√	(PCR)
HIV			√	혈청학
CMV			√	혈청학
EBV			√√√	혈청학
HSV			√√√	PCR
코로나바이러스(Coronavirus)			√√	PCR
인플루엔자 바이러스 A와 B(Influenza virus A and B)		√	√√	PCR
메타뉴모바이러스(Metapneumovirus)		√	√√	PCR
파라인플루엔자 바이러스(Parainfluenza viruses)			√√	PCR

* 구강임균보균자는 보통 무증상임

**녹농균은 광범위 외이염뿐만 아니라 당뇨 노인환자나 면역결손 환자에서 침습성 악성 외이염의 원인균이 될 수 있다. 이 균은 물에서 기원할 가능성이 있다.

그림 8-3 **귀와 목에 감염을 일으키는 미생물** 표시된 테스트는 다른 방법을 사용한 것을 나타낸다.

	폐렴	기관지염	만성 기관지염 급성 악화	만성 폐쇄성 폐질환	확인
황색포도알균(*Staphylococcus aureus**)	√√				배양
폐렴사슬알균(*Streptococcus pneumoniae*)	√√√		√√√	√√√	배양, 혈청학**
인플루엔자균(*Haemophilus influenzae*)	√√		√√√	√√	배양
폐렴막대균(*Klebsiella pneumoniae*)	√				배양
녹농균(*Pseudomonas aeruginosa*)	√√√			√√	배양
결핵균(*Mycobacterium tuberculosis*)	√√√				배양, PCR
백일해균(*Bordetella pertussis*)		√√			배양, 혈청학, PCR
폐렴클라미디아(*Chlamydophila pneumoniae*)	√√√	√√√		√√	PCR
폐렴 미코플라스마(*Mycoplasma pneumoniae*)	√√	√√√		√√	PCR
폐렴 레지오넬라(*Legionella pneumophila*)	√√√				혈청학**, 배양, PCR
코로나 바이러스(Coronavirus)	√√	√√√	√√	√√	PCR
인플루엔자 바이러스 A와 B(Influenza virus A and B)	√√	√√√	√√	√√	PCR
메타뉴모 바이러스(Metapneumovirus)	√√	√√√	√√	√√	PCR
파라인플루엔자 바이러스(Parainfluenza viruses)	√√	√√√	√√	√√	PCR
호흡기세포융합바이러스(RSV)	√√	√√√	√√	√√	PCR
아스페르길루스 푸미가투스(*Aspergillus fumigatus*)	√√				HR-CT (혈청 갈락토만난 항원)
사람폐포자충(*Pneumocystis jirovecii*)	√√				PCR (BAL, 가래, EDTA 혈액)

* MSSA, MRSA (둘 다 팬톤 발레타인 백혈구파괴소(PVL)일 수 있고, 혼혈성 폐렴일 수 있다.)

** 소변 항원 검사(폐렴레지오넬라 진단 시 혈청군 1만 검출한다.)

그림 8-4 **하부 호흡기도 감염을 일으키는 미생물** 특정 환자 그룹에 감염을 잘 일으키는 미생물의 예로서 면역손실환자에서 녹농균(병원획득 폐렴), 아스페루길루스, 포자충 등이 있다.

균이 다른 세포를 감염시킨다.

미코플라스마는 세포벽이 결여된 자유 생활하는 세균이다. 폐렴 미코플라스마는 말단 P1 단백질 구조에 의해 호흡기 상피에 부착하여 인두염, 기관염, 기관지염, 폐렴을 유발할 수 있다.

클라미디아와 콕시엘라는 절대세포내 기생체이다. 콕시엘라 부르네티는 큐열의 원인체로서 건조한 곳에서도 생존하고 바람을 따라 전파된다. 큐열 집단발병은 감염된 동물이 있는 농장의 하향바람으로 감염된 기록이 있다. 대부분 감염은 농장 작업자, 수의사, 도살장에서 동물을 수송하고 다루는 사람들에서 발생한다.

병인

중이염, 꼭지염, 굴염

중이, 꼭지동굴, 비강은 비인두와 직접 또는 간접적으로 연결되어 있다. 섬모호흡기상피는 굴과 유스타키오관을 피복하고 있고, 점액을 이 구조 밖으로 밀어내고 포집된 미생물을 제거한다. 중이와 굴 감염에서 RSV와 같은 바이러스는 이 상피를 침범하고 세포를 파괴하여 점액섬모 기능을 결손시켜서 세균이 무균지역으로 들어가게 한다(그림 8-6a). 꼭지돌기의 병은 드물지만 이 조건을 인지하는 것이 중요하다. 세균은 중이에서 구멍을 통해 꼭지돌기강으로 전파된다. 꼭지돌기강과 중간 머리뼈우묵, 가쪽정맥굴, 목정맥팽대가 가까이 있어서 꼭지돌기염은 심각한 후유증을 유발할 수 있다(그림 8-6b).

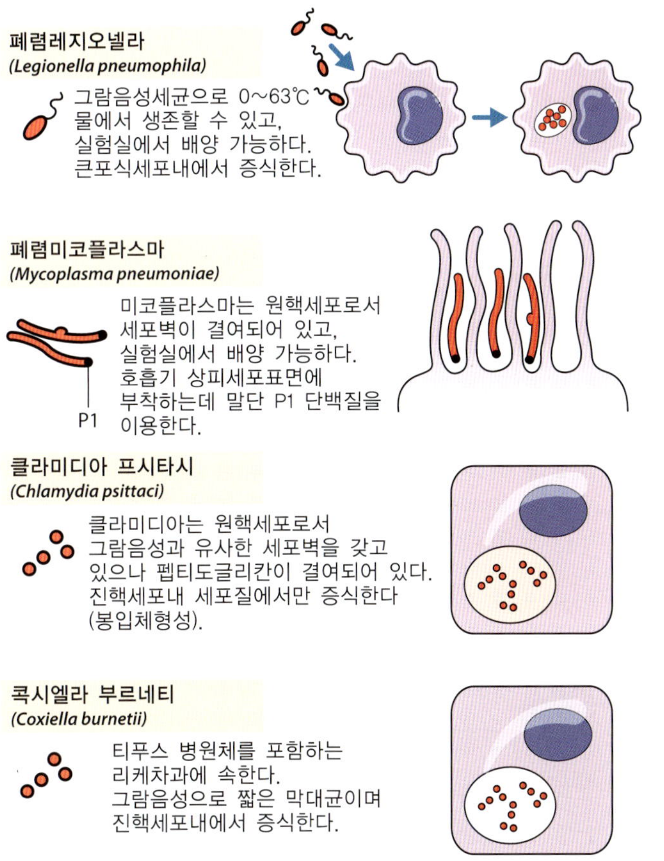

그림 8-5 '비정형' 폐렴을 유발하는 미생물의 일부 특성

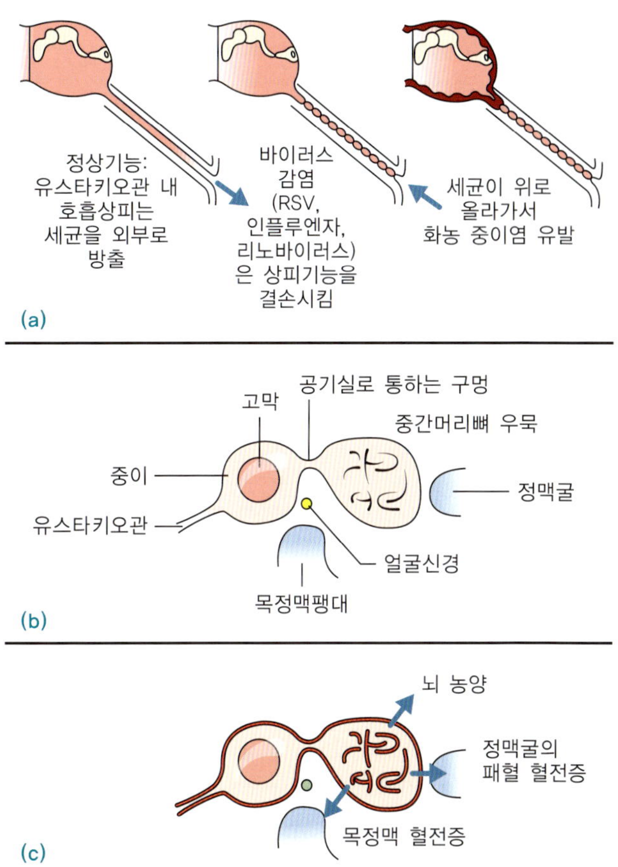

그림 8-6 (a) 유스타키오관 내 호흡 상피세포에 결손이 생기면 세균이 중이로 침입할 수 있다. (b) 꼭지벌집과 다른 구조와의 관계 (c) 꼭지공동에 감염되면 주변 구조에 감염이 전파될 수 있다.

인두염

인두염을 일으키는 미생물을 정리하였다(**그림 8-3**). 고름사슬알균에 더해서 스트렙토코쿠스 디스갈락티아에(C군 사슬알균)는 사슬알균 목구멍 감염을 일으킬 수 있다. 고름사슬알균의 중요 독성인자는 표면 M단백질로서 항포식 특성이 있다. 또한 용혈소 O와 S, DNase, NADase, 스트렙토키나제, 발열독소와 같은 분비된 세포외 단백질은 이 세균이 인두염 이외의 병을 유발할 수 있음을 잘 설명할 수 있다(**그림 8-7**). 여기에는 성홍열, 독소쇼크증후군(toxic shock syndrome, TSS), 연조직염이 포함된다.

고름사슬알균 감염은 편도주위농양으로 진전될 수 있으며 이러한 감염은 푸조박테리움 네크로필룸(*Fusobacterium necrophilum*)과 같은 무산소성균을 포함하게 되는데 이러한 조건에서 목정맥 패혈 혈전정맥염과 같은 합병증이 발생한다.

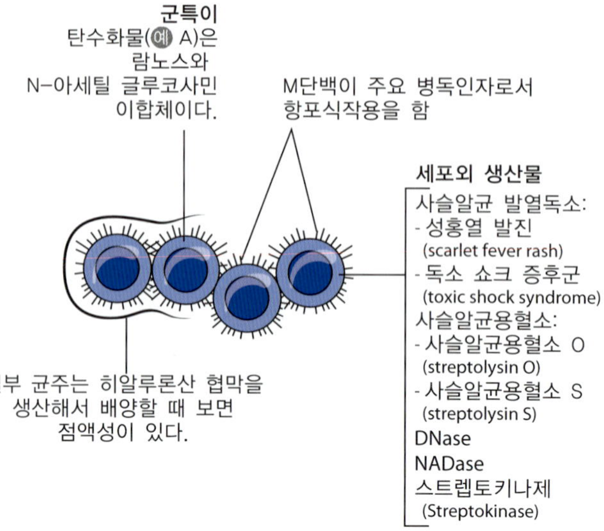

그림 8-7 고름사슬알균의 병인 특성
많은 인자들이 '사슬알균 인두염' 발병에 관여한다.

폐렴

폐렴알균과 같은 병원체를 폐로 흡인하게 되면 폐의 국소방어능력 상실로 폐렴이 발생한다. 폐렴알균 감염을 일으키는 요인에는 여러 가지가 있으며 흡인한 미생물의 수와 섬모호흡기상피의 미생물을 제거하는 능력 등이 포함된다. 흡연자, 만성 폐쇄성 호흡기질환(COPD)이 있는 환자는 추가 위험이 있는데 섬모상피의 결손된 기능 때문이다.

폐포에서 증식하는 세균은 국소 큰포식세포를 자극해서 면역반응이 시작된다. 고전적 폐렴알균 엽성 폐렴은 4단계로 나뉜다. 급성 울혈 단계는 모세혈관의 충혈과 폐실질로 호중구가 이동하는 특징이 있다. 이어서 적색간화인데 모세혈관에서 폐포로 적혈구의 무차별적인 흐름이 있다. 다음 단계는 회색간화인데 퇴화하는 적혈구와 함께 많은 수의 죽었거나 죽어가는 호중구가 포함되어 있다. 마지막 단계는 해소기로 정상회복 단계이며 호중구의 감소 및 특이 항체가 도달하는 것과 일치한다.

정상적으로는 섬유결합소에 집락화된 균무리가 부착하고 있다가 섬유결합소 층이 소실되면서 균무리도 식도쪽으로 제거된다. HAP 환자의 경우 스트레스를 받게 되고 이에 따라 침에 단백질분해 활성이 증가하면서 인두 상피를 덮고 있는 섬유결합소를 빨리 분해하게 된다. 이렇게 섬유결합소가 쇠실되면 노출된 상피에 많은 수의 그람음성 세균이 서식하게 되고 폐로 흡인될 수 있다(**그림 8-8a**). HAP에 기여하는 다른 요인을 **그림 8-8b**에 나타내었다.

폐농양

폐농양은 폐렴, 흡인 또는 패혈 색전의 합병증으로 생길 수 있다(**그림 8-9a,b**). 황색포도알균과 폐렴막대균에 의해 생기는 폐렴으로 염증반응이 국소 조직 괴사에서 진행되어 농양을 형성할 수 있다. 또한 농양은 위 내용물과 입안의 세균이 들어 있는 액체를 흡인하여 생길 수도 있으며 이것은 둔감상태나 의식불명 환자 그리고 알코올 중독자, 간질환자에서도 생길 수 있다. 식도의 삼키는 기능이나 기관과 기관지의 해부학적 손실이 있는 경우에 상당량의 세균이 폐에 도달할 수 있다. 폐농양은 기관지가 압박되어 생길 수 있으므로 기관지암의 첫 신호가 될 수 있다(**그림 8-9c**). 오른쪽의 심내막염에서 생긴 패혈 색전, 목과 골반의 정맥에서 생긴 혈전정맥염이 폐에 정착하여 농양 형성으로 진전될 수 있다.

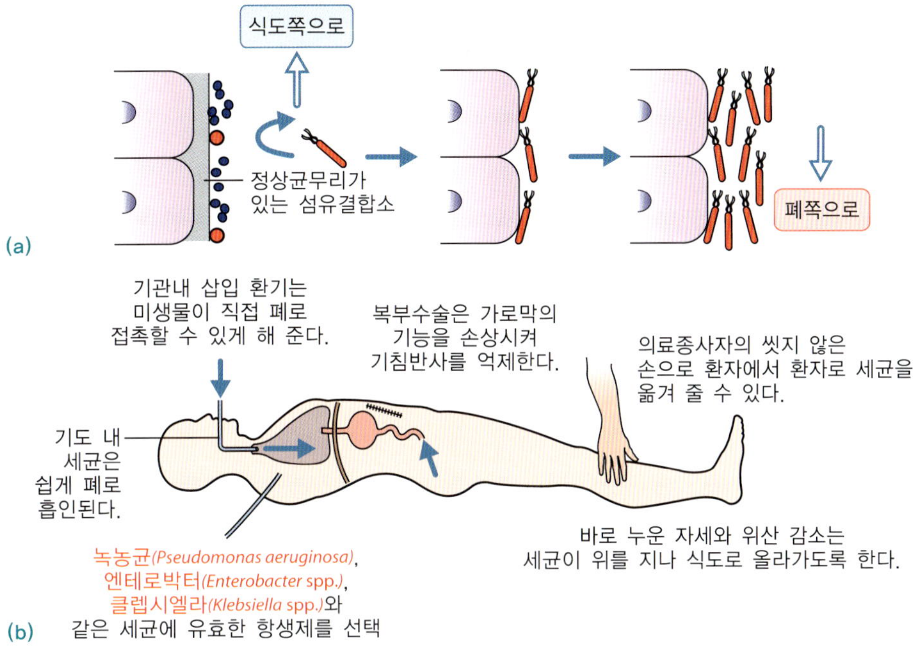

그림 8-8 (a) 입인두 점막표면은 섬유결합소와 정상균무리로 코팅되어 있다. 이 방어층을 제거하면 그람음성 세균이 입인두에 많이 집락화하게 한다. (b) 병원획득폐렴에 기여하는 여러 인자

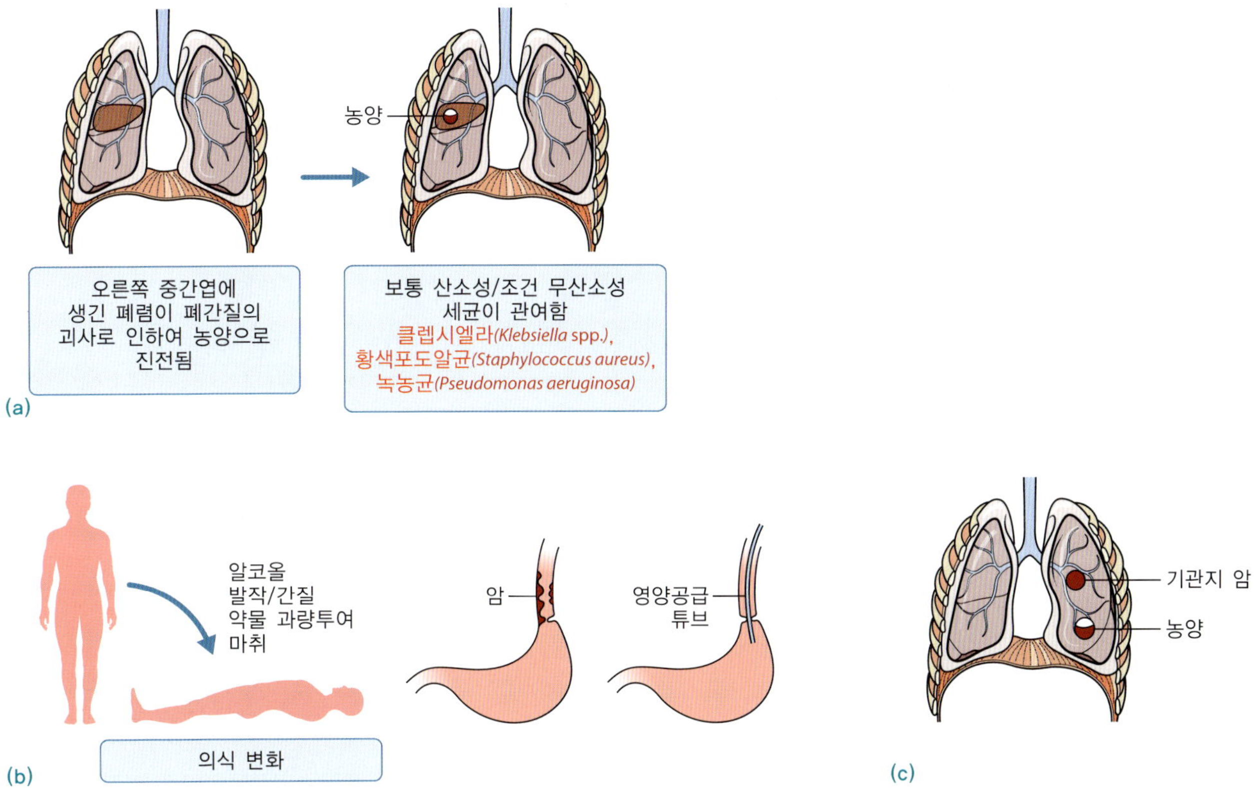

그림 8-9 폐농양은 (a) 세균성 폐렴 (b) 위 내용물과 구강 내 세균의 흡인 (c) 암에 의한 기관지 압박으로 생길 수 있다.

진단과 관리

합당한 진단 검사를 **그림 8-3**, **8-4**에 나타내었다. CAP이 있는 65세 이상 환자에서 CURB-65 점수 시스템을 사용해야 한다(**그림 8-10**). 이것은 환자를 어떻게 관리하고 어떤 항생제를 투여하는지를 결정한다(4장 참조).

CAP 환자는 혈액배양을 해야 하고, 가래가 있다면 가래도 채취한다. 결핵도 고려되면 매일 연속해서 처음 세 번 검체를 채취해야 한다. 폐렴알균과 레지오넬라 소변항원검사를 중등도 또는 심한 CAP 환자에게 시행한다. 겨울철에 또는 '인플루엔자바이러스' 계절에 CAP으로 입원한 모든 환자에게 호흡기바이러스 PCR 판넬 검사를 위해 코/목 면봉도말하여 검사한다. 이런 환자의 임상 관리에 더하여 진행되는 PCR 결과는 환자가 일인실에서 계속 치료해야 하는지를 결정하는 데 활용되므로 병원 침상 관리시스템의 핵심요소가 된다. '위험군'의 개인과 모든 건강관리전문인들에게 매년 인플루엔자백신접종이 필요한 것은 이런 공중보건중재의 중요성에서 기인한다.

고름 가래는 미생물학적 검사를 위해 채취해야 한다. 질이 좋은 최상의 검체는 아침에 일어난 후 기침에서 나오는 것으로 침 검체는 거의 사용되지 않고 검사실로 보내면 안 된다(3장, **그림 3-17**). ICU에서 호흡기를 단 환자에서 검체는 ETT, 기관지 세척 또는 보호되는 시료 브러시 샘플로서 확보할 수 있다(**그림 8-11**). 모든 필요한 것을 첫 기회에 모두 수행하기 위해 기관지폐포세척(bronchoalveolar lavage, BAL)과 같은 검사를 최적화할 수 있도록 주의를 기울여야 한다. 예를 들면 사람폐포자충이나 결핵균을 위한 처리 등이 있다. 같은 원리로서 흉막 삼출액은 흡인해야 하고 필요에 따라 배출하고 생검을 고려할 수도 있다.

폐렴레지오넬라 혈청형 1을 검출할 경우에는 레지오넬라 소변항원검사가 가장 민감하다. 이 혈청형이 레지오넬라 경우의 85% 이상을 반영하지만 음성결과라도 레지오넬라의 다른 혈청형이나 다른 종을 제외할 수는 없다. 특히 ICU의 경우에서 가래 또는 ETT 검체는 이 세균에 대한 배양검사를 해야 한다.

중이염과 굴염을 치료하기 위해 보조 치료로서 충혈완화제와 진통제를 적절히 사용한다. 그러나 아목시실린과 같은 항생제

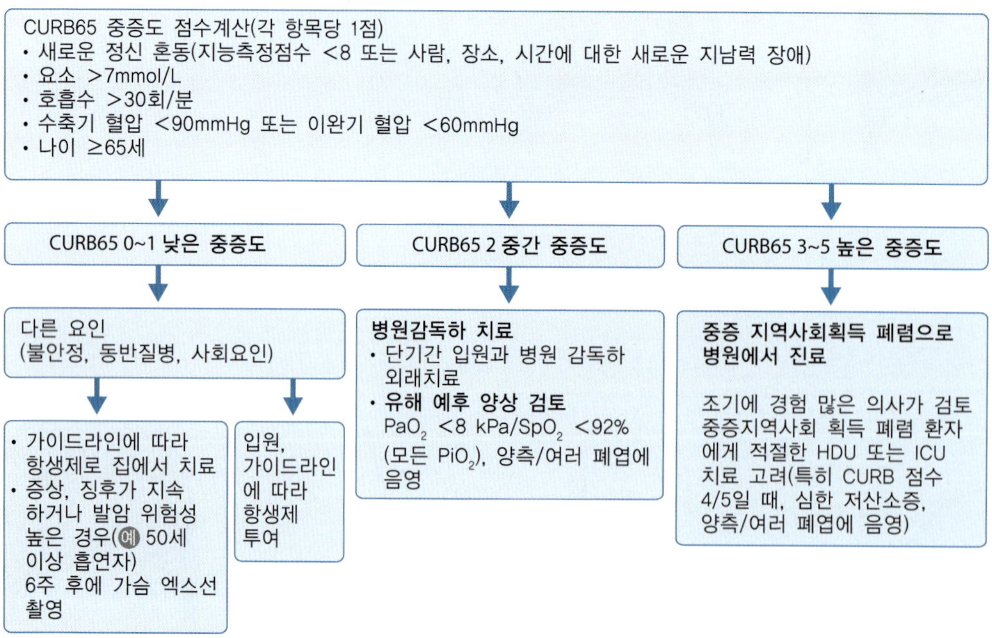

그림 8-10 **지역사회획득 폐렴 환자를 평가하는 데 사용되는 CURB-65 기준**
이 점수체계는 경증, 보통, 중증 감염에 권장해 줄 수 있는 항생제 선별과 관련이 있다(4장, 그림 4-20 참조).
(Adapted with kind permission of Dr Das Pillay, PHE laboratory, Heart of England NHS Trust, Birmingham, UK.)

는 임상적으로 필요한 경우 때때로 투여할 수 있다. A군 사슬알균 인두염은 경구 페니실린 V나 에리스로마이신으로 치료할 수 있다.

폐결핵의 진단은 임상적 소견, 방사선 근거를 가래에서 질-닐슨 염색 양성으로 확진할 수 있다. 진단이 명확하지 않은 경우가 있어서 '이 환자는 결핵에 감염되어 있지 않았을까?'라는 의문을 갖고 진료하는 것이 중요하다. CAP 환자와 HIV 검사가 고려하고 필요할지 상의하는 것이 중요하다.

CAP과 HAP을 치료하는 것은 4장, 그림 4-20에 요약하였다.

폐농양

한 가지 미생물에 의해 폐농양이 생긴 곳에 항생제는 그에 맞게 처방되어 투여된다. 입안 세균을 흡인하여 폐농양이 생긴 경우에는 사슬알균과 무산소성균에 효과적인 것을 사용해야 한다. 페니실린이나 코아목시클라브와 함께 메트로니다졸을 사용할 수 있다. 항생제는 적어도 6주간 투여해야 한다.

병원 물공급시스템으로부터의 감염

병원에서 물공급시스템 관리는 환자를 안전하게 치료하는 데 중요한 부분으로서 상당한 위험을 초래할 수 있는 세균은 폐렴 레지오넬라와 녹농균이다.

폐렴레지오넬라

병원에 있는 찬 물은 빌딩 꼭대기에 있는 저수조에서 중력에 의해 공급되며 2분간 '감시' 수도를 최대한 틀어서 작동시킨 후에 20℃ 이하가 되어야 한다. 온수는 지하 액체가열기로 데워져서 60℃로 방출되는데 2분간 '감시' 수도를 최대한 틀어서 작동시킨 후에 50℃ 이상이 되어야 한다(사용자는 자동온도조절 혼합밸브에 의해 손 세척에 적절한 온도가 되게 공급해서 화상으로부터 보호한다).

이렇게 온도를 확인하는 이유는 물공급시스템에서 레지오넬라의 증식을 억제하기 위해서이다. 20~45℃의 물 온도와 찌꺼기, 침전물, 녹, 조류 또는 다른 유기물에서 공급되는 영양분이 있는 환경에서는 균막을 형성하여 균이 증식할 수 있다. 급수시

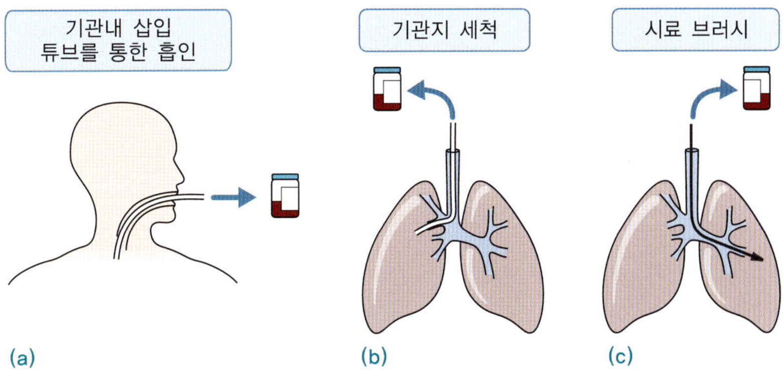

그림 8-11 집중치료실 환자에게 검사시료를 확보하기 위해 여러 가지 침습적 진단조작이 사용된다.
(a) 기관내 삽입튜브를 통한 흡인 (b) 기관지 세척 (c) 시료 브러시

스템을 사용할 때 균막에서 나온 부유 세균이 샤워나 수도배수구에서 에어로솔로 방출된다.

급수시스템에서의 균 집락화를 방지하기 위해서 병원 등의 기관에서 정기적으로 물 배수구를 비워야 한다. 온도기록도 모니터링하고 물 샘플에서 레지오넬라의 증식을 모니터링해야 한다. 입원 중인 환자로부터 임상적인 관점에서 설명할 수 없는 HAP가 발생하면 레지오넬라를 고려하고 검사해야 한다.

녹농균

임상의사는 특히 집중치료실에서 환자로부터 채취한 검체에서 녹농균이 있을 수 있다는 것을 알아야 한다. 슈도모나스는 집과 기관의 급수시스템에 집락화하는 환경 세균이다. 균은 수도꼭지, 수도관에 균막을 형성할 수 있고 싱크배출구와 배수구에서 발견된다. 녹농균이 확인되면 임상팀은 균이 어디에서 유래되었는지 확인해 볼 필요가 있으며, 감염관리팀도 함께 참여해야 한다.

Tuberculosis

9 결핵

서론

전 세계 20억 명 이상, 즉 1/3이 결핵균에 감염되어 있고, 매년 900만 명 이상의 새로운 감염자가 생긴다. 결핵은 다른 어느 병원체보다 많은 사망의 원인이다. 영국과 같은 나라에서 연간 발병률은 10만 명당 약 10명이지만 아프리카에서는 200명이 넘는다. 영국에서의 인종에 따른 발생을 세분해 보면 거주지 나라의 발병률을 반영한다. 소수 인종을 아프리카 흑인, 인도, 카리브해로 나누면 10만 명당 그 비율이 각각 >150, >50, 20~30 이다.

치료는 길게 하여 최소 6개월 지속해야 한다. 각 환자에게 약을 주고 모니터링하는 자원이 부족하면 환자의 순응도가 큰 문제가 되며 항생제저항성 세균을 선택하는 환경을 만들게 된다. 이소니아지드(INH), 리팜피신, 피라진아마이드와 에탐부톨을 2개월 사용하고 그 후 감염부위에 따라 INH와 리팜피신을 같이 4~10개월 동안 사용한다.

다제약물내성 TB (multi-drug-resistant TB, MDR-TB)는 적어도 리팜피신과 INH (드물지 않게 에탐부톨과 피라진아마이드에도 내성을 보임)에 내성을 보인다. 광범위약물내성 TB (extensively drug-resistant TB, XDR-TB)는 적어도 INH, 리팜피신과 두 가지 이차 약물인 불소화 퀴놀론계(예 목시플록사신)와 주사제(아미카신, 카나마이신 또는 카프레오마이신)에 저항을 보인다. MDR-TB나 XDR-TB 환자는 병원과 지역사회에서 치료와 감염관리 측면에서 매우 우려된다.

TB는 한 개인에 국한된 것이 아니고 가족, 직장, 병원과 사회적 접촉 등 의학적 · 사회적 관점을 가진 복잡한 질환이다. 활동성 결핵으로 진전되는 중요한 위험인자는 사람면역결핍바이러스(HIV) 감염이다. 결과적으로 가장 높은 발생률을 보이는 나라는 HIV 발병률이 높은 나라이다. 폐질환 환자를 조속히 확인하는 것이 다른 사람에게 전파하는 것을 방지하는 데 핵심이다. 만성 기침, 체중 감소와 발열이 있고 흉부방사선사진에서 특징적인 TB를 보이는 환자에서 임상적 진단은 명확할 수 있다. 현미경검사에서 양성이면 확진할 수 있다. 불행하게도 다른 이유로 병원에 입원하고 있고, 며칠 뒤 만성 기침을 알게 되거나 흉부방사선사진을 늦게 판독하여 폐결핵을 진단하기도 한다. 만성 기침이 있는 모든 환자에서 결핵도 고려해야 한다. 인종 특성을 포함하여 높은 발생지역에서의 거주, HIV 질환 또는 알코올중독 등 위험인자가 있는 환자가 있는 반면, 명확한 위험인자가 없는 환자도 있다. 드물지 않게 만성 기침을 하는 건강관리전문가가 폐 TB로 확인되기도 하며, 환자와 스태프가 감염되었다고 의심하고 진단하기 전에 수주간 노출될 수 있다.

미생물

많은 중요한 세균이 미코박테리움속에 속하고, 이들이 유발하는 몇 가지 질병과 함께 이들의 분류를 **그림 9-1**에 나타내었다. 모든 미코박테리아는 절대 산소성, 막대모양, 아포비형성 미생물로서 그람양성도 그람음성도 아니다. 미코박테리아는 '항산성'이며 질-닐슨(Ziehl-Neelsen, ZN)염색에서 진홍색으로 보인다. 이런 이유로 항산성 세균(acid-fast bacilli, AFB)으로 불린다. ZN염색과정을 **그림 9-2**에 나타내었다. 항산성 특성은 세포벽 구조 때문에 구성성분은 지질과 미콜산의 복합체이다. 가열과정은 카볼푹신염색약을 세포내로 들어가게 하고 미콜산과 복합체를 이루어서 산알코올로 탈색되지 않는다. 가래 검체에서 결핵균을 ZN방법으로 염색한 사진을 **그림 9-3**에 보여주고 있다.

결핵균의 세포벽 구조를 **그림 9-4**에 나타내었다. 세포벽 구성성분은 결핵균이 유발하는 질병의 병인 특성과 관계가 있다.

미생물	연관된 질병
결핵 – 공중보건에 위험 결핵균(*Mycobacterium tuberculosis*)	결핵(폐결핵, 속립결핵)
우결핵균(*Mycobacterium bovis*)	소에서 유래한 결핵
비결핵 – 공중보건에 위험없음 미토박테리움 아비움/인트라셀룰라레 (*Mycobacterium avium/intracellulare*)	**이 모든 세균은 환경의 도처에 존재한다.** 기존의 폐질환(만성 폐쇄성 폐질환, 기관지 확장증) 환자에서 폐질환을 유발하고, HIV 감염환자에서 전신에 퍼져 나갈 수 있어서 에이즈 진단에 기준으로 이용한다.
미토박테리움 켈로나에(*Mycobacterium chelonae*)	면역결손 환자 또는 외상 후에 폐, 피부, 연조직, 뼈에 병변이 생길 수 있다. 신속 증식균이다.
미토박테리움 칸사시(*Mycobacterium kansasii*)	결핵과 유사한 만성 폐질환을 유발하며 HIV 환자에서 전신에 퍼져나갈 수 있다.
미토박테리움 말모엔세(*Mycobacterium malmoense*)	기존에 폐질환이 있는 환자에서 폐병변을 만든다.
미토박테리움 마리눔(*Mycobacterium marinum*)	민물이나 바닷물로부터 피부와 관절 감염을 일으키며, 특히 열대어를 다루는 사람 손에 호발한다. 구조대원에서도 잘 발생할 수 있고, 면역결손환자에서는 다른 관절에 전파될 수 있다.

그림 9–1 마이코박테리아는 크게 결핵균과 비결핵균으로 나눈다. 중요한 특성을 나타내었다.

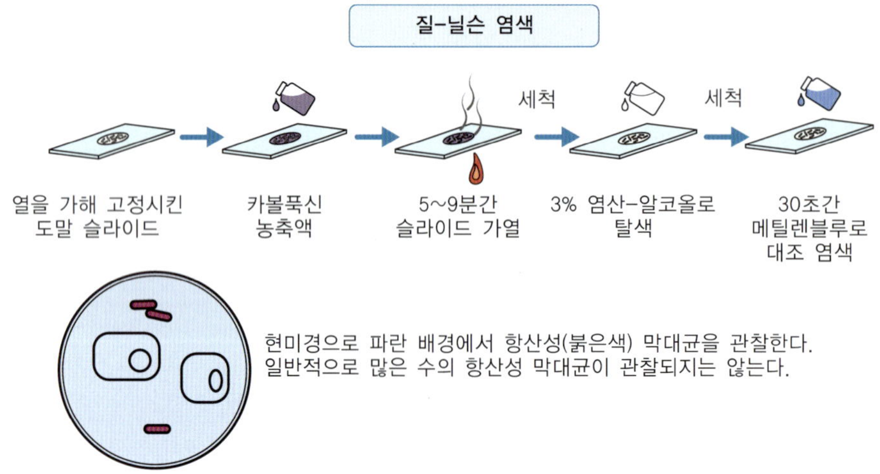

그림 9–2 **질–닐슨(Ziehl–Neelsen)염색** 카볼푹신이 열을 가하는 동안 세균내로 침투한다. 이후 탈색과정에서 염색이 제거되지 않는다.

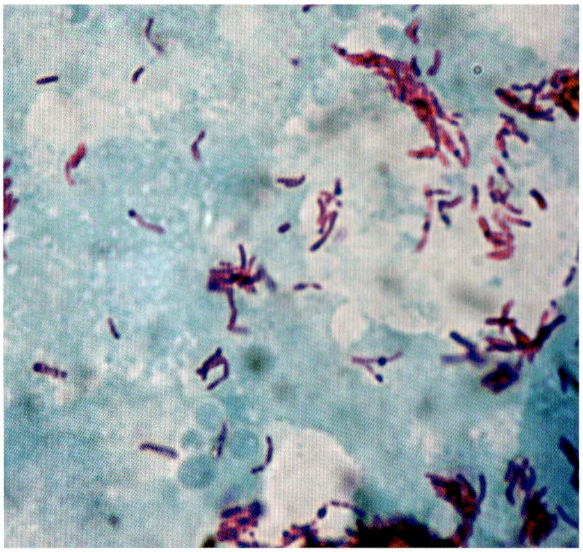

그림 9–3 **질–닐슨법(Ziehl–Neelsen)으로 가래 검체를 염색한 사진** 파란 배경에 많은 항산성 막대균이 관찰된다.

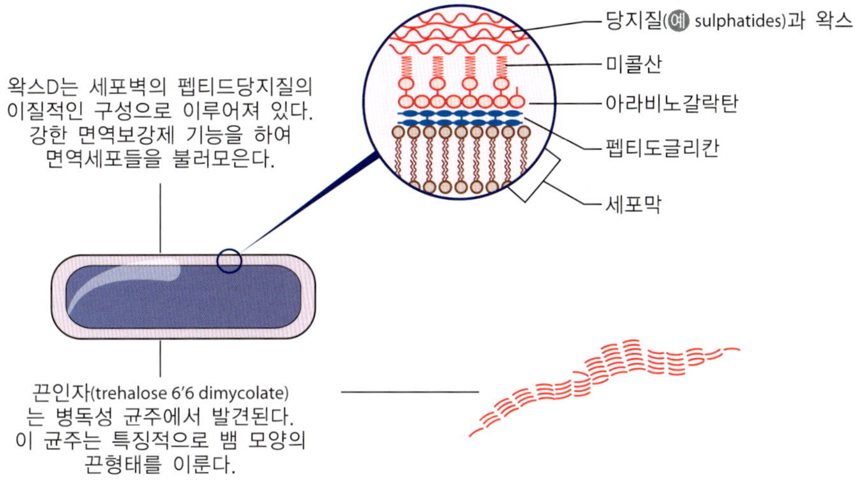

그림 9-4 결핵균의 세포벽 구조성분이 중요한 병인 특성을 나타낸다.

병인론

폐렴알균과 같은 병원균이 폐를 침입할 때 활성화된 큰포식세포가 세균을 포식하여 파괴하면 감염이 종결된다. 큰포식세포가 세균을 포식하는 능력은 특정 급성기단백질, 보체, 협막이 있는 폐렴알균의 병원성을 중화하는 항체가 증가시켜준다. TB에서 강한 항체 반응이 형성된다; 질병진행에서 어떤 역할을 하는지는 명확하지 않다.

TB는 면역계에 문제를 일으킨다. 이것은 미코박테리아 세포벽의 비정상적인 구성성분에 기인하는데, 이 성분은 사이토카인의 T 세포와 큰포식세포 활성화를 억제한다. 큰포식세포 안에서 미코박테리아는 포식체와 리소좀이 융합하는 것을 억제하고 세포질로 탈출해서 세포내 사멸기전을 회피한다.

서론에서 전 세계 인구의 약 1/3이 결핵균에 감염된다고 언급하였지만 오직 소수만 활동성 감염이다. 노출된 개인에서 발생하는 과정의 개요를 **그림 9-5a**에 나타내었다. 에어로솔로 흡입되어 폐포에 정착한다. 세균은 폐포큰포식세포에 포식되는데, 이 단계에서는 세균을 사멸시킬 수 없다. 미코박테리아는 큰포식세포 내외 모두에서 증식하며 그 수가 증가함에 따라 감염된 큰포식세포에 의해 폐문주위 림프절로 전파된다. 혈액으로 들어가면 전신으로 갈 수 있다. 이 과정은 수주 걸리는데 이것은 미코박테리아가 천천히 분열하는 것을 반영한다. 분열시간은 약 18시간이다.

약 4주 후에 세포매개면역반응(cell-mediated immune, CMI)이 생성된다. T 세포에 의해 활성화된 큰포식세포는 매우 고농도의 효소와 다른 대사물을 함유하고 있어서 안에 있는 세균을 파괴한다. 이렇게 활성화된 큰포식세포를 상피모양세포라 하며 이는 육아종으로 형성된다. 중심에서는 이들이 다핵거대세포 또는 랑게르한스세포로 융합된다. T 세포와 섬유아세포는 이 효과적인 사멸기구를 둘러싼다. T 세포와 큰포식세포 사이 협동의 전체 과정과 큰포식세포 사멸활성 정도는 세포-세포 접촉과 사이토카인에 의해 치밀하게 조절된다. 최종적인 결과는 세균이 도착하는 체내 모든 부위에서 감염이 종결되는 것이다. 이것은 성공적인 결과이다. 그러나 소수의 휴면 세균이 큰포식세포에서 살아남는다. 만약 면역조절이 결핍되면 이 세균이 생산되어 질병을 재발시킨다.

TB에서 세포매개반응이 형성되는 것은 지연형 과민반응(delayed type hypersensitivity, DTH)으로 감염 수주 후에 망투나 히프 검사로 확인할 수 있다(**그림 9-5b**). 끓인 세균의 추출물인 정제단백유도체(purified protein derivative, PPD)를 피부의 진피에 주사하면 세균에 대한 CMI 반응을 갖고 있는 개인에서 국소 염증반응을 유발한다. 히프 또는 망투 시험은 감염된 적이 있는 사람을 확인하는 데 사용될 수 있다.

인터페론 감마시험(interferon gamma tests, IGT)은 환자 혈액에 결핵균특이 큰포식세포 자극 효과 기억 T 세포가 존재하는지 측정하여 세균에 과거에 노출되었는지 확인한다. 두 가지가 사용되는 항원인 EAST-6와 CFP-10은 결핵균에서 분비되는 단백질로서 T와 B 세포의 일차 반응을 방해하며 세균이 생존하는 데 중요하다. IGT로 얻은 결과는 잠복 감염과 휴면 세균의 존재와 더 잘 상관성을 보이고, 중요한 것은 망투나 히프 검사와 달리 결과가 과거에 BCG 백신접종 받은 것에는 영향 받지 않는다는 것이다.

일차 노출 시, 재활성화한 질병이나 재감염에서 나쁜 결과는 많은 인자에 의한 것이지만 핵심은 세포매개면역계의 결핍이다. HIV 감염에서 발생하는 것처럼 면역억제가 감염을 나쁜 결과가 나오는 쪽으로 몰아간다. 영양결핍과 매우 어린 나이는 다른 선행 특성이다. 이것은 세균을 사멸시키는 능력이 전적으로 기능을 하고 통합된 세포매개면역계에 의존한다는 점을 강조한다.

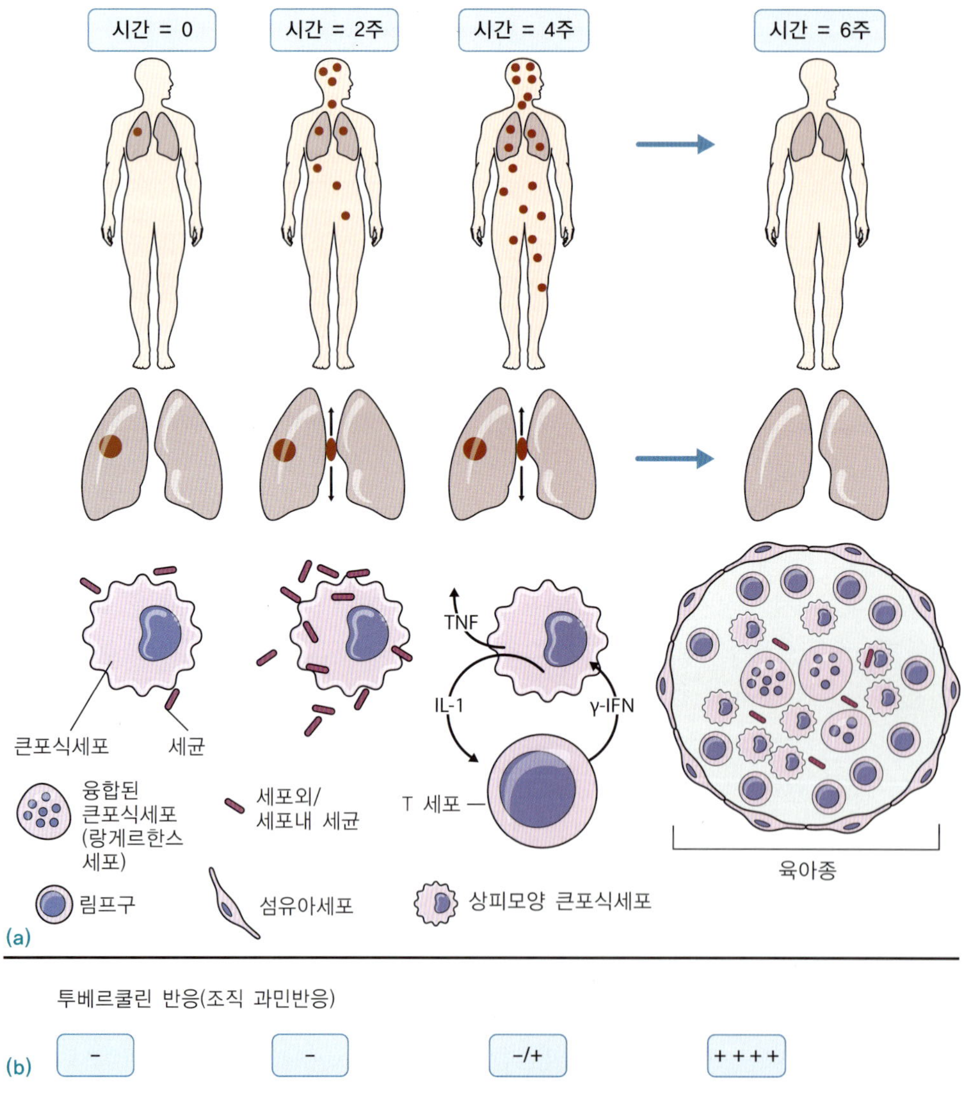

그림 9-5 결핵균에 처음 노출되면 세포매개면역반응을 나타내어(지연형 과민반응) 세균을 사멸시킨다.

감염의 '좋은' 결과는 앞서 소개하였듯이 '나쁜' 결과와 비교하여 **그림 9-6**에 나타내었다. '나쁜' 상황에서 과민반응 정도가 증가한다. 세포매개면역계가 결핍될 때 효과적인 사멸이 일어나지 못하고 세균수가 증가한다. 미코박테리아의 세포벽 성분이 면역보강제로 적용하여 T 세포와 큰포식세포를 감염 부위로 불러들이면 문제가 악화된다. 큰포식세포가 조절되지 않고 용해되어 많은 양의 사이토카인과 대사산물을 배출하여 그 부분의 조직을 파괴한다. 폐에서 치즈괴사가 일어난 불안정한 부분이 주변조직으로 액화한다. 동공이 형성되고 융합하고 내려앉으며 세균이 포함된 괴사물질이 폐의 다른 부분으로 퍼져나간다. 이 물질을 에어로솔 형태로 기침하는 사람은 매우 감염력이 높다.

임상 질병을 넓게 두 가지로 나눌 수 있다. 일차 TB는 세균에 처음 노출되어 생기고, 이차 또는 재활성화 질병은 수년 후에 생긴다. 시간경과에 따른 감염과 질병의 개요를 **그림 9-7**에 나타내었다. 일차 감염의 결과가 좋으면 결과적인 세포매개반응이 체내에 세균이 어디 있든지 감염을 통제하고 있는 것이다. 결과가 좋지 않으면 세균 증식이 통제되지 않고 일차 질병이

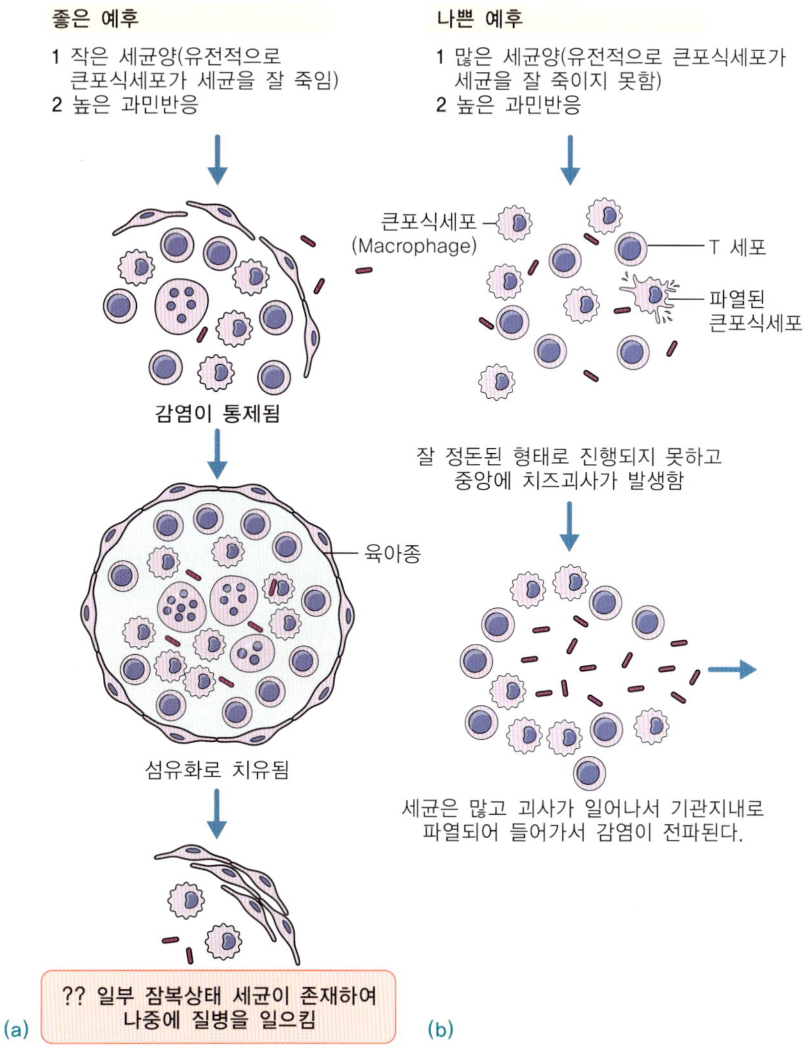

그림 9-6 (a) 예후가 좋은 경우 육아종이 효과적으로 형성된다. (b) 세포매개면역반응이 제대로 작동하지 않으면 예후가 나쁘다.

나타나게 된다. 폐문 림프절에 특히 소아에서 염증이 상당히 심하여 기침과 그렁거림을 동반하며 기관지를 압박한다. 균이 혈액에서 수막으로 파종되어 수막염을 유발한다. 폐에 형성된 육아종이 늑막공간으로 터지면 결과적으로 과민반응이 생기고 늑막삼출을 생기게 한다. 속립성 TB는 파종된 일차 질환의 소견으로 속립(miliary)이라는 단어는 많은 '좁쌀' 크기의 병변을 흉부방사선사진에서 보이기 때문에 지어진 것이다. 일차 감염이 통제되었을 때 세균은 수년간 조직에 머무를 수 있고 그곳에서 재활성화될 수 있는 잠재능을 갖고 있다.

개인의 CMI가 감소하면 재활성화 또는 이차 감염이 생기고 휴면 세균이 증식해서 결핍된 방어기전을 상회한다. 재활성화된 병변은 폐 상부에 산소공급이 잘되는 엽에 발생한다. 감염이 통제되지 않으면 병변이 부셔져서 흉부방사선사진상에 보일 수 있는 크기로 융합되고 동공을 형성한다. 재활성화는 TB 발병률이 낮은 지역에 거주하는 고령 환자에서 설명 가능한 기전이라는 것을 명심해야 한다. 발병률이 높은 지역에서는 재감염이 더 타당한 기전이다. 활동성 질환이 될 만한 사람은 면역결핍 환자일 것이다.

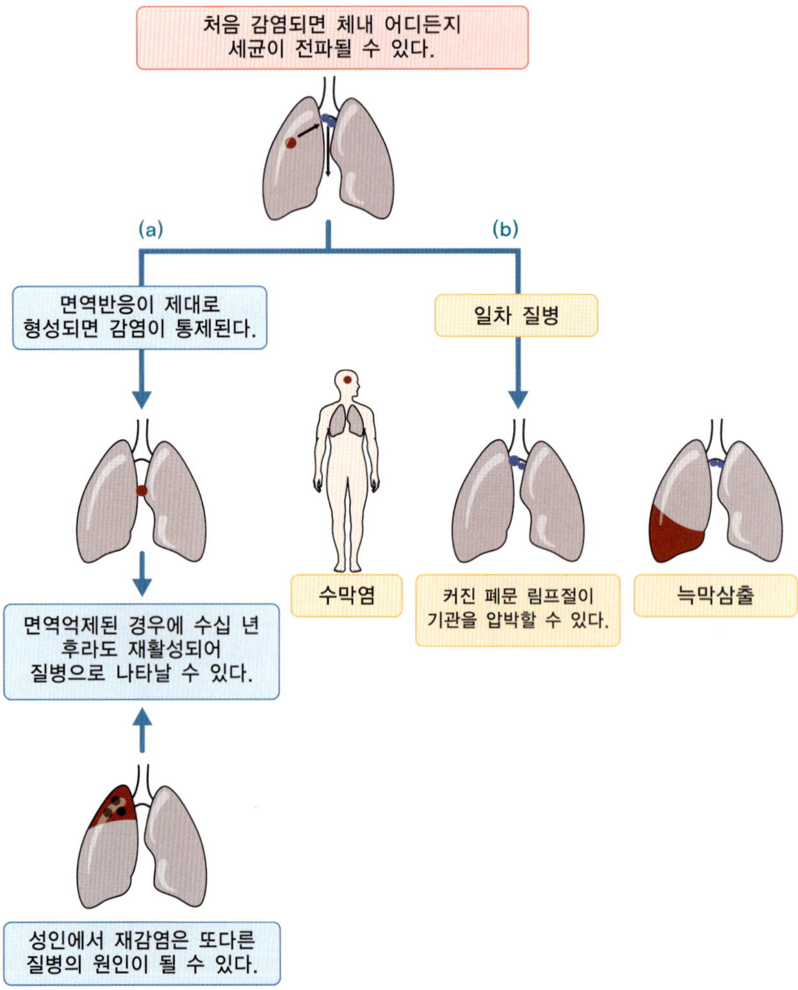

그림 9–7 처음 감염될 경우 모든 장기로 퍼져갈 수 있다.
(a) 과민반응이 적절히 형성되면 모든 부위에서 세균이 통제된다. (b) 처음 감염이 진행되는 동안 수막염, 흉막삼출 등이 생길 수 있다.

진단과 관리

폐 TB의 검사실 진단은 3일 연속 채취한 이른 아침 가래 검체를 필요로 한다(그림 9-8). 미생물검사실에서 ZN염색과 오라민염색 모두 사용된다. 오라민은 형광염색약으로 미코박테리아의 세포벽에 부착하며, ZN염색보다 더 민감도가 높으므로 많은 수의 도말표본을 검사하는 데 사용된다. 오라민양성 도말은 ZN염색으로 확인한다(그림 9-2, 9-3).

첫 번째 검체가 현미경검사에서 양성이더라도 두 개의 추가 검체가 필요하며 모두 세 개를 처리해서 세균이 증식하는지 확인해야 한다. 입안 균무리의 세균은 때로 오염제거처리(다음 참조)에도 남아서 미코박테리아가 존재하더라도 과증식될 수 있다. 현미경관찰은 배양보다 민감하지 못하기 때문에 세 개 모두 음성 도말이더라도 폐 TB를 완전히 배제하지 못한다.

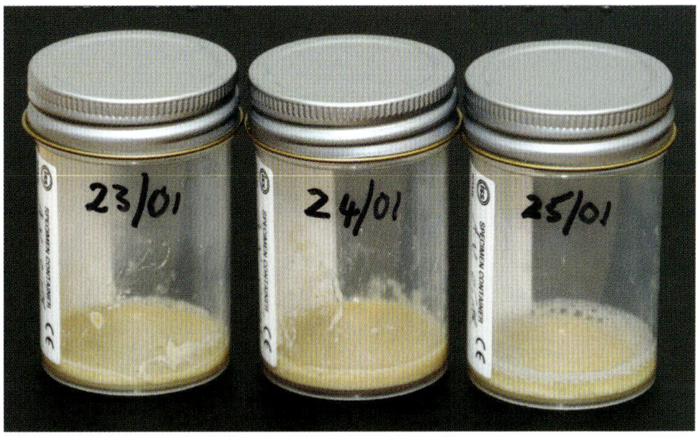

그림 9-8 가래를 채취할 때는 자는 동안 폐에 고여 있는 가래 등 분비물을 채취하는 것이 좋으므로 하루 일정의 처음 시기에 채취하는 것이 중요하다. 원인체를 분리동정하기 위해 샘플을 연속 3일간 채취해야 한다.

의심되는 (속립) TB 환자로부터 채취해야 하는 다른 검체로 '하루 시작의 처음' 받는 중간소변검체(midstream urine specimen, MSU)는 흰색 뚜껑 용기에 채취하고 두 개의 구연산이 들어 있는 '파란색 뚜껑' 병에 혈액을 채취하는데, 이것은 표준 검사실에서 혈액배양병에 접종하는 데 사용된다. TB 감염되는 여러 장기와 부위의 빈도와 채취해야 하는 검체 종류를 그림 9-9에 나타내었다. 미코박테리움 마리눔은 손관절에 '물고기 수조와 관련된' 감염을 일으키는데 검사실에서는 30℃에서 제일 잘 증식한다. 여가활동 중 노출병력이 중요한 검사실 정보이며 요청서에 포함되어 있어야 한다.

확진 또는 TB 의심 환자는 적절한 TB 전문가에게 의뢰하고 공중보건담당부서에 알려야 한다. 환자에게 HIV 검사를 해야 한다.

활동성 폐 TB의 확진 또는 의심 환자는 일인실에서 진료해야 한다. 이 방은 환자의 환경에 세균의 수를 감소시키고 다른 환자나 스태프에 전파되지 않도록 음압 배기 시스템을 갖추고 있다. MDR-TB나 XDR-TB 환자는 음압 일인실에서 간호하는 것이 핵심이다.

검사실 진행에 대한 요약을 그림 9-10에 나타내었다. 가래 검체는 다른 오염 세균을 불활성화하기 위해 수산화나트륨을 처리한다. 미코박테리아는 비교적 단단한 세균으로 이런 오염제거처리에 저항한다. 알칼리처리과정을 중화하고 가래 검체와 다른 모든 검체를 미코박테리아를 농축하기 위해 원심분리한다. 원심분리한 것을 한천배지(뢰벤스타인-엔센[LJ])에 접종한다. 미코박테리아는 매 15~20시간 정도에 분열하므로 다른 세균과 비교하여 눈에 보일 정도의 집락을 형성하려면 많은 시간이 걸린다. 배양하는 한천배지 사면을 매주 검사하고 10주까지 관찰한다.

'신속' 액체배양 시스템이 표준 배양법과 함께 이용된다. BD Bactec™ 시스템은 병 바닥에 형광화합물을 포함하고 있다. 이 물질은 액체배지 내 산소에 의해 억제된다. 산소성 미코박테리아가 증식하면서 산소수준은 감소하고 산소의 억제효과가 점차 감소하고 형광신호가 나타난다. 액체배지에서 1~2주인 것과 비교하면 고형 LJ배지에서는 평균 약 3~4주 지나야 육안으로 확인할 수 있다. 미코박테리아 분리주는 표준실험실로 보내어 거기서 확인 동정하고 감수성 검사를 진행한다. 검사에 처음 사용하는 것은 INH, 리팜피신, 피라진아마이드, 에탐부톨이다. 전체유전자염기서열(whole genome sequencing, WGS)은 동정과 항생제 감수성검사를 위한 일상적인 검사가 되어가고 있다.

분자 검사

ZN/오라민 염색결과와 관계없이 TB 검사를 위해 받은 가래 검체 중 적어도 하나는 결핵균과 리팜피신 내성이 존재하는지 분자검사를 하는 것이 권장된다. Cepheid Xpert® MTB/rif PCR은 점돌연변이가 리팜피신 저항을 나타내는 뉴클레오티드를 포함하여 RNA 중합효소(rpoB) 유전자 일부를 증폭한다. 현미경검사 음성, 배양 양성 가래 검체의 약 60%에서 분자검사로 양성이다.

조직병리 검체

수술 중에 TB를 고려하고 생검을 하였을 때 검체의 일부를 미생물검사실로 보내는 것이 필요하다. 이것은 수 mL 식염수가 담겨 있는 흰색 뚜껑의 멸균 용기에 담는다. 만약 전체 검체를 포르말린에 고정하였다면 세균의 증식, 동정, 감수성 프로파일을 결정하는 데 필요한 것을 잃게 된다(3장, **그림 3-19**).

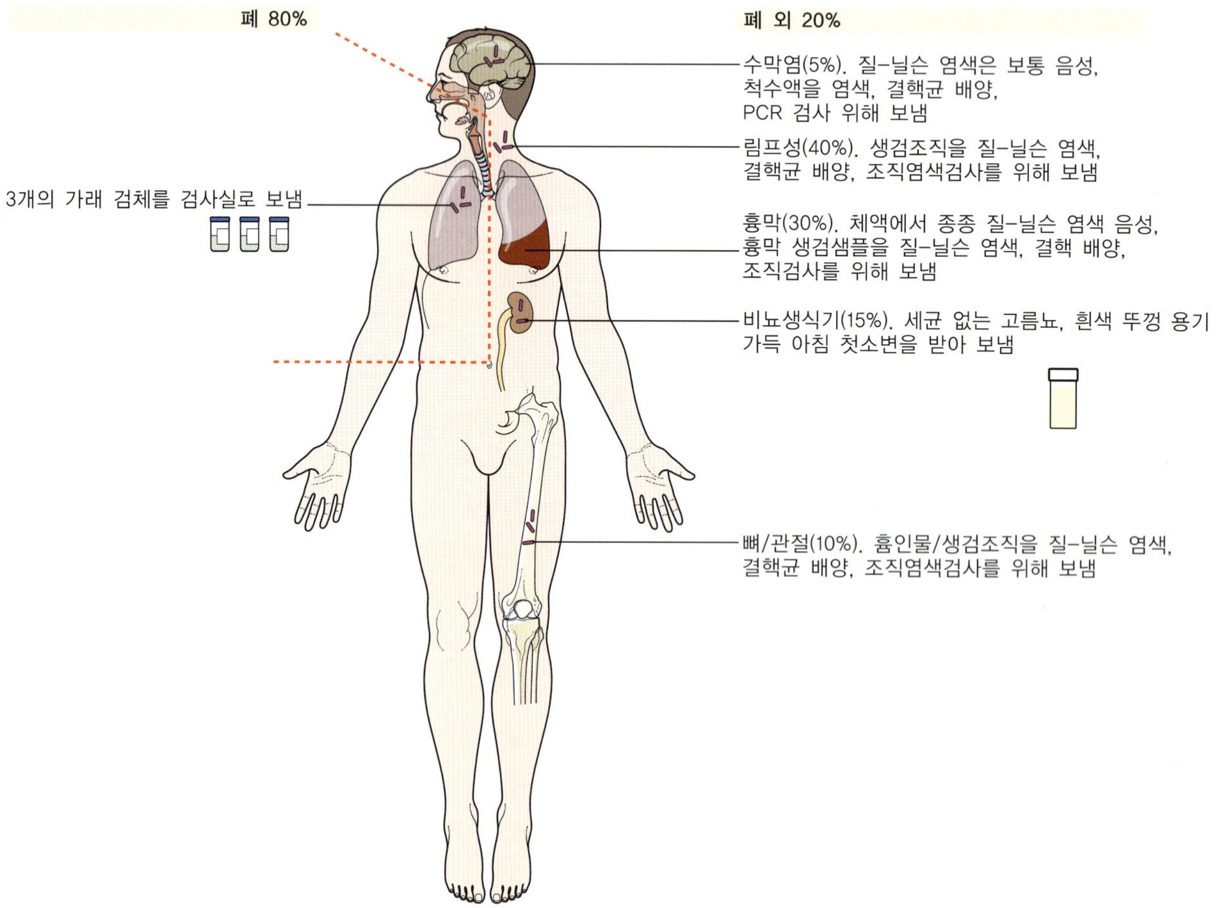

그림 9-9 폐결핵이 가장 흔하게 나타나지만 신체 어느 부위에서도 발병이 가능하다. 몇 가지 예와 검체 채취에 관한 내용을 나타내었다.

치료

감수성 있는 균에 의한 폐결핵환자는 4제 약물인 INH, 피라진아마이드, 리팜피신, 에탐부톨로 2개월 치료하고 이어서 4개월간 INH와 리팜피신으로 치료한다. TB 수막염의 경우 INH와 리팜피신을 10개월 지속하고 12개월 과정을 완료한다. INH에 의한 비타민 B6 결핍을 보충하기 위해 피리독신을 경구로 매일 투여한다. 항TB 치료를 받고 있는 환자를 주의 깊게 모니터링하는 것이 핵심이다.

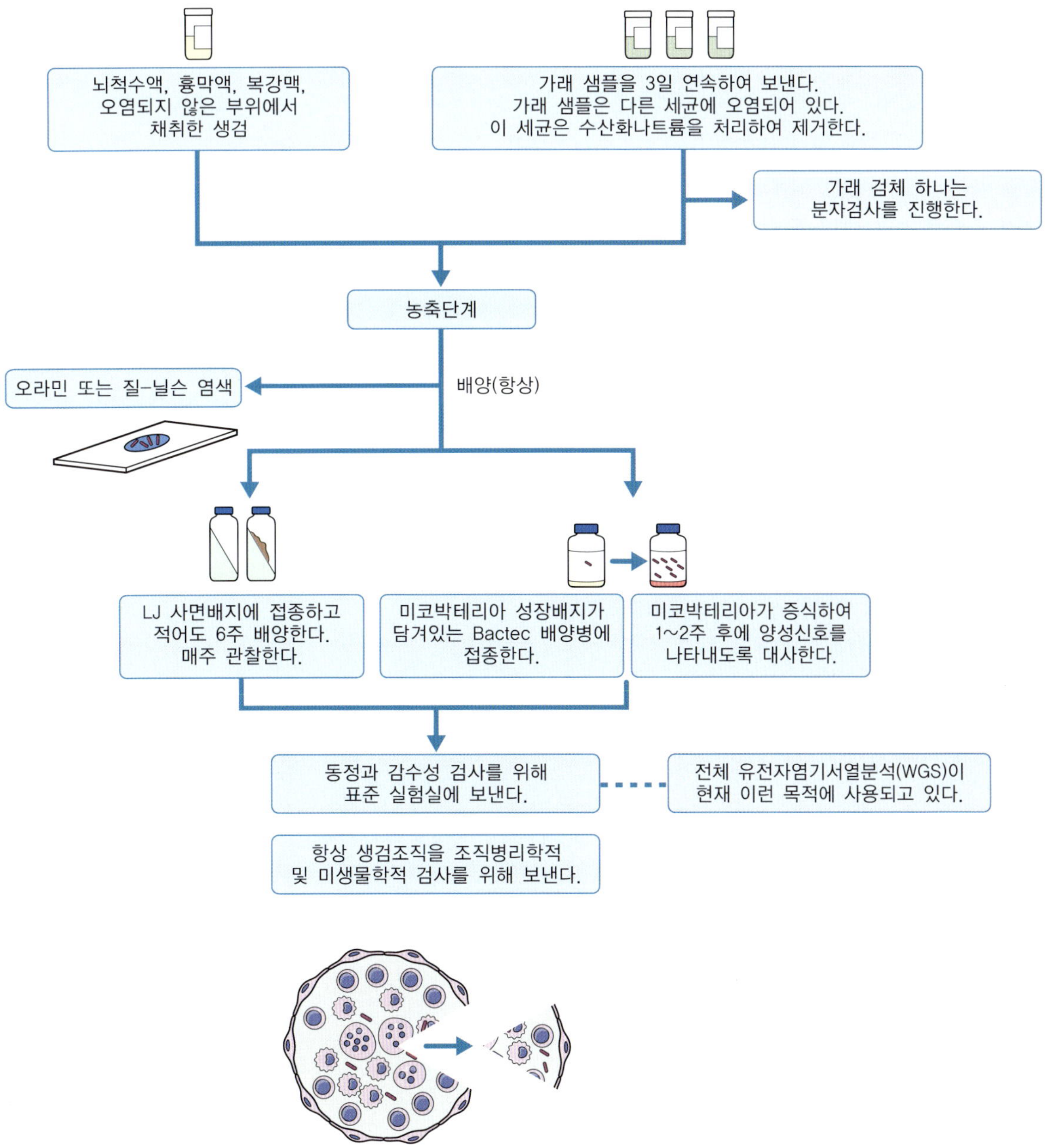

그림 9-10 결핵에 대한 실험실 테스트 개요

오랫동안 환자가 제대로 투약받는 것이 문제로서 직접 관찰요법(directly observed therapy, DOT)을 이용할 수 있다. 환자가 매일 병원에 보고하고 약을 먹는 것을 관찰한다. INH, 피라진아마이드, 리팜피신은 잠재적으로 간독성이 있어서 치료를 시작하기 전에 기본 간기능검사(liver function tests, LFT)를 시행한다. 의심하는 지표를 갖고 있는 것이 중요하고 욕지기와 오른쪽 위 복부에 압통이 있으면 간기능을 확인해야 한다. 빌리루빈 >60 μmol/L, 상승된 AST와 ALT일 경우 조속히 환자를 평가하고 치료를 검토해 봐야 한다. LFT가 정상에서 벗어난 경우 대체조합은 에탐부톨과 스트렙토마이신이지만 이들은 콩팥독성이 있을 수 있음을 알아야 한다. 시신경염은 에탐부톨과 연관된 부작용이다. TB 치료하는 모든 환자에서 B형과 C형 간염바이러스 감염을 검색해야 한다.

감염 관리

의심되거나 확진된 폐 또는 후두 (활동성) TB 환자는 일인실에서 간호해야 하는데, 음압을 유지해야 한다. MDR-TB나 XDR-TB는 반드시 음압 일인실에서 간호해야 하고 스태프는 FFP3 마스크를 착용해야 한다.

기저 면역결핍이 없거나 복약에 순응하는 환자는 2주 이내에 감염성이 없어지고 환자가 계속 병원에 있어야 하면 개방된 병동에서 간호할 수 있다. 치료 첫 며칠에 걸쳐 증상이 없어졌는지 다시 확인한다. 이런 결정을 가능하게 하는 다른 요인은 가슴방사선사진이나 전산화단층촬영(CT)에서 동공이 존재하지 않고 처음 염색에서 균의 숫자가 거의 없는 경우이다. 상태가 좋지 않은 환자는 순응하고 있는지 약물내성의 가능성이 있는지 재평가해야 한다. 감수성검사를 수행하는 참고검사실은 어떤 약물저항 분리주라도 보고를 빨리 전달해야 한다. 붉은색 소변은 리팜피신을 먹었다는 것을 보여준다.

임상과 감염관리를 위해 재활성화되거나 획득한 결핵에 증가된 위험성을 갖고 있는 개인을 이해하는 것이 중요하다(그림 9-11).

공중보건문제

투베르쿨린 피부검사(tuberculin skin test, TST)와 IGT를 사용하는 것에 대한 여러 가지 권고가 있다. TST를 먼저 시행하고 TST 양성인 사람에서 IGT 검사를 하는 것이 포함되어 있다.

고위험군*		중등도 위험군*
HIV 양성	공장회장우회	만성신부전 또는 투석
5세 이하	혈액 종양	위절제술
정맥주사자	고농도 스테로이드**	당뇨
고형장기이식 수여자	암/이식 화학요법	두경부암
항TNF 항체 치료	규폐증	저체중/영양실조
알코올중독		과거 결핵의 방사선 소견
		만성 흡수장애

* 감염관리의 경우 양쪽 범주의 개인들에서 위험 평가를 한다.
** 프레드니솔론 또는 동등약물 >15 mg/일, 2주 이상

그림 9-11 이 범주에 속한 사람은 결핵균 감염 위험이 크고, 이런 위험인자는 환자의 임상적 평가에 사용될 수 있고 아울러 스태프에도 적용할 수 있다.

PPD를 이용한 피부검사는 지역사회에서 연간 감염률을 결정하는 스크리닝 프로그램으로 사용된다. 이것은 진단을 보조하거나 다른 감염자와 접촉한 개인의 상태를 확인하는 데 사용될 수 있다. PPD에 대한 다른 반응을 접촉자가 BCG백신, 예방적 화학요법, 추가 임상적 조사가 필요한지 결정하는 데 이용할 수 있다.

BCG 백신은 미코박테리움 보비스의 생약독화주로서 세계적으로 사용과 효과는 다양하다. 영국에서 TST가 양성이 아닌 고위험 임상과 검사실의 보건관리종사자, 교도소 스태프, 활동성 폐질환과 TB 발병률이 높은 지역에서 온 이민자와 접촉한 사람에게 사용이 권장된다. BCG를 접종하기 전에 HIV 음성이 확인되어야 한다.

망투검사를 위해 PPD를 아래팔 안쪽의 진피에 주사한다(**그림 9-12a**). 과민성 반응 정도를 48~72시간 후에 주사부위를 검사하여 결정한다(**그림 9-12b**). 과거 BCG 백신을 접종했으면 양성 반응이 나오므로 PPD에 대한 반응은 백신접종하지 않은 환자에게 가장 유용하다. >15 mm 반응은 개인이 확실히 감염되었고 추가 조사가 필요한 것을 확인하여 주며, 가슴방사선 촬영 등이 필요하다. PPD에 반응이 없는 사람은 세균에 접촉되지 않았거나 DTH가 형성되기 전으로서 일차 노출의 초기단계에 있을 수 있다. TB 감염자와 접촉한 경우 INH를 6개월간 예방투여하도록 권고할 수 있다.

최초환자가 활동성 TB로 진단되었을 때 취해야 할 공중보건 시행에 대해 **그림 9-13**에 나타내었다. 여기에 제시한 예를 위하여 5명의 접촉자 모두 BCG를 접종하지 않은 경우를 가정하였다. TST 결과와 가슴방사선사진과 같은 추가검사는 각각의 접촉자에게 어떤 과정으로 시행할지 결정한다. **그림 9-13**에 보여주는 경우에서 16세 이하 소년이 두 명 있다. 1세 아이는 TST에 반응이 없고, 이 나이에 심각한 일차 질병의 가능성이 있을 것이란 관점에서 INH 예방투약을 한다. 6주 후 TST 검사를 하였으나 여전히 음성이다. 이 아이는 감염되지 않았었다고 생각하는 것이 타당하다. INH 투여를 중단하고 BGC백신 접종을 한다. 12세 소아가 의심스러운 반응을 보였다. 가슴방사선사진은 정상이어서 폐결핵은 제외하였고 INH 예방투약을 하였다. 여기에서의 근거는 이 단계에서 한 가지 약제가 감염을 통제하는 CMI 반응을 도와줄 것이라는 것이다.

30세 성인의 TST가 6주 사이에 3 mm에서 12 mm로 변하여서 최근 감염과 CMI 형성을 나타낸다. INH 예방투약이 적절하다. 31세 성인은 커다란 과민반응을 보여서 추가 검사에서 TB증상을 확인하였고, 가슴방사선사진과 가래 검사에서 확진하였

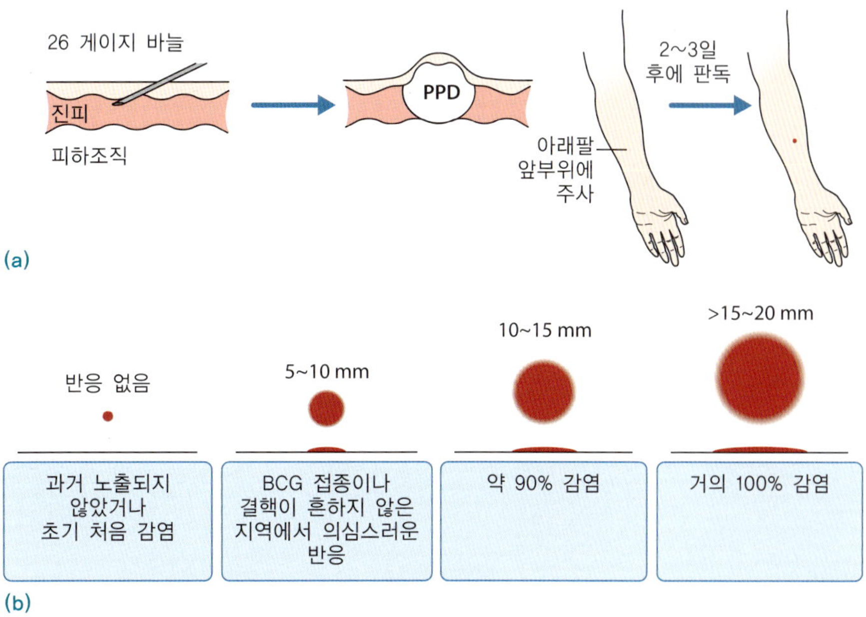

그림 9-12 (a) 망투검사(Mantoux test)는 정제단백유도체(PPD)를 주사하고 경화직경을 측정한다. (b) PPD에 대한 반응 크기를 측정하여 접촉자를 관리하는 데 사용된다.

다. 40세 성인은 망투 양성이고 정상 가슴방사선사진 소견을 보였다. 과거에 감염되었던 것을 나타내며 증상에 대해 알려주고 가슴방사선사진을 3개월과 12개월 후에 촬영하도록 한다.

TB를 통제하는 핵심적 관점은 어떤 환자라도 공중보건 담당부서에 알려주어야 하는 것이다. 또한 환자는 검사실 결과가 나오기 전에라도 경험적으로 '치료시도'를 시작해야 한다. 접촉자는 적절히 HIV 검사할 것을 권장한다.

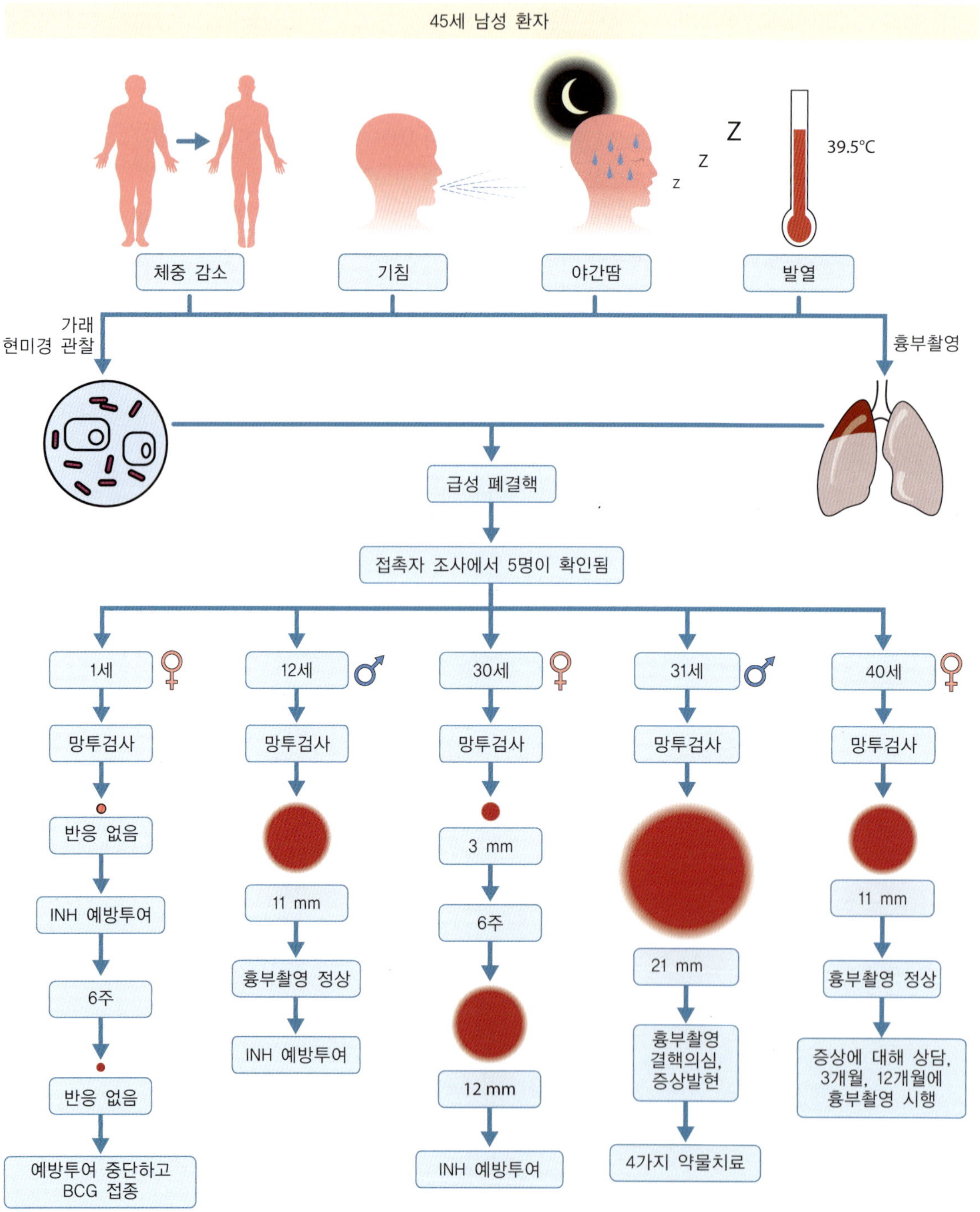

그림 9-13 45세 환자가 질-닐슨염색으로 많은 수의 미코박테리아가 확인된 활동성 결핵으로 확인되었다. 환자와 접촉한 사람은 아무도 BCG 백신접종을 받지 않았다. 이런 접촉자를 관리하는 예를 나타내었다.

Infections of the Urinary Tract

10 요로감염

서론

해부학적 · 생리학적 요로의 방어와 미생물의 요로 접근과 이동에 사용되는 경로를 그림 10-1에 나타내었다. 주요 미생물은 요도를 통해 들어가고 결핵균, 장티푸스균, 세포거대바이러스(cytomegalovirus, CMV)는 콩팥동맥을 통해 혈액으로부터 들어간다. 방광주혈흡충 성충 암컷에 의해 비뇨생식계의 모세정맥에서 생성된 충란이 방광벽을 통과해서 요로로 밀려나간다.

세균은 소변의 pH의 변동, 삼투압, 높은 요소수준에도 불구하고 생존해서 증식한다. 방광의 방어는 몇 가지 요인에 의하는데 요도의 길이와 소변보는 것의 규칙적이고 완전히 비우는가 등이다. 또한 요로상피는 점액다당류로 덮여 있어서 세균이 부착하는 것을 억제하고 '감시' 호중구가 항세균 작용을 하는 디펜신 펩티드를 분비한다.

폐경기 전의 여성에서 소량의 세균이 때때로 방광에 들어가고 방광표면에 부착하지 않으면 소변을 볼 때 완전히 배출된다. 그러나 이 환자그룹에서 요로감염은 성생활과 강하게 연관이 있다. 요도주위를 물리적으로 조작하면 세균을 요도에서 방광으로 밀어올리고 거기서 세균이 상피에 부착하고 정착하게 된다. 남성은 요도가 길어서 보호되나 상대편 질에 요로병원성 대장균이 집락을 이루고 있거나 항문성교를 하게 되면 해부학적 방어가 결손될 수 있다.

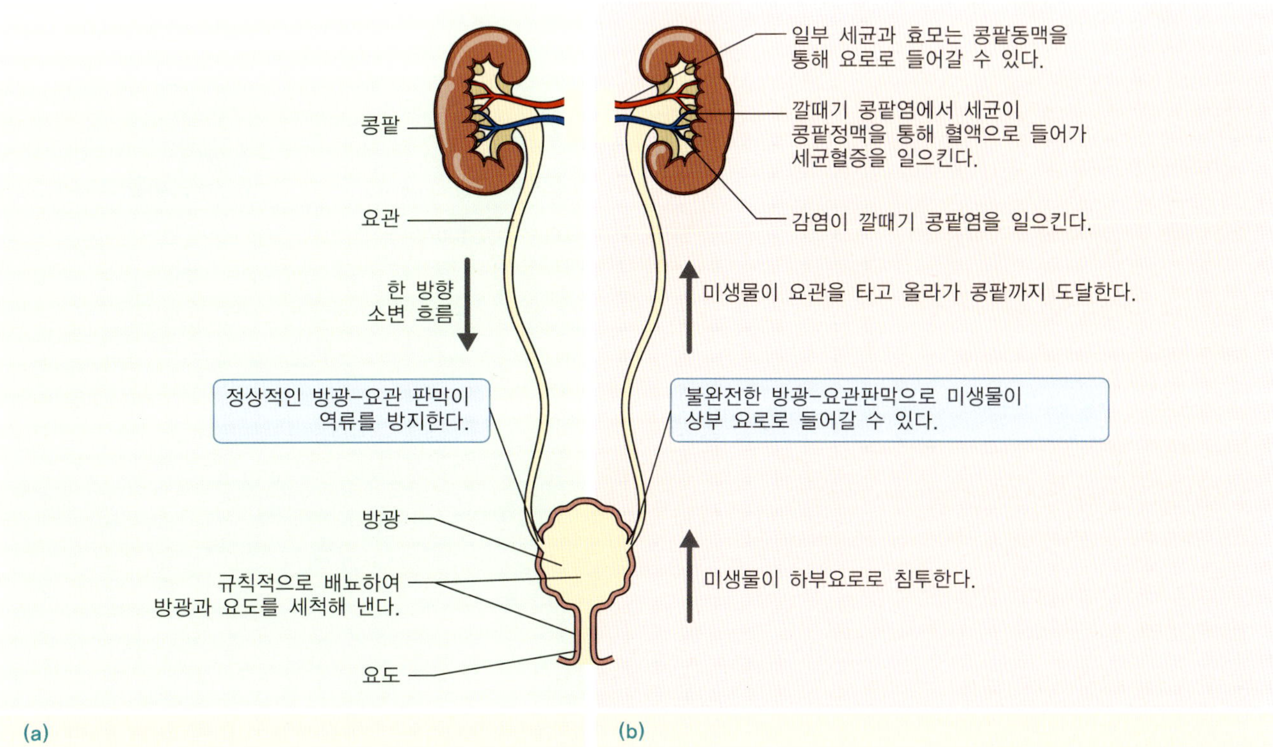

그림 10-1 **요로감염** (a) 정상 구조와 생리학적인 경우 무균의 요로를 유지한다. (b) 세균은 요도나 혈액을 통해 요로로 침투한다.

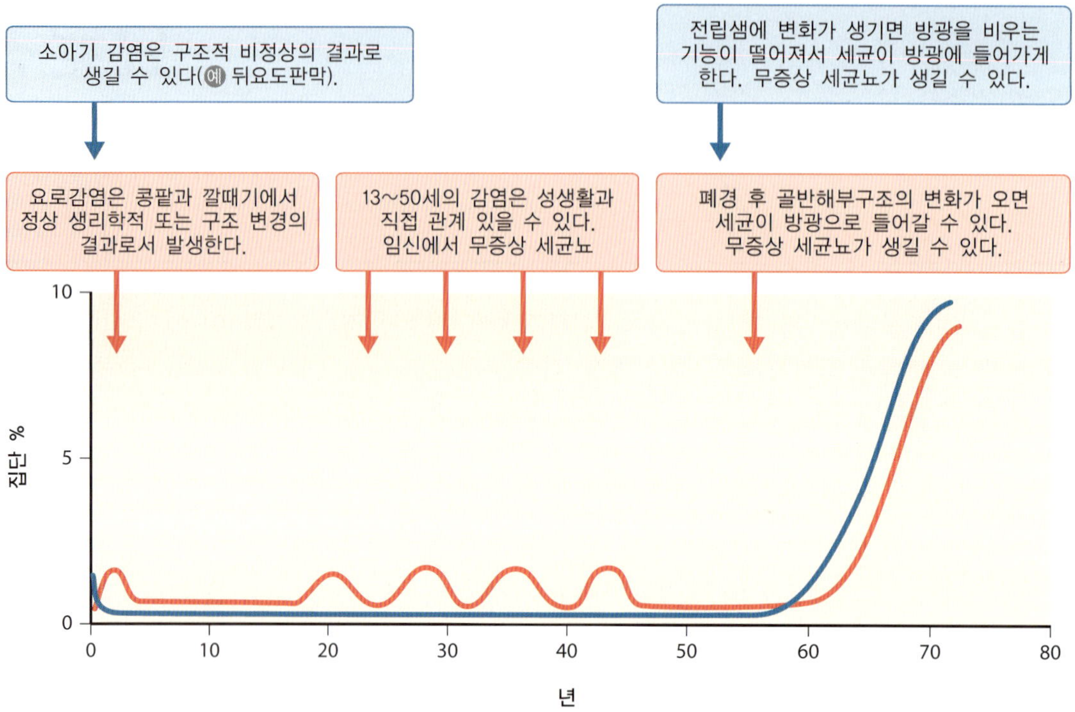

그림 10-2 남성(파란색)과 여성(빨간색)에서 일생 발생하는 세균뇨 발병률
60세 이상에서는 무증상 세균뇨가 흔하게 나타나므로 진단하고 치료하는 것이 크게 도움받지 못하는 점을 알아야 한다.

세균	진균	바이러스	기생충
대장균(*Escherichia coli*)	캔디다 알비칸스 (*Candida albicans**#)	아데노바이러스 (Adenovirus)	주혈흡충 (*Schistosoma haematobium*)
크렙시엘라 옥시토카(*Klebsiella oxytoca*)	캔디다 트로피칼리스 (*Candida tropicalis**#)	BKV	
프로테우스 미라빌리스(*Proteus mirabilis*)		CMV	
녹농균(*Pseudomonas aeruginosa*)*			
엔테로코쿠스 파에칼리스(*Enterococcus faecalis*)			
엔테로코쿠스 파에시움(*Enterococcus faecium*)			
황색포도알균(MSSA/MRSA)(*Staphylococcus aureus*)*#			
스트렙토코쿠스 아갈락티아에(*Streptococcus agalactiae*; GBS)			
(고름사슬알균(*Streptococcus pyogenes*; GAS))**			
결핵균(혈액을 통해)(*Mycobacterium tuberculosis*)			

* 보통 장기간 삽입관 삽입과 연관
** 삽입관 소변에서 발견할 수 있다. 남성에서 귀두염
# 혈액으로부터 요로에 올 수 있다.

그림 10-3 요로감염을 일으킬 수 있는 미생물의 범위와 예

여성과 남성에서 여러 나잇대에 관한 세균뇨의 일반적인 유병률을 그림 10-2에 나타내었고, 특정 차이점을 강조했다. 주목할 점은 60대에서 그리고 남여 모두에서 세균뇨 유병률이 상당히 상승하는 것이다. 여성에서 폐경기 후 골반 해부학적 변화가 방광을 비우는 데 결손을 유발하여 잔여 소변에 세균이 집락화된다. 남성에서 양성 전립샘비대와 같은 전립샘에 변화가 생기면 방광을 비우는 데 방해되어 집락화 가능성이 커진다. 전립샘에 만성 집락화가 생길 수 있고 재발하는 요로감염과 동일한 세균에 의한 세균뇨가 생길 수 있다.

미생물

요로감염과 관련된 미생물들을 그림 10-3에 나타내었다. 방광염과 신우신염과 관련된 흔한 세균으로 삽입관과 관련된 감염에서 발견되는 것과 함께 '대장균군'이 확인된다. 결핵균은 보통 폐와 같은 일차 감염 장소로부터 혈액을 통해 요로에 도달하며, 콩팥 실질을 감염시키고 요관, 방광으로 전파된다. 요관의 협착이 생길 수 있다.

폴리오마바이러스인 BK 바이러스(BKV)와 아데노바이러스 모두 조혈줄기세포 이식을 받은 환자를 포함하여 호중구감소 환자에서 출혈성 방광염을 일으킬 수 있다. BKV는 콩팥이식환자에서 콩팥병도 일으킬 수 있다. CMV는 콩팥이식, 특히 항체양성공여자가 항체음성수여자에게 이식할 때 중요한 병원체이다.

1장에서 설명한 주혈흡충의 충란은 방광벽을 통과하여 관에 도달하고 배뇨 시 물로 들어가서 부화하고 활동성 흡충섬모유충이 되어 중간 숙주인 불리누스 달팽이를 찾게 된다.

병인

방광은 교감과 부교감 신경이 도달되어 있어서 방관을 비우거나 괄약기능을 조절한다. 척수부상이나 당뇨병에서 신경 기능이 결손되면 방관을 비우는 데 영향을 미친다. 감염되기 쉬운 생리학적 · 해부학적 비정상의 예를 그림 10-4에 나타내었다. 반복되는 UTI 환자에서 해부학적 비정상 상태가 있는지 조사해야 한다. 콩팥깔때기의 결석과 프로테우스에 의한 요로감염 간에 상관관계가 있다. 반복되는 감염은 소아의 성장하는 콩팥에 비가역적인 손상을 줄 수 있다. 요도삽입관은 요도와 방광의 구조적 · 생리학적 장벽을 결손시킬 수 있다. 세균과 효모가 삽입관의 관이나 외부를 따라 올라가서 방광에 도달할 수 있다(그림 10-5).

방광의 이행상피의 바깥층은 우산세포로 이루어져 있고 그 표면은 막 유로플라킨 단백질로 덮여 있다. 이 세포층은 넓은 범위의 pH, 삼투압, 압력에 대한 매우 효율적인 투과 장벽으로 작용한다. 그러나 P형 섬모를 발현하는 대장균의 요로병원성주는 유로플라킨에 부착하고 세포에 침투한다. 세포자멸사 유도와 심한 호중구 염증 반응은 배뇨장애, 빈뇨, 소변못참음 등을 유발한다.

합병증이 없거나 있는 요로감염

다른 병이 없는 폐경 전 여성이 배뇨장애, 빈뇨, 소변못참음 등의 전형적인 증상을 보이는 방광염을 앓는데, 이것은 앞서 설명한 병리학적 과정을 반영한다. 때때로 균이 콩팥으로 올라가서 신우신염과 패혈증을 일으킨다. 이 환자에서 성생활과 관련된 감염을 확인해야 한다. 환자에게 성교 후 방광을 완전히 비우도록 권고하고, 성교 후 예방적 항생제 투여를 고려할 수 있다. 재감염은 살정자제와 함께 피임용 가로막을 사용하는 것과 연관되어 있어 다른 피임방법에 대해 상의하도록 한다.

합병증이 있는 요로감염에는 저항 세균 감염, 항생제 치료 실패나 지속 증상, 신우신염(다른 병이 없는 건강한 여성은 제외), 요로의 기능성 대사성 또는 해부학적 비정상 등이 포함된다. 임상증상도 경증의 방광염부터 치명적인 요로성 패혈증까지 범위

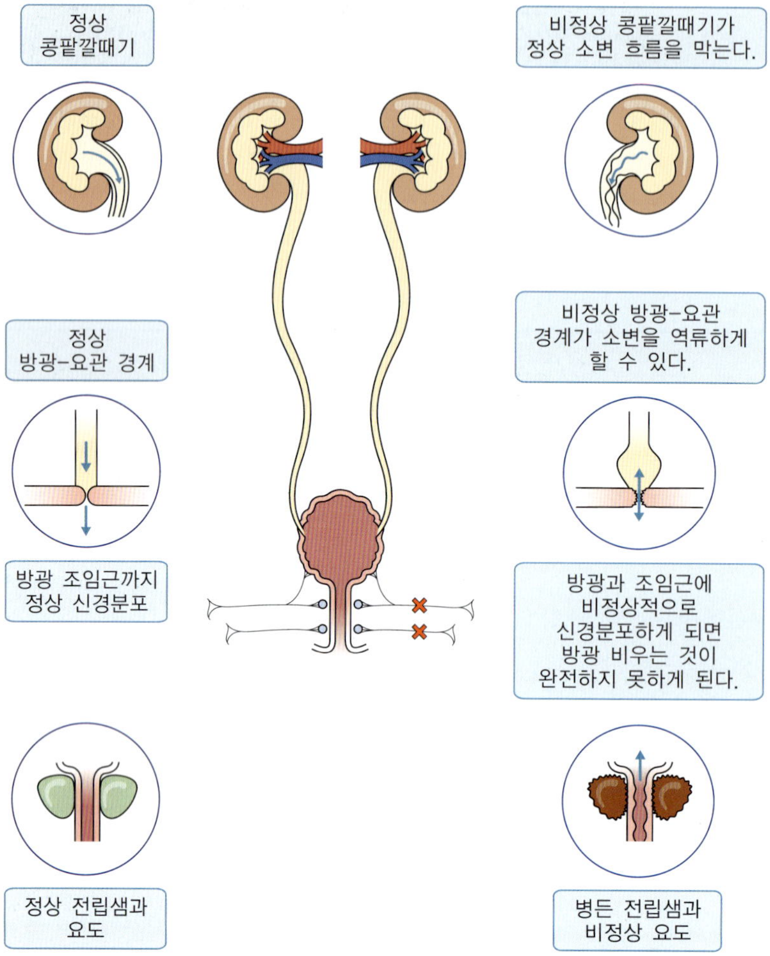

그림 10-4 요로감염을 방지하거나 잘 일으키게 하는 해부학과 신경분포의 세부 내용

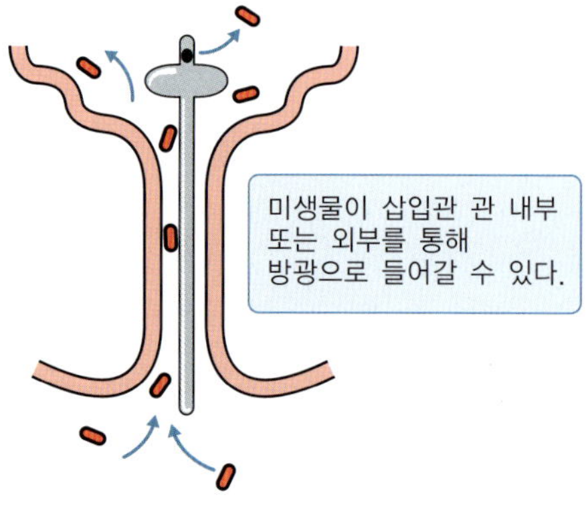

그림 10-5 요도에 도관을 삽입하면 요도의 구조적 보존성에 흠집이 생긴다.

가 넓다. 정의에 의하면 재발은 동일한 감염원으로 완전 치료 후 2주 이내에 발생하는 것을 말한다. 보통 비뇨생식기의 비정상과 관련된 잠재 감염원이 있는지 확인해야 한다. 재감염은 보통 다른 세균주나 다른 세균에 의한 감염을 의미한다. 이것은 치료완료 후 2주가 지나서 생긴다.

무증상 세균뇨는 60대 이상 인구에서 흔히 보는 현상으로 나이가 들어감에 따른 생리학적 결과이다. 진단과 치료는 권장되지 않는다. 불필요한 항생제 투여는 저항성 세균을 선택하게 되고 개인을 클로스트리디움 디피실레 감염의 위험을 높이고, 치료 후 방광에 재집락화가 생긴다. 그러나 이 연령대는 증상이 있는 UTI, 신우신염과 패혈증이 발생할 위험이 큰데 이들은 조속히 인지해야 한다. 3장, **그림 3-5**에 보여주는 바와 같이 이 연령대의 여성이나 남성에서 병원에 입원해야 하는 가장 흔한 이유 중 2위와 4위이다.

진단과 관리

패혈증, 발열, 경직, 소변 빈뇨, 배뇨장애와 신장각 압통이 있는 젊은 여성 환자를 임상적으로 진단하는 것은 명확하다. 상향 요로감염을 일으키는 균은 혈액을 침범한다. 혈액배양과 중간뇨 샘플(MSU)에서 대장균과 같은 '대장균군'이 증식하면 확진된다. 나이 많은 환자에서 명확히 UTI를 진단하는 것은 종종 간단하지 않다. 새롭게 생긴 실금과 배뇨장애를 주목해야 하지만 체온 반응이 최소한이며 혼돈이나 혼돈이 증가하는 것으로 증상이 나타날 수 있다. 흔히 응급실(A&E)에서 이루어지는 진단은 지역사회획득 폐렴이다. 그러나 혈액배양에서 '대장균군'이 증식하고 이어서 대장균 또는 프로테우스 미라빌리스로 확인되면 감염원이 요로인 것이 명확해진다.

미생물학적 진단의 핵심은 MSU의 채취이고, 신우신염과 패혈증에서는 혈액을 배양한다. 소변의 실험실 검사가 유용한가는 검체 채취가 표준을 따랐는가에 달려 있다. '청결채취' 소변이 중요하다(**그림 10-6a**). 이런 검체를 UTI가 의심되는 환자에서 채취하면 호중구(백혈구, WBC)와 단일 세균이 확인될 것이다. 부적절하게 채취된 검체에서 질 상피세포와 균무리가 이들 세포에 부착되어 있는 것이 관찰된다. 질 상피세포는 오염된 검체를 가리키며, 이어지는 검사에서 배양된 것이 혼합된 세균 증식으로 나타날 것이다(**그림 10-6b**).

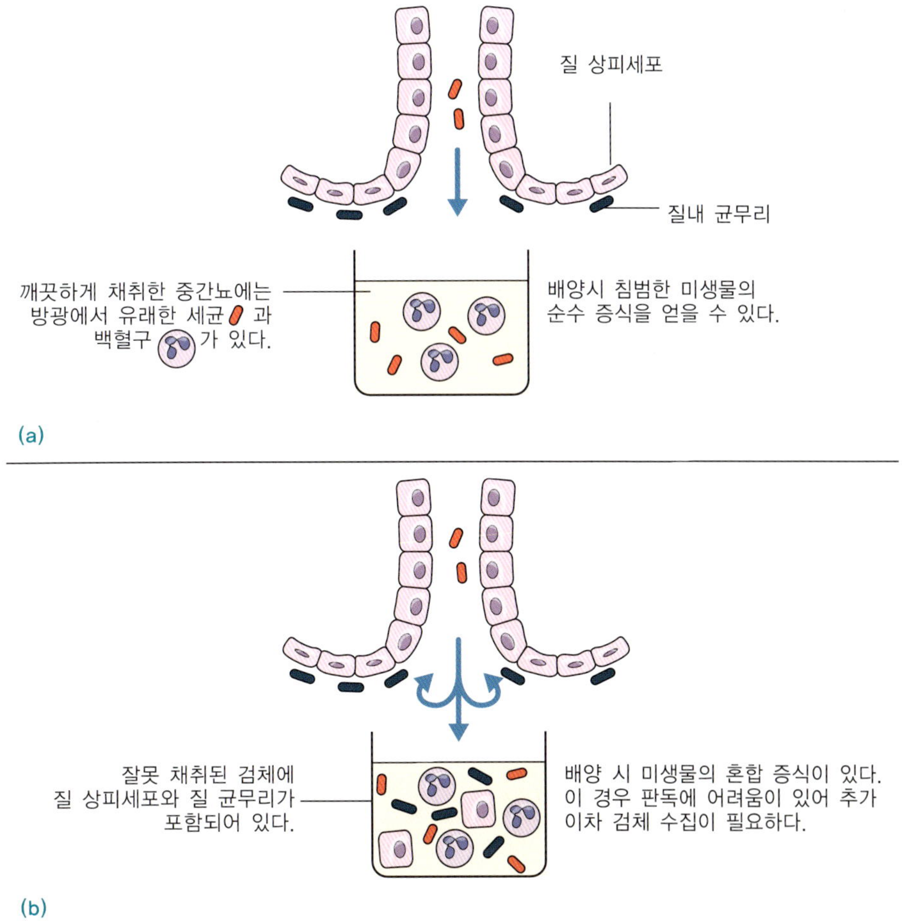

그림 10-6 (a) 여성 환자에서 '청결채취' 소변시료는 방광 내 존재하는 내용물로 간주할 수 있다. (b) 오염된 소변시료에는 질내 상피세포와 부착되어 있던 세균이 포함되어 있다.

청결채취 MSU를 얻기 위해 환자에게 적절한 설명과 채취시스템이 주어져야 한다. 붕산 소변 검체 용기의 '채취지역'은 여성 환자가 사용하기에는 실용적이지 못하고, 알맞은 일회용 '단지용기'를 제공해야 한다(그림 10-7). 여성 환자는 손을 씻은 후 손가락으로 음순을 열고 수초간 소변을 보다가 '중간뇨' 샘플을 받도록 설명해 주어야 한다.

소변에는 세균과 효모의 성장물질이 있어서 실온에 보관한 소변에서 증식하여 상승한 세균수로 잘못 측정될 수 있다. 대부분 검사실에서 붕산 샘플 용기를 사용한다. 용기에 소변이 적절한 수준으로 채워지면 용해된 붕산이 세균 증식을 억제한다. 검사실에서 검체를 평판에 도말하면 억제효과가 희석된다. 붕산 농도가 높으면 세균을 죽이므로 적은 양의 소변을 흰 뚜껑 멸균 용기에 채취해야 한다(그림 10-8). 이 샘플은 검사실에 신속히 도착해야 하고, 그렇기 어려우면 지정된 4℃ 냉장고에 보관한다.

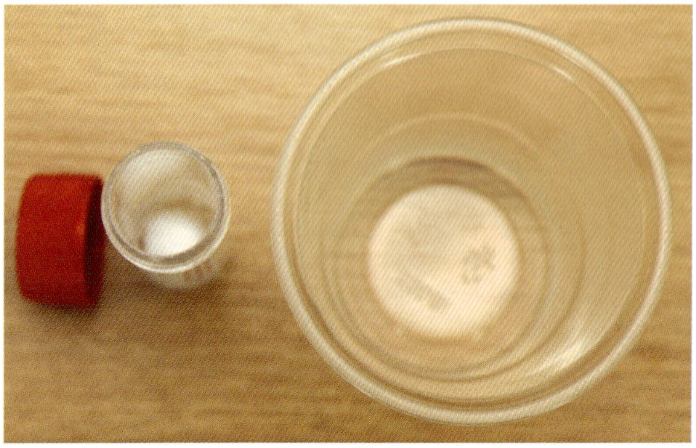

그림 10-7 환자는 적절한 '무균' 용기에 중간뇨를 받고 이어서 검사물 채집통으로 옮긴다.

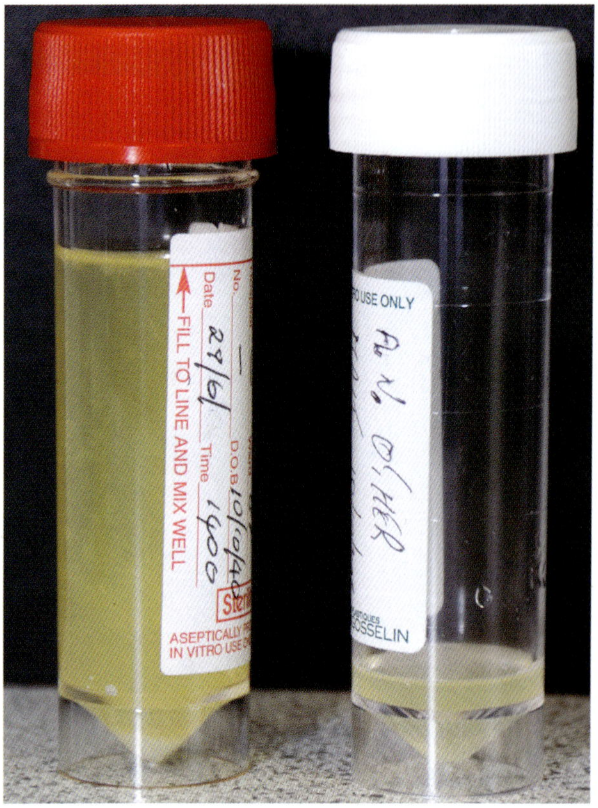

그림 10-8 정확한 억제 농도에 도달할 수 있도록 붕산이 담긴 시료병의 화살표시까지 검체를 담아야 한다. 소변의 양이 적으면 흰 뚜껑으로 된 무균 시료병에 담아서 실험실로 즉시 보내거나 지정된 냉장고에 보관해야 한다.

검체 검사; 소변 시험지봉

소변 검체가 채취되면 맨눈으로 관찰한다. 투명한 소변은 UTI가 아닐 수 있음을 나타낸다. '혼탁'하게 보이면 검체를 검사 매뉴얼에 따라 백혈구 에스테르분해효소와 세균 아질산염 검사를 위해 '시험지봉'을 사용한다(그림 10-9). 백혈구 에스테르분해효소와 세균 아질산염을 검출하면 염증세포와 세균이 존재함을 보여준다. 아질산염은 사슬알균과 장알균 같은 그람양성 세균에서는 생산되지 않는 점을 주목해야 한다. 처음 방광염을 앓는 성적으로 활동적인 대부분의 여성에 대해 양성의 시험지봉 결과는 임상적 진단을 확진하고 '대장균군' (대장균)에 대한 경험적 항생제 치료를 처방한다.

60대 이상에서 MSU에 백혈구와 아질산염이 없으면 요로감염을 제외하는 데 유용하다. 그러나 양성 시험지봉 결과는 상태(무증상 세균뇨)만을 확인한다. 시험지봉 결과를 항생제 치료를 지시하는 데 사용할 수 없다.

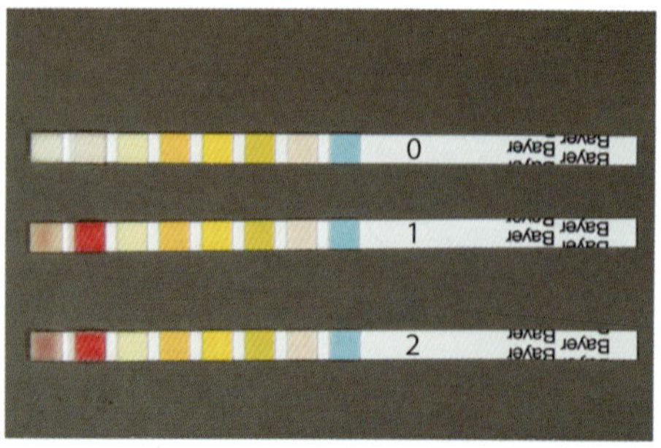

그림 10-9 시험지봉을 담갔다가 꺼내어 필요한 시간 동안 판넬이 변색되도록 해야 한다. 백혈구 에스테르분해효소는 2분 후에 판독해야 한다.

장기간 요로삽입관을 하고 있는 20~30% 환자는 세균이 집락화하는 시스템을 갖고 있어서 삽입관 소변 검체(catheter specimen of urine, CSU)에 시험지봉 검사를 하는 것은 타당하지 않다. 요로가 감염원일 것 같으면 적절하게 채취된 CSU 검체(지시된 혈액배양)를 얻어야 한다.

검사실 보고

소변보고서는 해석이 필요한 가장 흔한 결과이므로 모든 기록된 정보를 검토해야 한다.

검사실은 소변 검체에 대해 현미경검사를 하고 백혈구수(WCC), 적혈구수(RCC)와 (질) 상피세포수를 측정한다(**그림 10-10**). 많은 수의 소변 검사를 해야 하기 때문에 검사실은 자동화된 흐름세포측정법/입자계수기를 사용하여 기준으로 정해 놓은 것보다 입자수(세균)와 WBC를 측정한다. '결정점'값이 정해져 있고 이 기준의 하나나 모두 충족되는 소변 검체는 자동화된 현미경에 의해 '선택'되어 배양된다. 어느 조건에도 맞지 않으면 'UTI의 미생물학적 근거가 없음'으로 보고서가 발부된다. 소아, 집중치료실, 콩팥, 이식과 혈액/종양 환자 등을 포함하여 특정 그룹에 대해서는 검사실은 자동화 현미경 결과와 관계없이 검체 배양을 한다.

백혈구수

소변에 백혈구가 존재하는 것(고름뇨)은 염증 표지로 사용되며 보통 감염을 가리킨다. WCC는 흔히 100×10^6/L을 넘고, 지역 검사실은 그들 사용자와 함께 최소 결정점을 정한다. 한 예로서 25×10^6/L 이상이면 '의미'가 있다고 생각한다. 소변 검체에서 WBC는 요로의 어느 부위에서라도 (요도, 방광, 콩팥) 기원할 수 있다. 또한 질이나 귀두염으로부터 검체를 오염시킬 수 있다. WBC는 다음 범위 내에서 보고서에 기록된다:

WCC/mL: 0~100 또는 $>100 \times 10^3$/mL; 또는

WCC/L: 0~100 또는 $>100 \times 10^6$/L

적혈구수

적혈구수는 UTI의 유용한 지표는 아니다. 적혈구의 존재는 다른 병리의 표시이다. RBC는 보고서에 범위로서 기록된다:

RBC 수/mL: 0~100 또는 $>100 \times 10^3$/mL; 또는

RBC 수/L: 0~100 또는 $>100 \times 10^6$/L

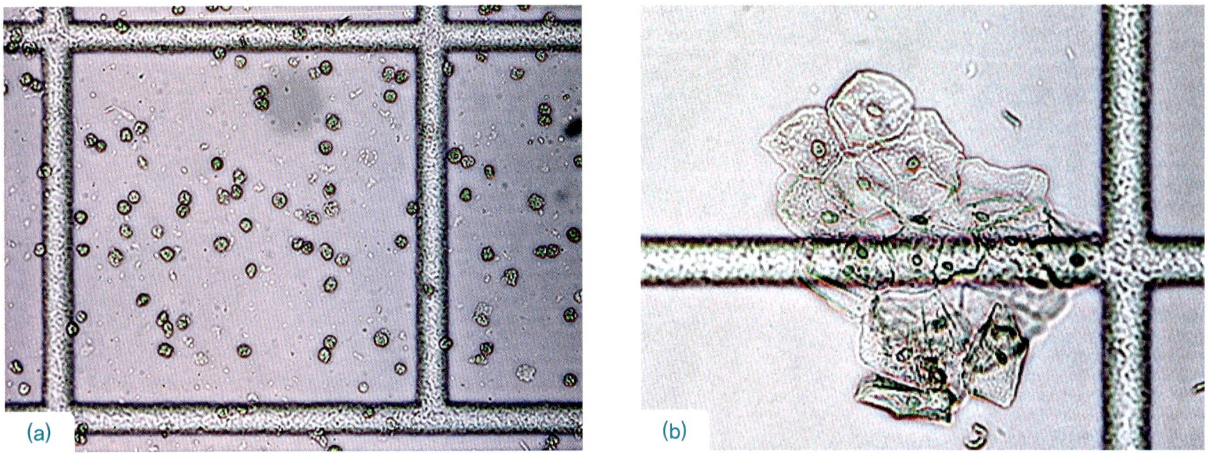

그림 10-10 소변의 현미경 관찰 (a) 많은 수의 백혈구와 세균(배경에 있는 작은 입자들) (b) 질 상피세포 응괴

임상목적을 위해 자동화 현미경이 사용될 때 RBC가 의미 있게 고려되지 않는 정도로 낮은 수준은 지역비뇨기과팀과 동의한다. 보고서에는 예를 들어 '25 × 10^6/L RBC 정도 이하로 존재해서 콩팥에 의미 있는 병변으로 간주되지 않는다'라고 기술한다. 이 값이 표준소변현미경에서 인정되는 것보다 클 수 있지만 자동화 기계는 속이 비어 있는 RBC도 계수한다는 것을 알아야 한다.

상피세포

상피세포가 존재하는 것은 질내 편평상피세포가 존재하는 것을 의미하고 여기서 오염된 것을 보여준다. 검체가 청결 MSU이 아니다. 이 세포에 부착되어 있는 질내 균무리 상재균이 최종 배양 결과에서 대표적으로 많이 나올 것이고, 종종 '혼합 증식'으로 보고될 수 있다. 상피세포의 상대적인 숫자를 배양보고를 분석할 때 사용해야 한다. 상피세포가 없으면 검체를 '청결채취'로 간주할 수 있어서 방광내용물로 받아들일 수 있다.

상피세포: 없음

상피세포: 거의 없음 또는 중등도 또는 많음

세균수

대부분 급성 방광염이 있는 젊은 여성은 소변에 세균이 10^8 /L 이상이 있고 이것은 '의미 있는 세균뇨'로 간주된다. 그러나 많은 경우 그보다 적은 세균수를 나타내고, '급성 요도증후군'이란 용어를 이런 부류를 정의할 때 사용하며 이 경우에는 10^5와 10^8/L 사이의 수가 초기단계 방광염을 대표한다고 생각된다.

클라미디아와 임균과 같은 성매개 감염은 요도염 증상이 있으며 요로병원체의 역가가 낮던지 없는 성적으로 활동적인 여성에서 고려해 봐야 한다.

소변 보고서의 해석

소변 보고서를 해석하는 데 쓰이는 일반적인 기준의 요약을 그림 10-11에 보여준다.

현미경으로 검출할 때 트리코모나스 바지날리스(*Trichomonas vaginalis*)와 요충과 같은 미생물은 때때로 보고한다. 이것은 채취할 때 질 분비물과 소변 검체가 오염되어 들어오며, 적절한 관리와 치료를 알려준다. 고름사슬알균이 때때로 MSU에서 확인된다. 이것은 귀두염과 음경꺼풀 감염과 연관이 있고 가능한 원인을 고려하고 고찰하는 것이 적절하다.

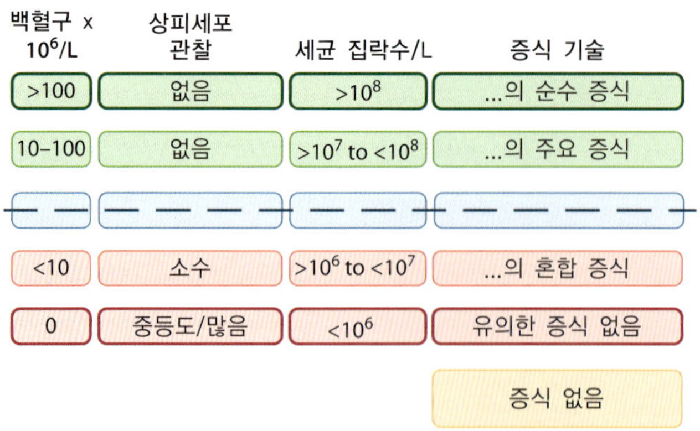

그림 10-11 증상이 있는 환자의 소변 현미경관찰과 배양결과를 해석하는 데 4가지 지표가 사용된다. 4가지 지표 중 하나 이상 회색 점선 밑으로 있다면 시료가 요로감염을 나타낸다고 보기 힘들다. 폐경 전 여성 환자에서 급성 요도증후군의 경우 10^5~10^8/L의 적은 양이 관찰될 수 있다.

삽입관 삽입환자

요로삽입관 삽입은 방광과 요도의 정상 방어를 망가뜨려서 장기간 삽입한 많은 환자에서 무증상 집락(세균뇨)이 발생한다. 세균혈증과 패혈증을 동반한 삽입관연관 요로감염의 위험이 있다. 장기간 삽입을 할 것인가의 결정은 다음과 같은 명확한 임상적 필요가 있는가에 따른다:

- 급성과 만성 소변 잔류
- 방광배출구 폐색
- 선택적 주위수술 환자
- 중환자에서 소변양을 정확하게 모니터링하기 위해
- 요실금환자에서 압박궤양의 치유를 보조하기 위해
- 선택된 환자에서 기저 원인을 평가하고 추천한 마지막 방법으로서 장기간 요실금을 관리하기 위해

삽입관은 UTI 위험을 최소화하기 위해 임상적으로 실행하고 가능한 한 빨리 제거해야 한다. 요로삽입관을 삽입할 때 기억해야 할 주요 사항은 다음과 같다:

- 무균 비접촉식 기법(ANTT)에 대한 주의 깊은 배려가 필요
- 항상 가장 적절한 크기와 형태의 삽입관 사용
- 삽입 후 삽입관을 멸균 폐쇄시스템에 연결함
- 불필요하게 연결을 절대 해제하지 않음
- 항상 삽입관과 백을 방광보다 낮은 곳에 두고 절대 침대 위에 두지 않는다. 특히 환자를 침대에 둔 채 다른 곳으로 이동할 때 주의해야 함
- 삽입관을 스탠드에 걸어 놓고 절대 바닥에 두지 않음
- ATNN을 사용하여 배출시스템을 매 5~7일에 교체해야 함

요로삽입관을 관리하는 일은 간호스태프의 영역이라고 간과하여서는 안 된다. 삽입관이 필요한가와 삽입관으로 인한 위험 등은 의료 스태프가 매일 고찰해야 하고 가능한 한 조기에 안전하게 제거하도록 지시해야 한다. 의료 스태프가 삽입관 백을 바닥에 방치하는 것과 같은 관리 규정을 어기는 것을 보게 되면 관리에 주의를 촉구해야 한다.

무균성 고름뇨

소변보고서에 상당량의 WCC가 있으나 '세균 증식 없음'에 대한 이유를 무균성 고름뇨의 가능한 원인과 함께 고찰해야 한다(그림 10-12). 최근 항생제 사용이 이런 현상을 설명할 수 있고, 남성 환자에서 요도염은 성매개 감염(sexually-transmitted infection, STI)에 의해 생겼을 수 있다. STI를 고려할 때 적절한 면봉법으로 채취해야 한다(16장 참조). 환자는 STD 클리닉/팀에 보내는 것이 바람직하고, 거기에서 HIV 검사를 받아보도록 조언한다.

무균성 고름뇨상태에서 증상은 계속되나 다른 원인이 확인되지 않으면 우레아플라스마(*Ureaplasma*)와 같이 천천히 증식하는 미생물을 고려해야 한다. 이것은 특별한 배양 조건이 필요하다.

치료/비감염 원인

- 최근 항생제치료
- 최근 수술
- 진통제 콩팥병변
- 삽입관을 포함한 비뇨생식관내 이물질
- 비뇨생식관 종양

성매개질환

- 남성환자에서 자세한 병력을 수집하고 생식기를 완전히 검진함
- 남성에서 임균과 클라미디아 PCR용으로 배뇨 시 처음 소변을 채취한 검체를 보냄

질분비

- 질오염에 의한 고름; 이전 검사결과를 검토. HVS를 시행하였는가?

결핵

- 콩팥계에서의 감염 가능성을 제외하기 위해 아침 일찍 채취한 소변 (EMU)을 보내야 함

다른 가능한 원인

- 소아에서 발열
- 헤모필루스와 같이 증식이 느린 세균이나 드물게 무산소성균에 의한 흔하지 않은 감염
- 미코플라스마와 같이 증식이 느린 세균에 의한 흔하지 않은 감염; 다른 가능성을 제외하기 위해 경험적인 클라리스로마이신 투여 검토
- 최근 트리메토프림 또는 코트리목사졸로 치료받은 환자. 영양학적으로 결핍된 티미딘의존 대장균군 검토

그림 10-12 무균성 고름뇨가 관찰되면 몇 가지 원인을 고려해야 한다. 특히 성인의 경우에는 HIV 검사를 할 수 있도록 조치하는 것이 좋다(HVS: 질내 면봉채취).

재발하는 UTI

UTI가 재발하는 나이든 환자는 주의할 필요가 있는데, 특히 같은 세균에 균혈증을 일으킬 때이다. 이것은 보통 이전 감염에서 충분히 길게 치료하지 않은 이유일 것이므로 더 오랫동안 항생제 치료를 고려하는 것이 적절하다. 그러나 남녀 환자 모두에게서 적절한 영상진단을 통해 결석을 포함하여 해부학적 비정상이 있는지 확인하여 제외해야 한다.

나이든 남성 환자에서 재발하는 UTI는 만성 전립샘염에 의한 것일 수 있어서 그 원인을 찾아야 한다. 전립샘의 정확한 검사는 가볍게 마사지를 통해 얻은 전립샘 분비물(expressed prostatic secretions, EPS)을 포함하여 다음 샘플이 필요하다:

- 환자는 소변을 보는 것이 필요해서 검사를 완전하게 하기 위해 충분한 양을 채취해야 한다.
- 필요하면 음경꺼풀을 뒤로 젖히고 포피와 음경꺼풀 부위를 조심스럽게 깨끗하게 한다.
- 배뇨한 소변(VU1)을 5~10 mL 채취한다.
- MSU 샘플(VU2)을 채취한다.
- 직장을 통해 전립샘을 손가락으로 가볍게 촉진한 후에 EPS를 환자에게서 액체가 고여 있는 부위인 음경에서 요도로 마사지를 반복하여 채취한다(급성 전립샘염이 있는 경우 세균이 혈액으로 들어갈 위험이 있으므로 전립샘을 촉진하면 안 된다).
- 5~10 mL 소변(VU3)을 채취한다.

이 검사는 미생물 검사실과 긴밀히 협조하면서 비뇨기과 전문가가 시행한다. 샘플은 흰색 뚜껑 멸균 용기에 채취하고 조속히 처리하기 위해 검사실로 수송한다. 배양하기 전에 EPS는 현미경으로 관찰한다. 호중구와 지방질이 많이 함유된 큰포식세포나 난형지방체는 염증의 징표이다.

세균수를 측정하고 VU3의 수가 VU1보다 적어도 10배 이상 넘으면 전립샘염의 진단 가능성을 높여준다.

전립샘염 진단을 하는 것은 보통 적어도 4주간 항생제 치료를 결정하는 데 중요하다. 전립샘은 항생제가 침투하는 것이 일정하지 않고 전립샘 결석이 병터로 작용할 수 있어서 세균과 효모를 효과적으로 제거하기 어렵다.

면역결손 남성 환자에서 감염원으로 전립샘을 고려해야 한다. 다른 기관과 연관 지어 고려할 수 있는 미생물이 여기에서 발견될 수 있으며, 그 예로서 효모인 크립토코쿠스 네오포르만스(*Cryptococcus neoformans*)를 들 수 있다.

Infections of the Alimentary Canal

11 소화관의 감염

서론

매우 넓은 범위의 세균, 바이러스와 기생충이 입을 통해 장관으로 들어올 수 있다. 사회적인 모임에서 '식중독' 발생이 때때로 보고된다. 동물로부터 전파되는 감염이 중요하다. 농사짓는 농장에서 대장균 O157은 소의 내장 균무리로부터 사람에게 전파된다. 세계에서 잘 사는 곳에서는 캄필로박터가 세균성 위장관염의 가장 흔한 원인으로 보통 오염된 덜 조리된 생닭으로부터 유래한다. 열대지방 저소득 지역에서는 콜레라균과 같은 미생물이 중요하다.

식중독 등을 포함하여 어떤 발생이든지 가족, 학교, 기관 또는 넓은 지역에 관련된 원인 미생물을 확인하는 것이 중요하다. 이런 발견을 위한 일의 핵심은 이환된 사람들로부터 자세한 병력을 수집하는 것이다. 언제 어디서 음식을 섭취했는지 뿐만 아니라 음식 종류도 모두 기록해야 한다. 2011년 독일에서 시가독소를 생산하는 대장균 O104주에 의해 약 4,000명에서 위장관염이 발생하였으며, 이중 800명에서 용혈성요독증후군이 발생하였고, 51명이 사망하였다. 이 집단 발병은 오염된 콩싹에 의한 것으로 추적되었는데 이것은 처음 이환된 그룹에서 오직 특정 개인들이 먹은 샐러드의 극히 일부 내용물이었다. 위장관염 감염은 병원 내에서 획득할 수 있다.

항생제연관 설사는 보통 클로스트리디움 디피실레와 관련이 있고, 특히 고령의 병원입원 환자에서 문제가 될 수 있어 치명적인 설사병일 수 있다. 노로바이러스는 감염된 환자, 방문객, 스태프에 의해 병원으로 유입될 수 있고, 모든 노력을 다해 병원 안에서 전파되는 것을 억제해야 한다. 보통 자기한정 감염이지만 바이러스는 병원의 기능에 심대한 영향을 미친다. 흔하게 병동이 오랜 기간 동안 폐쇄되고 선택 수술이 취소되기도 한다.

장관에서 병을 일으키는 가장 비정상적인 미생물은 헬리코박터 필로리이다. 이 균은 위의 좋지 않은 환경에서 서식하고 위와 십이지장 궤양과 암을 유발한다. 장관의 내재성 균무리가 흔한 원인이 된다.

입안의 구강사슬알균과 무산소성균은 치아우식과 치주감염 원인체이다. 장내 세균 균무리는 충수돌기와 게실농양과 담도패혈증에 관여한다. 대장균군, 무산소성균, 사슬알균, 장알균이 항상 이런 상황에 있을 것으로 고려해야 한다. 입안과 장에 있는 사슬알균은 감염성 심내막염을 유발할 수 있고, 스트렙토코쿠스 갈로리티쿠스와 대장암과의 특이한 관계는 설명한 바 있다(7장 참조).

장내 미생물 내용물, 장의 점막과 점막하층의 구조적 통합성, 장과 연관된 림프구모양 무리가 세 가지 방어막이다. 장관의 정상 방어가 어떻게 변하면 감염에 취약해지는지 **그림 11-1**에 정리하였다.

미생물

넓은 범위의 외부 미생물이 장관에 병을 일으킨다. 핵심이 되는 예를 **그림 11-2**에 목록화하였다. 음식, 물, 동물이 외부 세균의 흔한 원인이다. 클로스트리디움 디피실레는 간호하는 집이나 병원 환경에서 획득할 수 있는데 이 균은 열에 안정한 아포로 생존할 수 있다. 헬리코박터 필로리는 소아에서 사람 간 구강-구강, 분변-구강 경로를 통해 전파될 수 있다. 장독소 황색포도알균과 바실루스 세레우스의 경우 이들이 냉장고가 아닌 실온 등에 부적절하게 보관된 오염된 음식에서 증식한다. 열저항성 외독소가 분비되고 음식을 섭취하였을 때 구역질과 구토가 1~4시간 내에 일어난다.

병인

치아 감염

입안에 정상 균무리를 이루는 세균은 치아와 잇몸 표면의 특정 부위에 집락화한다(그림 11-3). 이 세균의 음식 내 당분의 발효에 의해서 생기는 산성 대사산물은 치아를 부식시킨다. 치아는 혀의 세정작용, 침과 침으로부터 유래하여 치아표면을 코팅하는 지방막의 완충작용 등에 의해 보호된다. 세균으로 집락화되는 이 코팅은 주기적인 세정으로 제거되고 새로운 지방막으로 바뀌어 부식이 예방된다. 청결하지 않은 구강위생의 경우, 예를 들면 틈새가 적절하게 세정되지 않아 감염병소가 생기고 치아우식이 생기게 된다. 감염이 진행되어 속질염과 꼭대기쪽 농양이 형성된다. 잇몸 감염이 잇몸밑 플라크로 시작하여 치아주위 조직염으로 발전한다. 입안의 무산소성균이 여기에서 중요하다(그림 11-4).

치아 감염은 주위 골로 전파되고 골수염이 시작되며, 주위 연조직 농양을 만들고 얼굴의 부비동에 도달한다. 넓게 퍼진 치아우식에서 입안 균무리를 흡인하여 폐농양이 형성될 수 있다. 심한 입냄새가 있는데 이는 입안 무산소성균이 폐에서 증식하고 있음을 나타낸다. 일부 국소와 먼 곳에서 치아우식의 결과가 나타낼 수 있는 소견을 그림 11-5에 나타내었다.

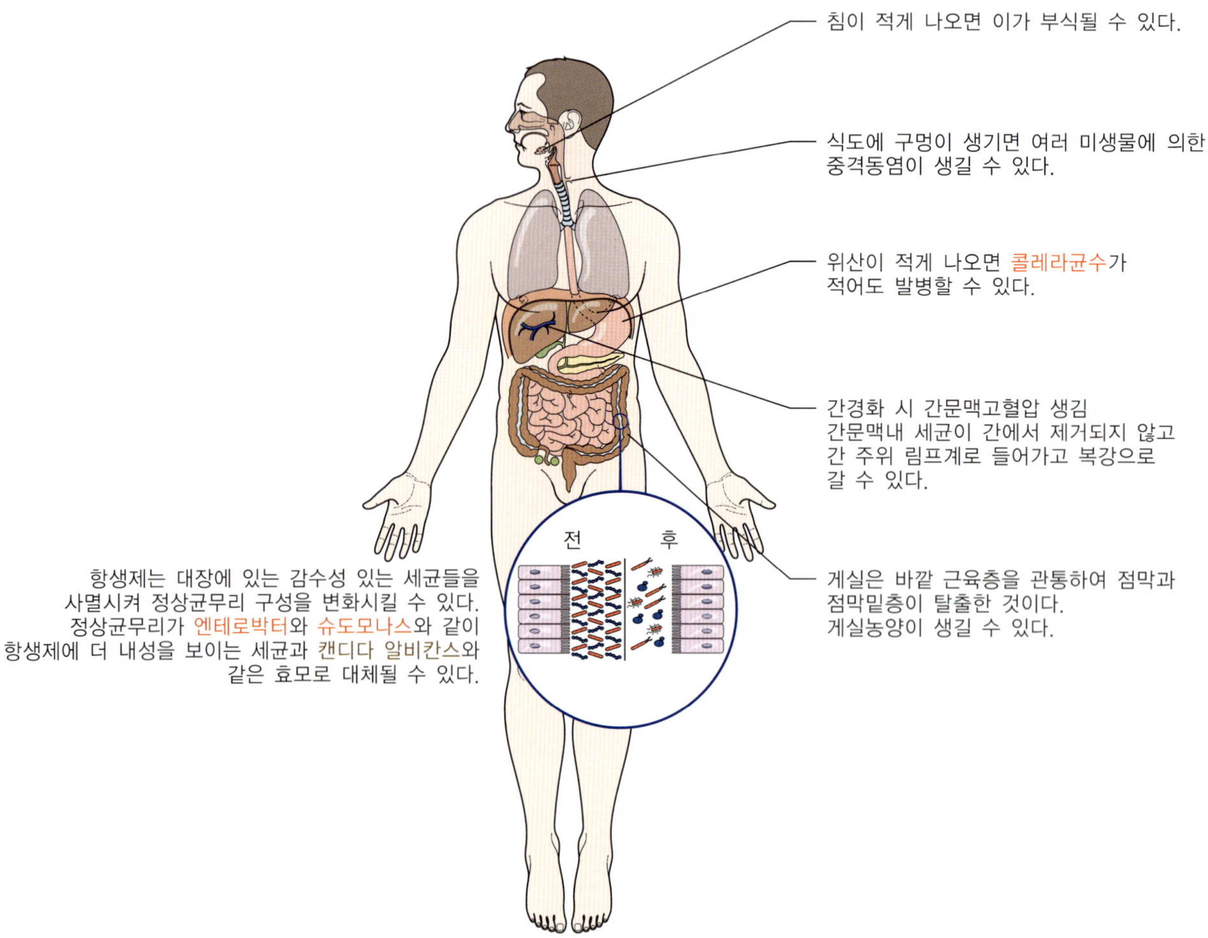

그림 11-1 장관내 정상적인 해부학적 구조, 생리학적 기능, 정상균무리에 어떤 변화가 생기더라도 감염의 위험이 있다.

바실루스 세레우스(*Bacillus cereus*)	음식(주로 쌀밥)에 이미 형성된 독소가 1~4시간 내에 (설사를 동반하기도 하며) 구토를 유발
황색포도알균(*Staphylococcus aureus*)	장독소를 생산하는 균주가 음식물에서 증식하여 섭취 후 독소가 1~4시간 내에 설사를 동반하기도 하고 구토를 유발
클로스트리디움 디피실레(*Clostridium difficile*)	독소 A와 B를 생산하는 균주에 의해 항생제연관 설사, 대장염을 유발
헬리코박터 필로리(*Helicobacter pylori*)	위염, 위와 십이지장궤양, 암 발생
대장균 O104/O157(*Escherichia coli* O104/O157)	설사, 용혈성 요독증후군(HUS), 급성신부전(ARF)
캄필로박터 제주니(*Campylobacter jejuni*)	때로 혈액이 섞인 설사; 인수공통감염병으로 때때로 덜 조리된 닭으로 전염
식중독 살모넬라균(*Salmonella* Enteritidis)	설사와 구토
손네이이질균(*Shigella sonnei*)	설사와 구토
콜레라균(*Vibrio cholerae*)	물설사, 열대나 아열대 지역 여행과 연관
장염비브리오균(*Vibrio parahaemolyticus*)	어패류 섭취와 관련된 설사
작은와포자충(*Cryptosporidium parvum*)	특히 면역결손 환자에서 설사가 지속될 수 있음
이질아메바(*Entamoeba histolytica*)	무증상 낭종 보균, 설사, 대장염, 점막 침투, 간, 폐, 뇌농양
람블편모충(*Giardia lamblia*)	무증상 낭종 보균, 급성 또는 만성 설사
회충(*Ascaris lumbricoides*)	무증상 보균, (주로 아동에서) 영양실조, 장폐쇄
요충(*Enterobius vermicularis*)	무증상 보균, (주로 아동에서) 소양증, 음문질염
만손주혈흡충(*Schistosoma mansoni*)	무증상 보균, 카타야마열, 피로, 복통, 간비대
무구조충(*Taenia saginata*)	무증상 보균, 복부 불편, 체중 감소, 대변에서 '운동성 있는' 편절
갈고리 촌충(*Taenia solium*)	무구조충의 경우와 같으나 신경낭미충증과 발작 등과 같은 낭미충증에 유의해야 함
편충(*Trichuris trichiura*)	무증상 보균, 복통, 설사
아데노바이러스(Adenovirus)	설사
노로바이러스(Norovirus)	구토와 설사
로타바이러스(Rotavirus)	구토와 설사, 면역결손 환자에서는 장기간 설사
세포거대바이러스(CMV)	설사, 면역결손 환자에서는 대장염

그림 11-2 **장관에 감염을 일으킬 수 있는 미생물의 종류별 범위 목록**

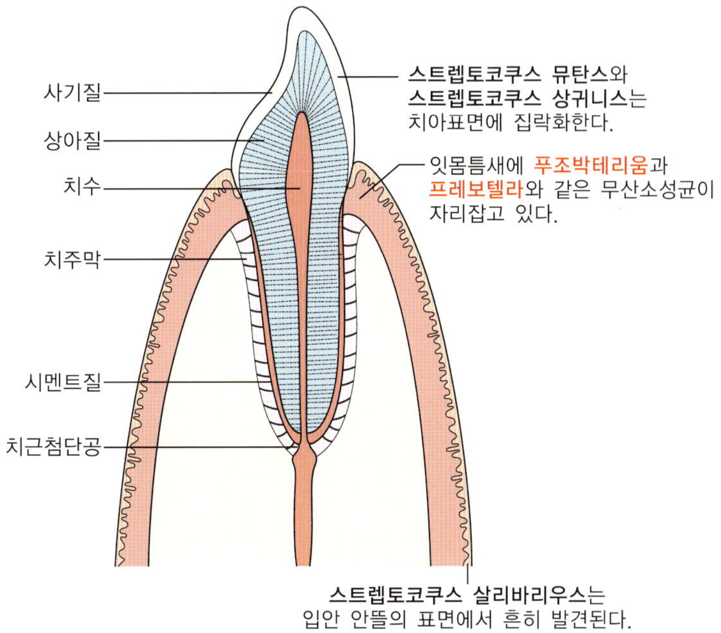

그림 11-3 **치아의 횡단면** 구강 정상 균무리 중 특정 세균은 치아 주변에 특정 환경 부위를 형성하여 잠재적으로 치아 감염을 유발할 수 있다.

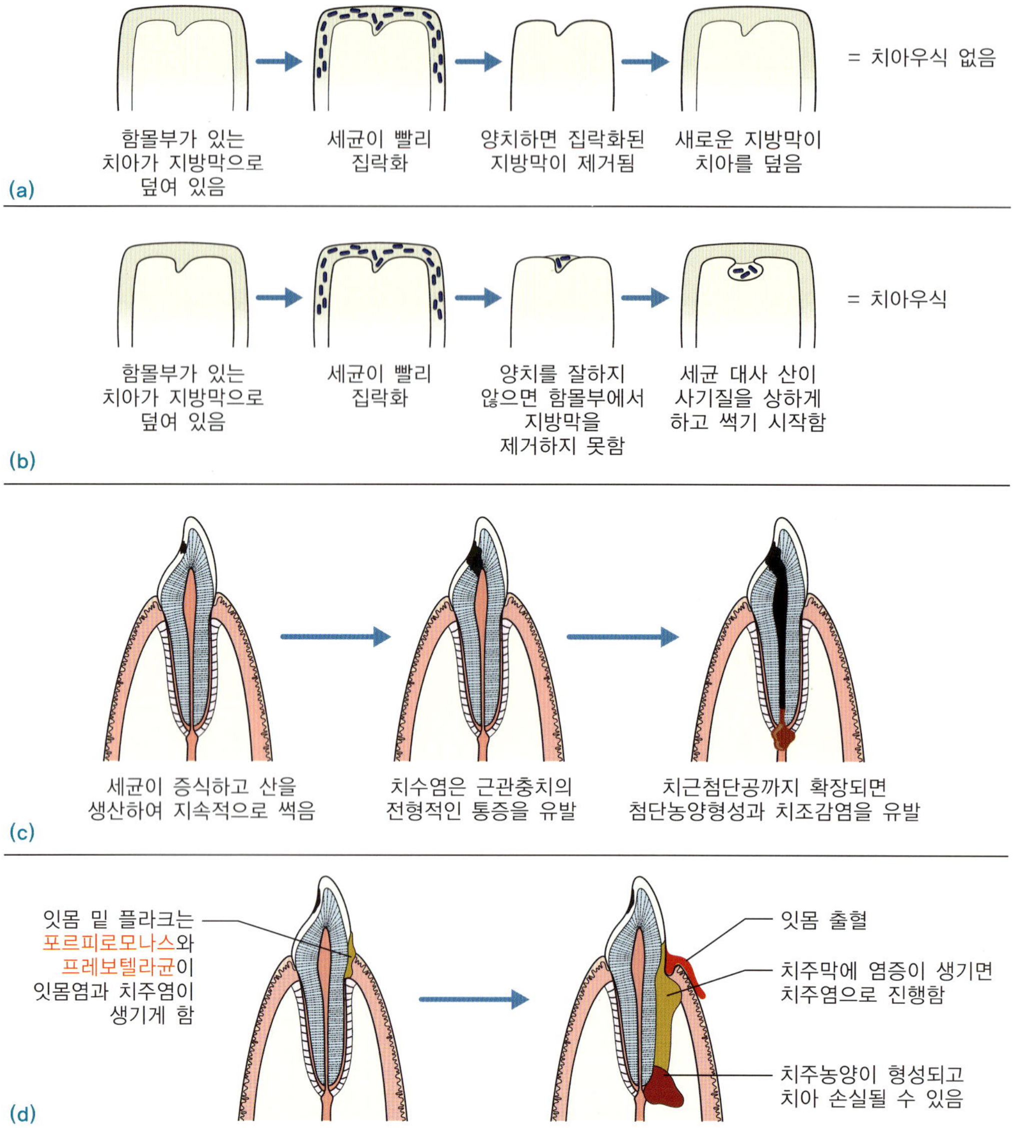

그림 11-4 (a) 양치질을 하면 지방막과 그곳에 있던 세균이 제거된다. (b) 세균이 적절히 제거되지 않으면 이가 썩기 시작한다. (c) 썩는 것이 진행되면 치수염과 치주농양이 발생한다. (d) 치주에 질환이 생기면 치주염과 농양을 유발한다.

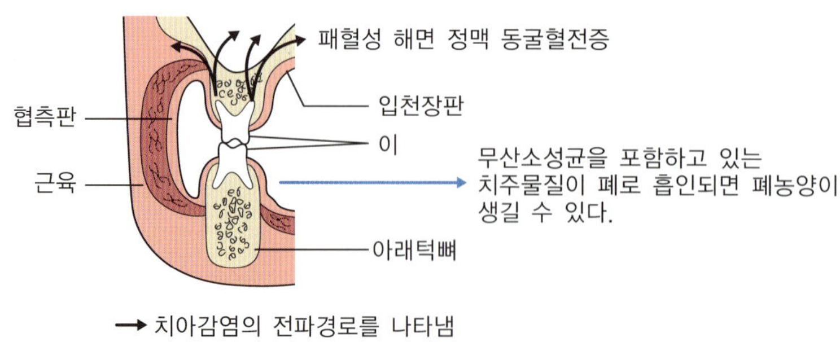

그림 11-5 치아 감염은 주위 조직과 장기에 퍼져나갈 수 있다.

상부 소화관 감염

내재적 미생물

식도 천공은 여러 미생물의 오염을 가슴세로칸에 유발하여 세로칸염을 일으킬 수 있다. 식도암환자의 삼킴곤란을 완화시키기 위한 확장자나 내시경으로 천공될 수 있다. 갑작스런 압력변화와 연관된 구토로 인하여 식도 아래 끝부분을 파열시킬 수 있다(보아하브 증후군). 궤양에 의해 십이지장의 천공이 생기면 세균이 복막으로 유출된다. 모든 경우에서 캔디다도 고려해야 한다.

외부 미생물

헬리코박터 필로리는 위에 좋지 않은 산성 환경에서 임상 질병이 나타나기 전에 수개월 또는 수년간 서식하며 위와 십이지장내 위 형태 상피세포에 집락화한다. 미생물의 병원성과 감염의 일부 특성을 **그림 11-6**에 나타내었다. 세균의 운동성이 점액내에서 서식할 수 있게 하고, 강력한 요소분해효소에 의해 생산되는 암모니아는 위산을 중화한다. 부착소, 세포독소, 암모니아의 독소영향, 강한 염증 반응이 위염을 유발하고 이어서 소화성 십이지장 궤양을 일으킨다. 감염의 장기간 결과는 샘암종과 림프종과 같은 위암을 유발할 수 있다.

하부 장관 감염

외부 미생물

하부 장관에서 병을 일으키기 위해서는 시겔라, 살모넬라, 콜레라균은 위의 좋지 않은 환경을 지나가야 한다. 이들 세균의 감

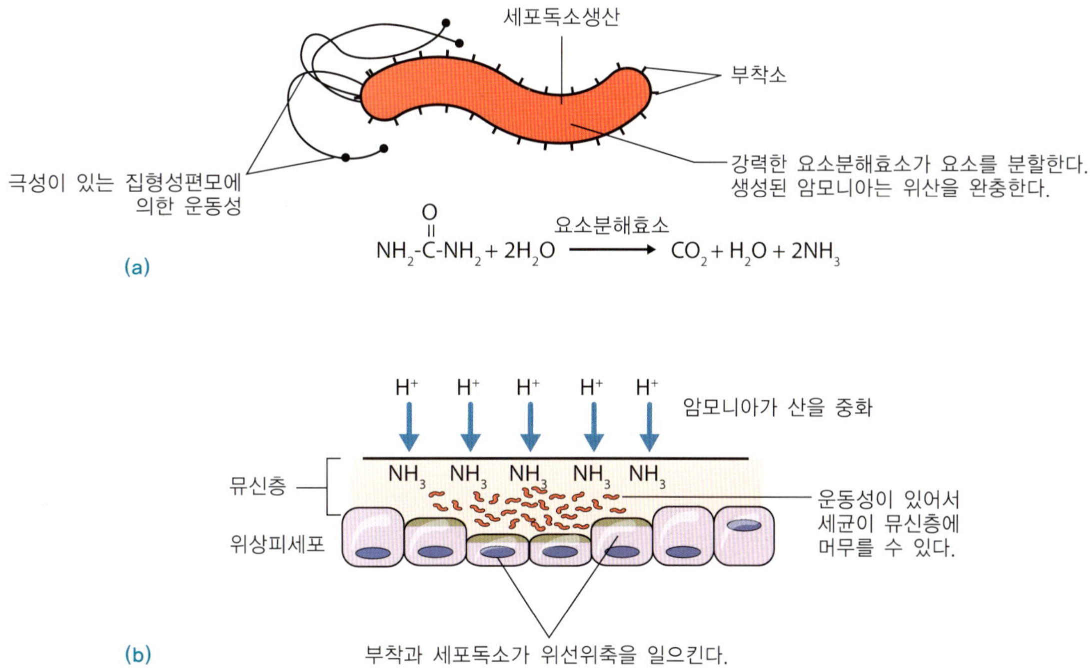

$$NH_2\text{-}C(=O)\text{-}NH_2 + 2H_2O \xrightarrow{\text{요소분해효소}} CO_2 + H_2O + 2NH_3$$

그림 11-6 (a) 헬리코박터 필로리의 병유발 특성 (b) 헬리코박터 감염 기전 특성

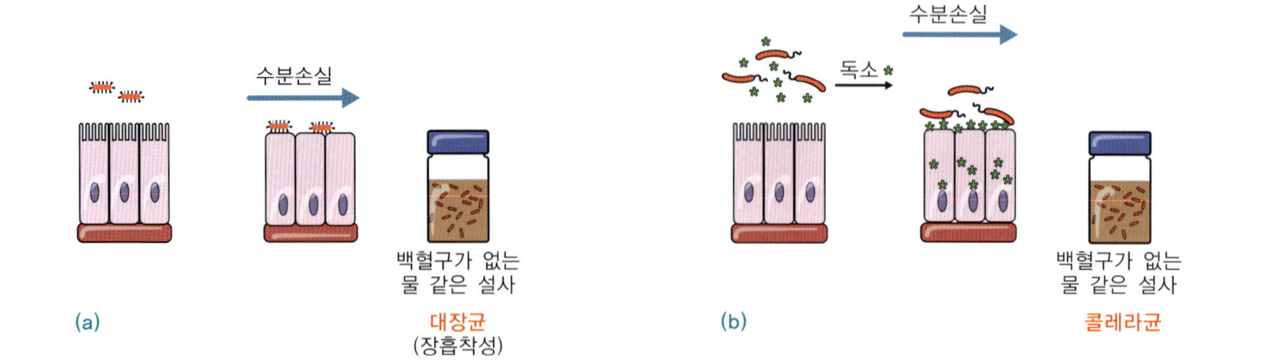

그림 11-7 (a) 장세포부착성 대장균과 같은 일부 세균은 장세포 표면에 부착하여 표면을 편편하게 만든다. (b) 콜레라균은 세포표면을 편편하게 하는 한편 외독소를 생산하여 분비성 설사를 유발한다.

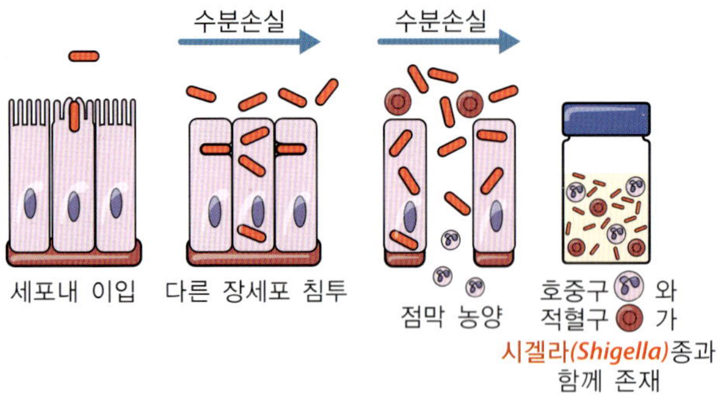

그림 11-8 시겔라와 같은 세균은 점막을 침투해서 장세포를 파괴하고 미세농양을 형성한다. 대변에 혈액과 점액이 존재한다.

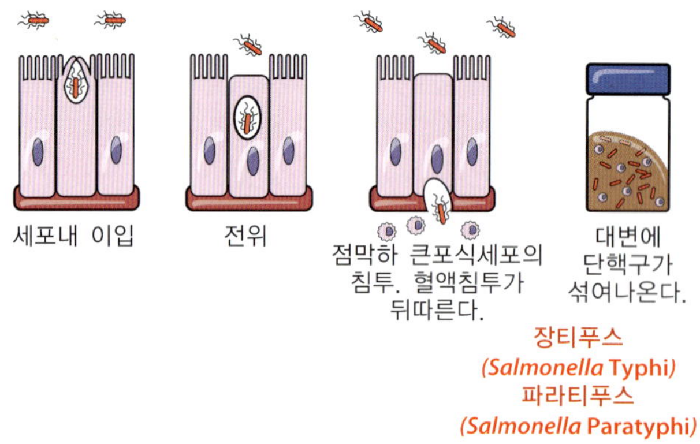

그림 11-9 장티푸스균/파라티푸스균은 점막과 점막하층을 침투한다.

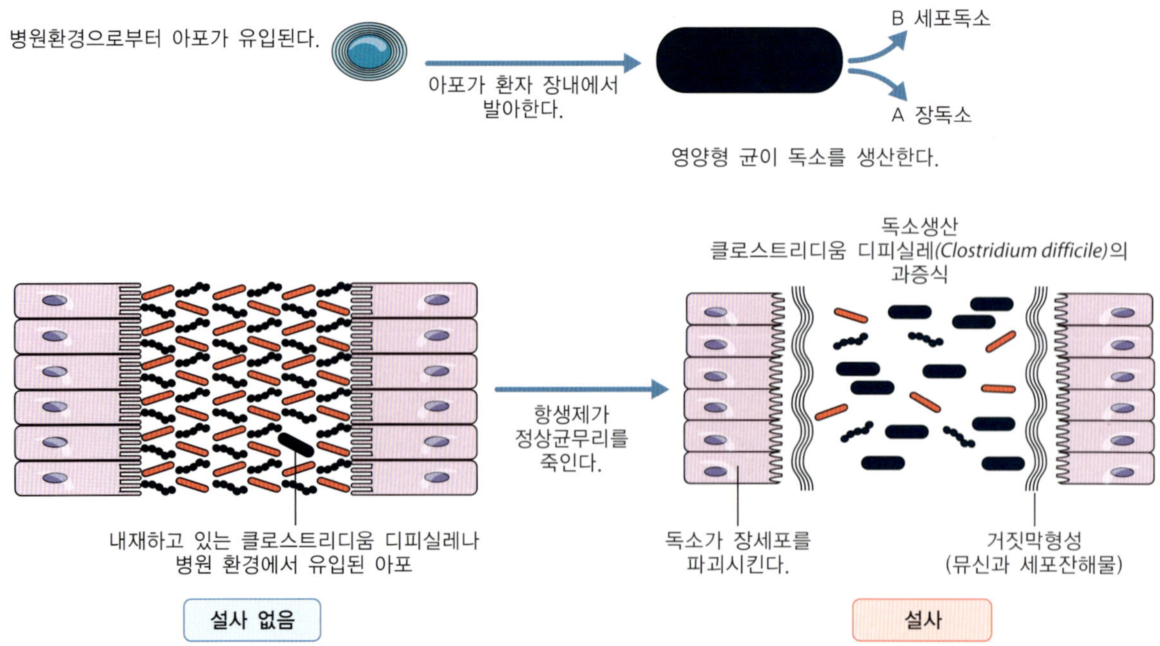

그림 11-10 클로스트리디움 디피실레 아포가 발아하여 영양형으로 증식하여 독소 A와 B를 합성한다. 세균이 많이 증식하면 항생제연관 설사를 유발한다.

염량은 매우 많이 달라서 각각 10^2, 10^4, 10^7 미생물/감염량이다. 이들은 내재성 세균의 균막 내에서 스스로 정착해야 하고 '집락저항'을 극복해서 오염된 음식이나 물을 먹고 24~48시간 후에 증상을 나타나게 한다.

세균이 병을 일으키는 세 가지 기전이 있다. 부착이나 장독소에 의한 장의 분비와 흡수를 방해하는 것, 점막 장세포의 침범 또는 미생물의 점막을 통한 침투 등이다. 장연관 림프조직 내 세포에서 증식한다. 외독소 생산에 의한 것은 클로스트리디움 디피실레와 콜레라균에 의한 질병이 있다.

세균의 부착에 의해서 생기는 장세포 미세융모의 탈락, 소실은 장세포의 분비와 흡수 특성에 변화를 주고 특히 소장에서 정상 수분과 전해질 균형을 교란시킨다(그림 11-7a). 장부착성 대장균이 예이며, 여기서 다루는 대부분의 세균은 장세포 표면과 반응하면서 어느 정도 소실시킨다. 콜레라균은 미세융모에 부착하여 소실시키고 이어서 외독소의 A 성분이 장세포로 들어가서 분비성 설사를 다량 유발한다(그림 11-7b; 그림 2-25 참조).

대장의 점막층을 침범하는 것은 시겔라종의 특성이다(그림 11-8). 여기서 장세포의 소실이 생기고 세포는 사멸하며 세균은 이웃세포로 전파한다. 염증반응과 함께 호중구가 축적되고 미세농양이 형성되고 국소 출혈이 발생한다. 고름을 포함하는 혈변이 시겔라 감염의 특징이 될 수 있다. 점막과 점막밑층을 통해 림프조직으로 침투하는 것이 장티푸스균의 특성이다(그림 11-9). 설사는 장열의 흔한 특성은 아니며 발열과 피곤함이 특징이다. 균은 혈액으로 들어가므로 의심되는 장티푸스 또는 장열환자에서 혈액배양용 채취가 필요하다.

항생제연관 설사는 많은 병원에서 중요한 것으로 나이 많은 환자에서 상당한 이환의 원인이다. 클로스트리디움 디피실레가 주요 원인체이며 환자는 병원 입원 때 장내 균무리 중 소수의 원인균을 갖고 있었거나 아포를 병원환경에서 획득하였을 것이다. 증식하는 세균은 두 가지 단백질, A와 B를 생산하며 (콜레라균 독소와 달리) 두 가지 모두 독소로 작용해서 결과적으로 발생하는 설사는 거짓막대장염으로 진행된다(그림 11-10).

대장균 O157 (O104 포함)은 장병원체의 복잡한 병원성 특성을 나타낸다. 장세포 부착에 필요한 부착소, 용혈소, 베로독소 또는 시가유사 독소를 생산한다. 일단 혈액으로 흡수되면 독소가 콩팥의 모세혈관 내피세포와 세포를 포함한 넓은 범위의 세포와 반응한다. 출혈성 대장염과 출혈성요독증후군(haemolytic uraemic syndrome, HUS)이 생길 수 있다. 이 합병증은 아주 어리거나 나이가 많이 든 사람에서 더 잘 생긴다.

1장에서 설명하였듯이 장세포내에서 노로바이러스의 증식은 세포자멸사에 의한 세포사멸이 생겨서 융모가 둔해지고 장의 분비와 흡수작용을 잃게 해서 설사를 유발한다. 면역결손 환자가 지속적으로 설사를 하지만 더 흔한 원인균으로 생각되는 것들이 제외되는 경우에는 세포거대바이러스를 고려해 봐야 한다.

이질아메바의 생활환을 그림 11-11에 나타내었다. 이 감염은 주로 열대지역 주민에 관련되어 있다. 탈낭은 작은창자에서 일어나고, 각 영양형은 분열하여 8개의 자손 영양형으로 된다. 증식은 큰창자에서 일어나 설사를 유발한다. 영양형은 상피세포를 침입하고 혈성 설사를 유발하고 거기서 문맥을 통해 혈액으로 들어간다. 간, 폐, 뇌에 자리 잡고 농양을 만들 가능성이 있다.

열대와 아열대지역에서 5억 명 이상 회충에 감염되어 있다. 복잡한 생활환을 갖고 있다. 그림 11-12a에 나타낸 바와 같이 충란 내에서 성숙한 1단계와 2단계 유충은 대변으로 배출되어 환경으로 들어가고 삼키게 되고(1, 2, 3), 십이지장과 작은창자에서 부화한다. 유충은 상피세포를 통해 굴을 파고 문맥으로 들어간다(4, 5). 간과 폐로 간다(6, 7). 유충은 폐포에서 3단계, 4단계를 거쳐 성숙하고 기침하고 삼키게 된다(그림 11-12b)(8, 9). 유충은 성충으로 발전하며 십이지장과 상부 작은창자에서 짝짓기한다(10). 암컷은 매우 많은 충란을 생산하고 환경으로 배출하여 토양과 작물을 오염시킨다(11, 12, 1). 대부분 감염은 무증상이지만 보통 소아에서 수백 마리 성충이 (작은) 창자를 막게 되면 장폐색이 생기거나 성충이 온쓸개관으로 들어가서 통로를 막으면 급성이자염이나 쓸개관염을 일으킬 수 있다.

내재적 미생물

분변돌이 충수돌기관을 막으면 세균이 막힌 곳 뒤로 충수돌기염을 유발한다. 이것이 농양으로 발전하고 터져서 복막염으로 진전된다. 세균은 문맥을 통해 간으로 이동하고 간농양을 만든다(그림 11-13).

노인 환자에서 상행대장의 게실질병은 점막과 점막밑층이 근육을 통해 밀고 나와서 생긴다. 게실구멍이 막히면 갇힌 세균이 증식하고 결과적으로 염증이 농양으로 진전된다. 충수돌기농양과 같은 결과가 생길 수 있다. 담도 감염은 다음 장에서 설명한다.

복막염

복부의 시상절단으로 기관의 해부학적 위치관계, 복막과 복강을 보여주고 있다(그림 11-14). 이것은 감염에 있어서 중요한 해부학적 지표이다. 간위 가로막아래부위, 작은복막주머니, 복강에서 집적과 농양 형성이 예이다. 이자는 십이지장과 가까이 놓여 있다. 급성이자염으로부터 생긴 염증은 작은복막주머니에 거짓주머니를 만들 수 있다. 십이지장내 세균과 효모는 괴사된 이자조직과 거짓주머니로 들어갈 수 있다.

세균성 복막염은 일차와 이차로 나눌 수 있다. 일차 또는 자연 세균성 복막염(spontaneous bacterial peritonitis, SBP)에서 명확한 감염원이 없다. 간경변과 복수가 있는 환자에서 문맥에 있는 세균이 간에 있는 결손된 큰포식세포(쿠퍼세포)에 의해

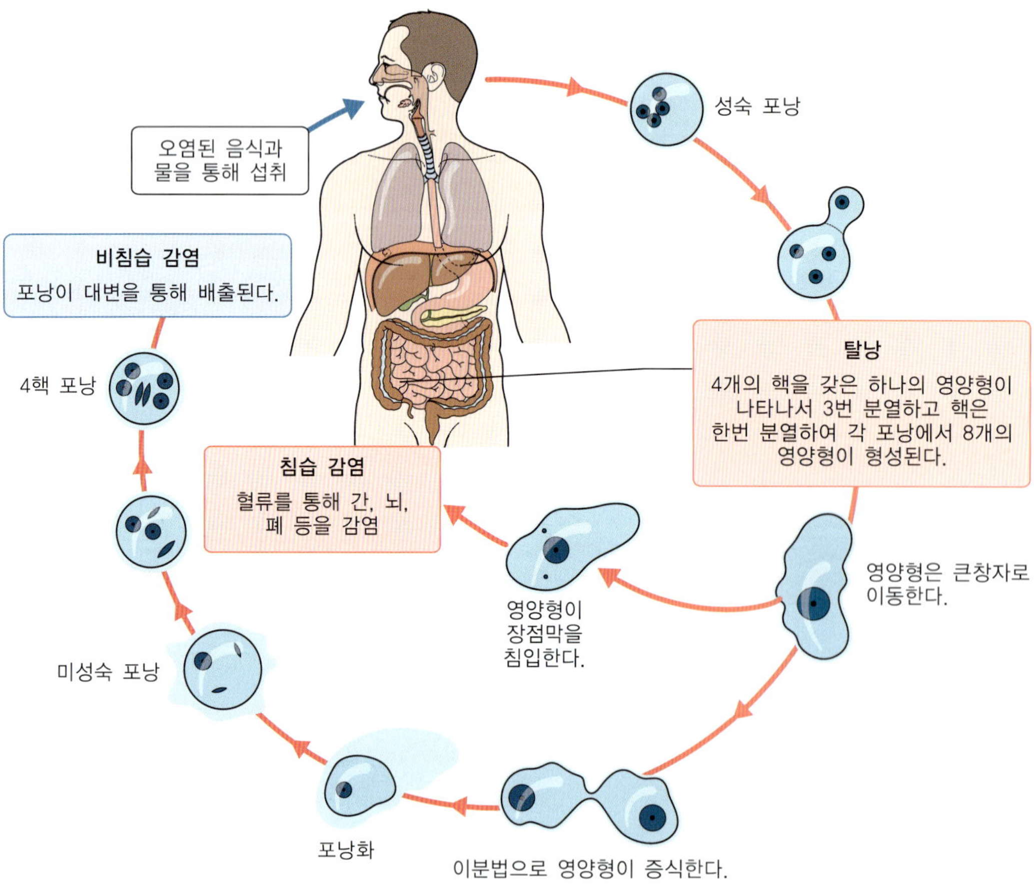

그림 11-11 **이질아메바의 생활환** 포낭이 오염된 음식이나 물을 먹으면 장관내에서 증식과정이 진행된다. 영양형은 장점막을 침입하여 간문맥을 통해 간, 폐 또는 뇌로 가서 농양을 형성한다.

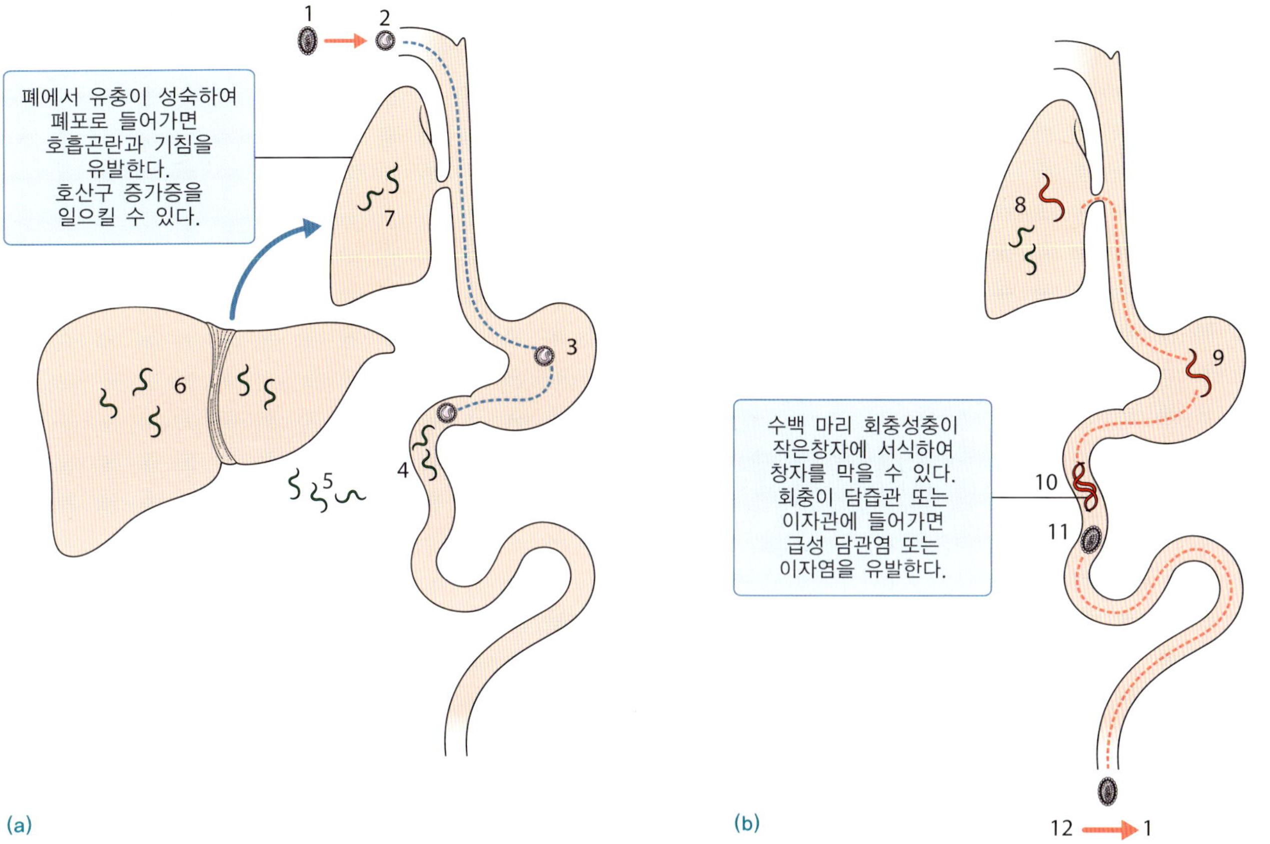

그림 11–12 **회충의 생활환** (a) 환경에서 충란이 성숙하여 유충이 폐로 가기까지의 단계 (b) 폐에서 성장한 유충을 삼키게 되면 성충이 된다. 십이지장에서 짝짓기하고 암컷 성충이 미성숙 충란을 많이 생산 배출하여 흙과 작물을 오염시킨다. (번호 설명은 본문 참조)

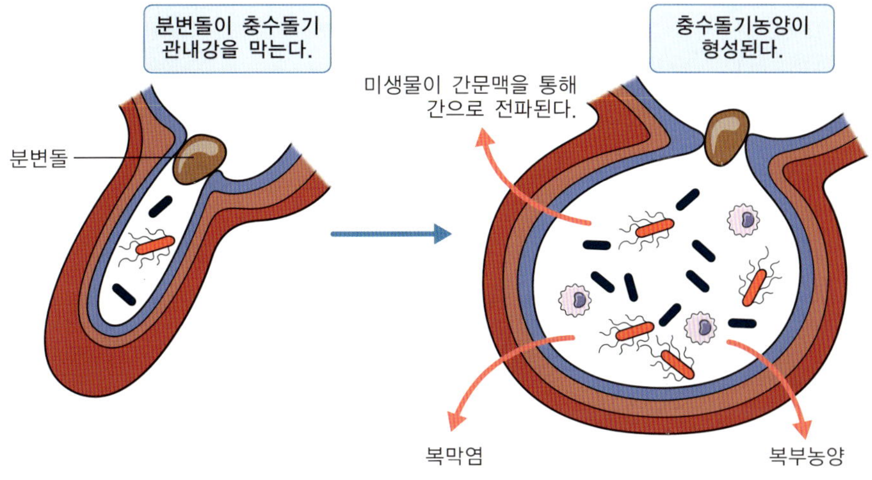

그림 11–13 충수돌기관이 분변돌로 막히면 갇히게 된 정상 균무리가 증식한다.

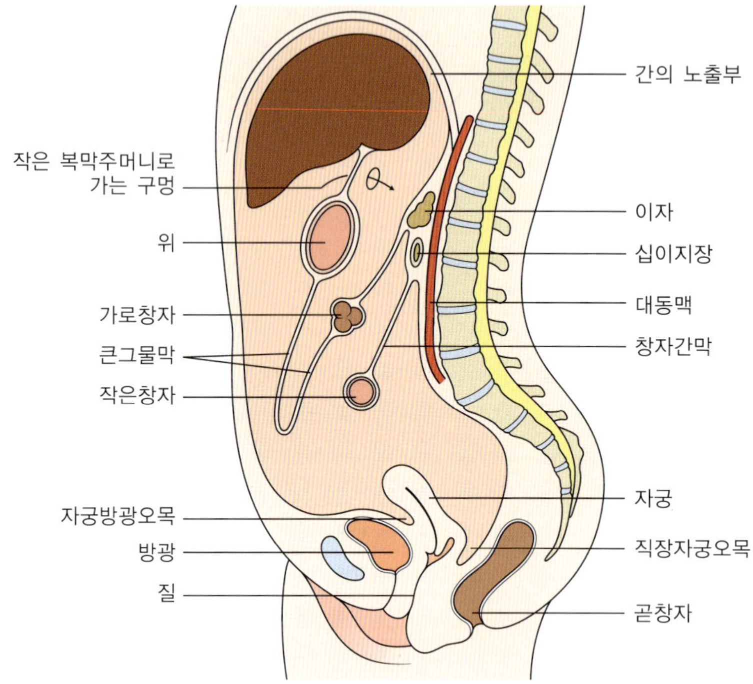

그림 11-14 성인 여성의 복부와 골반의 횡단면으로 여러 기관과 복강의 위치관계를 보여주고 있다. 십이지장 인접부위, 췌장, 작은복막주머니가 수술 후를 포함하여 담도와 췌장에서 감염이 잘 발생하는 부위이다.

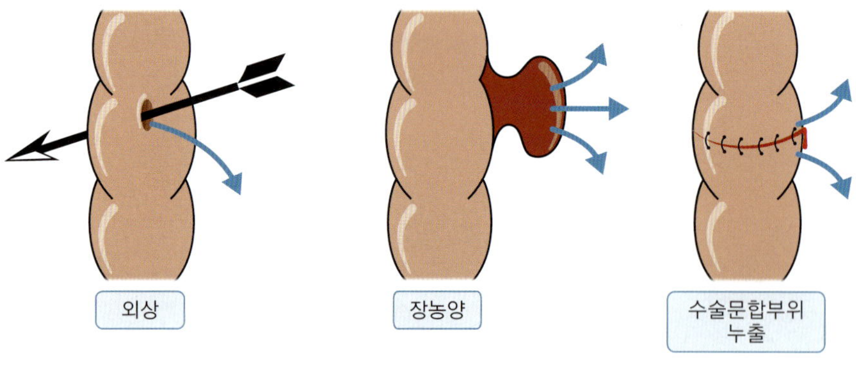

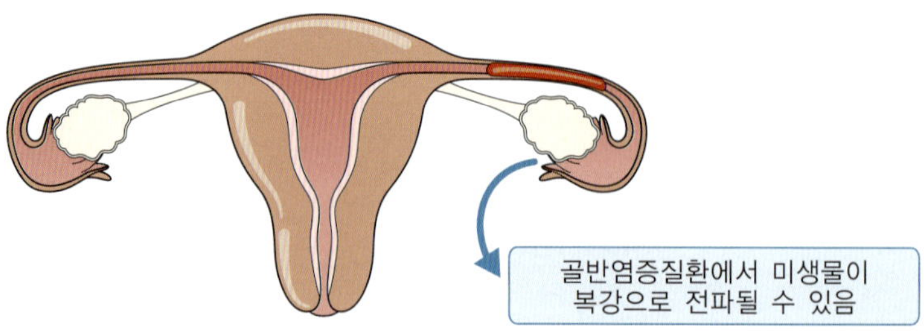

그림 11-15 여러 가지 원인에 의해 장점막의 구조가 망가지게 되면 복막염을 유발한다. 여성에서는 골반염증질환에서 기원하는 미생물도 고려해 봐야 한다.

완전히 제거되지 않을 수 있다. 문맥고혈압으로 세균은 간주위 림프관으로 전환되어 복막공간으로 들어가서 감염이 시작된다. 급성 바이러스 간염, 만성 활동성 간염과 울혈심장기능상실 등도 SBP의 위험성이 있다.

이차 복막염은 장의 통합성이 결손되는 부위에서 특정 감염원으로부터 생긴다(그림 11-15). 여성에서 골반염증질환도 팔로피안관에서 복막으로 개방되어 이차 복막염으로 될 수 있다.

진단과 관리

이와 잇몸의 특징적인 통증이 있으면 치과의사에게 진료를 받는다. 십이지장 궤양과 관련된 소화불량과 통증이 있을 때 아스피린이나 비스테로이드 항염증제(NSAID)와 같은 다른 원이 없으면 임상의사는 헬리코박터 필로리를 고려해야 한다. 이 세균에 의한 질병은 여러 검사로 확인하거나 검색할 수 있다. 내시경, 생검과 조직병리검사가 표준검사법이고 배양도 추가할 수 있다. 요소분해효소 검사는 헬리코박터 필로리가 생산하는 강력한 요소분해효소가 ^{13}C 요소를 $^{13}CO_2$를 포함하는 산물로 전환시키는 원리에 기반한다. 표지된 요소를 삼킨 후 내쉬는 숨에서 표지된 CO_2를 측정한다. 항체 검사는 헬리코박터 IgG 항체 수준을 측정하는데 항체는 과거 감염을 반영하므로 헬리코박터 항원을 대변에서 측정하는 것이 선호하는 비침습적 진단방법이다.

음식을 먹고 1~4시간 후에 구토를 하면 황색포도알균과 바실루스 세레우스와 같은 구토유발 외독소를 생산하는 세균에 의한 급성 식중독을 의심한다. 위장관염 환자에게 최근 섭취한 음식과 여행력에 대해 물어보아야 한다. 동반하는 검체에 이런 정보를 적어놓는 것이 중요하다. 저소득지역으로 여행을 하였으면 검사 범위를 넓혀야 하고, 예를 들면 콜레라 검사를 위한 대변검사 등도 포함한다. 이 검사에서 충란과 기생충도 관찰해야 한다. 3장, 그림 3-14에 목록화한 것과 같이 식중독과 감염성 혈성설사를 임상진단한 경우 환자를 진료한 의사가 공중보건담당에 보고해야 한다.

혈성 설사는 캄필로박터나 시겔라 감염과 관련이 있다. 대장균 O157 (또는 O104)에 의한 감염에 대해서도 경보해야 한다; 대변에 확연한 혈액이 있으나 발열이 없으면 임상팀에 비감염성 원인에 대해 조사하도록 알려준다. 그러나 대장균 O157 감염은 이런 방법으로 발현될 수 있으므로 꼭 고려해야 한다.

만성 설사 환자에서 명확한 원인이 없고 크립토스포리디움과 같은 미생물이 반복적으로 확인되면 면역결핍을 고려해야 하고 HIV 검사를 조속히 하도록 한다. 면역억제 치료를 하는 나이든 환자는 세포거대바이러스(CMV) 대장염일 수 있다. 중합효소연쇄반응(PCR) 검사가 적절하다.

대변검체를 처리하는 데 사용되는 방법의 개요를 그림 11-16에 나타내었다. 검사실은 지역사회나 병원 환자에서 클로스트리디움 디피실레 독소검사를 위해 받은 대변 검체를 검사한다. 영국에서 대변검체에 대해 일상적으로 수인성 원충인 크립토스포리디움 검사를 한다. 캄필로박터, 클로스트리디움 디피실레, 대장균 O157, 살모넬라, 시겔라, 크립토스포리디움, 편모충, 노로바이러스에 대한 다중 PCR 검사가 모든 대변 검체를 스크리닝하는 데 사용하는 것이 증가하고 있으며, PCR 양성 검체는 적절한 표준방법으로 검사가 진행된다.

캄필로박터, 장열관계가 아닌 살모넬라, 시겔라에 의한 대부분의 감염은 저절로 치유된다. 진행 중인 감염에 대해 캄필로박터에는 클라리스로마이신이 사용되고, 감수성 프로파일에 따라 살모넬라와 시겔라는 아지스로마이신 또는 시프로플록사신을 사용한다. 현재 대장균 O157 감염에 대해 항생제 치료하는 것은 금기인데 항생제가 독소 배출을 증가시켜서 HUS를 악화시키고 콩팥부전을 유발할 수 있기 때문이다.

창자, 복막, 간담도계의 감염 진단은 주로 임상진단에 의한다. 세균학적 진단을 위해 흡인한 복막액을 현미경검사, 배양과 감수성 검사를 위해서 검사실에 보낸다. 백혈구수/호중구수가 >250 세포/μL 이면 세균성 복막염을 가리킨다. 꼭 채취해야 하는 검체는 배양을 위한 혈액이다.

'복부 패혈증'의 경험적 치료는 사슬알균, '대장균군', 무산소성균에 대해 활성이 있는 항생제를 사용한다(4장 참조). 항생제 종류는 미생물이 흡인물, 고름, 혈액배양에서 확인되면 그 결과에 따라 변경될 것이다. 경험적 치료로서 항진균제를 투여하는 결정은 '정상 장내 균무리' 상태 같다는 것을 반영하는 것이 필요하다. 적절한 항생제에 반응하지 않는 집중치료실 내 환자에게 캔디다가 기관내삽입튜브 분비물이나 소변 삽입관 검체에서 분리되면 항진균제를 투여해야 한다.

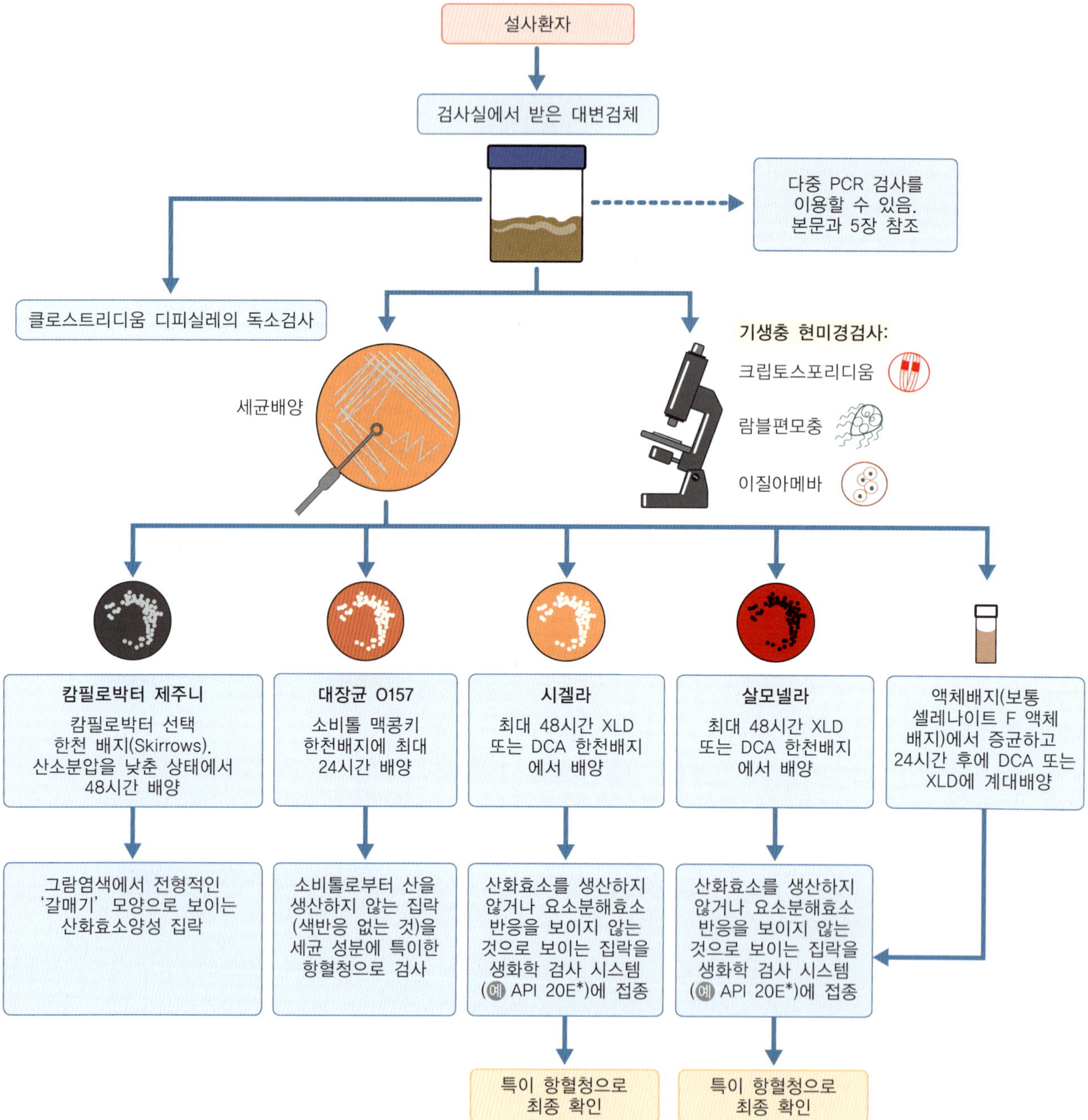

그림 11-16 대변검체가 실험실에 오면 세균 배양, 현미경관찰, 면역측정법 등의 검사를 고려하게 된다.
*MALDI-TOF 기법도 미생물동정에 사용된다(5장 참조).

클로스트리디움 디피실레

클로스트리디움 디피실레에 대한 진단과 치료에 관한 요약을 그림 11-17에 나타내었다. 이 세균에 특이한 글루타민탈수소효소(glutamate dehydrogenase, GDH)의 존재를 대변 검체에서 스크리닝하는 데 EIA 시험이 이용된다. 이 검사는 민감하고 특이해서 음성예측치가 99% 이상이다. GDH 양성 검체는 독소 A와 B에 대해 EIA로 검사한다; 만약 양성이면 환자는 대변검체에 독소생산 균을 갖고 있는 것이다. (특정 검사실은 GDH 양성/EIA 독소음성 검체를 PCR로 검사해서 두 독소에 대한 유전자를 갖고 있는지 결정한다. 이 검사에서 양성이면 이 세균은 독소를 생산하도록 전환될 수 있는 가능성이 있음을 보여준다.)

임상평가에 기반을 두고 양성 결과를 브리스톨 대변 검사표와 함께 해석한다(그림 11-18). 4점 이하 대변은 정상 기능을 반영한다고 생각된다. 고찰에 다음 사항을 포함한다:

- 환자는 이미 일인실에서 간호해야 하는데 그렇지 않다면 이유를 확인해야 한다.
- 현재 사용하는 항생제 처방을 고찰하고 가능한 곳에서는 항생제를 중지한다.
- 클로스트리디움 디피실레에 대한 적절한 치료를 시작한다.

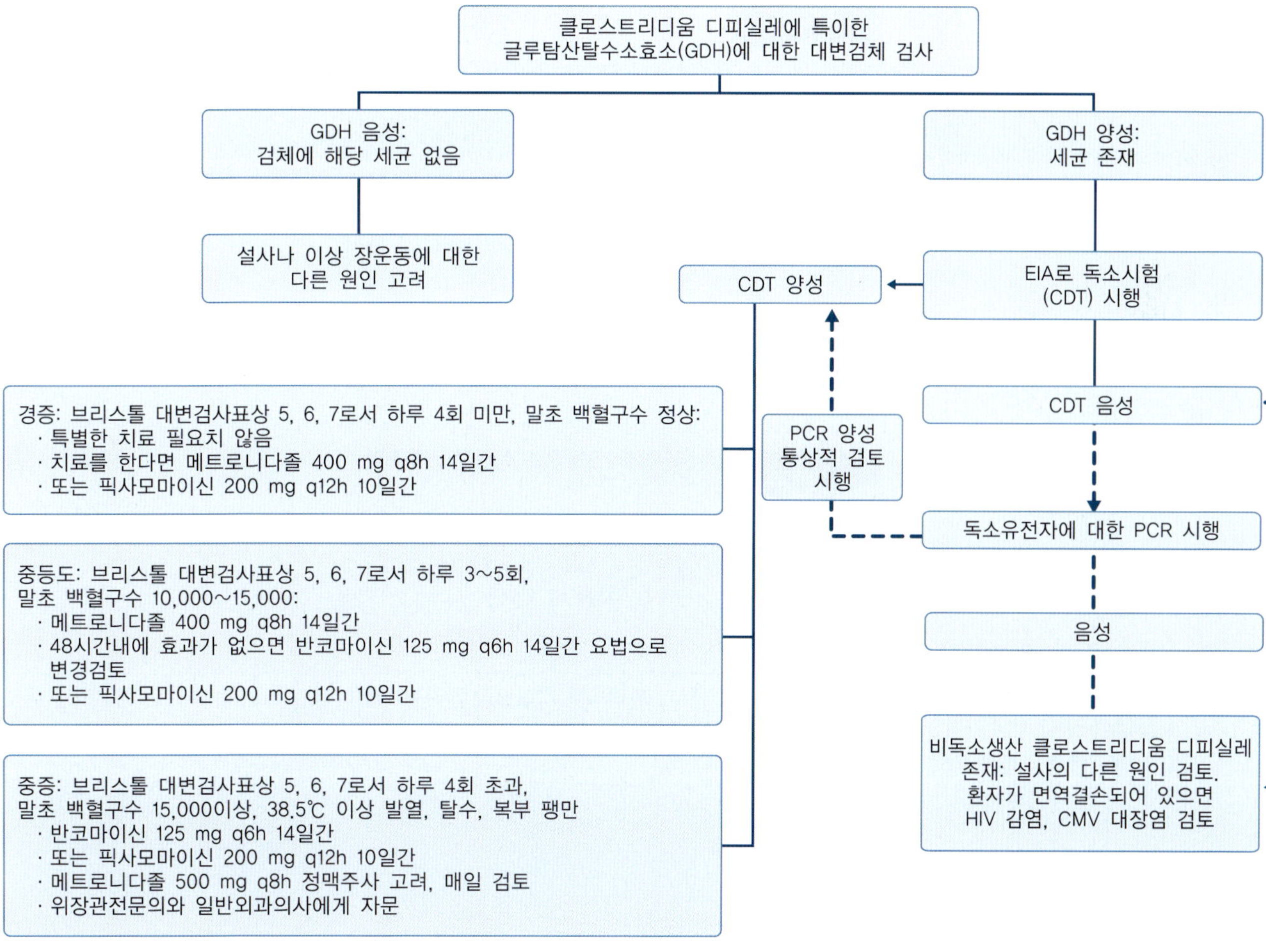

그림 11-17 클로스트리디움 디피실레 감염, 결과 해석, 치료 방법선택에 대한 시험 프로토콜 흐름도표. 이 도표는 브리스톨 대변검사표 점수와 염증 표지에 기반하고 있다.

- 설사제 처방을 고찰하고 중지해야 한다. 백혈구수, C-반응단백, 크레아티닌 청소율과 알부민을 모니터링한다.
- 브리스톨 대변검사표를 고찰한다. 모든 운동 형태를 간호스태프가 기록하도록 하고 치료에 대한 반응을 포함해서 환자를 평가하는 데 정보를 의료팀에서 사용하도록 한다.
- 심한 병의 경우 위장관전문가와 일반 외과의사가 만나야 한다. 거짓막대장염은 추가적인 합병증이다.
- 위산생산의 개선은 오염된 환경에서 재감염을 증가시킬 수 있으므로 양성자펌프 억제제를 사용하는 것을 고찰해야 한다.
- 영국 내 특정 검사실은 건강한 사람의 공여자로부터 채취한 대변검체의 추출물을 공급한다. 이것은 정상 균무리를 이식하는 데 사용되어 집락저항성을 회복하도록 한다. 각 대변검체는 병원체가 없다는 것을 확신할 수 있도록 스크리닝하고 공여자는 주기적으로 혈액검사를 해서 다른 관련 감염을 제외해야 한다. 대변 추출물은 감염 재발 환자에서 코위삽입관을 통해 주입한다. 반응률은 90% 이상으로 생각된다.

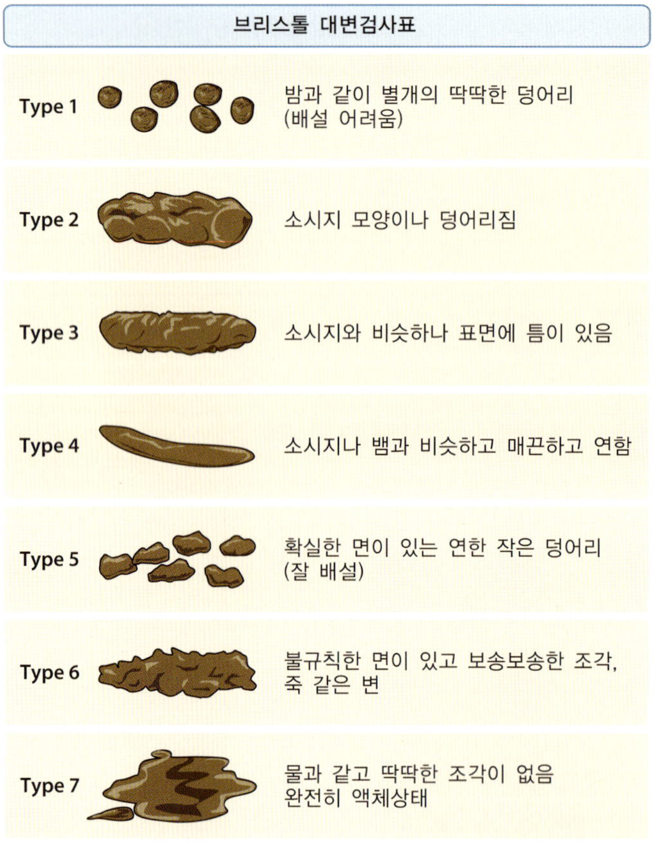

그림 11-18 브리스톨 대변검사표는 환자의 대변을 점수화하고 클로스트리디움 디피실레 감염환자를 다루는 데 도움이 되며 치료하는 데 사용할 수 있다. 점수가 5~7점이면 설사에 상응하는 상태이다.
(Reproduced with the kind permission of Dr KW Heaton.)

Infections of the Liver, Biliary Tract and Pancreas

12 간, 담도, 췌장의 감염

서론

그림 12-1은 간, 담도계, 췌장의 해부학적 관계를 보여주고 있다. 간에서 동맥피가 간세동맥을 통해 굴맥관으로 들어가서 문세정맥에서 들어오는 혈액과 섞인다. 문맥계의 산소가 제거된 혈액에는 장에서 흡수된 다양한 영양소가 풍부하다. 또한 이 혈액에는 세균의 지질다당질(lipopolysaccharide, LPS)을 포함한 독소수준이 낮다. 굴맥관으로부터 혈액은 중심정맥과 간정맥으로 들어간다. 쓸개즙은 간세포에서 세포사이모세관으로 분비되어 세관을 통해 쓸개관의 작은 가지들로 배출된다.

간의 미세해부학적 구조는 그림 12-2에서 확인할 수 있다. 큰포식세포인 쿠퍼세포는 혈액에서 제거돼야 하는 손상된 적혈구와 자멸사한 세포를 포식하고, 장에서 흡수된 세균 LPS를 섭취하고 분해한다. 이 세포는 문맥을 통해 간으로 들어온 세균을 포식하는 데 중요하다. 별세포는 굴맥관하세포로서 비타민 A와 레티노이드 저장에 중요하며 손상된 간의 섬유화에 중심적 역할을 한다.

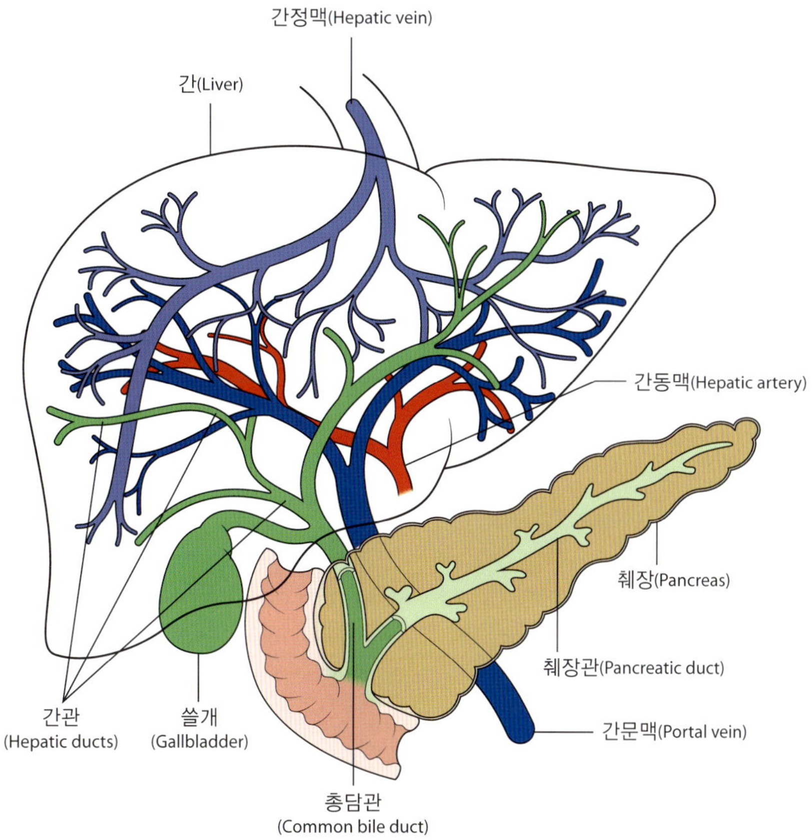

그림 12-1 간, 담도, 췌장의 해부학적 관계를 혈관 및 도관과 함께 보여준다. 혈관과 도관을 통해 미생물이 이들 기관에 도달할 수 있다.

미생물

그림 12-3에 제시된 목록은 여러 경로를 통해서 간, 췌장, 쓸개계통에 도달하는 것을 반영한다.

병인

미생물이 이들 기관에 도달하는 세 가지 주요 경로가 있다.

간동맥을 통해 간으로

모든 혈액매개 미생물은 이 경로를 통해 간에 도달한다. 황색포도알균을 포함한 세균, 효모, 말라리아 기생충이 그 예이다. HBV와 HCV를 포함한 간염바이러스 및 엡스타인바바이러스(EBV)와 세포거대바이러스(CMV)도 급성 간염을 유발할 수 있다.

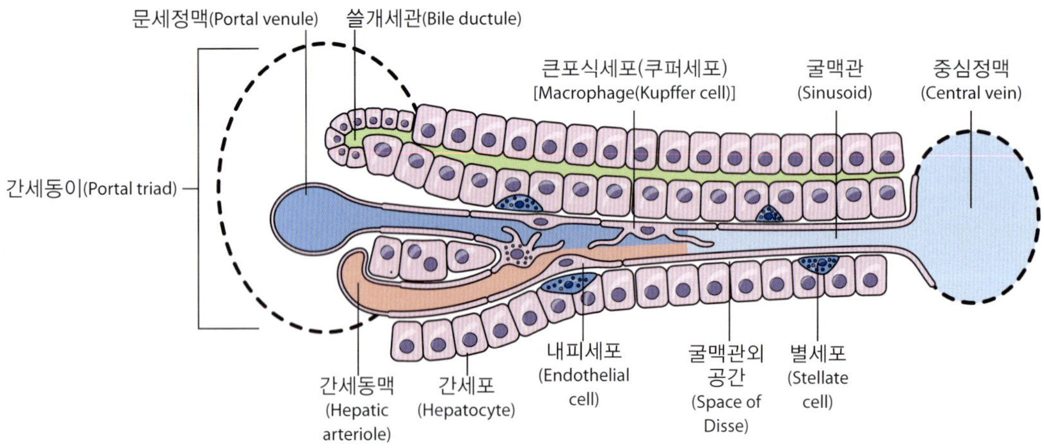

그림 12-2 간굴맥관의 미세해부학적 구조와 주변 혈관과 도관과의 관계 도식

간감염	담도감염	췌장감염
간염(Hepatitis)	스트렙토코쿠스 안기노수스 *(Streptococcus anginosus)*	스트렙토코쿠스 안기노수스 *(Streptococcus anginosus)*
HAV, HBV, HCV, HEV, CMV, EBV	대장균군('Coliforms')	대장균군('Coliforms')
농양(Abscess)	폐렴막대균*(Klebsiella pneumoniae)*	폐렴막대균*(Klebsiella pneumoniae)*
황색포도알균*(Staphylococcus aureus)*	녹농균*(Pseudomonas aeruginosa)**	녹농균*(Pseudomonas aeruginosa)**
스트렙토코쿠스 안기노수스 *(Streptococcus anginosus)*	혼합 무산소균(Mixed anaerobes)	혼합 무산소균(Mixed anaerobes)
대장균군('Coliforms')	캔디다 알비칸스*(Candida albicans)**	캔디다 알비칸스*(Candida albicans)**
폐렴막대균*(Klebsiella pneumoniae)*		
혼합 무산소균(Mixed anaerobes)	회충*(Ascaris lumbricoides)*	회충*(Ascaris lumbricoides)*
캔디다 알비칸스*(Candida albicans)**		
이질아메바*(Entamaeba histolytica)*		

그림 12-3 간, 담도, 췌장에 감염을 일으킬 수 있는 미생물 목록으로 하나 이상의 경로를 통해 이곳에 미생물이 도달할 수 있다. *광범위 항생제를 장기간 사용하면 캔디다와 녹농균이 장관 내에서 과다 증식할 수 있다.

문맥을 통해 간으로

하나 이상의 세균종이 충수돌기나 게실농양에서 문맥으로 들어올 수 있고, 그들이 간의 방어를 망가뜨리고 순환계로 들어오면 패혈증이 생길 수 있다. 이들 미생물은 간에 정착하여 농양을 유발할 수 있다. 여러 세균에 의해 하나의 농양이 발생할 수 있으며, 하나의 세균에 의해 여러 농양이 발생할 수도 있다. 폐렴막대균은 그 자신이 농양을 만들 수 있다고 알려져 있다.

장티푸스균은 문맥을 통해 순환계로 들어올 수 있는 외부 세균의 예이다.

HAV와 HEV는 장상피에서 낮은 수준으로 복제하고 거기에서 일차 바이러스혈증을 일으켜 간에 도착한다. 회충 유충과 같은 기생충과 이질아메바는 이 경로를 통해 순환계로 들어가고, 아메바는 간농양을 형성할 수 있다. 화농성 세균의 농양과 달리 호중구가 유입되지 않고 아메바는 간세포에서 자멸사를 유도하고 비화농성 '멸치죽'과 같은 집적물을 형성한다. 종종 간의 오른쪽 엽에 하나의 농양으로 발견된다.

쓸개계통을 통해 십이지장으로

일부 세균은 총담관으로 들어가서 췌장관의 근위부와 더하여 쓸개까지 위로 올라간다. 그러나 이러한 세균들은 쓸개즙과 췌장분비물의 정상 흐름으로 제거되어 아무런 문제를 일으키지 않는다. 해부학적 · 생리학적 통합성에 어떤 결손이라도 생기면 세균이나 효모가 정착할 수 있다. 쓸개계통에 결석이나 찌꺼기가 생기면 쓸개(쓸개염)와 총담관(쓸개관염)에 염증을 유발한다. 쓸개관의 종양은 쓸개즙 흐름에 결손을 유발할 수 있다. 회충 성충은 총담관에 들어가서 쓸개즙의 흐름을 막을 수 있다; 이 기생충은 풍토병인 열대 지역에서 온 환자에서 고려해야 한다.

급성 췌장염은 일반적으로 약물에 의해서 발생하지만 회충, CMV, 레지오넬라, 렙토스피라, 멈프스, 장티푸스균과 같이 다양한 미생물에 의해서도 발생할 수 있다. 세균과 효모는 오랫동안 머무르게 되면 이런 염증을 잘 유발할 수 있다. 췌장에서 괴사는 주변 작은복막주머니에 거짓주머니를 만들 수 있는데 그 안에 췌장 효소와 괴사 물질을 포함하고 있다. 십이지장에 있는 녹농균과 캔디다를 포함한 미생물은 염증이 있는 장벽을 통과하여 거짓주머니로 들어간다. 미생물은 췌장관 또는 혈액을 통해서도 이 부위에 접근할 수 있다.

진단과 관리

발열, 복통, 설사, 기침, 오른쪽 상부(right upper quadrant, RUQ) 압통, 황달과 염증 표지자의 증가, 간기능검사, 혈청 아밀라제가 넓은 범위의 감염 지표이다. 관리의 핵심은 어떤 미생물이 관여할 가능성이 있는가를 고려하여 어떤 미생물학적 검사가 필요한가를 결정하는 것이다. 항생제 투여를 시작하기 전에 즉시 혈액을 채취하는 것이 우선적으로 해야 할 일이다. 초음파와 조영증강 전산화단층촬영술(CT) 이미징을 사용하는 것이 진단과정의 핵심으로서 결석 확인과 크기 및 존재하는 숫자 등을 확인할 수 있다. 췌장의 괴사 정도도 결정할 수 있다. 괴사점수가 50% 이상이면 적절한 예방적 항생제 투여를 고려하도록 지도하는 것이 중요하다. 영상검사는 배출관을 삽입하고 미생물학적 진단을 위한 검체를 획득하기 위해 필수적이다.

액체 검체는 현미경 관찰과 배양을 위해 검사실로 즉시 보내야 한다. 미생물학자는 양성결과를 임상팀과 상의하고 적절한 항생제 내용을 상의한다. 간농양과 같은 부위에서 얻은 검체가 배양검사에서 음성 결과가 나오면 16S RNA 유전자 확인과 같은 추가 검사에 대해 즉각적인 상의를 해야 한다.

쓸개계통, 췌장, 복막의 인접구역을 포함한 어려운 감염은 이들 기관을 포함한 수술 후에 생길 수 있으며, 누공이 생겨 상황을 더 악화시킬 수 있다. 이런 경우에 임상팀과 미생물학자를 포함시키는 것이 중요하다. 특히 검체에서 나타난 새로운 미생물의 타당성과 바뀌는 항생제 프로파일을 계속 고찰해나가는 것이 필요하다. 캔디다에 더하여 환경세균인 스테노트로포모나스 말토필라(*Stenotrophomonas maltophila*)가 예로서 녹농균과 같은 경로로 장으로 접근하게 된다. 이 미생물은 코트리목사졸을 제외하고 대부분 항생제에 자연적으로 저항성을 보이며, 메로페넴과 같은 카바페넴계의 장기간 사용으로 선택되는 결과가 된다. 이 균은 비교적 병원성이 적은 것으로 알려져 있지만 이런 상황에서는 항생제 선택에 어려움이 있다.

간염바이러스

이 절에서는 HAV, HBV, HCV, HEV를 설명한다. HAV, HBV, HCV의 유전자 구조와 복제의 특성은 1장과 4장에서 설명하였다.

HAV, HBV, HCV, HEV의 혈청학적 검사는 모든 경우의 간염에서 시행해야 한다; 또한 급성 간염이 발병한 청소년이나 젊은 성인에서 CMV와 EBV 검사를 고려해야 한다. HEV는 동남아시아, 인도 대륙, 아프리카와 같은 풍토병 지역에 여행한 후에 걸릴 것으로 생각하고 있다. 그러나 산발적인 경우가 지역적으로 확인되므로 여행력이 없다고 해도 검사를 제외하면 안 된다.

이들 바이러스의 특징과 감염을 진단하는 데 사용되는 표지를 그림 12-4, 12-5에 표시하였다. 혈청학 검사는 급성 감염(HAV, HBV, HEV), 만성 감염(HBV), 자연면역(HAV, HBV), 백신접종에 의한 면역(HAV, HBV)을 확인하는 데 필요하다. HCV에 있어서 항체 검사는 그 자체로는 유용성이 없다. 이 바이러스로 감염된 모든 환자는 HCV 항체 양성이 될 것이지만 만성 감염은 혈액에서 역전사효소 PCR로 HCV RNA의 존재를 확인할 수 있다. 항체양성이지만 RNA 음성인 환자는 원래 감염되었던 바이러스가 박멸되었다는 것을 의미한다. 면역은 이 바이러스 감염에 대한 특징은 아니다.

바이러스	잠복기: 일반(범위)	전파	급성	만성	합병증	비고
HAV (1-RNA)	45 [20~60일]	분변-구강	Y	N	급성간부전(ALF)	감염 후 면역형성됨
HBV (2-DNA)	60~90 [45~180일]	혈액	Y	Y	ALF, 간경화, 간세포암(HCC)	HBsAb 생산으로 면역 형성됨
HCV(1-RNA)	60~90 [45~180일]	혈액	Y	Y	간경화와 HCC	자연 면역 형성은 없음
HEV(1-RNA)	45 [20~60일]	분변-구강	Y	(N*)	급성간부전	임신 시 사망율 높음
CMV	수주	타액/호흡기	(Y)	(Y)	급성과 재활성 감염이 임신과 면역결손환자에서 중요함	
EBV	수주	타액	(Y)	(Y)	재활성화된 감염이 면역결손환자에서 중요함	

그림 12-4 급성과 만성 간염을 일으킬 수 있는 바이러스

바이러스	급성	과거 감염	자연 면역	만성 감염
HAV	HAV IgM	HAV IgG	HAV IgG	모름
HBV	HBcIgM	HBcIgG	HBsAb	HBsAg+, HBeAg+ (고위험)* HBsAg+, HBeAb+ (저위험)*
HCV	HCV RNA**	HCV 항체	감염으로 형성되지 않음 6 유전형 존재	HCV RNA 검출
HEV	HEV IgM	HEV IgG	분명하지 않음	SOT***: 혈액에 RNA가 존재함
CMV	CMV IgM 비정형 림프구	CMV IgG	자료 없음	면역억제 환자에서 가능함
EBV	Monospot 양성 비정형 림프구	EBV IgG (핵항원(EBNA)에 대한)	자료 없음	면역억제 환자에서 가능함

* HBsAg 양성이나 HBeAg과 HBeAb 모두 음성이면 DNA 존재가 확인될 때까지 '고위험'으로 고려하여야 함

**HCV RNA: 급성 감염이 무증상이어서 급성 HCV 감염이 잘 인지되지 않음

***SOT: 고형장기이식환자 특히 면역결손이 된 경우 만성감염이 가능함

그림 12-5 바이러스 간염을 진단하는 데 사용되는 혈청학 지표와 핵산 지표

HAV

HAV는 단일가닥 RNA 피코르나바이러스이며 사람에서 사람으로 주로 분변-구강 경로로 전염된다. 여러 가지 유전자형이 존재하지만 한 가지 혈청형만 있다. 세계 저소득 지역으로 여행 시, 감염 위험이 높다. 과일과 채소, 조리가 덜된 연체동물 등을 포함하여 오염된 물이나 음식을 통해 전파된다. 주사약물 사용자(IDU)와 남성 동성애자(MSM)를 포함한 다른 환자군에서 발병할 수 있다.

대부분 감염은 무증상인데 특히 소아에서 그렇다. 잠복기는 급성 감염에서 약 45일(20~60일)이고, HAV IgM 항체를 검출하여 혈청학적으로 진단한다; 이것은 급성 감염 후 6~10주 동안 존재한다. 증상과 징후가 나타나기 2주 전에 감염성이 있으나 그 후 급속히 감염성이 떨어진다. IgG 항체가 생성되고, 백신접종과 마찬가지로 평생 동안 자연면역을 얻는다(**그림 12-6**).

HBV

대부분 HBV 감염은 무증상이며 특히 소아에서 그렇다. 잠복기는 약 60~90일(45~180일)이다. 급성 감염은 핵심항원에 대한 IgM 항체의 존재(HBcIgM)와 HBsAg와 HBeAg의 존재로 진단한다(**그림 12-7a**). HBcIgG가 나타나고 이어서 HBeAb와 HBsAb가 나타난다(**그림 12-7b**). HBcIgG는 과거 감염의 평생 지속되는 표지이지만 이 항체는 방어적이지 않다.

HBsAg이 소실되고 HBsAb가 나타나는 사이에 수개월간의 잠복기간(window period)이 있으며, 이런 이유에서 급성 감염 후 6개월을 추적하고 HBsAb로 혈청전환되었는지, 자연면역이 형성되었는지 확인한다. 혈청전환되었으면 바이러스 감염이 간에서 제거되었다고 판단한다.

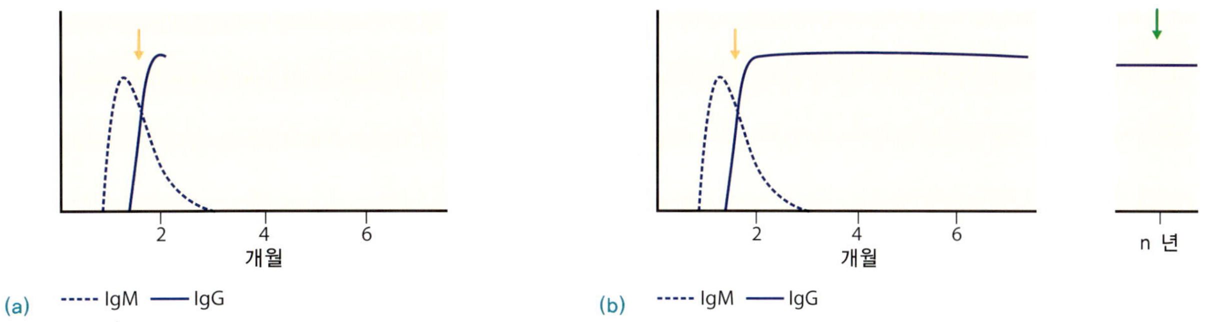

그림 12-6 (a) 급성 A형간염 환자에서 HAV IgM 항체가 측정된다(황색 화살표). (b) HAV IgG 항체는 'n'년 후에도 측정될 수 있는데 이것은 자연 감염 또는 백신접종에 의해 생긴 항체이다(초록색 화살표).

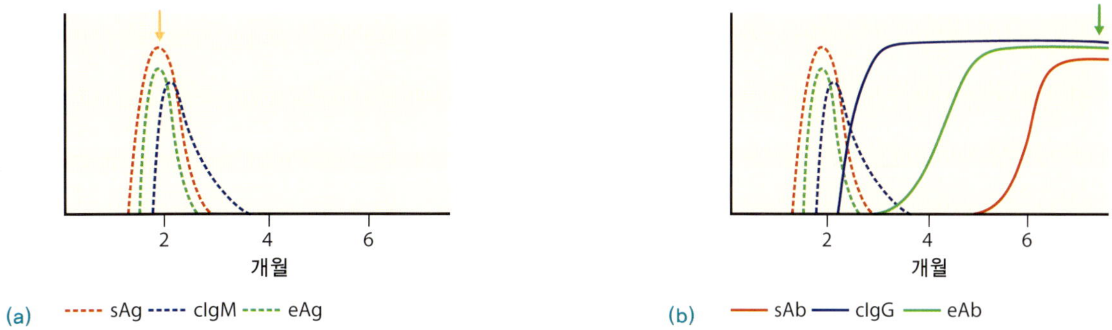

그림 12-7 (a) 급성 B형간염은 HBsAg, HBeAg, HBcIgM의 양성 측정으로 확진된다(황색 화살표). (b) 급성 감염 6개월 후 HBsAg 음성이고 HBsAb 양성이면 혈청전환된 것이 확인되고, 이는 자연면역이 형성된 것을 의미한다(초록색 화살표). HBcIgG 항체는 과거에 감염되었던 것을 나타내는 지표이다. HBeAb도 존재한다.

특정인은 바이러스를 제거하지 못하고 만성 보균자가 되어 HBsAg 양성으로 남게 된다. 만성 보균자의 유병률이 미국이나 유럽에서 0.1~2.0%부터 동남아시아와 중국에서 8% 이상으로 다양하다. 만성 보균자로 될 가능성을 결정하는 것은 급성 감염이 발생한 나이이다. 출생 전후에 감염되면 보균자 비율이 90% 이상이고, 1~5세이면 10~20%이며, 면역능이 완전한 성인이 되면 5% 이하로 떨어진다. 이것은 미성숙 면역계가 이 바이러스에 대응하는 데 존재하는 문제를 반영한다. HBeAg의 존재는 진행 중인 바이러스 증식이 높은 수준인 것을 보여주고, '고위험' 보균자 상태를 나타낸다(**그림 12-8a**). 그러나 대부분의 개인은 결국 혈청전환되어 HBeAb를 형성하여 '저위험' 보균자 상태로 된다(**그림 12-8b**).

이것은 중요한 범주화이다. 예를 들면 HbsAg+/HBeAg+ 엄마한테 태어난 아이는 B형간염바이러스 면역글로불린(HBIG)과 처음 접종량의 HBV (표면항원) 백신을 태어날 때 투여하여 보호할 수 있다(16장 참조). 급성 감염 후에 HBsAg 양성인 사람은 HBsAb가 생성될 때까지 감염성이 있다는 것을 강조하는 것이 중요하다.

HCV

HCV는 플라비바이러스과에 속하며, 단일가닥 RNA 게놈으로 되어 있다. 두 개의 단백질인 E1과 E2가 있는 외피가 있으며, 핵심단백질이 캡시드를 형성한다. 급성 감염 후 생성되는 항체는 면역능을 발휘하지 못한다. 여기에는 두 가지 이유가 있다. 첫째로 바이러스에는 6개의 주요 유전자형과 적어도 25가지의 아형이 있는 것이고, 둘째로 게놈의 과변화부위는 E2 단백질 내에 약 30개 아미노산을 코딩하는 부위로서 계속해서 아미노산 서열이 변하므로 항원결정기도 변하고 있는 것이다. 이런 현상을 통해 변화하는 E2 단백질에 대해서는 변화전의 단백질에 대해 형성된 항체가 방어할 수 없으므로 변화된 바이러스는 면역계에서 "회피"할 수 있게 된다. 바이러스는 혈액을 매개로 전파하므로 IDU는 특히 위험요소이다. 성접촉을 통한 전파는 흔하지 않다. 출생전후 전파는 0~4% 사이이다.

급성 감염은 보통 무증상이며 거의 확진되지 않으나 잠복기는 60~90일(45~180일)로 알려져 있다. 감염자 중 소수에서 감염 경과중 바이러스가 자연 소실되어 검사상 HCV 항체 양성과 HCV RNA 음성이 된다(**그림 12-9a**). 바이러스혈증은 50~85%의 감염자에서 지속되며 HCV RNA 양성으로 확인된다(**그림 12-9b**).

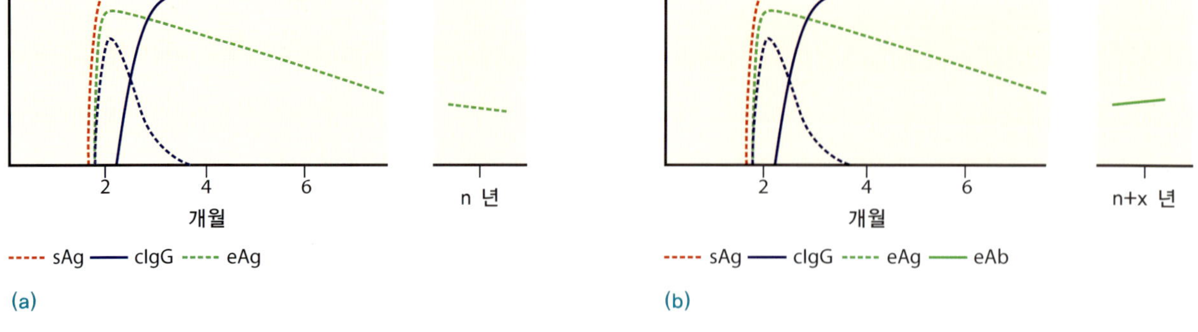

그림 12-8 (a) 자연면역이 형성되지 않는 사람들은 HBcIgG, HBsAg, HBeAg 양성이고 'n'년 후에도 만성 보균자로서 확인된다(빨간색 화살표). (b) 대부분 만성 감염자는 결국 'n+x'년 후에 HBeAg을 소실하고 HBeAb를 형성한다(황색 화살표).

HEV

HEV는 단일가닥 RNA 바이러스로서 헤페바이러스과의 유일한 종인 헤페바이러스이다; 분변-구강 경로로 전파된다. 감염은 중동과 동남아시아를 여행하는 것과 연관이 있으나 고소득 국가에서도 과거에 생각했던 것보다 더 흔하게 발견되고 있다. 이 감염에 대한 감염원은 명확하지 않으나 돼지나 야생 동물 고기 때문으로 생각된다. 급성 간염 환자는 나이와 여행력에 관계없이 HEV 검사를 해야 한다.

대부분의 감염은 무증상이고, 특히 소아에서 그렇다. 잠복기는 약 45일(20~60일)이고, 급성 감염은 HEV IgM 항체를 검출하여 진단한다. 항체는 급성 감염 후 6~10주간 존재한다. IgG 항체는 과거 감염의 지표이다(그림 12-10). 5가지 HEV 유전자형이 있고, 면역에 하나의 주요 항원결정기가 있다; 감염 후 장기간 방어 정도는 명확하지 않다. 대부분 임상적 감염은 경증이나 임신에서는 심한 감염이 생겨서 사망률이 25%까지 나타날 수 있다. 만성 HEV 감염은 고형장기이식(solid-organ transplant, SOT) 환자와 같은 면역결손환자에서 발생할 수 있다. HEV RNA가 혈액에서 계속 존재하는 것으로 확진한다.

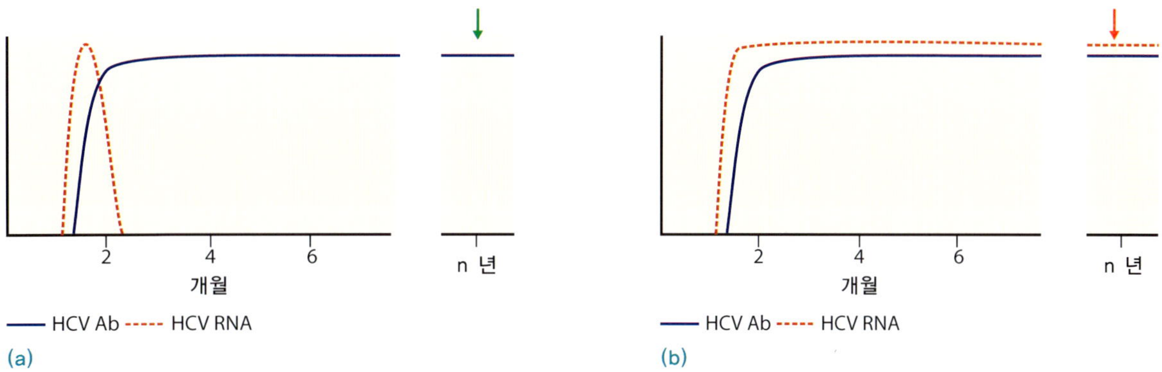

그림 12-9 (a) 'n'년 후에 검사해서 C형간염바이러스에 대한 항체가 검출되고 HCV RNA가 검출되지 않으면 감염이 치유된 것이다(초록색 화살표) (b) HCV RNA가 검출되면 만성 감염을 의미한다(빨간색 화살표).

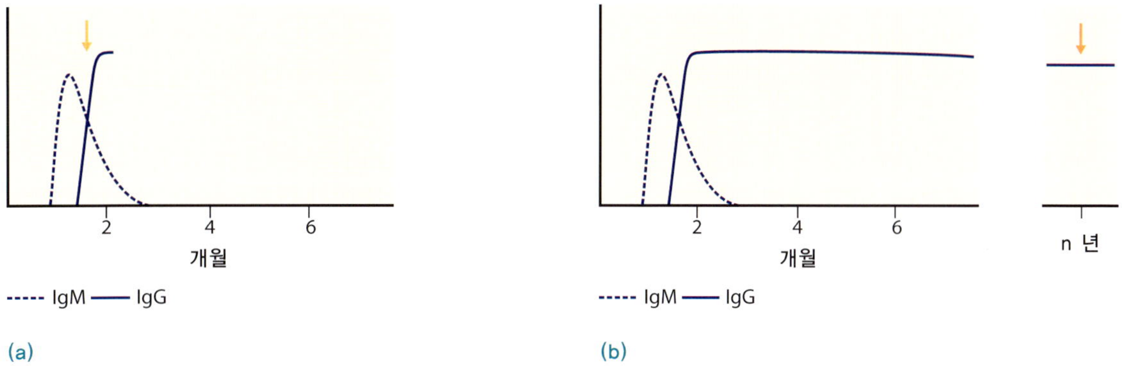

그림 12-10 (a) 급성 E형간염바이러스(HEV) 감염 환자; HEV IgM 항체가 검출된다(노란색 화살표).
(b) HEV IgG 항체가 'n'년 후에 검출되면 과거 감염으로 판정한다(황색 화살표).

만성 HBV와 HCV 치료의 개요

이 분야는 급속히 바뀌고 있다. 환자는 바이러스 지표뿐만 아니라 생화학적 · 병리조직학적 지표에 의한 간질환의 단계, 동반질병, HBV, HCV 또는 HIV와 동시감염 등으로 평가한다.

약물상호반응, 부작용, 치료를 어렵게 하는 저항성 등을 고려한 복잡한 치료프로토콜이 있어서 권장사항을 주기적으로 갱신해야 한다. 분자검사인 PCR (HBV) 또는 RT-PCR (HCV)로 혈장에서 바이러스양을 측정하는 것이 이런 환자를 관리하는 데 중요하다. 또한 환자가 감염된 HCV 유전자형이 치료 유효성과 사용하는 약물 조합에 영향을 준다. 만성 HBV와 HCV을 치료하는 데 사용되는 여러 가지 약물의 예를 4장, 그림 4-1에 나타내었다.

HBV

앞서 설명한 지표에 더하여 환자의 항원 상태가 중요하다. 치료가 성공적인 경우의 중요한 지표는 HBeAg+에서 HBeAb+으로 전환되는 것이다.

치료는 최소 24~48주 걸리고 일차 사용약물로서 페그인터페론을 사용한다. 뉴클레오시드와 뉴클레오티드 유사체는 장기간 사용할 수 있는 이차 약물이다. 치료의 목표는 혈액에서 검출 가능한 농도보다 낮게 바이러스양을 억제하고 간이 생화학적 · 세포학적으로 안정되는 것이다.

HCV

치료결과의 성공 여부는 유전자형, 가능한 한 조기진단, 어린 나이와 여성이라는 성별에 영향을 받는다. 치료 범위는 12~48주이며, 결과는 바이러스 RNA가 혈액에서 검출되지 않게 되는데 걸리는 시간에 따라 다르다. 치료 약물에 따라 12주 또는 24주 후에 바이러스 RNA가 검출되지 않을 경우, 즉 바이러스반응이 나타나지 않으면 치료를 중단한다. 치료는 페그인터페론과 리바비린의 결합이 주축이다. 인터페론의 사이토카인 관련 부작용 때문에 바이러스 특이 효소 기능을 목표로 하는 약물을 혼합하여 사용하는 추세이다.

Infections of the Skin, Soft Tissues, Joints and Bone

13

피부, 연조직, 관절, 뼈 감염

서론

피부와 연조직 감염은 넓은 범위의 임상 상황과 미생물을 포함한다(그림 13-1). 많은 감염이 피부가 파괴된 후에 생겨서 정상 장벽이 중요함을 강조하고 있다. 일단 피부가 결손되면 미생물이 더 깊은 연조직으로 들어갈 수 있다. 수술 절개는 장벽을 파괴하여 수술부위감염(surgical site infection, SSI)이 중요한 사안이 되어 메티실린저항 세균(MRSA)을 포함한 황색포도알균 등이 관여한다. 개나 고양이가 물면 파스퇴렐라 물토시다와 카프노시토파가 카니모르수스를 포함한 입안 균무리들이 조직

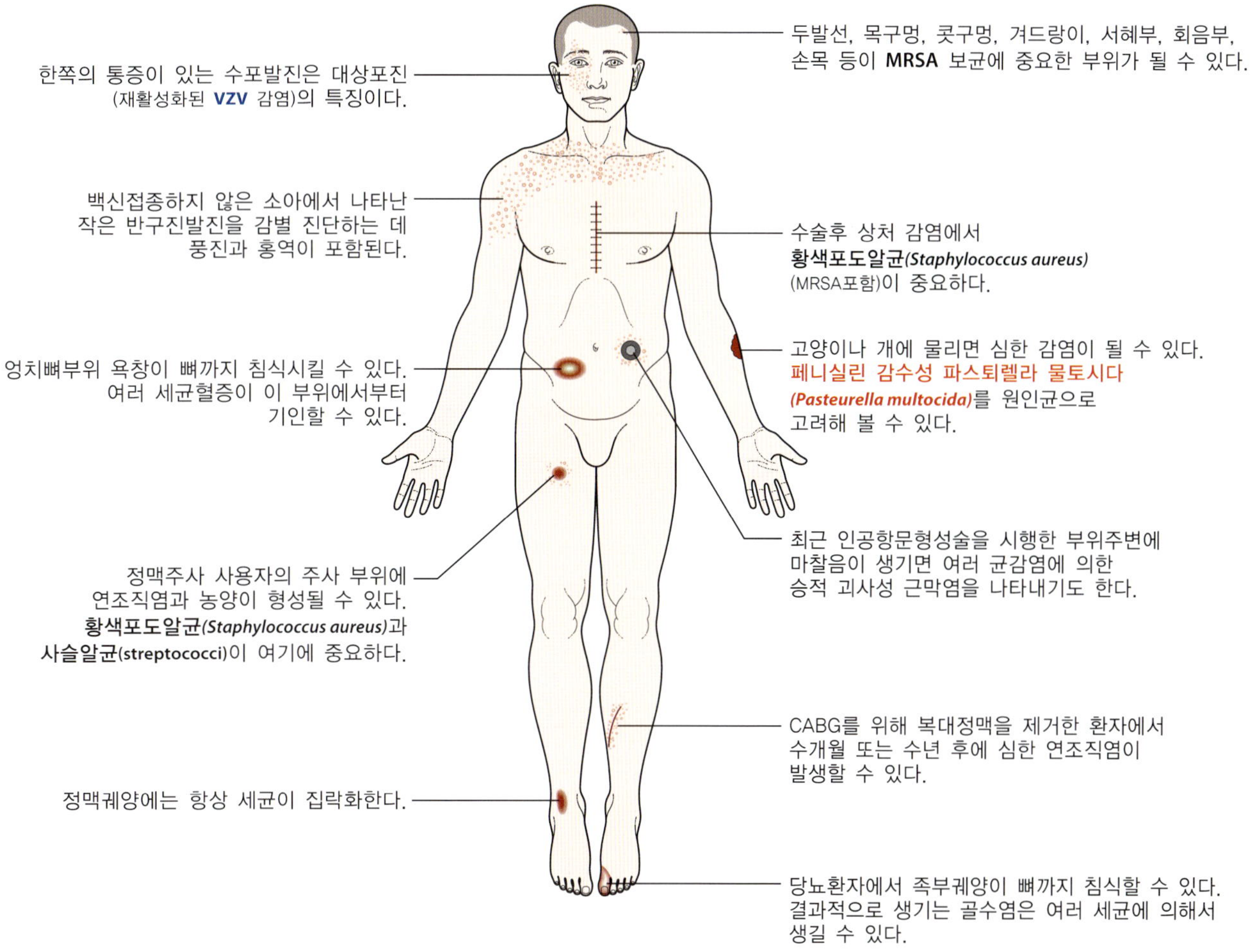

그림 13-1 중요한 임상적 상황이 피부와 연조직이 감염에 노출될 수 있다(CABG: 관상동맥우회이식).

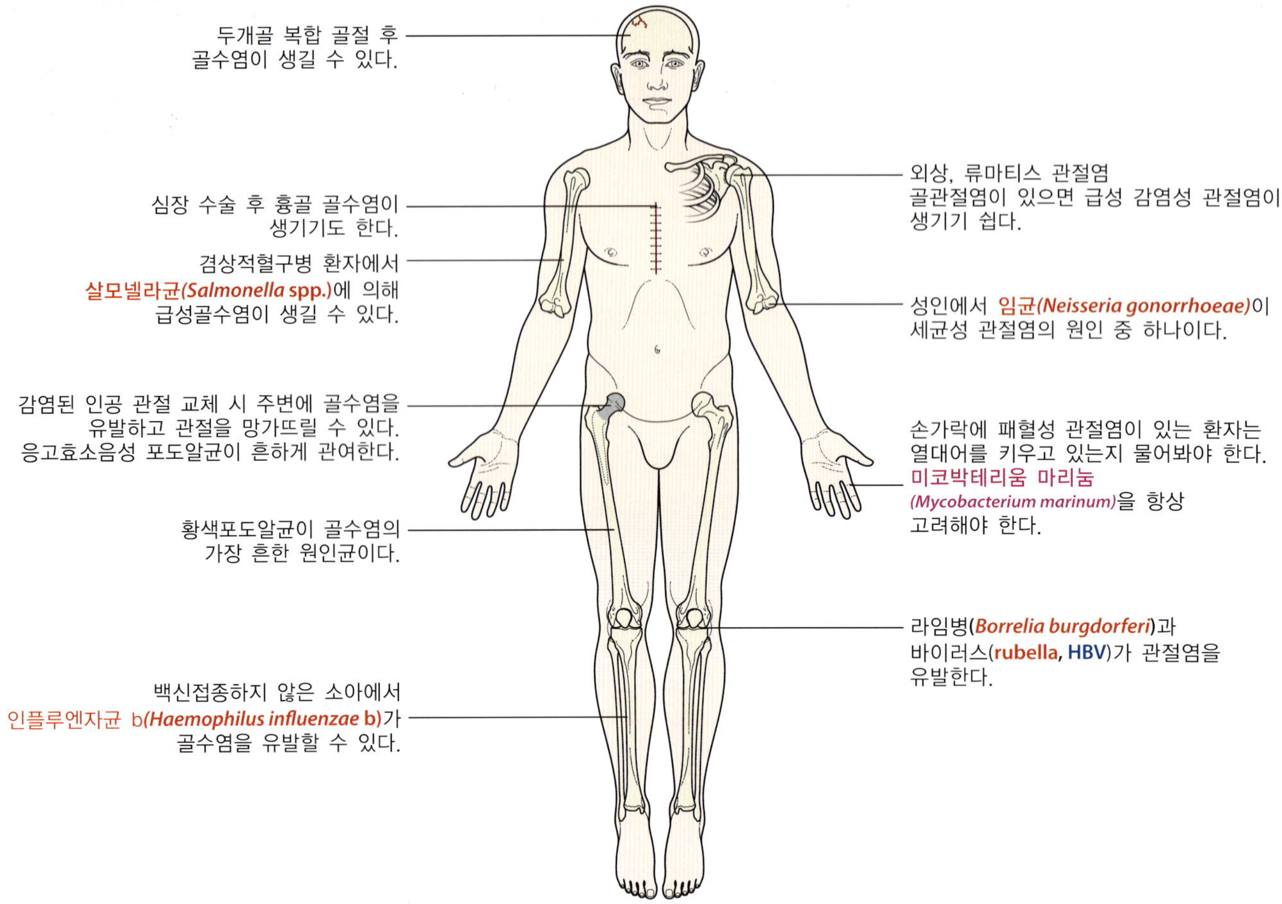

그림 13-2 관절과 뼈의 감염

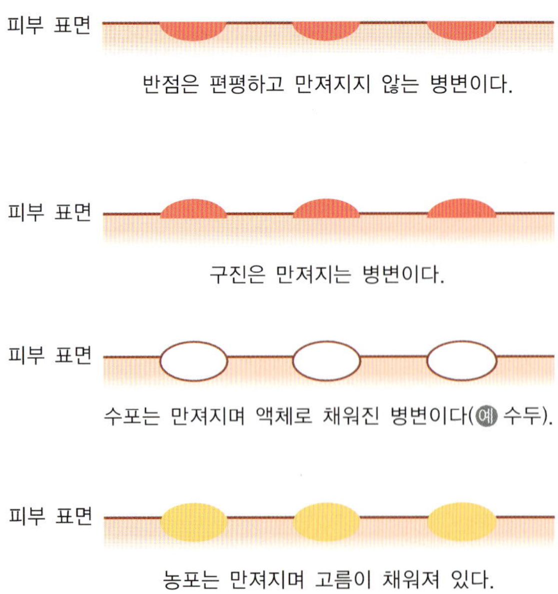

그림 13-3 반점, 구진, 수포, 농포의 구분

내로 유입되어 심각한 국소와 전신 감염을 유발할 수 있다. 사람 입안 균무리 중 하나인 아이케넬라 코로덴스는 소위 '꽉 쥔 주먹' 손상으로 대표되는 지속적인 공격자에 의한 연조직과 관절에 손상을 일으키는 데 중요하다. 흔히 이런 환자는 사고 후 여러 날 지나서 병원에 간다(여기서 HBV, HCV, HIV도 고려할 필요가 있다).

포도알균과 사슬알균이 관절과 뼈의 감염에 흔한 원인균이다. 인플루엔자균 b는 5세 이하 소아에서 관절염과 골수염의 흔한 원인균이었다. 그러나 이런 침습적 질병은 현재 Hib 백신이 사용되는 나라에서는 드물다.

만성관절감염환자에서 광범위한 미생물을 고려하는 것이 중요하며, 여기에는 미코박테리아도 포함된다. 뼈와 관절 감염을 일으키는 몇 가지 예를 **그림 13-2**에 나타내었다. 관절 교체는 정형외과수술에서 흔한 것으로 감염이 발생하면 치료하는 데 어려울 수 있다.

피부는 국소감염 뿐만 아니라 전신감염의 소견이 나타나는 중요한 부위이다. 피부병변을 분류하는 데 사용되는 몇 가지 용어를 **그림 13-3**에 나타내었다. 눌러서 사라지지 않는 작은 병변이 더 큰 점상출혈로 이어져 자반 병변으로 진행되면 조속히 수막염균 감염을 고려해야 한다. 면역억제 환자에서 새로운 피부병변은 피부과전문의가 진료하고 조직학적 · 미생물학적 검사를 위해 생검해야 한다. 미생물은 체내 어디라도 형성된 부위에서 피부로 침착될 수 있다. 크립토코쿠스 네오포르만스가 그 예이고, 환경 진균인 푸사리움도 가능하다.

미생물

이 장에서 다루는 여러 가지 조건과 관련된 세균 목록을 **그림 13-4**에 나타내었다. 대부분은 체내 집락화하거나 외부에서 유입되어 집락화한다(**그림 2-1** 참조).

매독의 원인체인 매독균과 라임병의 원인체인 보렐리아 부르그도페리와 같은 스피로헤타는 피부발진을 유발한다. 라임병은 사슴과 같은 동물로부터 진드기에 의해 전파되며(인수공통감염병), 발진이 진드기에 물린 부위에서부터 바깥쪽으로 이동하여 이동홍반이라고 부른다. 관절염은 라임병의 다른 소견이다.

단순포진바이러스(herpes simplex; HSV1과 HSV2)와 수두대상포진바이러스(varicella zoster virus, VZV)는 특징적인 수포성 병변을 만든다. HSV의 경우 이 병변이 보통 생식기 또는 구강에 한정되어 있으나 수두에서는 병변이 상체, 팔, 머리 등 넓은 범위로 나타난다. 이 바이러스는 후근신경절에 잠복상태로 존재할 수 있어서 재활성화된 병을 일으킬 수 있는 잠재력을 갖고 있다. VZV는 잠복된 바이러스가 어느 신경근에서 재활성화되었는가에 따라 관장하는 피부분절에 특징적인 분포를 하는 대상포진으로 병변이 나타난다. 홍역, 풍진, 파보바이러스 B19에서 피부발진은 쉽게 구별되지 않지만 진단을 고려하는 데 유용하다.

병인

피부와 연조직 감염

온전한 피부표면, 비교적 건조함, 세포의 표피탈락, pH 5.0~6.0의 표면 pH, 응고효소음성 포도알균과 디프테로이드의 내재적 균무리는 모두 감염에 대한 장벽 역할을 한다. 또한 피부기름샘에서 생산되는 피부기름은 피부의 정상 균무리에 의해 유리 지방산으로 전환되어 고름사슬알균과 같은 병원체의 증식을 억제한다.

피부의 구조와 고름딱지증, 포도알균성 열상피부증후군, 모낭 감염, 고름궤양증, 단독, 연조직염을 포함한 피부 감염 범위의 요약을 **그림 13-5a-d**에 나타내었다. 뜨거운 욕조 모낭염은 녹농균에 의해 생긴다. 여름철 부적절하게 세척된 얇은 플라스틱 소형 수영장을 이용하는 어린이들에서 집단으로 생길 수 있다.

세균은 경미한 찰과상, 수술 시 절개 또는 모낭을 통해 피부로 들어간다. 잠재적 세균혈 등의 결과로도 연조직염이 생길 수 있다. 고름사슬알균은 인두나 무좀과 같은 발가락 주변 병변으로부터 혈액으로 들어갈 수 있고, 피부나 연조직에 도달하고 그곳이 해부학적 · 생리학적으로 결손이 있으면 감염소가 만들어진다. 예를 들면 흔히 젊은 남성이 넘어져서 팔꿈치에 멍이 들면 수일 후에 심각한 연조직 감염과 패혈증으로 병원에 가기도 한다. 보기에 아무렇지도 않은 것 같은 멍 속에 있는 혈종이 감염소가 된다. 심장우회수술을 위해서 다리 정맥을 제거한 부위의 연조직에 정상 해부학적 구조가 손상되어 고름사슬알균이 정착할 수 있다. 만성 정맥궤양은 노인 환자에서 중요하며, 이런 사항들에 대해 3장과 17장에서 설명한다.

피부와 연조직	
고름딱지증(Impetigo)	황색포도알균(*Staphylococcus aureus*), 고름사슬알균(*Streptococcus pyogenes*)
모낭염(Folliculitis)	황색포도알균(*Staphylococcus aureus*), 녹농균(뜨거운 욕조 모낭염; *Pseudomonas aeruginosa*)
종기/큰종기(Furuncles/carbuncles)	황색포도알균(*Staphylococcus aureus*)
손톱주위염(Paronychia)	황색포도알균(*Staphylococcus aureus*), 고름사슬알균(*Streptococcus pyogenes*), 녹농균(*Pseudomonas aeruginosa*), 캔디다 알비칸스(*Candida albicans*)
얕은 연조직염(Ecthyema/erysipelas)	고름사슬알균(*Streptococcus pyogenes*)
연조직염(Cellulitis)	황색포도알균(*Staphylococcus aureus*), 고름사슬알균(*Streptococcus pyogenes*)
괴사근막염(Necrotizing fasciitis)	고름사슬알균(*Streptococcus pyogenes*)
상승 괴사근막염 (Synergistic necrotizing fasciitis)	혼합 무산소균(Mixed anaerobes), 황색포도알균(*Staphylococcus aureus*), 대장균군('coliforms' (예 *Proteus mirabilis*))
관절염	
그람양성	황색포도알균(*Staphylococcus aureus*), 폐렴사슬알균(*Streptococcus pneumoniae*), 고름사슬알균(*Streptococcus pyogenes*)
그람음성	인플루엔자균(*Haemophilus influenzae*), 임균(*Neisseria gonorrhoeae*), 대장균군('coliforms')
고양이나 개에 물림	카프노시토파가 카니모르수스(*Capnocytophaga canimorsus*), 파스퇴렐라 물토시다(*Pasteurella multocida*), 무산소균(anaerobes)
사람에게 물림	구강사슬알균(Oral streptococci), 아이케넬라 코로덴스(*Eikenella corrodens*), 무산소균(anaerobes)
물고기 수조 관절염(Fish tank arthritis)	미코박테리움 마리눔(*Mycobacterium marinum*)
인공관절 감염	
그람양성	황색포도알균(*Staphylococcus aureus*), 표피포도알균(*Staphylococcus epidermidis* (CNS)), 코리네박테륨(*Corynebacterium*), 엔테로코쿠스 파에시움(*Enterococcus faecium*)
그람음성	대장균(대장균군)(*Escherichia coli* ('coliforms')), 녹농균(*Pseudomonas aeruginosa*)
효모(Yeasts)	캔디다 알비칸스(*Candida albicans*), 캔디다 트로피칼리스(*Candida tropicalis*)
골수염	
수술 후	황색포도알균(*Staphylococcus aureus*), 표피포도알균(*Staphylococcus epidermidis* (CNS)), 엔테로코쿠스 파에시움(*Enterococcus faecium*)
혈행성(Haematogenous)	황색포도알균(*Staphylococcus aureus*), 결핵균(*Mycobacterium tuberculosis*), 브루셀라 아보르투스(*Brucella abortus*) (수직감염)
당뇨발 골수염 (Diabetic foot osteomyelitis)	일반적으로 여러 균 감염[혼합 무산소균(Mixed anaerobes), 대장균군('coliforms'), 녹농균(*Pseudomonas aeruginosa*), 사슬알균(streptococci), 장알균(enterococci)]

그림 13-4 피부, 연조직, 관절, 뼈 감염에서 고려해야 하는 미생물의 범위

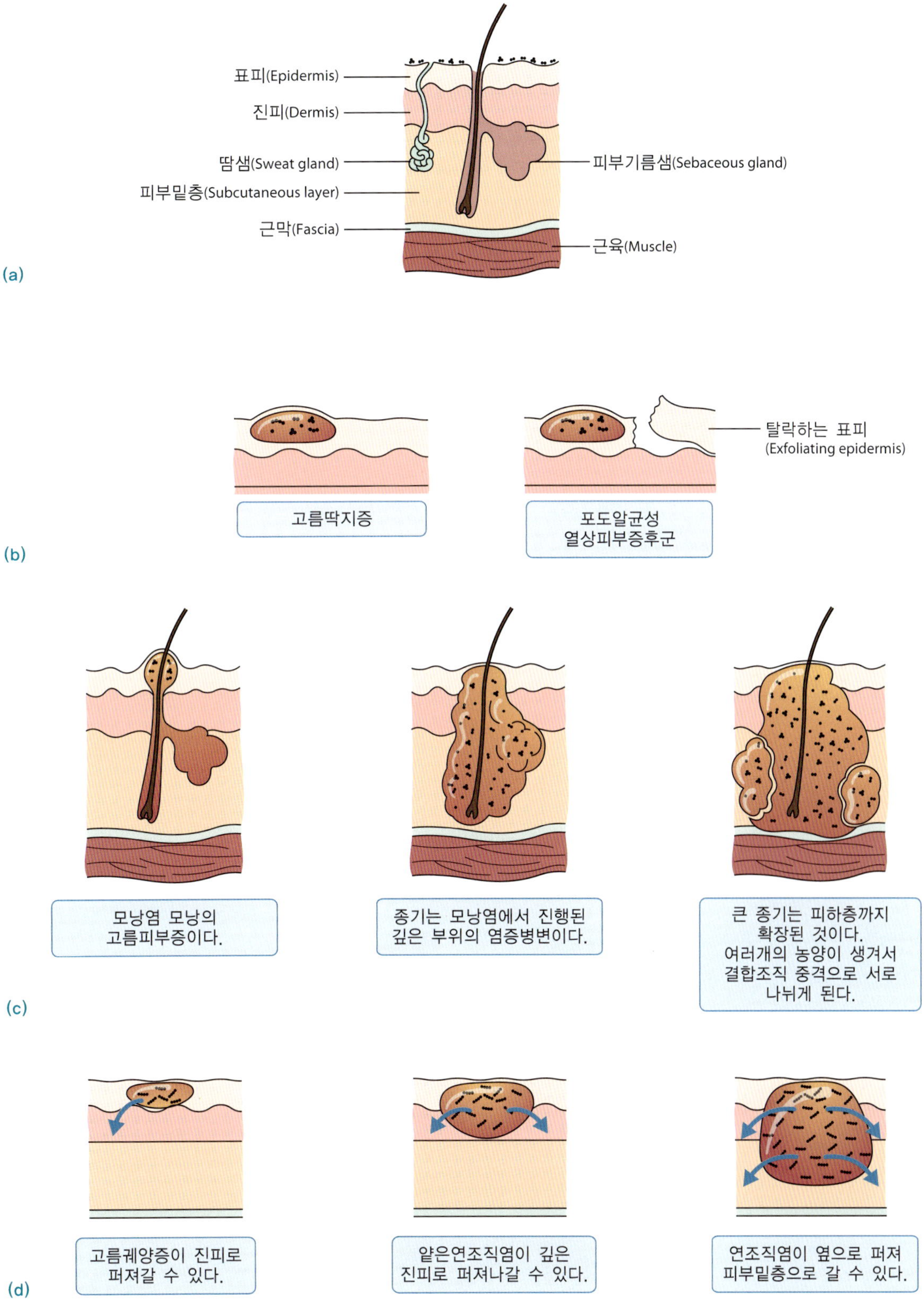

그림 13-5 (a) 피부 구조 (b) 고름딱지증과 포도알균성 열상피부증후군(staphylococcal scalded skin syndrome)
(c) 모낭 감염(Infections in the hair follicles) (d) 고름궤양증(Ecthyma), 단독(erysipelas), 연조직염(cellulitis)

근막염과 근염

사지의 괴사근막염은 종종 고름사슬알균에 의해 생긴다. 복부 수술 후에 장내 사슬알균, '대장균군', 무산소성균을 포함한 다양한 미생물이 상승적으로 작용하여 이런 조건을 만들 수 있다; 황색포도알균도 관여할 수 있다. 주사약물 사용자(IDU)의 서혜부와 같은 부위에 농양, 근막염, 괴저 등의 합병증과 함께 여러 세균감염이 생길 수 있다

고름사슬알균과 같이 병원성이 있는 세균이 일단 근막면으로 들어오면 그곳에는 저항이 거의 없어서 피부와 근육을 분리하는 지역에서 균이 증식하면서 박리시킨다. 결과적으로 유발된 염증반응이 근막면 안에 존재하는 신경혈관다발을 손상시킨다. 영향을 받은 부위 위의 피부는 적색 통증이 있는 연조직염에서 거무스름한 적색으로 바뀌고, 이어서 회색의 통증 없는 액체로 채워진 대수포로 진행된다. 더 깊은 근막을 침범하고 근염으로 진행될 수 있다(**그림 13-6**). 이런 과정으로 생기는 속도가 매우 빨라서 심한 연조직염이 있는 환자에게는 총체적이며 지속적인 평가가 필요하다.

클로스트리디움 퍼프린겐스에 의한 가스괴저는 흔하지 않으나 관혈류가 좋지 않은 하지의 연조직 손상에서 생길 수 있다. 이런 환경은 무산소성균이 증식할 수 있게 하고 다양한 강력한 조직독소를 생산하여 감염이 괴저로 진행된다. 연조직의 어느 부위에서라도 마찰음이 있으면 장에서 유래한 가스형성 무산소성균 같은 것을 고려하도록 주의해야 한다.

상승적 연조직감염이 가능한데, 예를 들면 복부수술상처가 장내 균무리에 오염되고 '대장균군'이 조직 내 잔존하는 산소를 사용하여 혼합 무산소성균이 무산소 환경을 이용할 수 있게 한다. 영양부족, 비만과 당뇨 등이 이런 상승괴저를 만드는 데 기여한다. 회음부 괴저(Fournier's gangrene)는 음낭에 생기는 심한 연조직감염으로 복벽으로 전파할 수 있다. 선행요인으로 국소 외상과 당뇨가 포함된다. 이것은 다균성 감염이고 보통 장내 균무리가 관여한다.

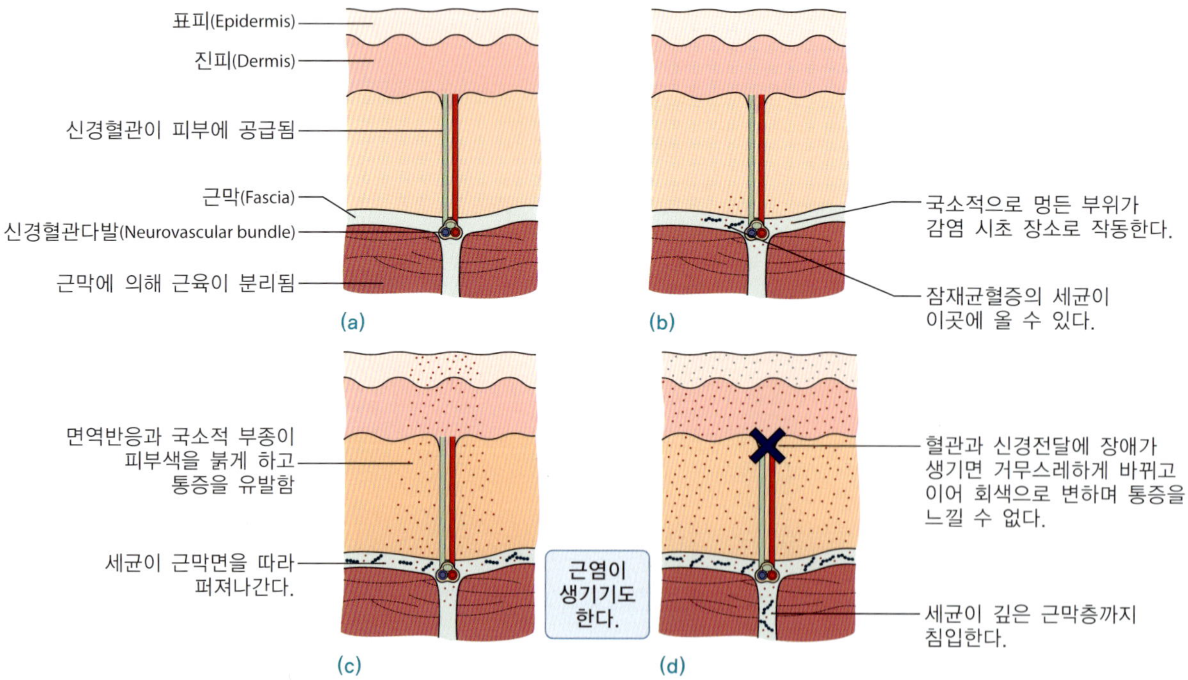

그림 13-6 근막염이 발생하는 기전 (a) 피부와 근육이 근막면을 따라 분리된다. (b) 세균은 혈액을 통해 근막면에 도달한다. (c) 세균이 근막면을 따라 퍼져나간다. (d) 신경혈관 공급이 되지 않게 되어 더 깊은 근막면으로 침투하게 된다.

패혈관절염

패혈관절염은 류마티스양 질환을 앓는 관절이나 외상이 있었던 관절에 더 흔하다; 당뇨, 노령, 영양부족 등도 원인이 된다. 관절의 구조와 세균이 들어갈 수 있는 경로를 요약하여 **그림 13-7**에 보여주고 있다. 윤활막은 기저막이 결여되어 있고 잠재세균혈증내 세균이 관절공간으로 접근할 수 있다. 세균이 증식하면 많은 수의 호중구가 침범하는 염증반응이 생긴다. 관절 손상이 생기는데 황색포도알균은 연골을 파괴시키는 연골세포단백분해효소를 생산한다.

다양한 미생물이 자연관절에 관절염을 유발할 수 있다. 손관절염이 있는 환자에게 열대어를 관리하거나 애완동물가게에서 열대어를 다루며 일하는지 물어봐야 한다. 미코박테리움 마리눔은 패혈관절염을 일으킬 수 있고 면역결손환자에서 혈액을 통해 다른 뼈와 관절로 퍼져나갈 수 있다. 이런 '어항' 관련을 고려하지 않는다면 표준 현미경관찰과 배양을 위해 처리된 액체 흡인물은 '증식 없음'으로 보고된다. 검체는 미코박테리아로 처리되어야 한다; 미코박테리움 마리눔은 검사실에서 30℃에서 최적으로 증식한다.

인공관절기구의 감염은 수술할 때 혈행경로로 들어온 응고효소음성 포도알균과 같은 세균에 의해 생긴다(**그림 13-8**). 인공관절감염은 급성과 만성으로 분류되며 이것에 대한 자세한 내용을 **그림 13-9**에 나타내었다.

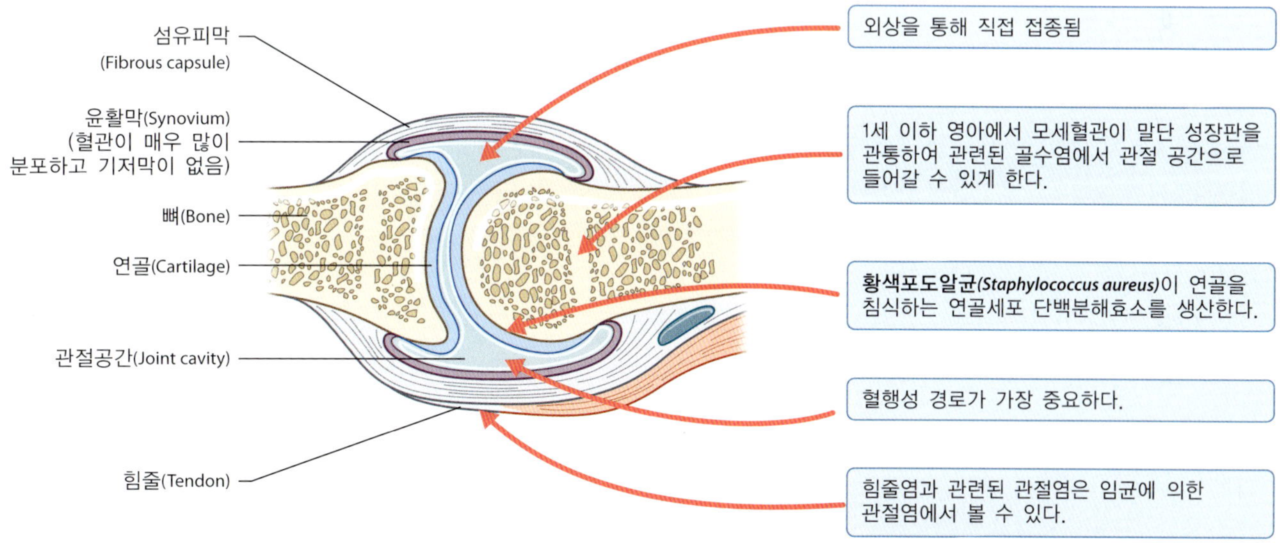

그림 13-7 관절의 구조와 세균이 관절에 도달할 수 있는 경로

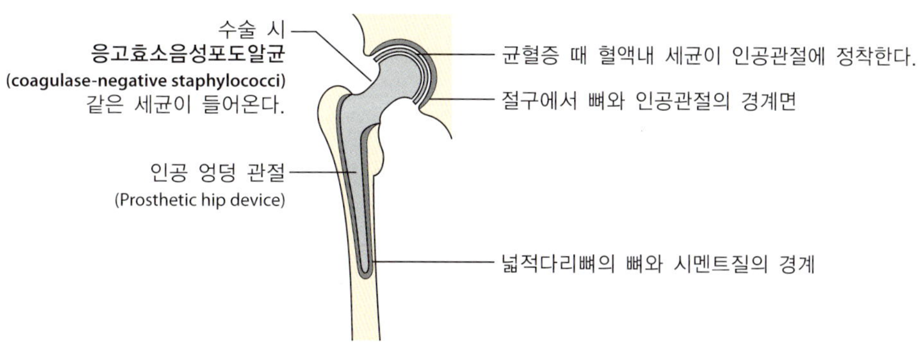

그림 13-8 수술 중 또는 혈액을 통해서 인공관절에 세균이 침투할 수 있다.

일단 세균이 인공관절에 정착하면 세균이 증식하여 수일에 걸쳐 균막을 형성한다. 균막이 확립되면 항생제치료는 점점 효과가 없게 된다. 종종 인공관절 부품을 제거하고 광범위한 죽은 조직 제거만이 치료의 유일한 수단이 될 수도 있다. 수술할 때 사려 깊게 검체를 채취하여 침범 가능한 미생물을 최대한 배양할 수 있도록 해서 항생제 치료를 제안할 수 있게 해야 한다. 여기에는 혈액이 있는 (뼈) 조직을 채취하였다가 이후에 침범한 미생물에 효과가 있는 항생제를 '시멘트' 충전한 새로운 인공관절로 다시 이식하는 것이 포함된다.

골수염

외상이나 수술에 의해 조직에 세균이 직접 유입된 후에 뼈에 감염된다. 골수염은 혈행경로를 통해 생길 수도 있다. 소아에서 이런 과정의 개요를 **그림 13-10**에 나타내었다. 긴 뼈의 뼈몸통끝의 모세혈관고리에 외상과 같은 외부 힘의 결과로서 작은 핏덩어리가 생긴다. 잠재세균혈증에서 기원한 미생물이 핏덩어리 내에 정착하고 감염이 시작될 수 있다. 결과적으로 골수강 농양이 하버스관(Haversian)을 통해서 뼈의 겉질을 통하여 확장된다. 괴사조직의 괴사조각이 뼈 안에 남는다.

소아에서 뼈의 섬유 뼈막은 손상되지 않고 뼈막 아래에 농양을 형성한다. 성인에서 뼈막이 손상되고 연조직 농양이 생긴다. 새로운 뼈가 뼈표면 위 손상된 부분주위로 침착된다. 1세 이하 영아에서 어느 뼈든지 뼈몸통끝에 감염이 되면 성장판을 통해 부식시키고 관련된 패혈관절염을 일으킨다. 이 나이 이후에는 이런 종류의 패혈관절염은 엉덩관절 같은 관절공간이 뼈몸통끝이 닫힌 곳에서만 발생한다.

뼈의 감염은 급성과 만성으로 분류된다. 만성 감염은 진단되기까지 수주 내지 수개월간 지속되기도 한다. 급성이나 만성이나 모두 골수염은 세균을 죽은 뼛조각에서 박멸하기 어렵기 때문에 큰 문제가 되며, 급성 감염을 성공적으로 치료한 후에도 세균이 '휴면' 상태로 살아남아서 수년 후에 병으로 나타나기도 한다.

척추디스크염은 척추와 추간판의 감염이다. 이 부위는 혈액으로부터 감염될 수 있고, 심내막염이 항상 고려되어야 한다; 황색포도알균이 흔한 원인균이며, 결핵균도 가능하다. 관여 미생물 범위는 결핵균, 흔하지 않게 합당한 지역의 여행과 관련된 브루셀라가 포함된다.

	급성 관절염	만성 관절염
수술 후 시간	4주 미만	4주 이상
증상 지속 시간	3주 미만	3주 이상
임상 특성	급성 통증, 발열, 발적, 부은 관절	만성 통증, 이완, 인공관절까지 이어진 피부관
관절흡인물 내 백혈구수	$>10,000 \times 10^6/L$	$>3,000 \times 10^6/L$
인공관절 위의 균막 현황	형성하지 않음	존재
수술치료	죽은 조직 제거와 움직이는 부분 변경	완전 제거, 죽은 조직 제거와 재이식 한 번이나 두 번에 걸쳐 시행할 수 있다.
흔한 미생물	황색포도 알균(*Staphylococcus aureus* (MSSA/MRSA)) 대장균(*Escherichia coli*), 폐렴막대균(*Klebsiella pneumoniae*) 엔테로박터 아에로게네스(*Enterobacter aerogenes*)	응고효소음성 포도알균(Coagulase-negative staphylococci) 코리네박테리움(*Corynebacterium*) 프로피오니박테리움(*Propionibacterium*) 캔디다(*Candida*)

그림 13-9 인공관절 감염 특성과 관여하는 중요 미생물

당뇨발 감염

말초 신경병과 혈관 부전의 결과로서 사소한 상처가 발가락과 발바닥의 피부 통합성을 손상시키고 작은 궤양을 형성한다. 황색포도알균, 스트렙토코쿠스 아갈락티아에, 스트렙토코쿠스 디스갈락티아에 등의 세균이 집락화하게 된다. 작은 궤양주변으로 연조직염이 생기고 연조직으로 확장된다. 이것이 예방되지 않으면 '대장균군'과 무산소성균으로 집락화되고 녹농균이 집 안 물공급으로부터 유입될 수 있다. 여러 세균 균무리가 증식되어 뼈까지 확장되어 골수염이 시작되고 만성 감염으로 진행된다.

진단과 관리

종기와 같은 흔한 피부 소견은 쉽게 진단할 수 있고 황색포도알균에 활성이 있는 국소 푸시딘산으로 치료할 수 있다. 손발톱주위염은 절개해서 배출해야 하고 검체는 배양을 위해 채취하여 원인을 동정해야 한다. 황색포도알균의 장독소 생산주에 의해 발생하는 재발성 손톱의 손톱주위염이 있는 주방종업원은 조리하는 동안 음식물에 세균을 유입시킬 가능성이 있다. 실온에서와 같이 음식물을 부적절하게 보관하면 세균이 증식하고 독소를 생산하게 되어 오염된 음식을 먹으면 1~4시간 내에 급성 구토를 유발한다.

피부발진이 있는 환자는 감염관리 위험과의 관계에서 조속한 평가가 필요하다. 홍역과 풍진도 고려할 수 있으나 더 흔하게 수두의 수포성 발진에 주목해야 한다. 수두에 더하여 노출된 대상포진 환자는 감수성 있는 개인에게 위험이 되며, 발진으로 덮여 있는 환자는 면역결손된 개인과 스태프에게 위험을 초래할 수 있다는 것을 알아야 한다.

피부, 연조직, 관절, 뼈의 감염을 진단하는 것의 핵심은 배양을 위해 혈액을 채취하는 것이다. 사지에 생긴 연조직염의 경우 이것이 원인 병원체를 믿을 만하게 확인할 수 있는 유일한 방법이다. 감염된 자연관절로부터 흡인한 액체는 즉시 검사실에서 처리해야 한다. 백혈구수는 감염의 초기에는 수천 개/μL 정도로 낮을 수 있으나 보통 50,000세포/μL 을 넘는 호중구증을 나

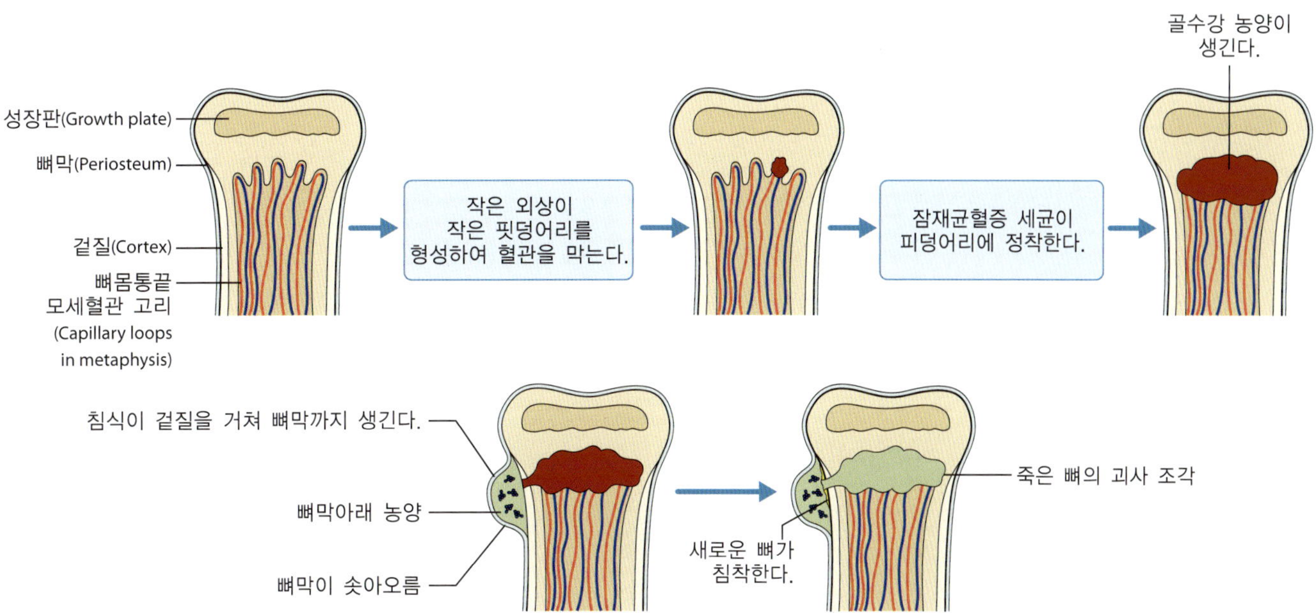

그림 13-10 소아에서 골수염이 발생하는 기전

타낼 수 있다. 그람염색결과에서 미생물이 나타날 수도 있다. 합당한 자세한 내용을 요청서에 포함해야 한다; 열대어를 다루는 사람의 손관절에 패혈관절염이 있으면 미코박테리움 마리눔에 의한 감염일 수 있다.

헤르페스병변을 진단하기 위해 수포를 조심스럽게 터뜨리고 HSV와 VZV PCR을 위해 면봉법으로 채취해야 한다. 채취한 면봉은 흰색 뚜껑의 표준 용기에 넣어야 한다. 일부 검사실은 용기에 멸균 식염수를 수 mL 추가하도록 요청하기도 한다.

고름사슬알균에 의해 생긴 사지의 연조직염을 치료하는 것은 어려울 수 있다; 앞서 살펴 본 젊은 남성의 시나리오는 한 예이다. 콩팥기능에 기초하여 베타락탐계에 알레르기가 없는 환자에서 적절한 치료는 고용량 벤질페니실린과 클린다마이신이다.

이 항생제는 단백질합성과 독소생산을 정지시키는 약물로 사용한다. 그러나 괴사근막염이 발생하는 경우에는 항생제 효과가 감소하게 되는 상황에 다다를 수 있다. 가능한 한 빨리 수술팀이 참여하는 것이 결정적이므로 신속히 진행해야 한다. 페니실린에 알레르기가 있는 경우 답토마이신(또는 글리코펩티드계로 보통 반코마이신)이 클린다마이신과 함께 사용된다. 용량은 처음부터 최대한으로 하여 혈청수준이 치료에 도달할 수 있도록 확실하게 한다.

인공관절감염의 관리는 선임 정형외과의사의 지도를 받는다. 모든 경우에 이런 처치에 경험이 있는 정형외과팀이 관절 흡인을 하도록 한다. 세균이 인공관절로부터 혈액에 들어가는 것이 흔하지는 않지만 처음 처치는 혈액배양 세트 채취여야 한다. 대부분의 경우에 환자는 임상적으로 안정적이며 정형외과 팀이 흡인할 수 있다. 가능한 곳에서 적절하게 환자를 수술장으로 옮기고 미생물학적 · 조직병리학적 검사를 위해 관절 내에서 심부 생검을 포함하여 완전한 수술을 시행한다. 수술은 인공관절의 유지에서부터 광범위한 죽은 조직의 제거 후에 한 단계 또는 두 단계 교체 수술까지 다양하다. 그 후 새로운 인공관절을 삽입한다.

패혈증이 없는 환자에게 정형외과팀은 즉시 또는 과거 미생물검사결과에 특이한 것이 없으면 수술 후에 반코마이신과 메로페넴의 광범위항생제를 시작한다. 일단 원인체가 확인되면 필요한 좁은 범위의 항생제를 사용한다. 대부분 감염은 그람양성 세균에 의하므로 확인된 세균에 합당한 항생제로 벤질페니실린, 플루클록사실린, 반코마이신, 테이코플라닌, 답토마이신이 사용된다. 리팜피신은 이차 약물로 추가되기도 하는데, 특히 균막으로 더 잘 침투해야 하는 경우를 고려할 때 사용한다. 시프로플록사신과 같은 퀴놀론계는 경구 생체이용률과 조직침투가 좋아서 감수성 있는 그람음성 세균을 치료하는 데 사용한다. 인공관절을 제거할 수 없는 특정 환자에게 장기간 억제 항생제 치료를 한다.

이 항생제 권장은 자연 뼈와 관절 감염에도 적용할 수 있다. 그람음성 세균(메티실린 감수성 황색포도알균[MSSA] 포함)에 의한 감염을 치료하는 데 시프로플록사신과 같은 퀴놀론계를 사용하는 것에 더하여 클린다마이신이 감수성 있는 그람양성 세균을 치료하는 데 경구제로 종종 사용된다. 경구 생체이용률과 조직 침투력이 좋다. 모든 경우에 항생제의 정확한 용량을 투여해야 하고, 환자의 신체질량지수를 고려해야 한다. 치료 기간은 합병증이 없는 자연관절 감염에 대해 4주에서부터 급성 골수염에 대해 6주이며, 만성 감염은 3개월 이상 치료할 수 있다.

당뇨발 감염은 진단이 어렵다. 감염된 발궤양의 표재성 면봉 채취는 다양한 미생물이 증식되어 애매하게 될 수 있으므로 당뇨팀과 족부전문가가 미생물학자와 같이 관여해야 한다. 환자가 임상적으로 안정화되면 항생제를 2주 동안 중단한다. 그 후 뼈를 포함한 깊은 부위 조직샘플을 채취한다. 미생물학자는 모든 합당한 미생물을 확인할 수 있도록 하고 필요한 범위의 항생제를 포함하여 감수성검사를 하고 항생제를 목표에 맞게 투여하여 치료를 적절히 해야 한다. 가능한 곳에서는 경구 항생제를 사용해야 하고, 최소 치료기간은 보통 6주간이다.

Infections of the Central Nervous System

14 중추신경계 감염

서론

뇌와 척수는 머리뼈와 척추관으로부터 보호받는다. 세 개의 결합조직층인 연질막, 거미막, 경질막은 신경조직을 뼈로부터 분리하고 있다(그림 14-1). 연질막과 거미막 사이 공간인 거미막밑공간에 뇌척수액(cerebrospinal fluid, CSF)이 있는데, 이는 충격흡수제의 역할을 한다. CSF는 뇌실의 맥락얼기에서 생산되어 루시카와 마젠디를 형성하여 존재하며 그 후 뇌와 척수 주위를 순환한다. CSF는 거미막과립으로 재흡수되며 거미막과립은 뇌에서 배출되는 큰 혈관 중의 하나인 위시상정맥굴로 연장된다. 혈액-CSF 장벽은 기저막 위에 있는 모세혈관 내피세포로 구성된다. 이들 내피세포 사이는 치밀한 구조로 되어 있어서 정상 상황에서는 알부민과 같은 혈장 성분이 이 구조를 가로질러서 CSF로 들어갈 수 없다. 혈액-뇌 장벽은 혈관과 뇌조직 사이에 있는 경계이다.

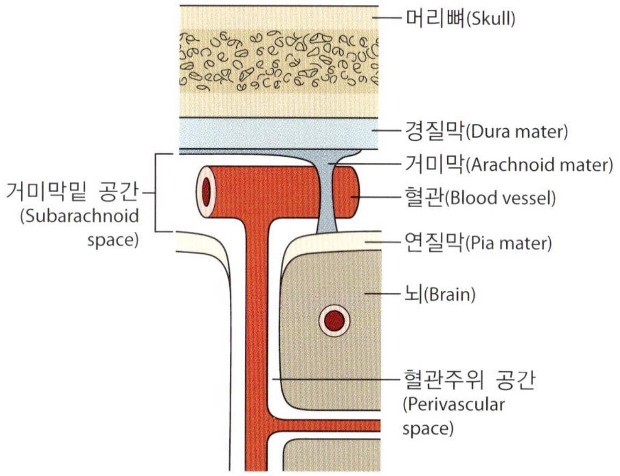

그림 14-1 **대뇌와 척수를 둘러싸고 있는 여러 가지 결합조직**
거미막밑공간은 뇌척수액으로 차 있다.

머리뼈와 섬유지지대는 부종과 같은 확장에 대해 완충의 여지가 없어서 뇌내압을 증가시키는 뇌의 어느 병변도 심각한 결과가 될 수 있다. 뇌부종은 압박, 뇌의 탈출, 뇌세포 사멸로 이어진다. 수막염에서 병리학적 과정을 그림 14-2에 나타내었다. 여기에서 '뇌'를 머리뼈 안에 위치한 것으로 간략하게 보여주고 있다. 거미막밑공간에서 염증반응과 사이토카인의 배출은 혈관내피세포 사이의 치밀이음부를 느슨하게 한다.

이렇게 되면 알부민이 CSF로 들어가게 하고 혈관성 부종을 만든다. 세균과 호중구에서 독성물질이 나와서 산소와 영양분

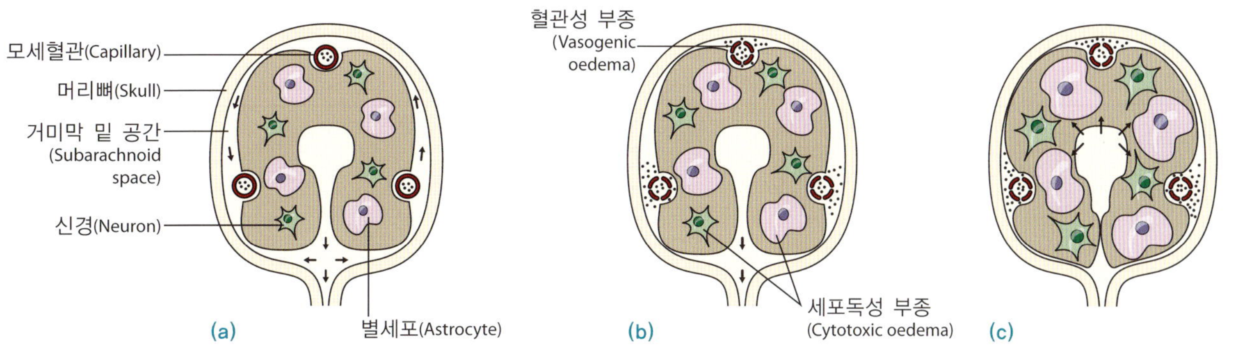

그림 14-2 (a) 정상뇌 (b) 수막염과 같은 염증상태는 혈관성 세포독성 부종을 일으킨다. (c) 뇌척수액 흐름을 막게 되면 액체가 사이질로 밀려 이동하여 사이질 부종이 생긴다.

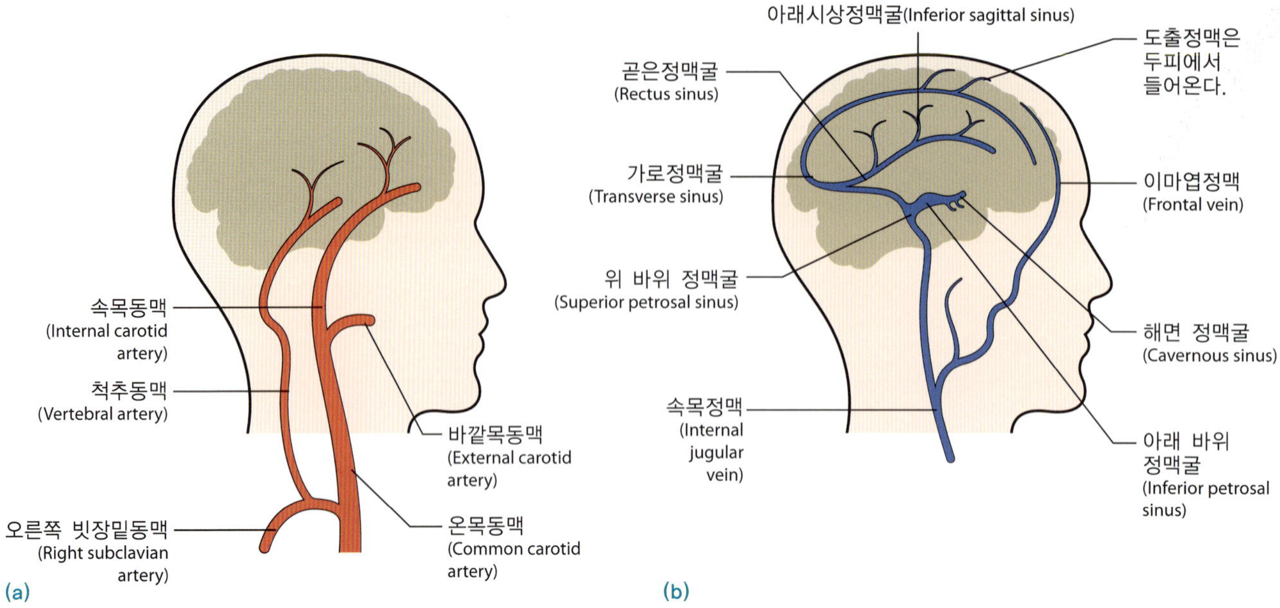

그림 14-3 (a) 뇌의 주요 동맥공급 (b) 정맥 배출

이 뇌세포로 공급되는 것을 결손시킨다. 혈관성과 세포독성 부종 모두 뇌부종에 기여하고 뇌실에서 CSF의 외부 흐름을 막게 된다. 막힌 곳의 뒤의 압력이 상승하여 CSF를 사이구획으로 밀게 되어 부종을 악화시킨다. 의학적 처치를 조속히 해 주지 않으면 뇌손상이나 뇌사가 생길 수 있다.

미생물은 여러 경로를 통해 뇌와 척수에 도달할 수 있다. 뇌는 광범위한 동맥계와 정맥계가 있다(그림 14-3). 동맥계는 폐농양이나 감염된 심장판막과 같은 먼 곳에 있는 감염부위로부터 유래한 패혈 색전에 있는 미생물을 수송한다. 수막염균과 같은 세균은 코인두로부터 혈액에 들어가서 동맥계를 통해 뇌에 도달하여 CSF로 들어가게 되면 수막염이 발생할 수 있다. 패혈 혈전정맥염은 뇌와 관련된 주요 정맥구조인 해면정맥굴, 정맥굴, 목정맥의 지류 내에서 발생한다. 머리뼈 내에 비강과 꼭지돌기 공기공간은 얇은 뼈로 뇌와 분리되어 놓여 있다. 이곳의 감염은 뼈를 침식하고 뇌에 도달한다.

일련의 중추신경계(central nervous system, CNS) 감염은 나타나는 임상 특성이 특징적이다. 수막염, 뇌염, 뇌농양, 경질막 아래와 바깥 농양, 해면정맥굴 혈전 등이 예이다. 임상 증상은 비특이적이어서 발열, 두통, 구토 등이 나타난다; 노인에서는 혼돈 또는 항진된 착란으로 나타날 수 있다. 뇌의 특정 부위의 병변에 의해서 특이한 신경학적 결손으로 나타날 수도 있다. 단순포진바이러스(HSV1)에 의한 뇌염이 비정상적인 행동으로 나타날 수도 있는데, 이것은 측두엽에 있는 세포내에서 바이러스가 증식하는 특징에서 기인한다. 독소가 보툴리눔독소증과 파상풍에 관여한다.

CNS에 병을 유발할 수 있는 미생물의 범위는 상당히 넓어서 세균, 진균, 바이러스, 원충, 흡충류 기생충 등이 있다. 예로서 후천성면역결핍증후군(acquired immunodeficiency syndrome, AIDS) 환자에서 수막염의 중요 원인인 환경 효모인 크립토코쿠스 네오포르만스와 HSV1, 수두대상포진바이러스(varicella zoster virus, VZV), 엔테로바이러스와 같은 바이러스들이 있다. 돼지편충인 갈고리촌충의 충낭이 뇌에 정착하면 신경낭미충증이 생긴다; 결과적으로 유발되는 염증으로 발작이 생길 수 있고 이 감염에 의한 첫 소견일 수 있다.

미생물

여러 임상 상황에서 고려해야 하는 세균 목록을 그림 14-4에 나타내었다. 리스테리아 모노시토게네스는 오염된 음식에서 감염될 수 있다; 치즈를 포함한 유제품과 식품안전검사가 제대로 이루어지지 않은 반죽 등이 감염원일 수 있다. 면역억제 환자에

수막염	뇌염	뇌농양(원인)
		중이염/꼭지돌기염
폐렴사슬알균(*Streptococcus pneumoniae*)	엔테로바이러스(Enterovirus)	사슬알균(*Streptococcus* spp.)
인플루엔자균(*Haemophilus influenzae*)	HIV	폐렴사슬알균(*Streptococcus pneumoniae*)
수막염균(*Neisseria meningitidis*)	HSV1	모락셀라 카타랄리스(*Moraxella catarrhalis*)
	VZV	박테로이데스(*Bacteroides*)
리스테리아 모노시토게네스 (*Listeria monocytogenes*)*	공수병바이러스(Rabies virus)	
스트렙토코쿠스 아갈락티아에 (*Streptococcus agalactiae*)**		**부비동염(Sinusitis)**
엔테로바이러스(Enterovirus)	**아보바이러스(The arboviruses)**	폐렴사슬알균(*Streptococcus pneumoniae*)
HSV2	동부마형 뇌염바이러스 (Eastern equine encephalitis virus, EEV)	인플루엔자균(*Haemophilus influenzae*)
	일본뇌염바이러스 (Japanese encephalitis virus, JEE)	박테로이데스(*Bacteroides*)
	서부마형 뇌염바이러스 (Western equine encephalitis virus, WEE)	
	지카바이러스(Zika virus)	**치과/폐농양/기관지확장증 (Dental/lung abscess/bronchiectasis)**
크립토코쿠스 네오포르만스 (*Cryptococcus neoformans*)		
		스트렙토코쿠스 안기노수스(*Streptococcus anginosus*)
파울러 자유아메바(*Naegleria fowleri*)		박테로이데스(*Bacteroides*)
		푸소박테리움 네크로필룸 (*Fusobacterium necrophilum*)
		감염성 심내막염(Infective endocarditis)
신경외과 감염(Neurosurgery infections) (EVD/shunts)	**독소매개 질환(Toxin-mediated disease)**	황색포도알균(*Staphylococcus aureus*)
		스트렙토코쿠스 안기노수스(*Streptococcus anginosus*)
응고효소음성 포도알균 (Coagulase-negative staphylococci)	보툴리누스균(*Clostridium botulinum*)	
코리네박테리움(*Corynebacterium* spp.)	파상풍균(*Clostridium tetani*)	**면역 결손환자(The immunocompromised patient)**
황색포도알균(*Staphylococcus aureus*)		
폐렴막대균(*Klebsiella pneumoniae*)		비결핵 미코박테리아 (Non-tuberculous mycobacteria)
녹농균(*Pseudomonas aeruginosa*)		아스페르길루스(*Aspergillus*)
스테노트로포모나스 말토필리아 (*Stenotrophomonas maltophilia*)		캔디다(*Candida*)
캔디다(*Candida*)		노카르디아(*Nocardia*)

그림 14-4 발생하는 해부학적 부위를 포함하여 중추신경계에 감염을 일으킬 수 있는 다양한 미생물의 예 (*특히 면역결손 환자나 신생아에서 고려함, **보통 신생아 수막염과 연관이 있음)

서 고려해야 한다. 이것은 보통 임신 제3석달(마지막 3개월)에 산모 패혈증과 융모양막염을 일으킬 수 있는데, 이때 태아에 도달할 수 있다. 산모에게 수막염은 흔하지 않고, 신생아에서 혈액과 CSF에 리스테리아가 증식할 수 있다. 미성숙하게 또는 오랫동안 양수막이 터져 있었던 상태에서 태어난 신생아는 수막염을 포함하여 스트렙토코쿠스 아갈락티아에(GBS)에 의한 침습성 질환의 위험이 있다. 이것은 분만 중에 산모의 내재성 질의 균무리를 흡인하여 획득하게 된다(16장 참조). 수막염균, 인플루엔자균 b, 폐렴알균은 코인두의 외부 '집락화 균무리'의 구성원이 될 수 있다.

입안 세균을 흡인하여 생긴 만성 고름 폐질환 환자는 폐에서 생기는 색전을 통해 뇌농양으로 발전할 수 있다. 뇌실복막(ventriculoperitoneal, VP) 션트 감염은 보통 삽입 때 션트를 오염시킬 수 있는 응고효소음성 포도알균과 같은 내재성 피부 미생물에 의한다. 이들은 외부 뇌실배출(external ventricular drain, EVD) 감염에도 중요하며 세균과 효모 등이 관여한다. 이런 환자들은 집중치료실에 오랫동안 머무르게 되고, 호흡기관련 폐렴을 메로페넴과 같은 광범위항생제로 반복적으로 치료한다. 환경세균인 스테노트로포모나스 말토필라는 흔하게 '선택증식'되어 EVD 감염의 원인이 될 수 있다. 이 세균은 코트리목사졸로에만 감수성이 있다. 이 약물에 저항을 보이는 분리주는 흔한데 신경외과적 이유로서 배출관을 제거하지 못하면 관리하기 어려운 상황이 될 수 있다.

파울러 자유아메바는 따뜻한 민물에 사는 자유생활 아메바이다. 이것은 면역능이 정상인 젊은이가 호수에서 수영한 후에 생길 수 있는 수막염의 흔하지 않은 원인체로서 일부를 제외하고 치명적이다.

병인

수막염

수막염균과 인플루엔자균 b는 코인두의 외부 집락자로서 특정 조건에서 혈액으로 들어간다. 혈액으로 들어갈 수 있는 조건은 여러 가지 숙주와 미생물 요인에 의하며 그림 14-5에 나타내었다. 수막염균은 상피세포를 통과하여 효과적으로 수송되기

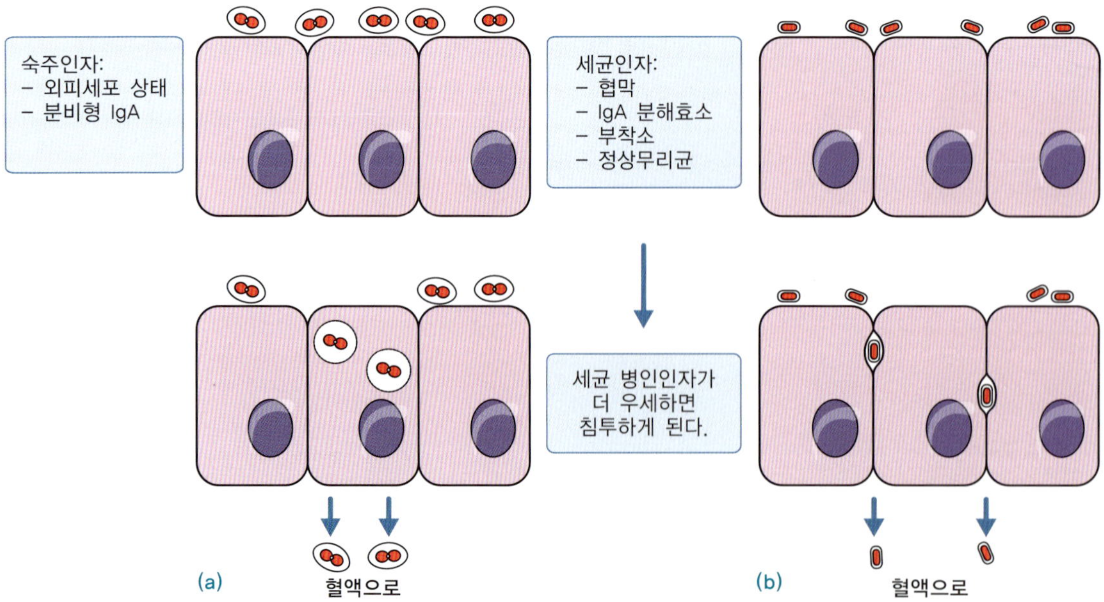

그림 14-5 (a) 수막알균 (b) 인플루엔자균 b와 같은 세균은 비강으로부터 혈액으로 침투한다. 여러 가지 숙주와 세균 인자가 진행과정에 영향을 미친다.

위해 협막을 소실한다. 헤모필루스는 세포 사이 이음부를 가로질러 상피세포를 통과한다. 일단 혈액에 들어오면 세균은 포식되는 기회를 줄이기 위해 '재협막화'되어야 한다.

뇌의 모세혈관계에서 세균은 부착소에 의해 내피세포에 부착한다. 일부 미생물은 거미막밑공간으로 들어가서 수막염 과정이 시작된다. 나이세리아 수막염의 예를 설명한다(그림 14-6). 이런 일부 세균은 초기에 CSF에 보체와 면역글로불린(Ig) G가 낮은 수준으로 있는 것을 유리하게 활용한다.

CSF에 있는 적은 수의 활성화된 큰포식세포와 T 세포에서 생산하는 사이토카인은 내피세포를 활성화해서 표면 셀렉틴 단백질을 발현하고 인터루킨(interleukin, IL)-8을 분비하게 하며, 이들은 호중구가 소정맥 내에서 인테그린 단백질을 발현하도록 자극한다. 호중구는 셀렉틴/인테그린 반응으로 포획되고 내피세포 사이를 빠져나가 CSF에 도달하여 수막염균을 잡아먹고 파괴하도록 자극된다. 백혈구(WBC)수의 상대적 증가는 엄청나서 1~2/μL에서 1,000/μL 이상으로 된다. 또한 호중구가 들어올 수 있도록 세포 사이 이음부를 느슨하게 하여 알부민과 다른 혈장단백질이 CSF로 흘러들어가게 된다. 최종적인 결과는 특징적인 세균성 수막염 소견과 많은 수의 세균, 호중구와 상승된 단백질 수준이 나타난다. WBC에 의한 포도당대사가 CSF 내 포도당 수준을 상당히 낮추게 된다. 거미막과 연질막 주변에 심한 염증이 생겨서 두통, 눈부심, 목경직, 발작 등이 생기게 된다.

바이러스혈증을 통하여 바이러스가 내피세포에서 증식하고 직접 가로질러 신경 주변에 있는 아교세포나 신경에 전파된다. CSF 내에서 큰포식세포-림프구 반응이 생긴다. 호중구가 동원되지 않아서 혈액-CSF 장벽이 거의 손상되지 않고 혈액으로부터 알부민의 유입이 제한적이고 CSF 포도당 수준은 정상이거나 약간 감소된다.

뇌말라리아는 열대열원충 감염의 심각한 합병증 중 하나이다. 이것은 뇌와 같은 기관의 미세혈관에 감염된 적혈구의 부골형성이 중심이다. 열대열원충 막단백질 1이 적혈구표면막에 정착한다. 모세혈관계에서 감염된 적혈구(RBC)가 CD36과 같은 내피세포표면단백질에 부착하는 것이 증가한다. 국소 사이토카인 활성화는 부착단백질의 표현을 증가시키고 RBC 부골형성, 호중구 축적, 혈소판 활성화를 증가시킨다. 산소와 포도당의 세포로의 운반과 노폐물 대사산물의 제거에 결손이 생기고 결과적으로 뇌말라리아 증상이 나타난다.

뇌농양

작은 혈관 내에 정착한 감염된 색전으로부터 뇌조직에 세균이 들어오면 면역반응이 세균증식을 관리하려고 하는 염증반응이 생겨서 뇌염이 수일간에 걸쳐 나타나게 된다. 괴사의 중심부분으로 진행되면 괴사가 생기고 섬유아세포에 의해 만들어지는 콜라겐 캡슐 안에 둘러싸이게 된다. 확장하는 농양주변은 조직부종지역으로서 전체적인 구조가 섬유화 지지대와 머리뼈에 대하여 뇌를 누르면서 덩어리효과를 나타내게 된다(그림 14-7). 이 상황에서 요추천자(lumbar puncture, LP)는 하지 말아야 한다. 거미막밑공간으로부터 액체를 제거하면 뇌와 척수 사이의 압력 차이가 더 커지고 압력효과를 더 악화시킨다. 뇌가 결과적으로 탈출하게 되어 심각한 결과를 초래할 수 있다.

중심부에 가까운 농양일수록 뇌실로 터져 들어갈 수 있다. 중앙 백질로 가는 혈액 공급은 뇌의 다른 부위보다 적고 콜라겐 캡슐에 싸인 섬유아세포의 작용도 불완전하다. 캡슐의 더 약한 중심선쪽이 터질 수 있고 고름이 뇌실로 방출된다.

경질막밑과 경질막 외부 감염

세균은 경질막밑과 경질막 외부 공간으로 들어갈 수 있다(그림 14-8). 경질막밑 공간에서 미생물은 거미막과 경질막 사이의 잠재적 공간에 쉽게 퍼져갈 수 있다. 경질막 외부 감염은 경질막이 뼈에 섬유화부착되어 있어 더 국소화하는 경향이 있다. 감염은 척수와 관계하여 발생할 수 있다(그림 14-9). 경질막 외부와 경질막밑 감염 모두에서 척수를 누를 수 있어서 신경외과적 응급상황이 되기도 한다.

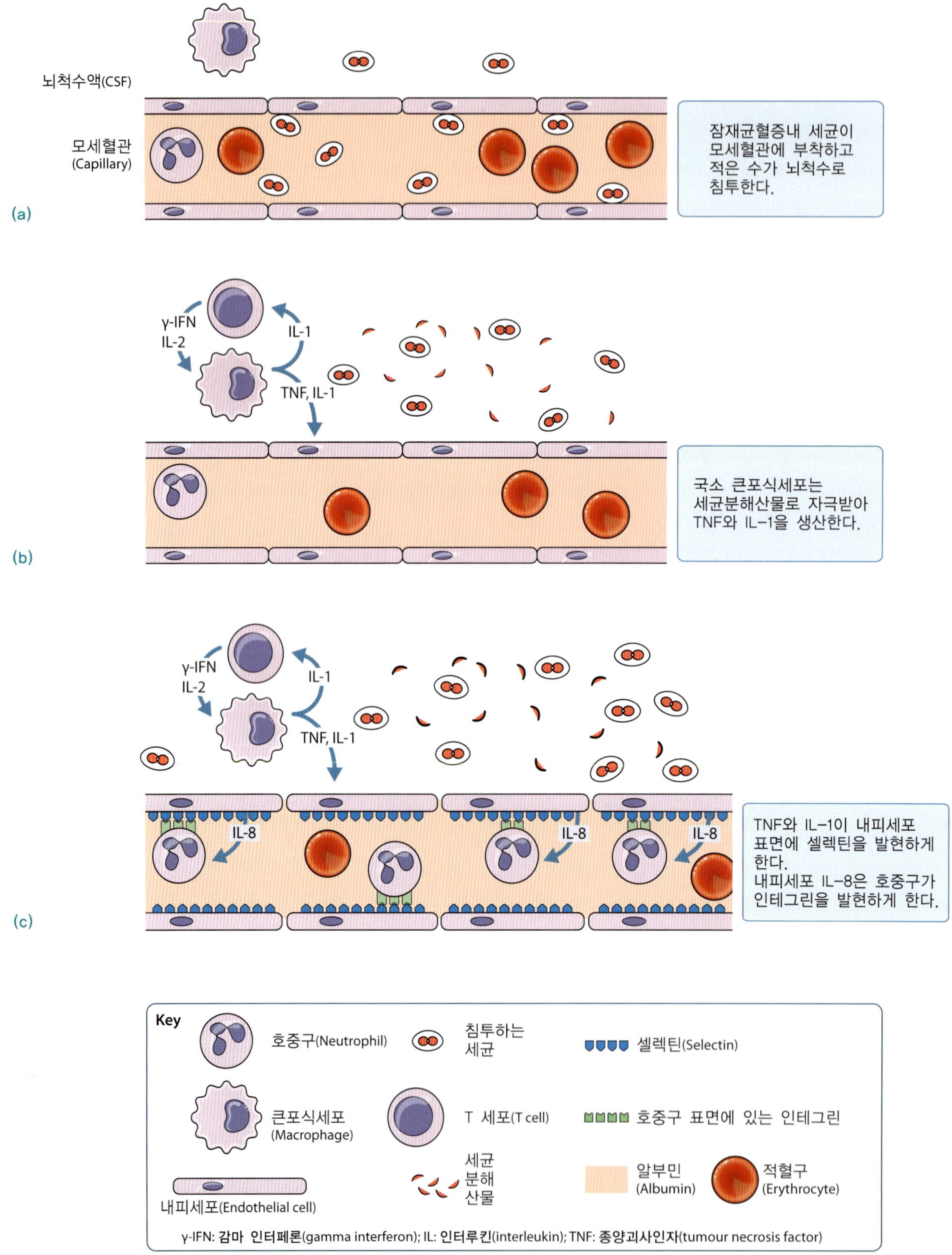

그림 14-6 12~24시간에 걸쳐 발생하는 수막알균의 감염 단계별 요약 (a) 척수액으로 침투 (b) 면역반응을 자극함 (c) 호중구가 모임

(계속)

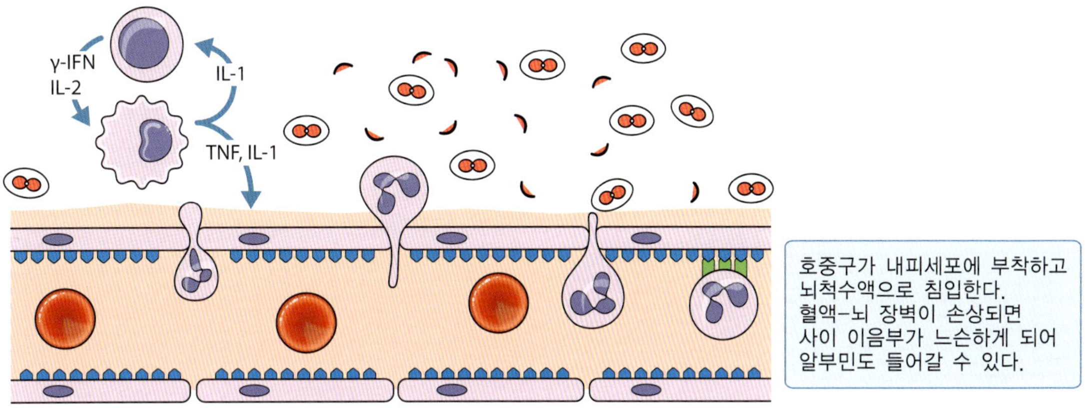

(d)

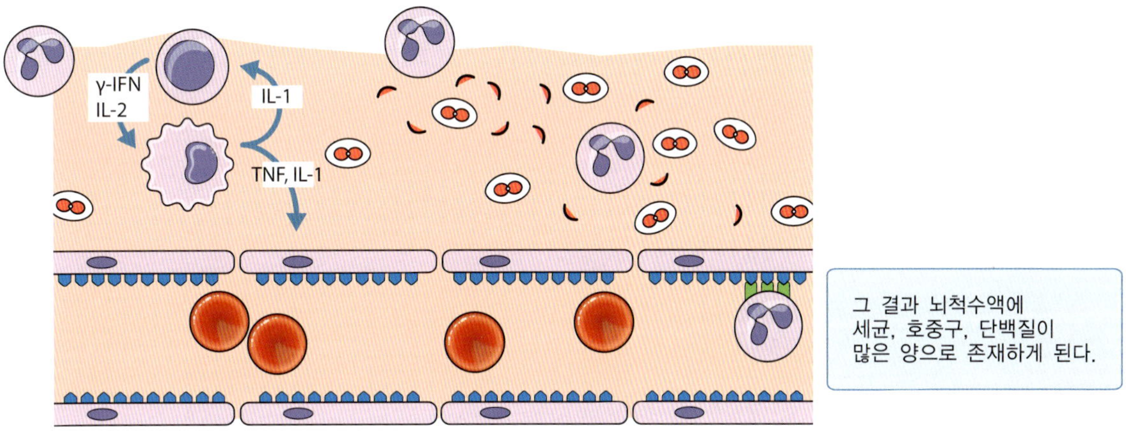

(e)

그림 14-6 **12~24시간에 걸쳐 발생하는 수막알균의 감염 단계별 요약** (d) 호중구와 알부민이 CSF로 들어감 (e) 호중구와 알부민이 CSF로 들어간 후 마지막 단계

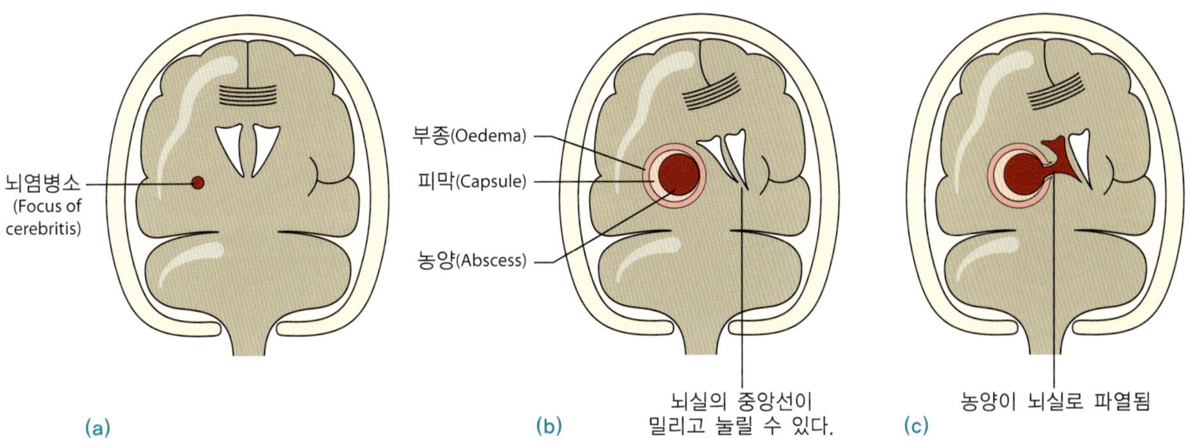

그림 14-7 (a) 뇌염 병터 (b) 이곳에서 뇌농양으로 진행되고 콜라겐 캡슐로 둘러싸이고 뇌부종이 생긴다. (c) 농양이 뇌실로 파열될 수 있다.

뇌실복막 연결관과 외부 뇌실배출관 감염

VP 션트는 수두증을 완화하기 위해 삽입된다. 무교통수두증은 선천기형으로 생기거나 후천적으로도 생길 수 있다. CSF의 외부 흐름통로의 섬유화와 이은 폐쇄가 미성숙 신생아에서 뇌실내 출혈의 결과나 세균성 뇌실염 후에 생길 수 있다. 수두증을 완화하기 위해 션트를 뇌실에 삽입하고 출구는 머리뼈에 내어 피하를 경유하여 목 밖으로 CSF를 배출한다. 미생물은 수술할

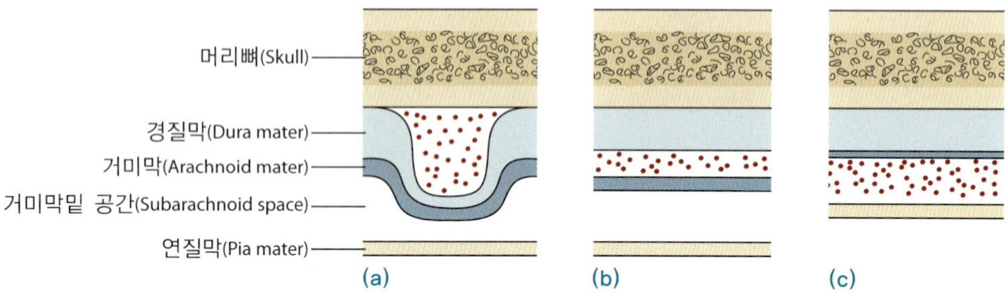

그림 14-8 뇌와 척수를 둘러싸고 있는 결합조직의 감염이 (a) 경질막 외부 (b) 경질막밑 (c) 거미막밑 감염으로 이어질 수 있다.

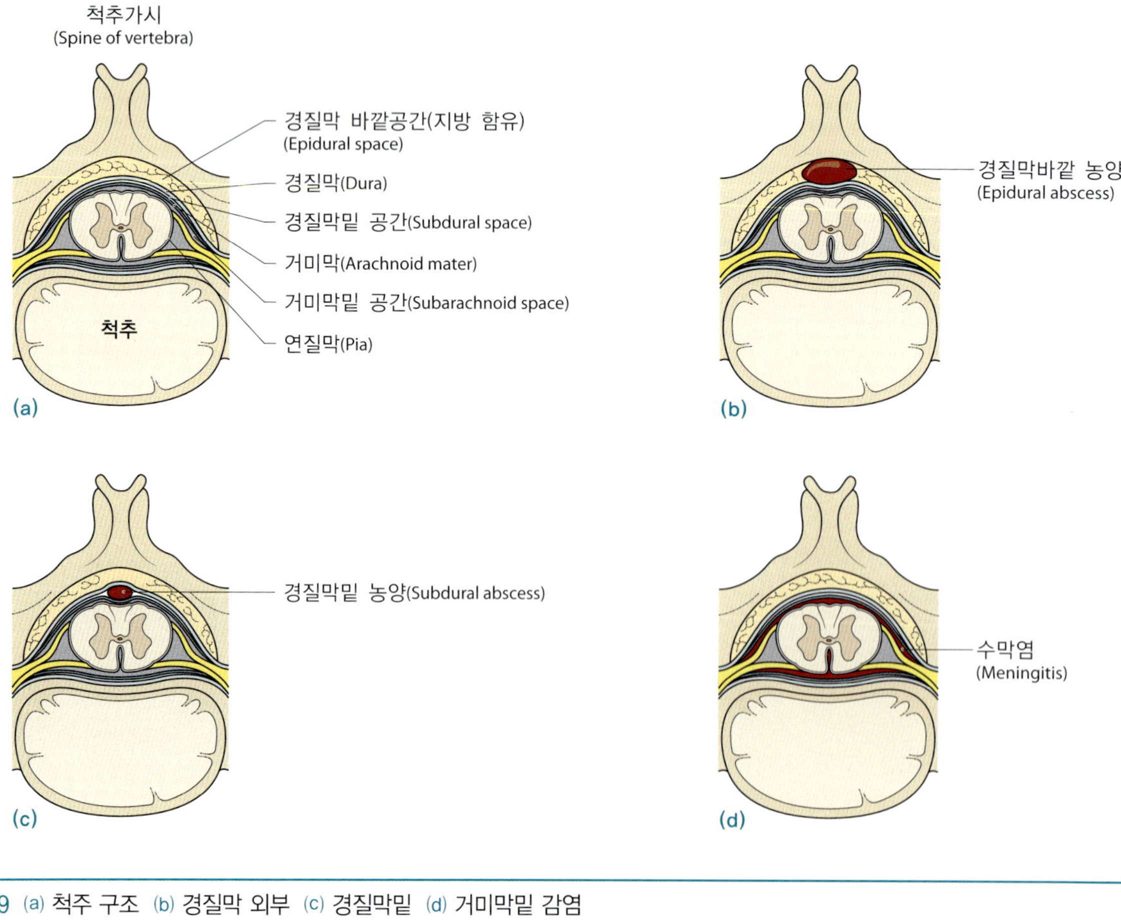

그림 14-9 (a) 척주 구조 (b) 경질막 외부 (c) 경질막밑 (d) 거미막밑 감염

때 유입되고 시간이 지난 후 션트에 감염을 일으킨다. 보통 응고효소음성 포도알균과 같은 피부 세균이 관여한다. 환자는 두통과 미열을 나타내고, 복막염의 증상과 징후를 나타내는데 이러한 증상이 나타나는 것은 미생물이 션트에 집락화한 것을 의미한다(그림 14-10).

외부 뇌실배출(external ventricular drains, EVD)은 뇌내 공간점유병변이나 머리 외상 후에 신경외과수술 중에 삽입한다. 이 EVD을 통해 뇌내 압력을 모니터링하고 CSF를 배출하여 수두증을 완화한다. EVD을 통해 CSF 샘플을 주기적으로 채취하여 백혈구수와 감별백혈구를 모니터링하고, 세균 또는 효모의 존재를 결정하여 적절한 치료 지침을 결정한다.

독소매개 질환

파상풍과 보툴리눔독소증은 흔하지 않은 감염이지만 그들의 독특한 독소매개 병인 때문에 여기에서 설명한다. 보툴리눔독소증은 음식매개이고 파상풍은 연조직감염과 연관되어 있어서 조건이 토양으로부터 유입된 무산소성균 아포가 발아할 수 있는 적절한 상태이다. 이 감염은 수십 년 전에 백신접종하여 면역능이 감소한 노인 환자에서 입벌림장애, 얼굴의 경련미소, 복부강직 등의 증상이 있으면 고려해야 한다.

파상풍

파상풍균은 아포를 형성하고, 운동성의 그람양성 절대 무산소성균이다. 아포는 매우 안정적이어서 토양과 동물 비료에서 수년간 생존한다. 연조직 부상으로 무산소조건이 형성되면 아포가 발아하여 영양형 세균이 독소를 생산한다. 독소의 작용 요약을 그림 14-11에 나타내었다. 활성 성분이 하위운동신경말단에 들어가고 거기에서 신경전달물질의 방출을 억제한다. 또한 역방향으로 이동하여 CNS에 있는 세포체와 억제세포의 말단에 도달한다. 글리신과 GABA-매개 억제 뉴런의 작용을 비가역적으로 억제하여 운동뉴런은 비교적 영향받지 않은 채로 남게 되어 강직성 마비가 생긴다.

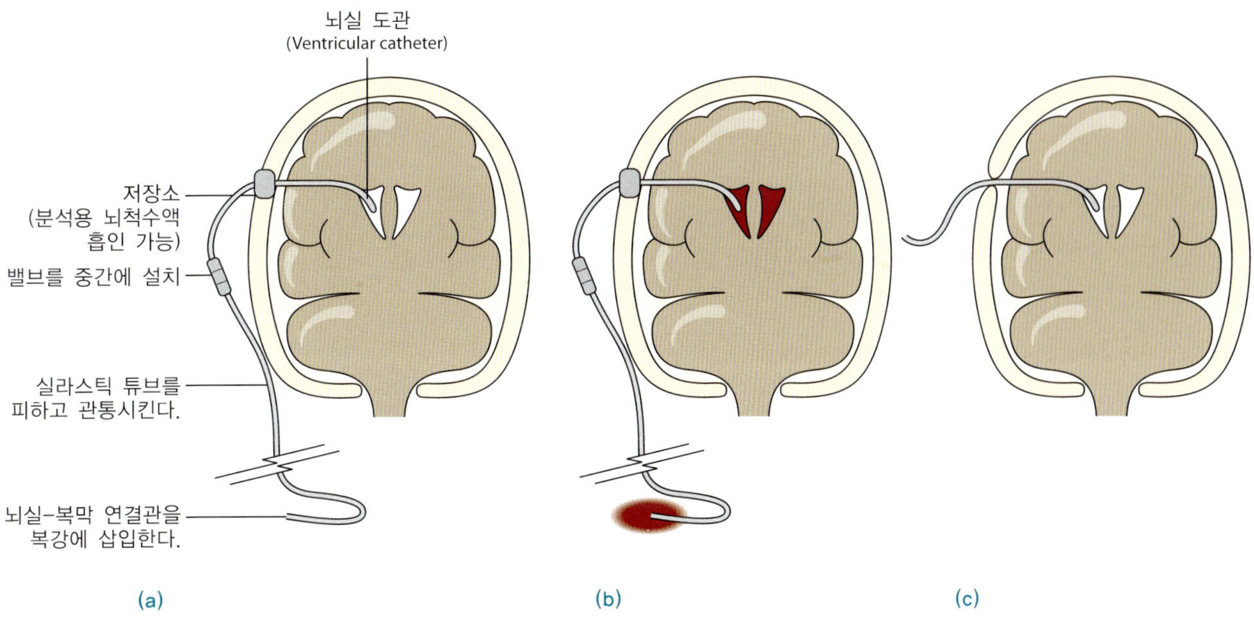

그림 14-10 (a) 뇌실-복막 연결관이 뇌척수액을 복막으로 빼낸다. (b) 연결관 감염이 뇌실로부터 복강에 이르기까지 전파될 수 있다. (c) 보통 뇌실 부분을 외부로 빼내기도 한다.

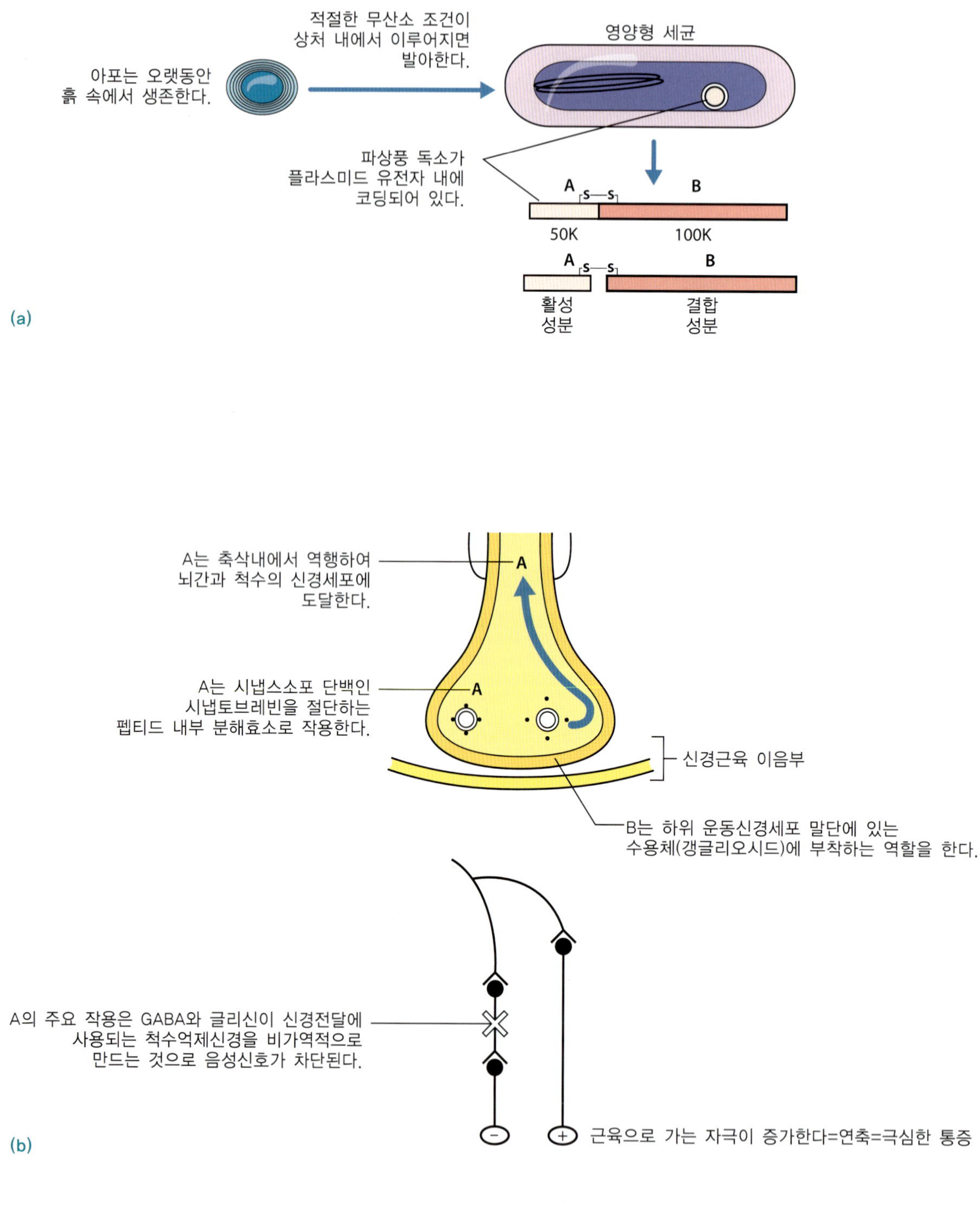

그림 14-11 (a) 파상풍 독소의 특성 (b) 작용 기전(GABA: γ-amino-n-butyric acid)

보툴리눔독소증

보툴리눔독소증은 클로스트리디움 보툴리눔에 의한 중독이다. 세균아포는 조리에서도 살아남아 음식을 부적절하게 보관할 때 발아하여 독소를 생산한다. 음식을 먹으면 독소가 혈액으로 흡수된다. 독소의 활성성분이 신경근육 이음부에서 아세틸콜린의 방출을 억제하여 이완성 마비를 일으킨다(그림 14–12).

진단과 관리

CNS 감염의 임상적 진단은 수월하다. 발열, 목강직, 구토, 눈부심(광선혐기증), 수막염균 감염에서 나타나는 특징적 발진이 있는 환자는 수막염균에 의한 패혈증과 수막염일 가능성이 크다. 그러나 많은 경우에 진단은 쉽지 않다. 새로운 혼돈 또는 증가하는 착란 또는 행동 변화가 있는 환자는 바이러스성 수막염이 있을 것으로 고려된다. 리스테리아 모노시토게네스에 의해 CNS 감염이 있는 환자는 종종 헤르페스 뇌염과 유사한 증상을 나타낸다. 발작은 흔하지 않은 감염인 갈고리촌충의 유충 형태에 의해 유발되는 신경유구낭미충증의 증세로 나타날 수 있다.

세균성 수막염의 경우 혈액에서 원인균을 종종 확인할 수 있기 때문에 항생제를 투여하기 전에 혈액배양 채취하는 것이 매우 중요하다. 만약 요추천자(LP)가 지연되어 항생제를 먼저 투여하면 CSF에서 미생물을 분리하는 데 영향을 미칠 수 있다.

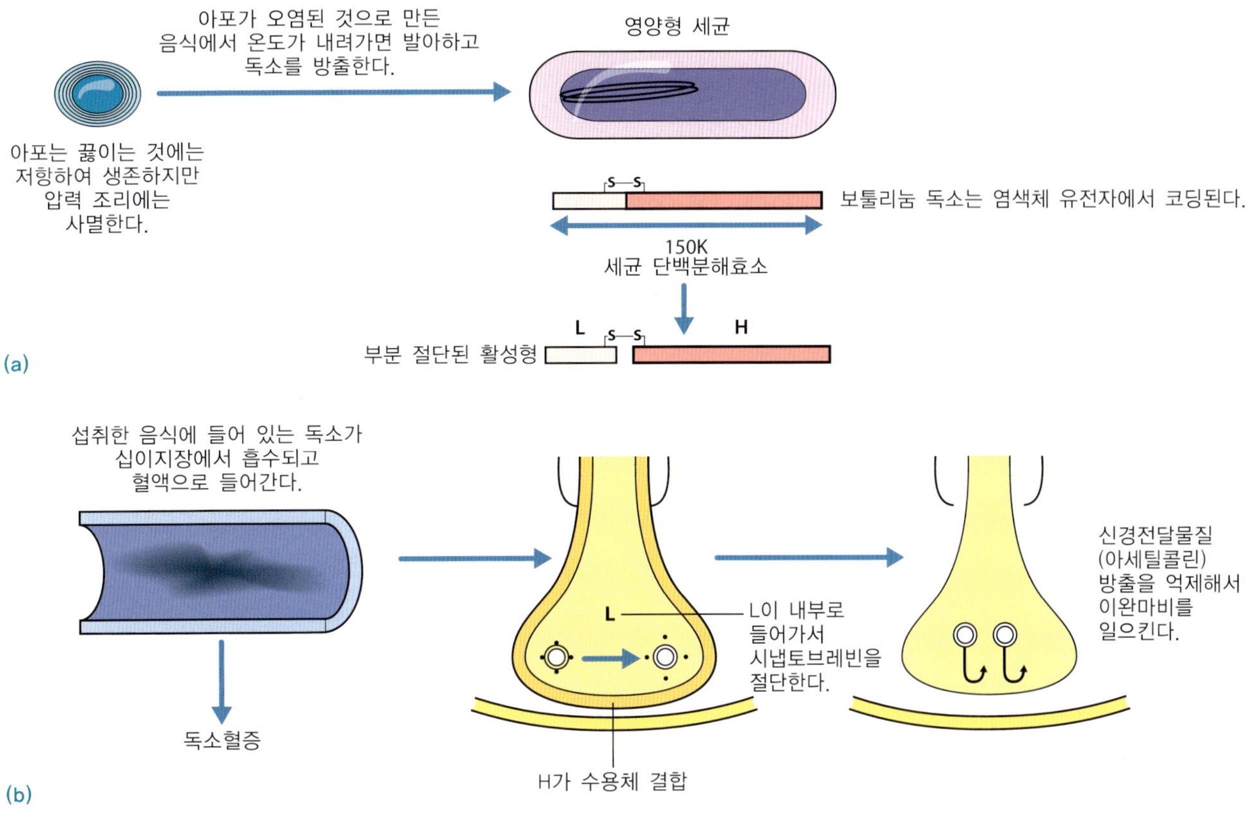

그림 14–12 (a) 보툴리눔독소의 특성 (b) 작용 기전

전산화단층촬영(CT)과 자기공명영상(MRI)과 같은 방사선 검사는 진단의 필수 부분이며 수막염에서 뇌부종의 정도와 뇌농양의 크기와 부위 등을 결정할 수 있다. 이런 과정은 LP가 진행되기 전에 종괴병변을 제외하는 데도 사용된다.

실험실 진단

LP를 시행해야 하는 필요성은 다양한 나이군에 따라 다르다. 과거에 건강하던 소아에서 수막염이 고려될 때 LP는 시행하지 않고, 혈액배양과 PCR을 위한 EDTA 혈액을 채취한 후에 수막염균, 폐렴알균, 헤모필루스에 활성이 있는 항생제인 세포탁심이나 세프트리악손을 투여한다. 성인에서는 임상적 평가와 방사선 소견에 의해 다른 방법으로 조치되지 않았다면 항상 LP를 채취하고 적절한 종류의 진단 검사가 시행될 수 있다.

일단 CSF나 고름을 농양에서 채취하였으면 검사실로 즉시 현미경검사와 배양을 위해 보내는 것이 중요하다. 보통 CSF 샘플을 3개 채취한다; 처음 2개는 단백질과 포도당 측정용이고 세 번째 것은 미생물학 검사실로 보낸다. CSF 검체를 해석하는 데 사용되는 현미경학적 · 생화학적 지표를 **그림 14-13**에 나타내었다. 정상 CSF에서 측정한 값과 세균, 바이러스, 결핵 수막염인 경우의 측정값을 비교하는 것이 유용하다. 세균성 수막염에서는 호중구가 우세하고, 결핵성 수막염에서는 단핵구가 우세하다. 세균성과 결핵성 수막염에서 단백질은 상승하고 포도당은 감소한다. 바이러스성 수막염의 경우 정상 포도당과 중간 정도로 상승한 림프구증가증이 유용한 관찰이다.

CSF의 그람염색은 짧은 시간 내에 진단을 확인할 수 있어서 필요한 치료를 지시할 수 있다(1장, **그림 1-5** 참조). 만약 양성으로 나오면 효모도 진단 가능하므로 크립토코쿠스를 위한 인디아잉크 염색을 시행한다. 크립토코쿠스의 커다란 협막은 잉크의 검정배경에 대비하여 명확하게 보인다(**그림 14-14**). 이 결과로서 추정 병원체를 빠르게 진단할 수 있으며, HIV감염 의심에도 활용된다.

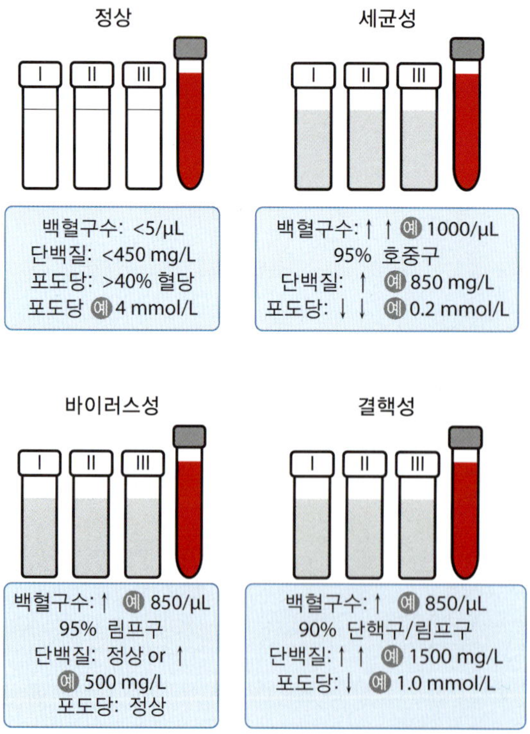

그림 14-13 뇌척수액을 채취할 때 시료 세 개를 만들고 포도당을 측정하기 위해 혈액을 채취한다. 정상, 세균성, 결핵성, 바이러스성의 특성을 보여준다.

그람염색에서 미생물이 보이지 않으면 검체는 수막염균, 폐렴알균, HSV1, HSV2, VZV, 엔테로바이러스를 포함하는 PCR 과정을 수행한다. 결핵성 수막염인 경우 미코박테리아 염색은 거의 양성이 없다. 검사실에서 결핵균이 증식하는 데 걸리는 시간을 고려하면 미코박테리아 PCR 사용을 미생물학자와 상의해야 한다.

모든 필요한 검사가 귀중한 검체에 시행될 수 있도록 임상팀과 미생물학자가 잘 소통해야 한다. CSF 양이 모든 요구되는 검사를 하기에 충분하지 않을 수 있으며, 혈액과학과에서 '잔여' 검체를 반출해야 할 필요가 있을 수 있다.

CT와 MRI 스캔은 뇌와 다른 CNS 농양을 진단하는 데 필수적이다. 스캔은 신경외과의사가 농양을 관찰하고 들어가서 액체를 배출할 수 있게 하여 뇌내압을 완화시켜준다. 얻은 검체는 미생물학적 · 조직병리학적 검사에 필수적이다. CT 스캔은 농양이 치료에 반응하는가를 결정하는 데 사용된다(**그림 14-15**).

파상풍과 보툴리눔독소증의 진단을 **그림 14-16**과 **그림 14-17**에 각각 나타내었다. 모두 임상적 진단이 필수적이나 보툴리눔독소증의 경우 독소를 혈액과 의심되는 음식에서 확인할 수 있다.

치료

수막염치료에 사용되는 약물은 혈액-CSF 장벽을 통과해서 치료에 필요한 농도에 도달해야 한다. '모의' 지침(4장 참조)에 이름이 있는 항생제가 이런 약물의 예이다. 지역사회획득 수막염에 대해 폐렴알균, 수막염균, 백신접종하지 않은 5세 이하 소

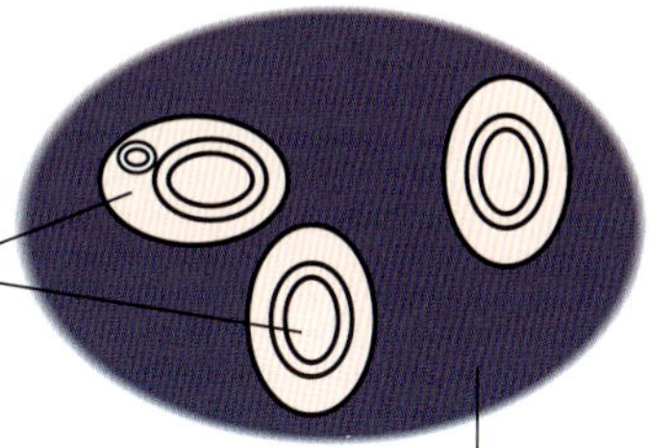

그림 14-14 뇌척수액을 인디아잉크로 염색하면 크립토코쿠스 네오포르만스 협막이 명확하게 보인다.

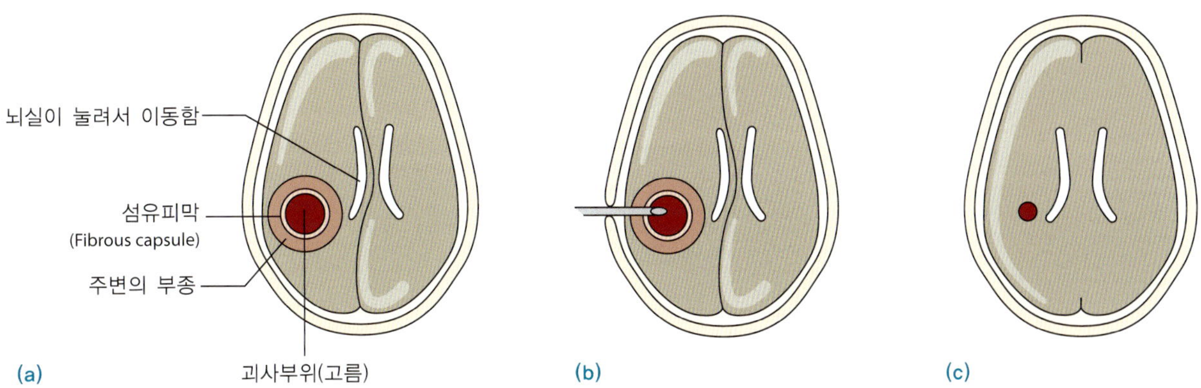

그림 14-15 컴퓨터단층촬영은 뇌농양의 (a) 진단 (b) 외과적 처치 (c) 추적 치료에 중요하다.

아에서 인플루엔자균 b를 고려해야 한다. 3세대 세팔로스포린계인 세포탁심 또는 세프트리악손이 CSF에서 치료 유효 수준에 도달할 수 있다. 세프트리악손은 성인 환자의 경우 처방으로 2 g q12h가 좋다. 국소 감수성 패턴에 기반하여 벤질페니실린도 수막염균과 폐렴알균에 유용하다.

알레르기를 고려하여 벤질페니실린 또는 아목시실린은 신생아나 면역결손 성인에서 리스테리아 모노시토게네스를 고려할 때 항상 포함해야 한다. 이 세균은 선천적으로 세팔로스포린계에 저항을 보인다. 리스테리아와 스트렙토코쿠스 아갈락티아에의 경우 겐타마이신을 베타락탐과 함께 사용해야 한다. 아미노글리코시드계는 상승작용을 위해 이차 약물로서 포함한다. 이것은 CSF로 침투하는 것이 최대로 해도 평균 수준이기 때문에 일차적으로 혈액 감염을 치료하는 데 사용된다.

퀴놀론계는 염증이 있는 CSF에 상당한 수준으로 도달할 수 있어서 녹농균을 포함한 그람음성 세균에 의한 수막염을 치료하는 데 사용한다. 이것은 적절한 베타락탐계가 없을 때 고려해야 한다. 세균성 수막염을 치료하는 데 사용되는 기간은 수막염균에 대해서 7일부터 리스테리아 모노시토게네스에 대해 3주까지이다. 원인체는 HSV와 VZV와 같은 바이러스를 포함할 수 있고, 적어도 PCR 결과가 나올 때까지 아시클로버를 사용해야 한다.

뇌농양을 치료할 때 항생제는 혈액-뇌장벽을 통과해야 한다. 세프트리악손 또는 세포탁심과 메트로니다졸 또는 반코마이신, 시프로플록사신과 메트로니다졸의 조합을 경험에 의해 결정하여 사용한다. 세균학적 검사결과가 나오면 이 조합을 수정하여 특이한 세균에 대한 치료를 한다. 치료는 최소 6주간 투여해야 한다. 반코마이신 최소농도는 10~20 mg/L을 유지해야 한다(더 선호되는 범위는 15~20 mg/L).

VP 션트와 EVD 감염에서 반코마이신과 메로페넴이 초기에 빈번히 사용되는 조합이고, 미생물이 확인되는 것에 따라 변경한다. VP션트 감염에서 션트를 외부화하는 것이 필요하다. 대부분 션트를 제거해야 하고 뇌실에서 배출하는 부분을 외부화해

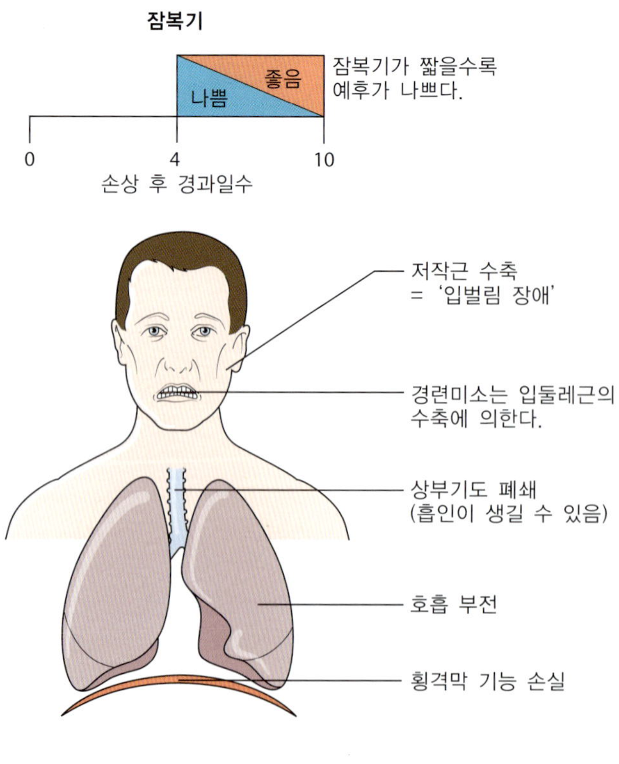

그림 14-16 파상풍 진단은 임상적 근거에 의해서 시행한다.

야 한다.

EVD를 통해서 뇌실에 접근하는 곳에서 반코마이신과 겐타마이신을 직접 경질막내 경로로 투여한다. 하루 용량은 배출하는 CSF 양과 뇌실 크기에 기초하여 정한다. 이러한 치료방침은 신경외과팀과 미생물학자와 계속 의견교류하면서 정한다.

독소매개 질환에서 호흡기보조는 근본적으로 사용된다. 파상풍에서 감염된 조직을 외과적으로 제거하고 벤질페니실린 또는 메트로니다졸을 투여한다.

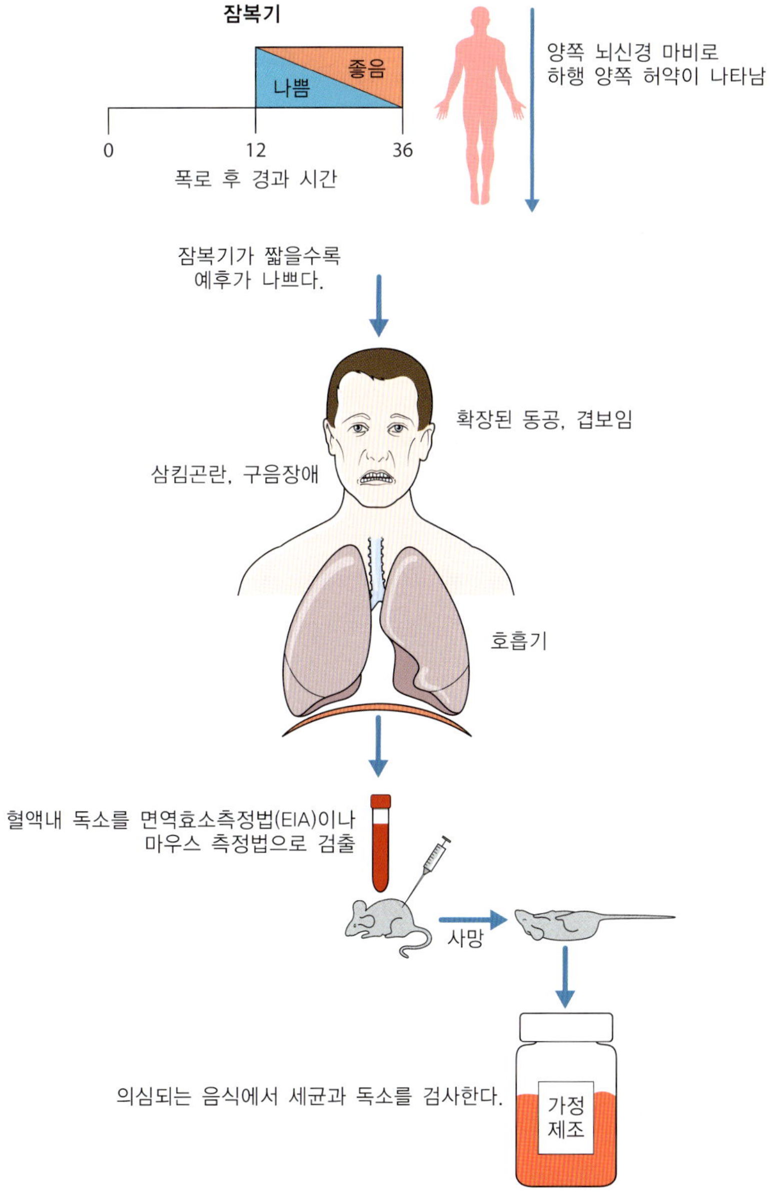

그림 14-17 임상적인 근거 이외에도 보툴리눔독소를 환자 혈액에서 확인할 수 있고, 음식에서 확인할 가능성도 있고, 음식물에서 균을 분리 동정할 수 있다.

Infections of the Eye

15 눈 감염

서론

결막염은 흔한 질환으로서 감염, 알레르기 또는 화학물질 자극으로 생길 수 있다. 감염성 결막염은 모든 연령층에 생길 수 있고, 국소 항생제를 사용하여 치료한다. 감염은 눈의 다른 부분인 각막뿐만 아니라 앞방과 뒷방에도 생긴다. 안와와 해면정맥굴과 같은 구조에도 병발할 수 있고, 이들이 뇌와 가까이 위치하고 있어서 치명적인 병이 생길 수 있다. 통증과 시력상실을 초래할 수 있는 눈이나 관련된 구조의 감염은 응급상황으로 안과전문의의 자문을 받도록 한다. 눈과 주위 구조에 대한 해부학적 내용을 그림 15–1에 보여준다.

보통 저소득 지역에서 발견되는 트라코마는 클라미디아 트라코마티스의 A, B, C 혈청형에 의해 생긴다. 적어도 5천만 명이 감염되어 있고, 1백만 명이 실명하였다. 세균은 손과 파리에 의해 눈으로 전파되고 만성 결막염이 생겨서 흉터형성, 각막궤양과 이어서 시력 상실이 된다. 혈청형 B, Ba, D–K는 성매개 감염과 신생아 결막염과 관련이 있다. 신생아는 자연분만 때 감염된 산모의 산도에서 균에 감염된다.

서부, 중부, 동부 아프리카와 중앙아메리카 일부에서 회선사상충증은 적어도 2천만 명에서 발생하는 것으로 추정되는 병이다. 이것은 회선사상충의 미세사상충에 의해 생긴다. 이 기생충은 혈액을 빨아먹는 먹파리에 의해 전파된다. 미세사상충 단계에서 눈의 앞방을 침범하여 각막궤양과 섬유화를 동반하여 실명된다. 최근에는 항기생충약인 이버멕틴이 이것을 치료하는 데 상당한 효과가 있다.

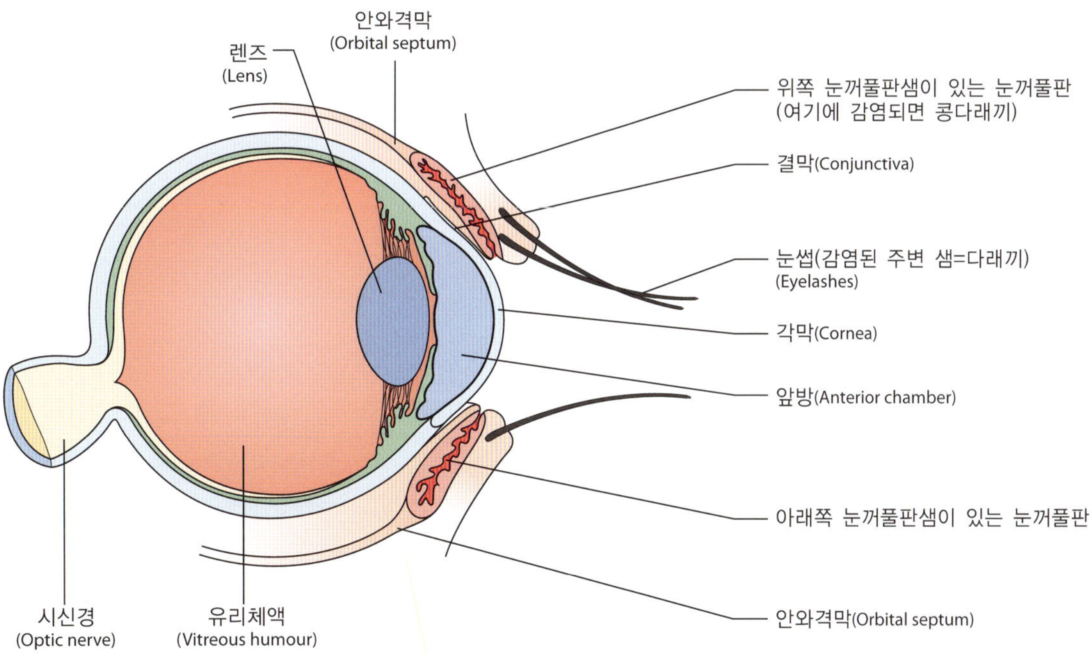

그림 15–1 **눈과 주변 조직**

미생물

눈감염과 관련된 미생물을 **그림 15-2**에 나타내었다. 공생, 집락화 또는 외부유래인 세균을 보여준다. 녹농균과 가시아메바는 물공급으로부터 감염되고 콘택트렌즈 착용자(contact lens wearer, CLW)에게 각막염을 유발한다. 입원한 환자로부터 채취한 검체에서 녹농균이 확인되면 물이 원인인지 고려해야 한다.

병인

세균성 결막염은 염증이 있는 충혈눈과 관련된 분비물의 특징이 있다. 심한 눈꺼풀 부종, 극심한 충혈, 다량의 고름 분비물을 동반한 감염은 특별한 주의가 필요하다. 이 경우에 임질균과 수막염균이 관여하고 죽었거나 죽어가는 호중구에서 유래한 분해효소가 다량 배출되어 각막을 손상시킨다. 각막의 궤양과 구멍형성이나 외상 후에 미생물이 앞방에 도달하고 거기에서 유리체액으로 들어가서 눈속염을 유발한다(**그림 15-3**). 병원에서 녹농균이 침습성 각막염을 시작할 수 있어서 특히 간호하는 동안 각막에 표재성 외상을 받을 수 있는 집중치료실(ICU) 환자에서 중요하다. 각막염이 있으면 어느 정도 통증과 시력상실이 있으나 ICU 환자는 보통 이런 증상에 대해 의사 표현을 할 수 없으므로 주의해야 한다.

눈속염은 유리체액의 감염으로 통증, 두통, 눈부심, 시력손실 등이 나타난다. 미생물은 관통하는 외상 후에 눈 뒤쪽으로 들어갈 수 있으므로, 바실루스 세레우스와 같은 토양에서 유래한 세균을 고려해야 한다. 식물재질로 관통하는 부상이 되었을 경우 흔하지 않은 환경세균이 분리될 수도 있다. 수술 후 눈속염에서 응고효소음성 포도알균이 분리되기도 한다. 미생물은 혈액

결막염	각막염	눈속염
		백내장 수술 후
황색포도알균(*Staphylococcus aureus*)	황색포도알균(*Staphylococcus aureus*)	응고효소음성 포도알균(Coagulase-negative staphylococci)
폐렴사슬알균(*Streptococcus pneumoniae*)	폐렴사슬알균(*Streptococcus pneumoniae*)	엔테로코쿠스 파에칼리스(*Enterococcus faecalis*)
고름사슬알균(*Streptococcus pyogenes*)	고름사슬알균(*Streptococcus pyogenes*)	엔테로코쿠스 파에시움(*Enterococcus faecium*)
인플루엔자균(*Haemophilus influenzae*)	녹농균(*Pseudomonas aeruginosa*) (CLW)	녹농균(*Pseudomonas aeruginosa*)
임균(*Neisseria gonorrhoeae*)	수막균(*Neisseria meningitidis*)	외상 후
클라미디아 트라코마티스(*Chlamydia trachomatis*) (A, B, Ba, C: 트라코마)	아데노바이러스(Adenovirus)	바실루스 세레우스(*Bacillus cereus*)
클라미디아 트라코마티스(*Chlamydia trachomatis*) (B, Ba, D–K: 성매개 감염)	엔테로바이러스 70(Enterovirus 70)	응고효소음성 포도알균(Coagulase-negative staphylococci)
아데노바이러스(Adenovirus)	HSV	환경 내 그람음성균(Environmental gram-negatives)
엔테로바이러스 70(Enterovirus 70)	VZV	
HSV		체내 원인(Endogenous source (IE, 농양, CVC))
VZV	캔디다(*Candida*)	황색포도알균(*Staphylococcus aureus*)
	아스페르길루스(*Aspergillus*)	스트렙토코쿠스 안기노수스(*Streptococcus anginosus*)
		폐렴사슬알균(*Streptococcus pneumoniae*)
		폐렴막대균(*Klebsiella pneumoniae*) (예 간농양)
	가시아메바(*Acanthamoeba*) (CLW)	캔디다(*Candida*)
		아스페르길루스(*Aspergillus*)
	회선사상충(*Onchocerca volvulus*)	

그림 15-2 **눈 감염과 관련된 미생물의 범위**(CLW: 콘택트렌즈 착용자; IE: 감염성 심내막염)

을 통해 뒷방에 도달할 수 있고, 심내막염과 같은 혈관 내 원인이 될 수 있다. 간농양이 폐렴막대균에 의해 발생하는 것과 같이 감염된 중심정맥삽입관에서 기원하는 캔디다혈증은 다른 예이다. 안과전문의와 신속히 상의해야 한다.

안와연조직염과 해면정맥굴 혈전은 서로 구별하기 어렵다. 연조직염은 비강에서의 감염이 안와로 확장되어 발생한다. 안와를 사골벌집과 분리하는 조직은 얇아서 외상에 의해 쉽게 손상받는다. 안와연조직염은 눈 위의 검붉은 피부, 두통, 발열과 관련된다. 눈의 움직임에 따른 통증도 동반되어 안와강내에서 눈을 둘러싸는 연조직에 염증이 생긴 것을 반영한다. 안와강내 공간의 제약 때문에 눈이 앞으로 위치하게 되는 안구돌출증이 발생한다. 해면정맥굴 혈전은 얼굴정맥의 혈전정맥염의 확산의 결과로 유발된다. 환자는 두통, 발열, 오한 등으로 매우 아프게 된다. 안와연조직염과 III, IV, V번 뇌신경 마비를 분간하기 어려운데 양측 징후인지를 확인하는 것이 진단에 도움이 된다. 해면정맥굴의 구조를 그림 15-4에 나타내었다.

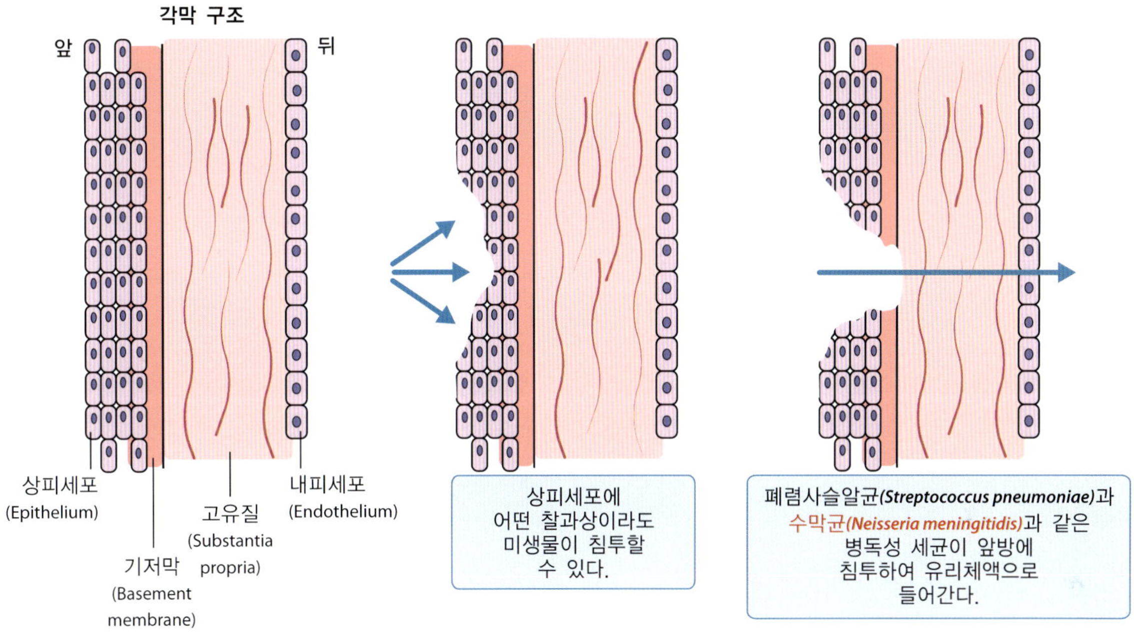

그림 15-3 상피세포에 찰과상이 생기면 미생물이 각막을 침범할 수 있다.

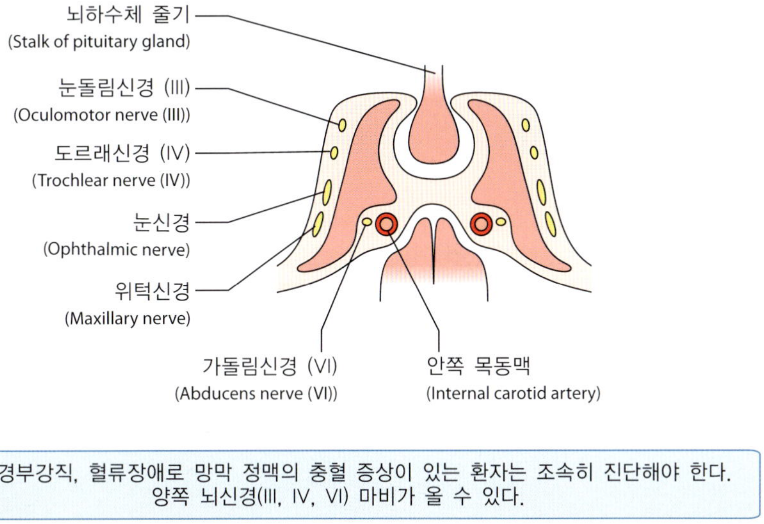

그림 15-4 해면정맥굴과 그곳을 싸고 있는 주요 구조물

다래끼와 같은 눈꺼풀의 농양은 눈꺼풀 샘의 화농성 감염에 의한다; 전체 눈꺼풀의 감염은 보통 한쪽에 나타나고, 안와격막의 앞쪽에 발생한다(그림 15-1). 통증, 종창, 발적이 나타나지만 눈 움직임은 정상이고 통증이 없어서 이것과 안와 연조직염을 구별할 수 있다.

누낭염은 눈물샘의 감염이고, 소관염은 코눈물관의 감염이다(그림 15-5). 폐렴알균과 고름사슬알균과 같은 흔한 병원균이 원인이 되며 만성감염은 악티노미세스 이스라엘리에 의해서 발생할 수 있다. 관에 염증이 생기면 결절을 만드는데 바깥층은 호중구의 화농성 집적물을 둘러싸고 있는 섬유조직으로 되어 있고 '유황과립'을 싸고 있다. 이 과립은 방선상균류 세균의 응괴를 포함하고 있어서 절단된 결절에서 이것을 발견하면 진단적 가치가 있다.

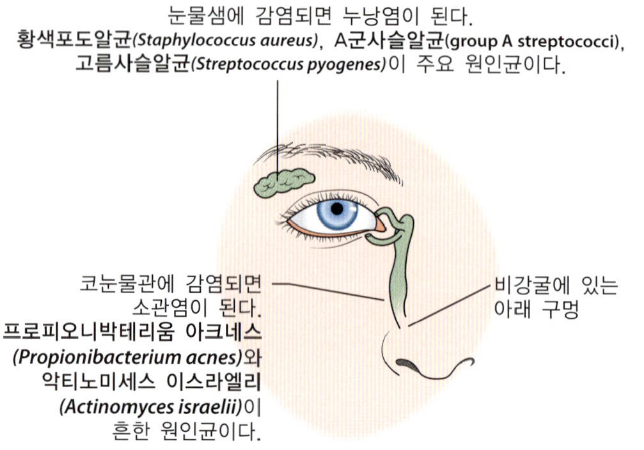

그림 15-5 눈물샘과 코눈물관의 감염

진단과 관리

결막염의 여러 가지 원인을 임상적으로 구별할 수 있다(그림 15-6). 검체를 채취하는 방법을 그림 15-7에 나타내었다. 클라미디아를 위하여 아래눈꺼풀을 완전히 까뒤집고 표준 '수송' 면봉을 이용하여 제거한 고름을 세균배양을 위해 보낼 수 있다. 클라미디아 PCR면봉은 세포내 세균이 포함되어 있는 세포를 채취하기 위해 결막 표면을 조심스럽게 묻혀낸다.

각막염을 진단하기 위해 환자를 안과전문의에 자문하는 것이 필요하며, 적절한 마취를 하고 각막 찰과표본을 채취한다. 이것으로 그람염색을 위한 슬라이드도말을 준비하고 초콜릿한천배지와 진균분리를 위한 사부로선택한천배지를 포함한 다양한 배양배지에 접종한다. CLW의 경우에 각막도찰물에서 가시아메바의 특징적인 낭을 관찰한다. 이 미생물은 검사실에서 한천배

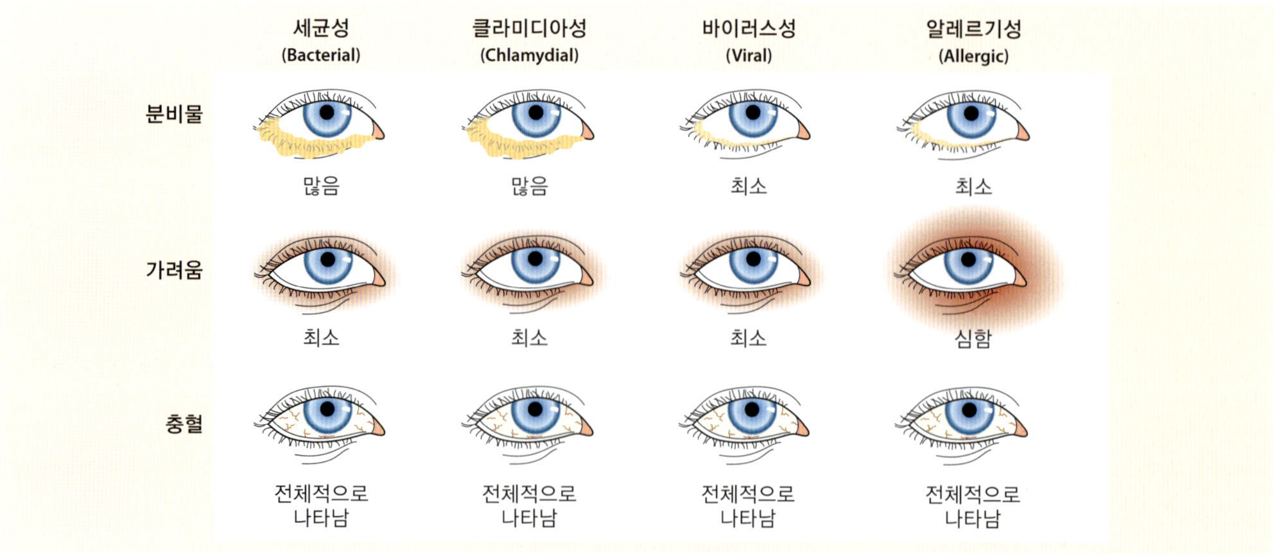

그림 15-6 세균성, 클라미디아성, 바이러스성, 알레르기성 결막염의 임상 양상

지 위에 죽은 '대장균군'을 공급하여 잡아먹을 수 있게 하여 배양한다; 운동성의 아메바와 특징적인 낭을 관찰할 수 있다. 독립적인 검사실이나 NHS/공중보건부 검사실에서 가시아메바와 **그림 15-2**에 제시된 바이러스에 대한 PCR검사가 더 현실적이다.

전중격과 안와 연조직염을 임상적 배경에서 구분할 수 있다. 안와 연조직염에서 안구돌출이 있고 눈을 움직일 때 통증이 있다(**그림 15-8**). 눈속염의 경우 흡인한 유리체액을 신속하게 미생물학적 검사를 위해 검사실에 보낸다. 의심되는 눈속염, 안와 연조직염, 해면정맥굴 혈전의 모든 경우에 혈액배양을 채취한다.

치료

눈감염을 관리하는 것은 안과전문의의 영역이므로 사용되는 치료범위의 예는 정보를 위해서 설명한다. 합병증이 없는 결막염을 제외하고 모든 다른 경우는 안과전문의에게 자문을 받는다.

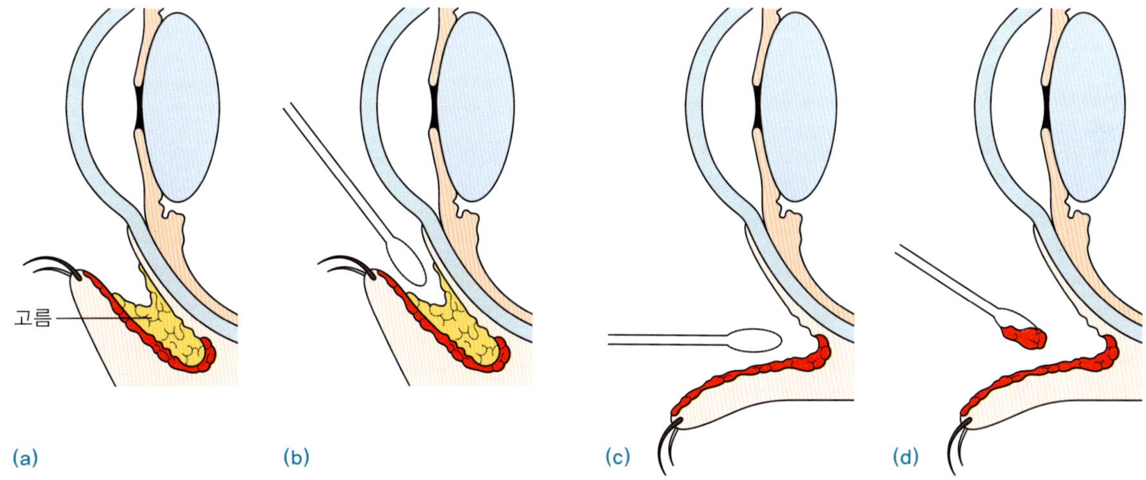

그림 15-7 (a) 고름이 존재할 때 (b) 현미경 관찰, 배양, 감수성검사를 위해 표준 면봉법으로 검체를 수집한다.
(c) 멸균거즈로 남은 고름을 제거한 후에 클라미디아/임균 중합효소연쇄반응(PCR) 면봉법을 시행한다.
(d) 세포내에 존재하는 클라미디아가 있는 세포를 채취하기 위해 만져지는 결막 표면을 문지른다.

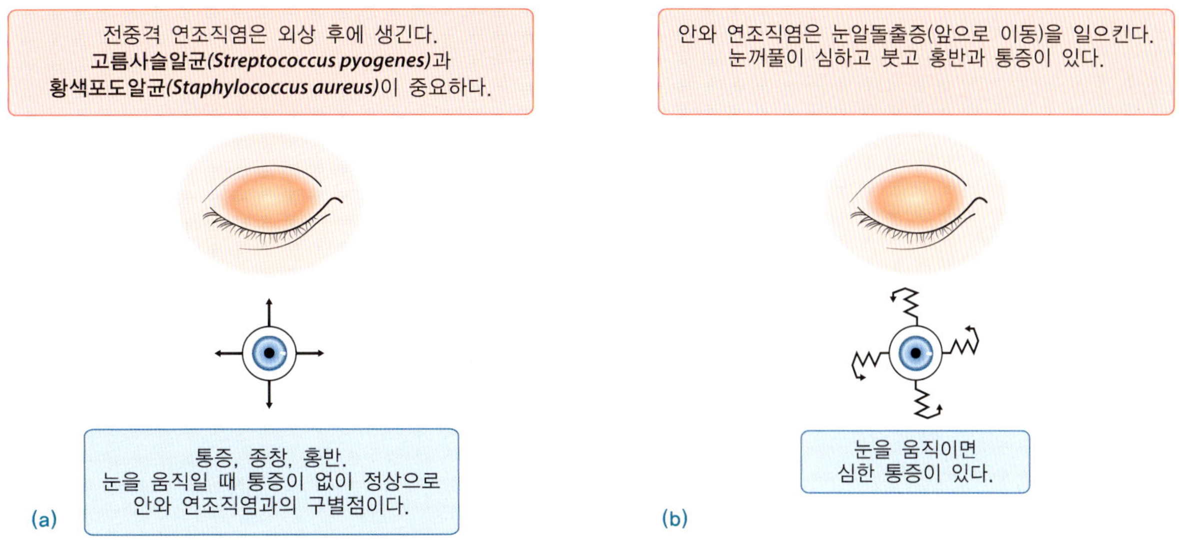

그림 15-8 (a) 전중격 연조직염과 (b) 안와 연조직염을 구별할 수 있다.

결막염

대부분의 경우 국소 점안약 또는 연고를 급성 세균성 결막염을 치료하는 데 사용할 수 있다. 영국에서는 클로람페니콜이 널리 사용되는데, 이것은 광범위 활성이 있고 슈도모나스를 제외한 고려되는 대부분의 흔한 세균에 유효하다. 클로람페니콜을 재생불량성 빈혈 때문에 피해야 한다는 의견은 잘 정립되어 있지 않다. 아미노글리코시드계도 유용해서 슈도모나스에 활성이 있으며, 시프로플록사신과 오플록사신과 같은 퀴놀론계도 유용하다. 아미노글리코시드계와 퀴놀론계는 사슬알균에 모호한 활성이 있으나 국소적으로 적용하면 효과가 있을 정도로 충분한 농도에 이른다. 안과에서 국소 세푸록심과 겐타마이신은 대부분의 흔한 세균을 치료할 수 있으므로 사용할 수 있다. 성인에서 임균결막염은 전신 항생제와 일회 500 mg 세프트리악손 근육주사와 1 g 경구 아지스로마이신으로 치료한다. 주기적인 식염수 눈 세척으로 고름삼출물을 제거한다.

클라미디아 감염도 전신 항생제가 필요한데 감염이 눈에만 국한되지 않고 폐(신생아)와 생식관도 감염될 수 있기 때문이다. 성인에서 아지스로마이신을 일주일 간격으로 두 번 1 g으로 투여할 수 있다. 다른 처방으로는 7일간 독시사이클린 100 mg q12h나 레보플록사신 500 mg q24h이 있다.

각막염

앞서 설명한 항생제가 사용된다. 헤르페스 각막염은 전신 아시클로버로 치료할 수 있고 진균각막염은 국소 암포테리신 B, 플루코나졸, 이트라코나졸로 치료할 수 있다. 가시아메바 각막염은 국소 클로르헥시딘으로 치료하는데, 이는 영양형과 낭에 활성이 있으며, 경구 이트라코나졸 또는 보리코나졸도 사용된다.

눈속염

수술 후 감염에 대해 글리코펩티드계(반코마이신)와 아미노글리코시드계(아미카신)를 유리체내에 주사하는 것이 대부분 세균에 대해 적절하다. 외상의 경우 분리되는 미생물이 사용될 처방에 영향을 준다. 식물이나 토양으로부터 오염된 것 같으면 초기에 바실루스 세레우스를 치료할 수 있는 클린다마이신을 포함하는 것이 타당할 것이다. 혈액으로부터 유리체액으로 항생제가 침투하는 것은 일정하지 않다. 메트로니다졸, 리팜피신, 클로람페니콜, 코트리목사졸과 퀴놀론은 유용한 수준까지 도달할 수 있으나 이런 경우에 사용하는 것은 안과의사의 개인적인 선호에 따라 다르다.

이런 심한 감염에는 전신과 국소 약물을 사용한다. 눈속염이 감염성 심내막염(infective endocarditis, IE)의 색전에서 발생하면 항균제나 항진균제는 해당 조직에 침투해서 박멸할 수 있어야 하는 조건을 반영해야 한다.

응고효소음성 포도알균은 수술 후 눈속염과 관련된 흔한 세균이다. 옥사졸리디논계 리네졸리드가 이런 감염을 치료할 때 유용한 약물이다.

안와 연조직염과 해면정맥굴 혈전

종종 뇌농양을 치료하는 데 사용되는 항생제가 사용되며, 벤질페니실린, 세포탁심과 메트로니다졸 조합이 한 예이다. 클린다마이신과 세포탁심 또는 세프트리악손은 다른 예이다. 클린다마이신의 경구 생체이용률이 좋고 세프트리악손의 '하루에 한 번' 또는 '하루에 두 번' 정맥주사가 가능하여서 병원에서 안전하게 퇴원할 수 있는 안와 연조직염 환자에서 외래 비경구 항생제 치료(outpatient parenteral antibiotic therapy, OPAT)를 고려할 때 사용할 수 있는 조합이다. 적어도 2주간 치료를 고려해야 한다. 녹농균과 같은 세균이 의심될 때 카바페넴계 메로페넴이나 퀴놀론계 시프로플록사신이 사용된다.

누낭염과 눈물소관염

흔한 미생물을 치료할 수 있는 국소 약물이 적절하다. 악티노미세스의 경우 유황입자는 수술적으로 제거해야 한다.

Infections of the Genital Systems

16 생식기계 감염

서론

넓은 범위의 미생물이 성매개 감염(sexually transmitted infections, STI)의 원인이 되며 임균, 클라미디아, 매독균, 원충인 트리코모나스 바지날리스, B형간염(hepatitis B virus, HBV), 면역결핍바이러스(human immunodeficiency virus, HIV)가 포함된다. 처음 임균요도염으로 성매개질환(sexually-transmitted diseases, STD) 클리닉을 방문한 남성 환자의 진단과 치료는 쉽다. 그러나 이 환자는 성교에 의해 감염되었음이 확실하고 다른 사람에게 감염시켰을 수도 있다. 그러므로 성관계 상대의 감염 여부를 확인하고 감염균을 제거하기 위해 그들을 추적할 필요가 있다.

감염이 되어도 무증상이 많고 특히 여성에서 그렇다. 클라미디아의 경우에 감염된 10% 미만의 사람이 의학적 도움을 받는다. 항문생식기의 STI의 대부분은 사람유두종바이러스(human papilloma viruses, HPV)에 의하며, 특히 HPV16과 18은 자궁경부암을 유발한다.

무증상질환이 대부분이다. 개인이 성관계 상대의 수가 많으면 많을수록 적어도 하나의 STI에 감염될 기회가 많아진다. 질, 항문, 경구 성생활은 환자를 평가할 때 고려해야 한다. 임균은 요도염, 자궁경부염, 항문염과 대부분 무증상인 인두염을 유발할 수 있다. 이 균은 패혈관절염을 포함하여 파종성 감염을 일으킬 수 있다. 급성 골반염증성질환(pelvic inflammatory disease, PID)은 임균과 클라미디아 감염의 합병증이다.

남성 동성애자는 소화관에 미생물이 감염될 위험이 있다. 플렉스네리이질균은 성관계 상대 사이에서 전파될 수 있고, 심한 혈변설사를 일으킬 수 있다. 이런 경우는 흔하지는 않지만 감염질환 통보를 해 주는 것이 이런 세균으로 인한 집단 발병 상황을 정확하게 확인하는 데 활용되는 등 아주 중요하다.

STI 환자는 조속히 STD 클리닉으로 의뢰해야 한다. 또한 STD 클리닉에는 필요한 전문가가 있어야 하며 모든 기록과 검사는 익명의 부호화한 코드를 사용하여 환자들이 비밀에 대해 확신을 가질 수 있어야 한다.

질 분비물은 세균성 질염을 일으키는 세균을 포함하는데 종종 그람다양성 세균인 가르드넬라 바지날리스, 캔디다에 의한 캔디다증, 트리코모나스 바지날리스에 의한 트리코모나스증과 관련된다. 세균질증과 캔디다증은 질 내 환경에서 내재성 균무리의 불균형과 관련 있다.

신생아는 정상 질내 균무리에서 기원하는 미생물, 특히 스트렙토코쿠스 아갈락티아에와 대장균에 의한 감염 위험이 있다. 이 균들은 신생아의 상부호흡기에 집락화할 수 있고, 침범할 잠재력이 있어서 신생아 패혈증과 수막염을 유발할 수 있다. 리스테리아 모노시토게네스는 임신 29~42주에 산모의 장에서 통과할 수 있어서 산모 패혈증, 융모양막염, 유산을 유발할 수 있다. 출산 동안이나 산모 혈액을 통해서 태아에 도달하여 신생아에서도 패혈증과 수막염을 유발할 수 있다.

질식자궁절제나 복식자궁절제와 같은 부인과 처치과정에서 생기는 감염에서와 같이 분만 후 감염, 자궁내막염, 패혈성 유산은 고려해야 할 중요한 여건들이다. 흔하게 고름사슬알균이 분만 후 감염과 관련 있어서 시작부터 고려해야 하고, 적절한 검체 채취 및 항생제 처방을 해야 한다.

여성 생식기와 정상 질내 균무리를 이루는 미생물의 요약을 그림 16-1에 나타내었다. PID에서와 같이 미생물이 자궁과 자궁관을 통해 자궁부속물에 도달할 수 있다. 질 입구와 항문이 가까워서 질내 균무리에 대변에 존재하는 미생물이 포함되어 있는 것은 놀라운 일이 아니다. 그림 16-2에 도식적으로 보여주는 바와 같이 여성의 생에 있어서 생식기의 생리학과 세균 균무리의 변화를 이해하는 것이 중요하다. 사춘기 전 여성의 질 상피는 각질화되어 있지 않아서 임균의 성장을 돕는다. 사춘기 전 소녀의 경우 어떤 질 분비물이라도 성 학대를 배제하기 위해 임균과 클라미디아에 대한 검사를 하여야 한다.

정상 질내 균무리는 월경주기에 따라 변화가 있어서 난포기에는 혼합세균 균무리로 구성되고, 황체기에는 락토비실루스가 주로 존재한다(**그림 16-3**). 황체기에 락토바실루스는 탈락한 질 상피세포의 글리코겐을 이용하여 최종산물인 젖당을 만들어 질 내 산성 환경을 유지하는 데 중요한 역할을 한다.

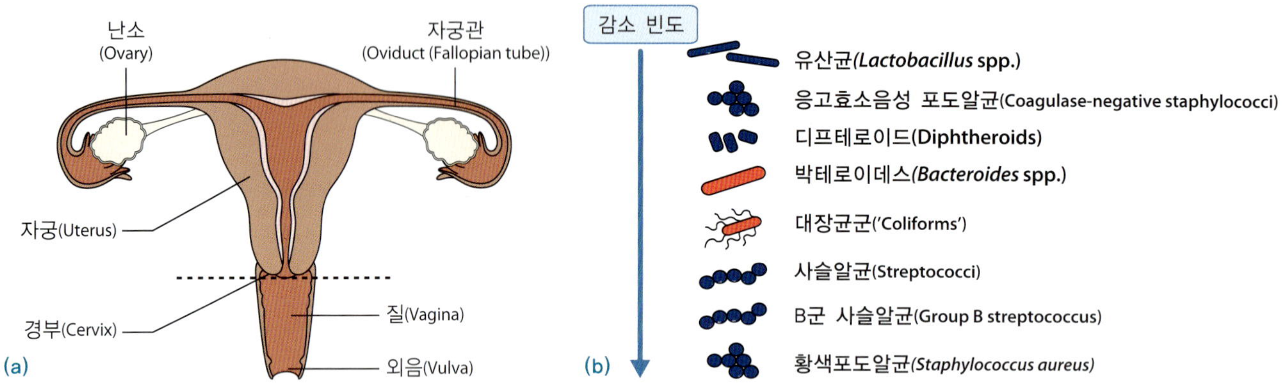

그림 16-1 (a) 여성 생식관의 구조 (b) 정상 질 균무리를 구성하는 세균

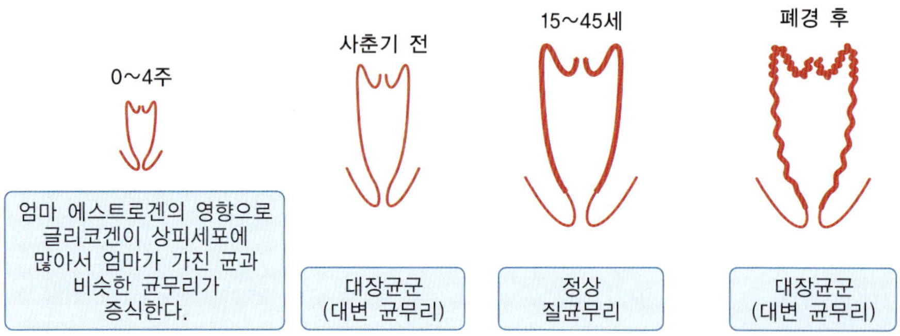

그림 16-2 나이군에 따라 질내 존재하는 균무리의 변화

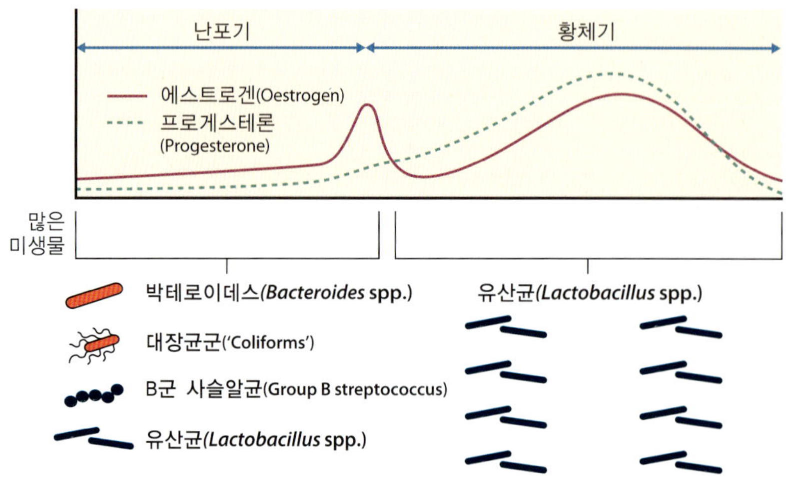

그림 16-3 월경주기와 균무리의 변화

미생물

미생물 목록과 임상적 조건을 그림 16-4에 나타내었다. 고려해야 하는 중요 미생물은 HIV이다. 80대 노인도 HIV 양성으로 확인되고 있으므로 노인이라고 임상 평가하는 데 이 바이러스를 제외시키면 안 된다. 적절한 시간에 시행했더라도 음성결과는 다시 확인해야 하고, 환자가 고려해야 하는 앞으로의 위험에 대해 상의하도록 해야 한다 .

임신과 관련하여 중요한 감염이 발생하므로 특히 임신 약 12주에 처음 산전클리닉(antenatal clinic, ANC)을 방문할 때 스크린 검사를 실시하는 것이 중요하다. 이 검사에서 만성감염 HBV, HIV, 매독을 확인하고, 풍진바이러스에 대한 면역능이 있는지 검사한다.

정상 질내 균무리로 간주되는 균들

유산균(Lactobacilli)
황색포도알균(*Staphylococcus aureus*) (MSSA와 MRSA)*
스트렙토코쿠스 아갈락티아에(*Streptococcus agalactiae*) (GBS)*
무산소균(Anaerobes) (그람양성과 그람음성)*
가르드네렐라 바지날리스(*Gardnerella vaginalis*)* (정상균무리의 일부분으로 적은 수가 존재)
캔디다(*Candida*) (정상균무리의 일부분으로 적은 수가 존재)

대장균군('Coliforms')*

(고름사슬알균은 절대로 정상균무리에 속하지 않지만 항상 고려하도록 명심해야 한다.)
* 수술 후 감염, 생식기 암에서 중요할 수 있다.

질 분비

세균질증(Bacterial vaginosis)	가르드네렐라 바지날리스(*Gardnerella vaginalis*) 모빌룬쿠스(무산소성)(*Mobiluncus* spp.) (anaerobes)
캔디다증(Candidiasis)	캔디다(*Candida*)
트리코모나스증(Trichomoniasis)	트리코모나스 호미니스(*Trichomonas hominis*)

음문질염(사춘기 전 소녀를 포함)

인플루엔자균(*Haemophilus influenzae*)
임균(*Neisseria gonorrhoeae* [사춘기 전 소녀에서])
폐렴사슬알균(*Streptococcus pneumoniae*)
고름사슬알균(*Streptococcus pyogenes* (GAS))

요충(*Enterobius vermicularis*) (pin worm)

골반염 질환

급성(Acute):	클라미디아 트라코마티스(*Chlamydia trachomatis*) 임균(*Neisseria gonorrhoeae*)
만성(Chronic):	클라미디아 트라코마티스(*Chlamydia trachomatis*), 가르드네렐라 바지날리스(*Gardnerella vaginalis*), 혼합 "대장균군"(mixed "coliforms"), 혼합 무산소성균(mixed anaerobes), (방선균(*Actinomyces*))
자궁내 피임기구 사용과 관련된 방선균증	악티노미세스 이스라엘리(*Actinomyces israelii*)

그림 16-4 질의 정상균무리를 형성하는 미생물의 범위 및 남녀 감염과 관련된 미생물

(계속)

성매개 감염	
급성 골반염 질환(Acute pelvic inflammatory disease)	임균(*Neisseria gonorrhoeae*) 클라미디아 트라코마티스(*Chlamydia trachomatis*)
자궁경부염(Cervicitis)	임균(*Neisseria gonorrhoeae*) 클라미디아 트라코마티스(*Chlamydia trachomatis*) HSV1, HSV2
성인 결막염(Adult conjunctivitis)	임균(*Neisseria gonorrhoeae*) 클라미디아 트라코마티스(*Chlamydia trachomatis*)
신생아 안염(Ophthalmia neonatorum)	임균(*Neisseria gonorrhoeae*) 클라미디아 트라코마티스(*Chlamydia trachomatis*)
위장관염(Gastroenteritis) (MSM)	플렉스네리이질균(*Shigella flexneri*)
성기궤양(Genital ulcers)	HSV1, HSV2 매독균(*Treponema pallidum*) 연성하감균(*Haemophilus ducreyi*)
인두염(Pharyngitis)	임균(*Neisseria gonorrhoeae*) HIV (보통 무증상)
직장염(Proctitis)	임균(*Neisseria gonorrhoeae*) 클라미디아 트라코마티스(*Chlamydia trachomatis*)
매독(Syphilis)	매독균(*Treponema pallidum*)
트리코모나스증(Trichomoniasis)	장세모편모충(*Trichomonas hominis*)
요도염(Urethritis: 임균(gonococcal))	임균(*Neisseria gonorrhoeae*)
비임균(non-gonococcal)	클라미디아 트라코마티스(*Chlamydia trachomatis*)
바이러스(Viruses)	
A형간염 바이러스(Hepatitis A virus)	HAV (항문/구강 성교)
B형간염 바이러스(Hepatitis B virus)	
면역결핍 바이러스(Human immunodeficiency virus)	
자궁경부암(Cervical carcinoma)	HPV 16, 18
성기사마귀[Genital warts; 뾰족콘딜로마(condylomata acuminata)]	HPV 6, 11

임신, 산모 감염, 태아 감염, 신생아 관련

산전 선별검사(Antenatal screening)
- HBV
- HIV
- 풍진(Rubella virus)
- 매독(*Treponema pallidum*)

기타 중요한 감염

임신 중 산모에서 무증상 세균뇨
- 스트렙토코쿠스 아갈락티아에(*Streptococcus agalactiae*) (GBS)
- 리스테리아 모노시토게네스(*Listeria monocytogenes*)
- VZV

그림 16-4 질의 정상균무리를 형성하는 미생물의 범위 및 남녀 감염과 관련된 미생물

병인

임질

임질의 원인체는 임균으로 그람음성 쌍알균이다. 자궁경부, 요도, 항문관, 인두의 원주 입방 상피세포에 감염된다(그림 16-5). 속자궁경부와 자궁관에서 미생물은 부착소와 세포벽외막 Opa 단백질에 의해 원주상피세포에 부착한다. 부착 후 상피세포와 상피세포 밑으로 침범한다. 강력한 염증반응은 호중구 침습, 미세농양 형성, 고름과 관련된다.

여성에서 감염은 무증상일 수 있고, 남성에서는 급성요도염 증상을 나타낸다. 임균은 남성의 부고환에 도달하여 부고환염을 일으키고, 여성에서 자궁관과 부속물에 도달하여 PID를 일으킬 수 있다. 신생아에서 태어날 때 감염되면 신생아안염이 생길 수 있다.

클라미디아 트라코마티스

클라미디아는 절대 세포내세균이다. 여러 가지 혈청군 또는 혈청형이 있는데 A, B, C 혈청형은 눈 트라코마와 연관되고, D-K 혈청형은 (신생아안염을 포함한) 봉입체 결막염과 요로생식기 질환과 관련된다. 클라미디아는 남성에서 요도염, 직장염, 부고환염 등을, 여성에서 요도염과 자궁경부염을, 신생아에서 신생아안염을 유발한다.

클라미디아는 감염된 상피세포내에서 복잡한 생활주기를 갖는다. 세포내로 들어온 후 기본소체는 증식형태인 망상체로 변

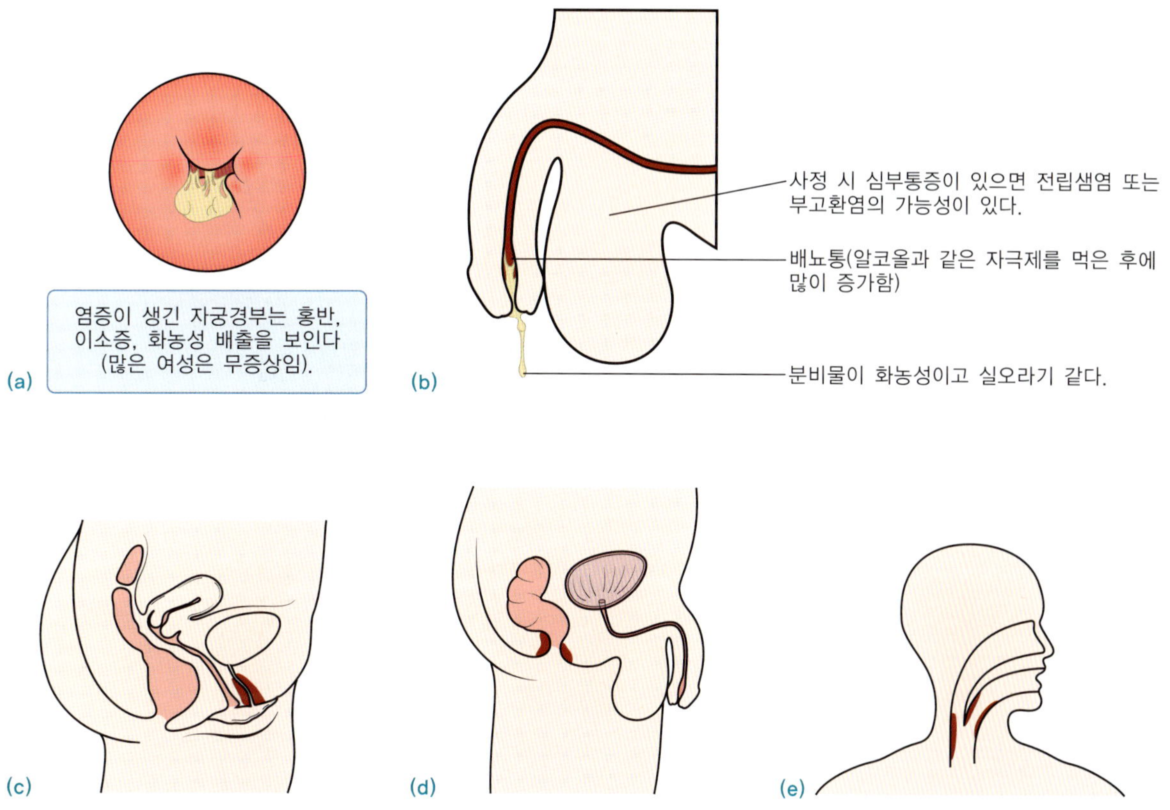

그림 16-5 임질에 걸리면 임균이 (a) 자궁경부 (b) 요도와 부고환 (c) 여성 요도 (d) 항문 (e) 인후에 감염될 수 있다.

환된다. 감염된 세포내에서 막으로 구획된 구조물인 엔도솜에서 증식한다. 망상체는 세포외 감염 형태로서 방출되는 기본소체를 생산한다(**그림 16-6**).

골반염증질환

급성 PID는 임균과 클라미디아가 자궁 안을 통해서 자궁관과 부속물을 감염시킬 때 발생한다(**그림 16-7**). 무증상과 만성질환 모두 생길 수 있고, 질내 균무리도 관여할 수 있다. 염증과 섬유화가 자궁관을 손상시키고 난자가 자궁으로 가는 정상적인 운동을 폐쇄하여 자궁외임신이 되게 된다. 양쪽 자궁관이 영향을 받으면 불임이 될 수 있다. 골반농양은 PID의 합병증으로 오른쪽에 생기는 경우 자궁외 임신과 충수돌기염을 감별진단해야 한다.

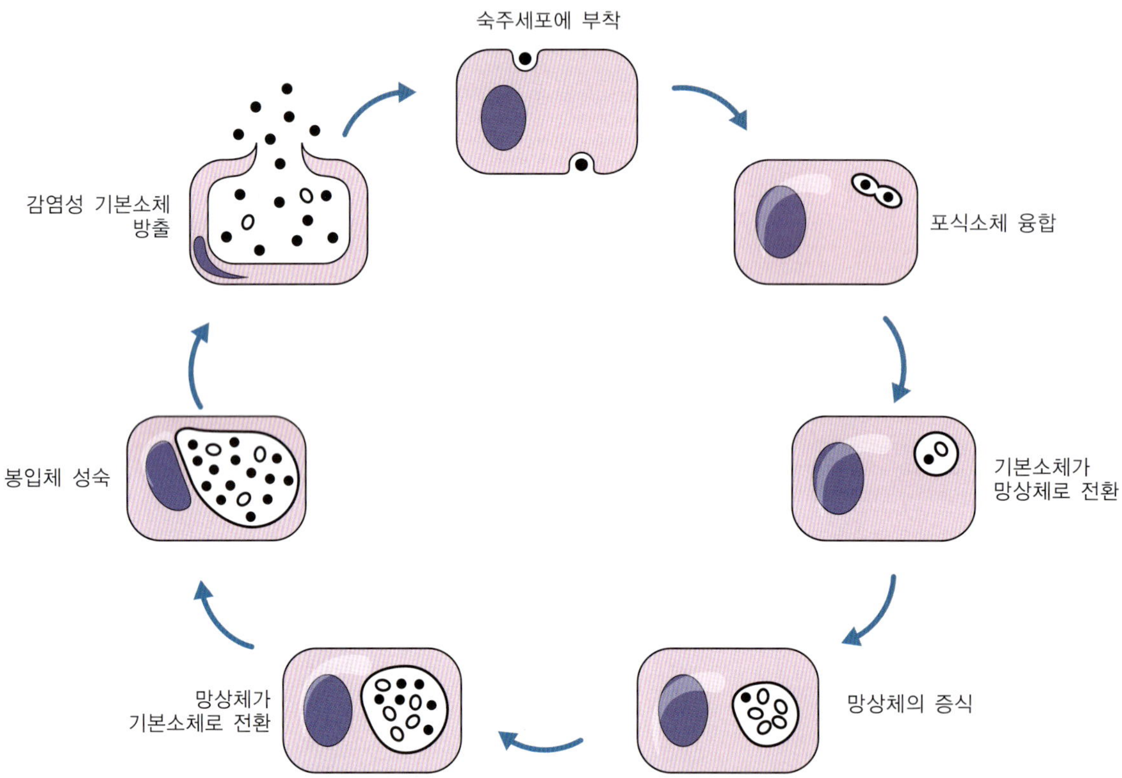

그림 16-6 **클라미디아의 생활환**(검은색 원: 기본 소체; 흰색 원: 망상체)

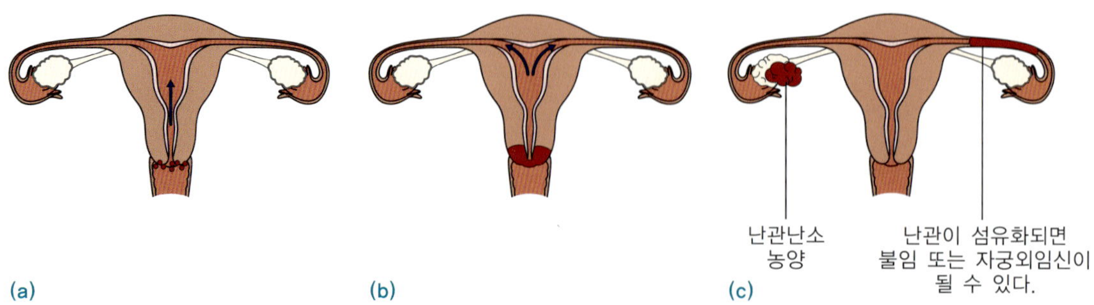

그림 16-7 **골반염증질환** (a) 세균이 자궁으로 올라간다. (b) 자궁에서 자궁관으로 침투한다. (c) 섬유화가 일어나고 난관난소 농양이 생긴다.

질염

질 분비는 가르드넬라 바지날리스, 캔디다, 트리코모나스 바지날리스와 연관이 있다.

가르드넬라 바지날리스는 그람다양성 통성 세균으로 세균성 질염과 관련된다. 다른 세균으로 미코플라스마 호미니스와 무산소성균인 모빌룬쿠스가 있다. 이들은 질내 락토바실루스보다 더 증식할 수 있어서 분비물을 생산하는 염증반응을 일으킨다. 가르드넬라는 그람염색에서 '근거'세포로 명명되는 많은 수의 질상피세포에 붙어 있는 상태로 관찰된다 .

캔디다감염은 질내 정상균무리와 생리를 변화시키는 요인과 관련 있다. 광범위항생제는 질내 균무리를 변화시켜서 효모가 과성장하게 만든다. 경구피임약은 다른 선행요인으로서 질상피세포에 글리코겐저장을 증가시켜 캔디다가 락토바실루스보다 더 많이 증식하도록 한다. 또한 에스트로겐은 질상피세포표면에 있는 캔디다 수용체를 유도한다.

질내에서 트리코모나스의 증식은 산성 정도가 덜한 환경이 최적으로, 임신이나 월경과 같은 프로게스테론이 우세한 상황에서 증상이 악화하는 경향을 설명할 수 있다. 나쁜 냄새가 나는 고름 분비물은 감염자의 반 정도에서 나타난다.

분만후감염, 패혈유산, 부인과적 감염

분만후감염, 패혈유산에서 질이나 장의 무산소성균을 포함한 균무리가 중요하다. 고름사슬알균을 항상 고려해야 한다. 자궁근육층의 손상, 임신의 잔류물질, 패혈유산의 경우 자궁 천공 등이 미생물을 감염소에 정착하도록 한다(그림 16-8a). 제왕절개상처도 감염 장소가 될 수 있고, 고름사슬알균으로 괴사근막염과 독소쇼크증후군이 발생할 수 있다. 자궁절제수술에서 예방적 항생제를 사용하더라도 질내 미생물이 자궁목압박 연조직염, 자궁목압박 농양, 골반농양 등의 감염을 일으킬 수 있다(그림 16-8b). 비만, 당뇨, 어려운 수술 등에서 감염이 쉽게 일어날 수 있다(4장 참조).

진단과 관리

이 부분은 질 또는 요도분비물이 있는 환자의 관리에 중점을 둔다. 환자를 응급실에서 볼 때 필요한 자문을 해 주고 필요하면 환자를 방문할 수 있는 STD 클리닉에 의뢰한다. 다음은 미생물학적 진단을 극대화하기 위해 STD 클리닉에서 사용되는 방법이다. STD 클리닉에서 필요한 지정된 검사목록 검사를 할 수 있는 미생물검사실에서 현장으로 파견된 생화학 과학자가 있다.

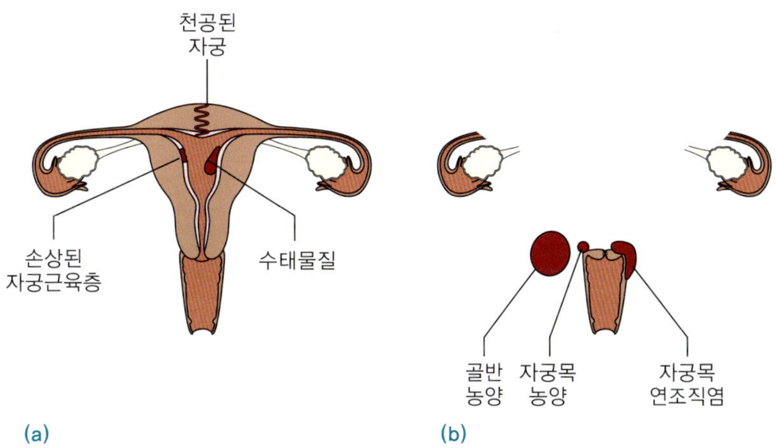

그림 16-8 (a) 출산 후 또는 유산으로 생기는 감염의 여러 가지 이유 (b) 자궁절제술 후 생기는 감염 형태

STI가 아닌 것 같은 질 분비물 환자

환자가 확실한 관계만 있고 STI가 아닌 것 같은 경우에는 세균질증, 캔디다증, 트리코모나스증을 고려하는 것이 타당하며, 트리코모나스증은 성교를 통해서 전파될 수 있음을 알아야 한다. 조사하는 경과를 **그림 16–9**에 나타내었다. 이런 상황은 임상적으로 진단할 수 있고 이때 분비물의 pH를 측정하는 것이 도움이 되며 병상에서 할 수 있는 명확한 검사이다. 면봉으로 검체는 적절하게 채취하여야 하며 이는 **그림 16–9**에 정리하였다.

경험적 치료를 하는 경우 세균질증과 트리코모나스증에 대해서는 메트로니다졸을 사용한다. 캔디다는 국소제제로 클로트리마졸 또는 경구제제 아졸류로 플루코나졸을 사용한다.

성매개질환: 임질과 클라미디아

임균과 클라미디아는 STD 클리닉에서 일상적으로 검색하는 두 가지 감염이다. 검체에서 조속히 그람염색결과를 얻는 것에 더하여 검체를 초콜릿한천에 접종하고 5% CO_2, 37℃에서 배양한다. 이 최적의 증식조건이 임균을 배양하는 데 필수적이며 항생제 감수성 프로파일을 결정한다. 페니실린계, 시프로플록사신과 같은 퀴놀론계, 테트라사이클린계에 대한 저항성은 심각한 문제이다(현재 경험적으로 일회 세프트리악손 [500 mg]을 근육주사할 수 있다. 클라미디아에 대한 처방으로 7일간 독시사이클린 투여가 있고, 아지스로마이신 1 g을 식사 1시간 전 또는 2시간 후에 투여하는 다른 처방도 있다).

클라미디아와 임균에 대한 복합 분자검사는 합당한 부위에서 채취한 특수 면봉검체로 시행한다.

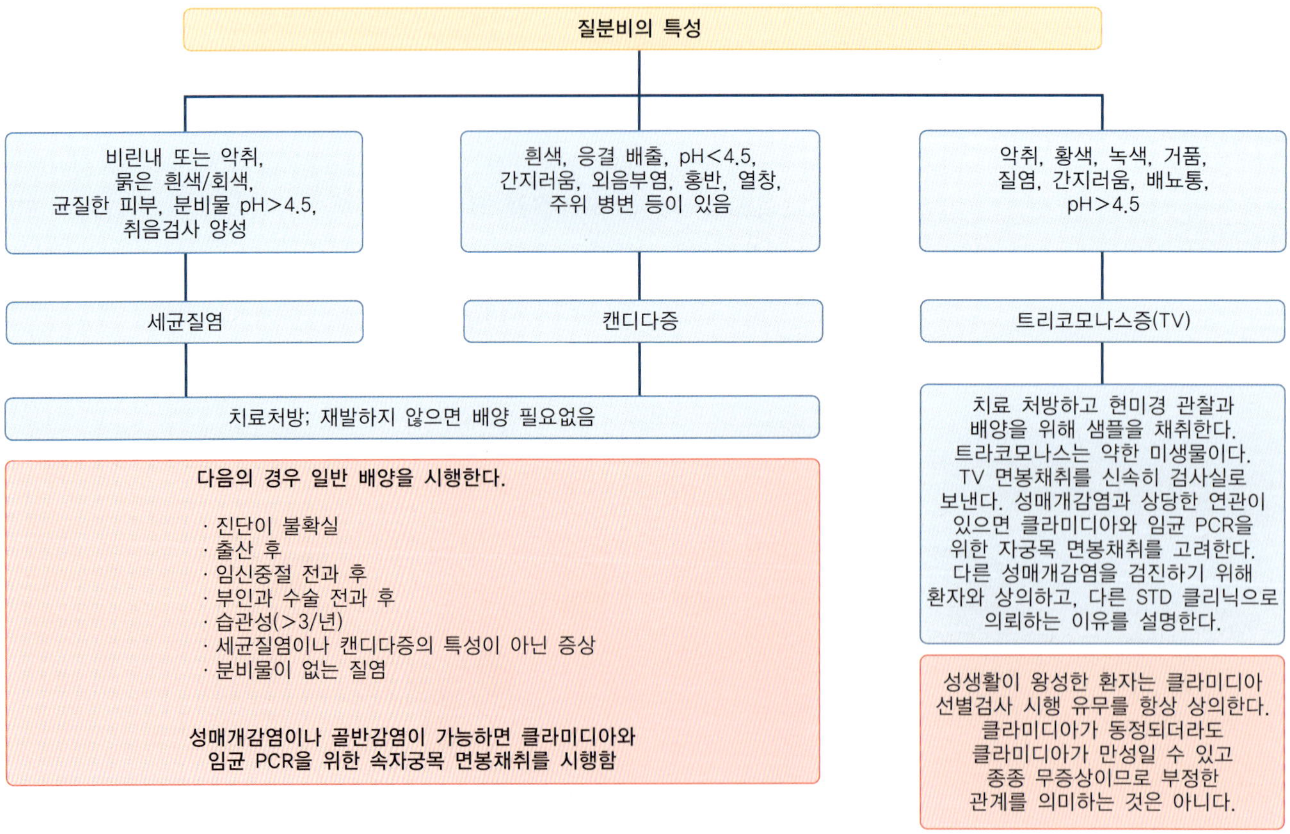

그림 16–9 질 분비 환자를 평가하는 데 사용하는 관리법 개요

요도 분비물이 있는 남성 환자

STD 클리닉에 방문한 남성 환자에 대해 검사 절차와 면봉채취세트의 예를 그림 16-10에 나타내었다. 면봉의 좁은 것은 요도 속으로 2~3 cm 넣은 후 수차례 회전시키고 꺼내서 수송용기에 앞부분만 절단하여 넣는다(그림 16-10a,b). 플라스틱 루프를 같은 깊이로 삽입하고 회전하여 검체를 채취한 뒤 직접 임균배양을 위한 한천배지에 접종한다(그림 16-10c-e).

도말을 유리슬라이드에서 건조시키고 그람염색한다. 그람음성 쌍알균이 함유된 호중구가 존재하면 남성 환자에서 임균감염으로 진단한다(그림 16-10f,g).

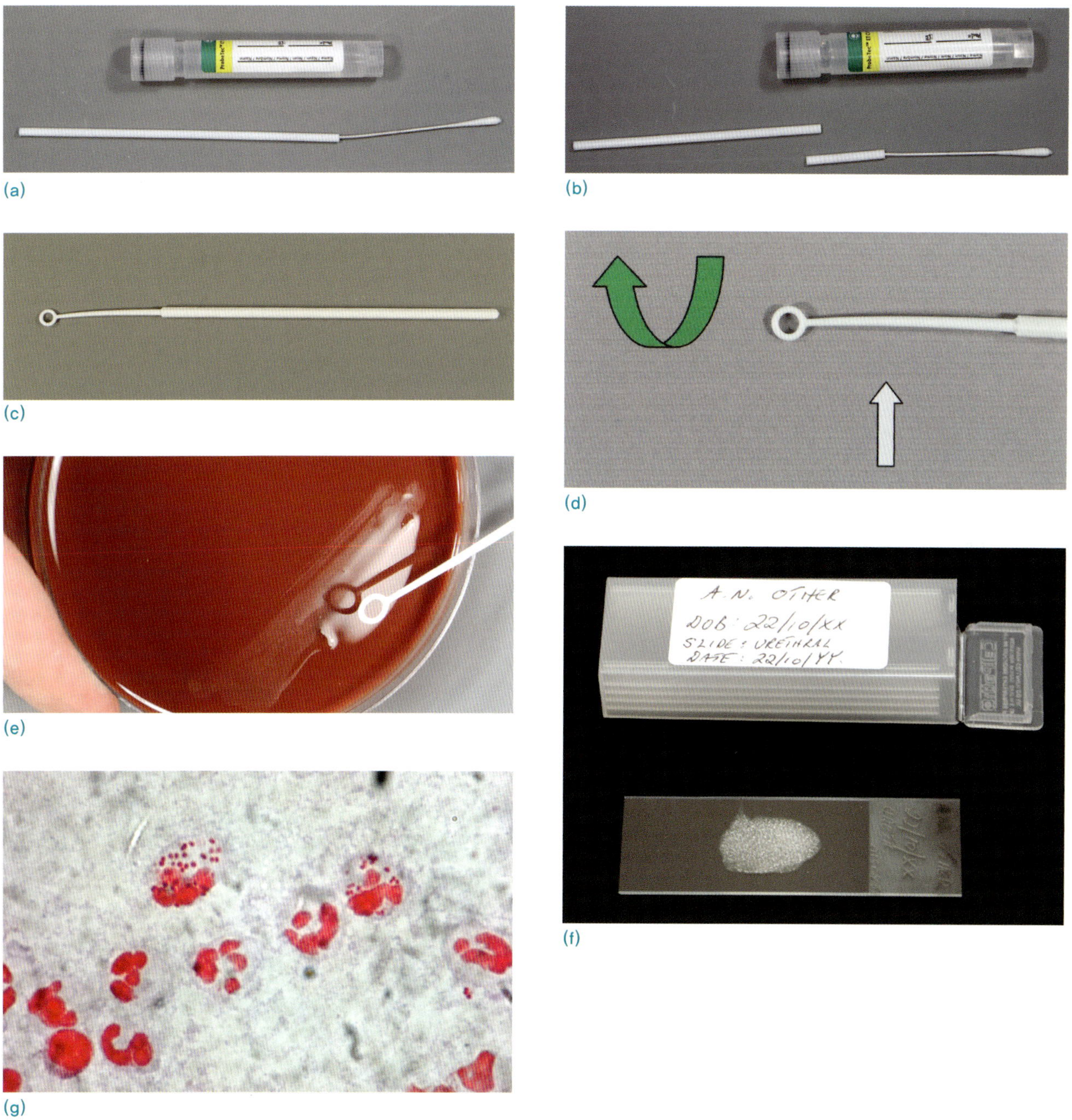

그림 16-10 성매개질환 클리닉에서 남성 환자의 시료를 채취하는 순서

A&E에서 마지막 배뇨 후 적어도 1시간이 지나고 난 뒤 흰색 뚜껑 용기에 채취한 '처음 나오는' 소변 5~10 mL가 PCR로 클라미디아와 임균 검사를 하기 위한 유용한 비침습적 검체이다(**그림 16-11**).

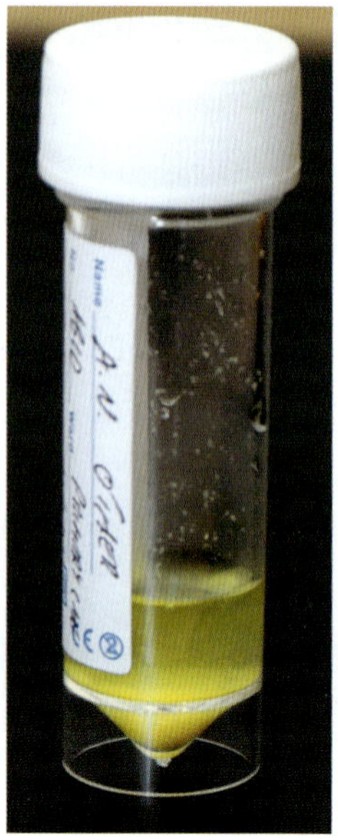

그림 16-11 멸균 용기에 '처음 나오는' 소변을 받아서 클라미디아와 임균의 중합효소연쇄반응(PCR) 검사에 사용한다.

질 분비가 있는 여성 환자

여성 환자에서 검체를 채취하는 과정을 **그림 16-12**에 나타내었다. 클라미디아와 임균 PCR검사를 위한 면봉채취 세트는 **그림 16-13**에서 볼 수 있다. 벌리개검사에서 큰 면봉은 자궁경부 입구를 보기 위해 분비물을 제거하는 데 사용하고, 작은 것은 속자궁경부로 삽입하고 몇 차례 회전시킨 후 제거하여 수송용기로 샘플 끝부분을 잘라 넣는다. 속자궁경부 면봉(endocervical swab, ECS)은 임균을 위한 배양배지에 직접 접종하도록 채취한다. 건조된 도말에 그람염색을 한다.

질 분비물을 직접 검사한다. 현미경검사뿐만 아니라 검체를 유리슬라이드에 놓는다. 10% 수산화칼륨(KOH)을 몇 방울 떨어뜨렸을 때 '비린내'가 나면 세균질증을 진단하는 데 도움이 된다(**그림 16-14**).

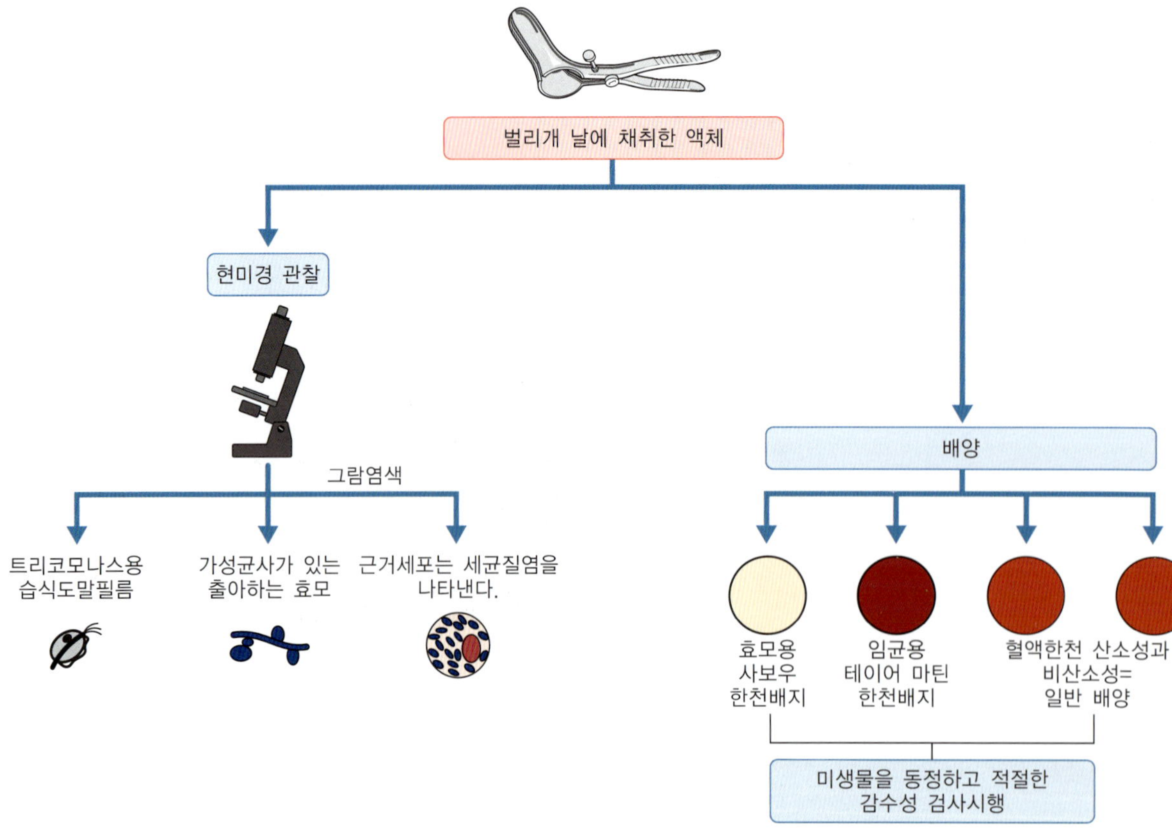

그림 16-12 성매개질환 클리닉에서 질 분비를 조사하기 위한 방법 개요

여성과 남성 생식기 감염에서 고름사슬알균

생식기 감염이 있는 여성 환자의 경우 이 세균의 감염 여부를 항상 고려해야 한다. 고름사슬알균으로 인한 감염은 사춘기 전 소녀에게 보이는 음문질염/소양증에서부터 보기에 무해한 질 분비 또는 부인과나 산과에서 수술 후 상처 감염까지 다양하다.

이의 모든 경우에 이 세균을 검체에서 분리하게 되면 미생물학자는 즉시 임상팀에게 알려야 한다. 집으로 퇴원하고 난 뒤의 환자일지라도 의뢰되었던 검체에서 세균이 동정되면 즉시 알리고 치료를 고려해야 한다. 환자는 지시된 대로 추가 검체를 채취한 후에 적절한 항생제를 확인하고 처방한다.

고름사슬알균이 남성 환자에게 귀두염을 유발할 수 있다. 음경꺼풀도 포함될 때 귀두꺼풀염이라고 한다. 이 균이 확인되었을 때 적절한 항생제를 처방한다. 적절한 조언을 해 줄 수 있기 위하여 가능한 한 감염원을 확인해야 한다 .

골반염증질환

대부분의 경우에 PID의 진단은 임상적 근거와 영상이미지를 이용한다. 환자는 자궁경부분비물이 있을 수 있고, 내진에서 자궁경부 움직임 압통과 골반 덩어리가 만져진다; 발열, 백혈구수, C-반응 단백질, 적혈구침전율의 상승 등이 있다. 임균과 클라미디아 검체 채취를 위해 속자궁경부 면봉채취를 하고 배양을 위해 혈액을 채취한다.

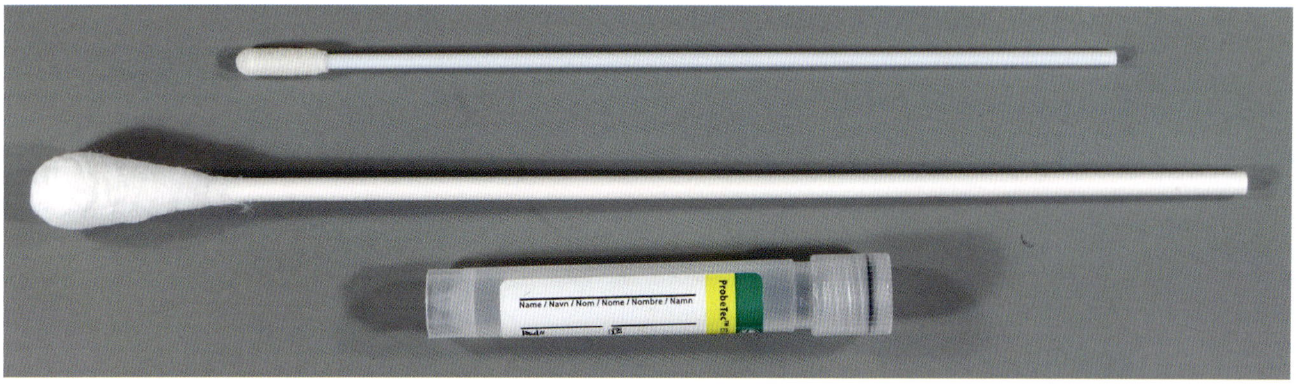

그림 16-13 여성 환자에서 중합효소연쇄반응(PCR) 검사를 위해 큰 면봉을 이용하여 분비물을 치우고 자궁경부 입구를 관찰할 수 있어야 한다. 그 후 가느다란 면봉으로 본문에서 설명한 대로 자궁경부내관으로 넣어서 시료를 채취한다.

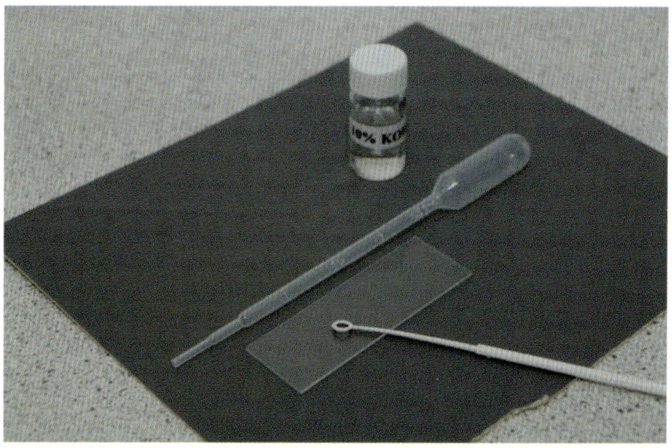

그림 16-14 멸균 플라스틱 루프로 질 분비물 샘플을 유리슬라이드 위에 놓는다. 한두 방울 10% KOH를 떨어뜨려 비린내가 나면 세균질증의 진단에 도움이 된다.

임신, 태아, 신생아의 감염

임신 중 특정 감염은 태아에 전파될 수 있고, 출생전후기, 신생아기(생후 1개월)와 그 이후에 신생아에 전파될 수 있다. HBV, HIV, 매독과 풍진바이러스뿐만 아니라 무증상 세균뇨와 스트렙토코쿠스 아갈락티아에(GBS), 리스테리아 모노시토게네스와 수두대상포진바이러스(VZV)도 중요하다.

산전검사의 역할

임산부에서 얻을 수 있는 일반적인 결과의 예를 **그림 16-15**에 나타내었다. 이 결과는 HBV, HIV, 매독균 감염을 배제하고, 풍진바이러스에 대한 면역을 확인해 준다. 개인이 임신의 나머지 기간 동안 감염(예 HIV)의 위험이 고려되면 추가적인 검사를 해야 한다.

어떤 비정상적 결과가 나오더라도 그 미생물에 대한 적절한 대처를 해야 한다. 산모가 풍진에 감수성이 있으면 임신 후에 면역을 해야 한다. 홍역, 유행성 이하선염, 풍진(MMR)은 생바이러스 백신이다.

네 가지 감염에 대해 전파의 고위험 기간의 요약과 임신 중, 주산기와 신생아기에 처치하지 않은 경우의 잠재적 결과에 대해 **그림 16-16**에 나타내었다. 비정상적 결과가 확인되면 산모를 적절한 전문가에게 의뢰해야 한다.

HBV

혈액매개바이러스(blood-borne virus, BBV) 전파의 주요 시점은 산도를 통해 신생아가 지나가는 동안의 주산기이다. 산모는 '고위험' 또는 '저위험' 보균자로 확인되는 것에 따라 12장에서 설명한 대로 신생아는 HBV 면역글로불린(HBIG)과 첫 번째 백신접종으로 적절히 관리한다.

백신접종스케줄을 완료한 후에 방어 HBsAb가 형성되었는지 확인하고 소아는 HBsAg의 존재유무를 12개월 때 검사하도록 한다.

이름: JB	나이: 28세
세부임상내용: 임신; 12/40주에 첫 산전클리닉 방문하여 산전선별검사 시행	
검사의뢰: HBsAg, HIV 항원/항체, 풍진 IgG 항체, 매독항체	
결과	
HBV 표면항원 - 음성 HIV 1, 2 항체항원 - 음성 풍진 IgG 양성: 풍진에 대해 면역능 있음 매독항체 없음	

그림 16-15 예비엄마가 첫 12주 내에 산전진단방문에서 선별진단에서 나오는 일반적인 혈청학적 결과
이 예시 환자에서는 B형간염바이러스(HBV), 사람면역결핍바이러스(HIV), 매독에 만성 감염되어 있지 않고, 풍진바이러스에 면역능이 형성되어 있는 결과를 보여주고 있다. 영국에서는 풍진의 일상적인 선별검사를 2016년에 중단하였다.

HIV

임신 중반부터와 주산기에 태아에 HIV 전파위험이 증가한다. 처치가 없으면 감염된 산모에서 태어난 아이의 약 25/100이 바이러스를 보유하게 된다. 또한 모유는 신생아기와 그 이후에 명백한 위험인자이다(그림 16-16b). 임신 중 산모와 신생아에게 항바이러스제 치료를 하면 전파가 태어난 아이에서 ≤2/100 로 된다.

출생 후 적절한 항바이러스 치료와 함께 아이가 엄마에게서 HIV 감염되지 않았다는 것을 확인하는 것이 필요해서 분자(PCR)와 혈청 검사를 시행해야 한다. 분만 후와 6, 12, 24주에 시행되는 중요 시험은 소아의 말초백혈구 DNA 샘플로 HIV 프로바이러스 DNA를 검사하는 것으로서 음성 결과는 바이러스가 존재하지 않는다는 것을 보여준다. 이 검사에서 필수적인 양성 대조는 PCR증폭과정 중 동일한 시발체를 사용하는 병행 검사로 산모의 혈액검체에서 HIV 프로바이러스 DNA를 검출하는 것이다.

전파가 일어나지 않았다는 것을 확진하는 최종검사는 18개월 때에 진행된다. 혈액검체에서 HIV RNA가 PCR로 음성이어야 하고, HIV에 대한 항체도 음성이어야 한다(이 시간까지 임신 중 획득한 모체 항체가 사라진다).

매독

매독균은 임신 동안과 주산기 때에 전파위험이 있다(그림 16-16c). 매독균항체 양성이며 건강한 산모는 잠복상태에 있어서 전파위험은 1기와 2기 매독의 활성 질병 시기 동안 가장 높다.

항체양성인 산모는 즉시 치료하여야 하며, 벤질페니실린이 하나의 후보약물이다. 신생아는 선천감염이 되었는지 분만 후 주의 깊게 검사해야 한다. 혈청검사는 활동성 감염을 배제하기 위해 실시하고, 엄마로부터 수동전달된 매독 IgG 항체가 소실되었는지 확인하기 위해 12개월까지 검색해야 한다.

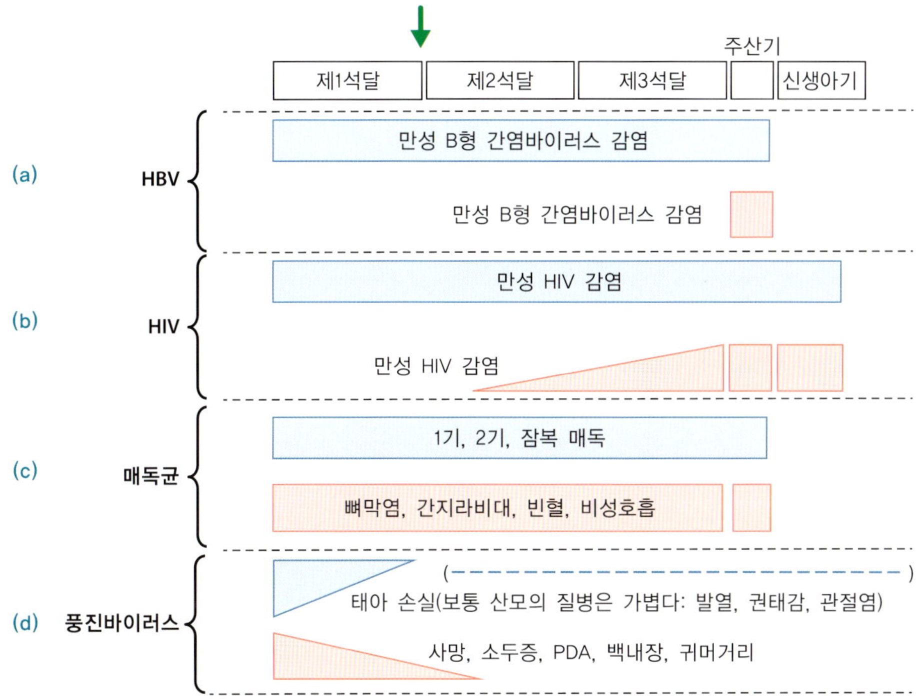

그림 16-16 **모체 감염이 태아, 주산기 동안, 신생아기간에 감염 또는 전파되는 특성**
(a) B형간염바이러스(HBV) (b) 사람면역결핍바이러스(HIV) (c) 매독균 (d) 풍진바이러스. 각 감염의 결과를 나타내었다. (모친: 위의 파란색 칸; 태아, 신생아: 아래의 빨간색 칸. 초록색 화살표: 첫 산전클리닉 방문. PDA: 동맥관열림증)

풍진바이러스

대부분의 예비 엄마는 일상적인 MMR 백신접종으로 보호되어 풍진 IgG 음성 결과는 드물다. 임신 중에 급성풍진감염이 발생하면 태아에 대한 영향은 임신 14주까지 가장 뚜렷하여 치명적일 수 있다(그림 16-16d). 유산도 일어날 수 있다.

발진 비슷한 병이 생기거나 이러한 발진이 있는 사람과 접촉한 산모는 풍진과 파보바이러스 B19 IgM 항체가 나타나는지 주의 깊게 모니터링해야 한다. 만약 항체가 확인되면 산모를 상담하고 밀접하게 추적해서 가능한 결과를 추정하고 관리해야 한다. 만약 임신 20주 이후에 풍진이 발생하면 아이에게 선천성 기형이 발생할 위험이 더 이상 증가하지 않는다(같은 원리가 파보바이러스 B19 급성감염에 적용된다).

2016년 영국에서 산전감사의 일부로서 풍진에 대한 검사를 중단하기로 결정하였다. 이것에 대한 몇 가지 이유는 다음과 같다:

- 영국에서 풍진감염수준이 낮아서 세계보건기구에서 박멸된 것으로 정의하고 있다.
- 임신 중 풍진감염은 영국에서 매우 드물다.
- 임신되기 전에 MMR 백신접종으로 면역력이 있으면 임신 중에 풍진을 예방하는 데 더 효과적인데, 대다수의 성인여성이 MMR백신접종을 완료했다.
- 사용되는 검색검사는 잠재적으로 미결정 결과로 나와서 불필요한 걱정을 유발시키기도 한다.

산모와 태아에게 위험을 초래하는 다른 감염

무증상 세균뇨, GBS, 리스테리아 모노시토게네스, VZV는 임신 중, 주산기와 신생아기에 중요하다 .

무증상 세균뇨

임신과 미숙, 자궁 내 발육부진(intrauterine growth retardation, IUGR)에 대한 세균뇨의 역할에 대해 잘 밝혀져 있지 않지만 산모에서 무증상 세균뇨와 급성신우신염의 관계에 대해서는 연관성이 밝혀져 있다. 산모와 태아에게 위험한 시기에 대해 그림 16-17a에 나타내었다.

임신 초기에 무증상 세균뇨의 유병률은 약 5%이고, 치료하지 않으면 20~40% 환자에서 임신 후반에 급성신우신염으로 발전한다. 이것은 임신 초기에 세균뇨가 없는 환자의 1%에서 이후에 신우신염이 발생하는 것과 비교된다. 이 감염은 보통 대장균과 다른 '대장균군'에 의해 발생한다.

이런 이유로 첫 ANC 방문 시 검사가 필수적이고, 임신 29주~42주에서도 시행해야 한다. 청결채취중간뇨(midstream urine, MSU) 샘플을 얻어야 하고, WCC에 관계없이 $>10^7$ cfu/L 순수 증식 미생물의 존재는 의미가 있다. 한 번의 검체로 무증상 세균뇨를 진단할 수 없으므로 세균이 확인되면 항생제 감수성 프로파일에 기반하여 같은 미생물 존재를 확진하기 위해 두 번째 MSU를 채취한다. MSU를 얻기 위해 적절한 검체 채취에 대한 설명을 해 주는 것이 중요하다(10장 참조). 항생제는 7일간 처방해야 한다. 치료완료 후 1~2주 후에 감염의 완전한 박멸을 확진하기 위해 추가 MSU를 채취해야 한다. 이후 각 ANC 방문 시에 세균뇨가 재발하지 않았다는 것을 체크하기 위해 MSU를 채취하여 재검한다.

치료는 미생물의 항생제 감수성 프로파일에 기반하여 시행한다. 아목시실린에 더하여 트리메토프림과 니트로푸란토인은 임신에서 사용할 수 있는 것으로 받아들여지고 있다.

스트렙토코쿠스 아갈락티아에(GBS)

GBS는 장내 균무리의 구성체로서 항문과 회음부의 위치가 가까워 회음부와 질내의 집락화 균무리의 일부가 될 수 있다. 임신부와 비임신부에서 집락화율은 직장이 주요 저장소로 10~40%를 차지한다. GBS는 무증상 세균뇨를 유발할 수 있고, 이것은 많은 양의 질내 집락화를 가리킨다. 소아에서 주로 위험한 시기를 그림 16-17b에 나타내었다. 출생 시 수직전파율은 약 50%이고, 침습성 질환의 위험을 증가시키는 인자는 37주 이전 분만, 분만 전 양수막 파열이 18시간 이상, 분만 중 산모의 체온 ≥38℃ 등이 포함된다. 소아(보통 신생아)에서 감염이 의심될 때 배양을 위해 혈액을 채취하고, 요추천자(lumbar puncture,

LP)도 종종 시행한다. 신생아 전문의는 예를 들면 겐타마이신과 벤질페니실린을 투여하는 것과 같은 감염예방 및 경험적 치료법을 갖고 있다 .

분만 중에 산모에게 예방적 항생제를 투여하는 적응증은 다음과 같다:

- 침습성 GBS질환이 있는 과거 아기
- 현재 임신에서 GBS 세균뇨
- 현재 임신에서 양성 GBS 검색 배양
- GBS 상태는 모르나 다음 중 하나가 해당:
  - 37주 이전 분만
  - 양수파열 18시간 이상
  - 분만 중 체온 ≥38℃

비임신과 임신 여성에서 B군 사슬알균의 보유자는 흔하다. 균이 직장에서 다시 집락화하기 때문에 항생제투여는 GBS 질내 보유를 박멸하지 못한다(그리하여 권장되지 않는다); 항생제의 역할은 분만 중에 국한된다. GBS는 여성에서 단순한 질 분비물의 원인은 아니다.

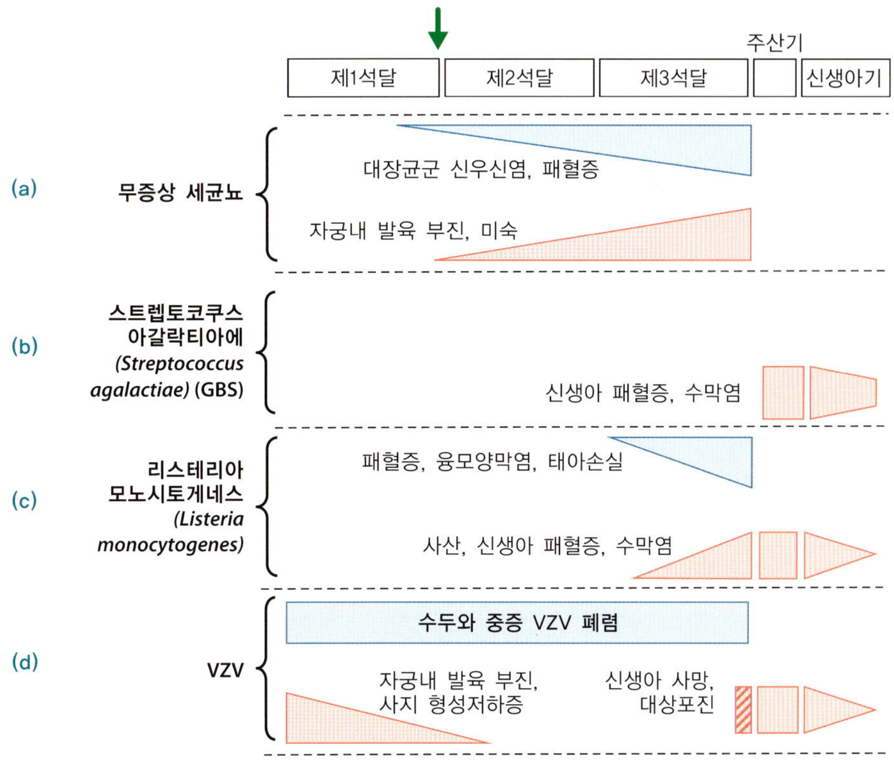

그림 16-17 무증상 세균뇨와 3가지 중요한 미생물의 임신 중, 주산기, 신생아 때 감염 특성
(a) 모체 무증상 세균뇨 (b) 스트렙토코쿠스 아갈락티아에(GBS) (c) 리스테리아 모노시토게네스 (d) 수두대상포진바이러스(VZV) 각 감염의 결과를 표시하였다.
(모친: 위의 파란색 칸; 태아, 신생아: 아래 빨간색 칸. 줄친 상자[VZV]에 관련된 시기에 관련하여 산모가 출산하기 바로 전 주에 수두를 앓았다면 태아에게 수동전달할 IgG 항체가 없어서 신생아가 수두감염을 방어하지 못한다. 초록색 화살표: 첫 산전클리닉 방문)

리스테리아 모노시토게네스

작고 운동성 있는 그람양성 세균으로 저온살균되지 않은 낙농제품과 빠테와 같은 다른 음식을 섭취하는 것과 관련 있다. 무증상으로 대변에 보균한 사람은 적어도 인구의 1%에서 발견된다. 균혈증은 임신 중 특히 29~42주에 흔한데, 이는 임신으로 인해 이 기간에 자연 면역억제가 일어나며, 세균이 이런 환경을 이용하는 것과 관련이 있다. 리스테리아는 장에서 혈액으로 침입하여 산모에게 패혈증을 유발한다(수막염은 흔하지 않음). 혈액으로부터 세균이 태반을 통과하여 태아와 양수에 감염을 일으킨다. 산모와 소아에 위험한 시기를 그림 16-17c에 나타내었다.

산모에게 혈액배양은 진단검사이고 분만 시 양수와 태반에서도 면봉으로 검체를 채취한다. 주산기 또는 신생아기 패혈증이 의심되면 혈액배양과 요추천자를 시행한다. 소아에게 GBS에 대한 적절한 처방을 한다; 리스테리아는 세팔로스포린에 저항성이 있다.

수두대상포진바이러스(VZV)

산모가 임신 중에 수두가 생기면 태아의 팔다리 형성저하증, 자궁 내 발육부진, 피부흉터형성의 위험이 있다. 첫 20주에 선천수두증후군 발생률은 1~2%이며, 그 후에는 위험이 낮다. 분만 7일 전부터 7일 후에 수두가 발생하면 신생아 사망률이 상당히 높아진다(또는 혈청검사음성인 산모에서 태어난 신생아가 출생 7일 이내에 어떤 감염원이더라도 노출되는 경우 포함). 이것은 태반을 통과하는 방어능이 있는 모체 IgG 항체가 이 기간 동안에 생산되지 않기 때문이다. 산모, 태아, 신생아에 대한 주요 위험에 대해 그림 16-17d에 나타내었다.

수두나 대상포진에 노출된 혈청검사음성 산모는 최소 잠복기인 10일 이내에 적절하게 관리받아야 한다. 이 경우에 감염을 예방하거나 약화시키기 위해 수동예방으로서 VZV 면역글로불린(VZIG)을 투여한다. 산모에게 폐렴 등 심각한 감염이 생길 수 있으므로 VZV 감염된 산모는 특징적 발진이 나타나고 24시간 이내에 아시클로버를 투여해야 한다 .

위험에 있는 신생아도 예방을 위해 VZIG를 투여하고 감염에 대해 주의 깊게 모니터링한다; 감염이 확인되면 아시클로버를 투여한다.

현대 사회에서의 감염

서론

이 장에서는 면역결핍환자, 콩팥기능 보조가 필요한 환자, 집중치료실(ICU) 환자, 노인 환자, 주사약물 사용자(IDU), 지라가 없는 환자 등 특이한 환자군의 관리에 대해 설명한다.

면역억제 환자

사람면역결핍바이러스(human immunodeficiency virus, HIV) 감염과 면역억제 약물은 면역계를 파괴하는 방법에서 유사하다. 치료하지 않은 HIV 환자에서 발견되는 감염이 면역억제제를 사용하는 환자에서도 발견될 수 있다. 주요 병원체와 약물치료는 다음과 같다.

- 시타라빈(cytarabine)과 안스라사이클린계 도노루비신(anthracycline daunorubicin)과 같은 항대사약제는 급성골수성백혈병(acute myeloid leukaemia, AML)에 대한 유도 항암화학요법제로 사용된다. 이것은 DNA 합성을 간섭하는 기전으로 골수의 급속히 분열하는 세포를 목표로 작용하여 악성 세포를 제거한다.
- 종양괴사인자(tumour necrosis factor, TNF)-α(인플릭시맙(infliximab))와 같은 사이토카인에 대항하는 단일클론항체
- 미코페놀레이트(mycophenolate)는 구아노신 뉴클레오티드 합성을 억제한다; 약효는 T와 B 세포 증식억제가 가장 두드러진다.
- 시클로스포린(ciclosporin)과 타클로리무스(tacrolimus)는 T 세포의 성숙과 증식에 필수적인 인터루킨-2의 생산을 억제한다.
- 프레드니솔론(prednisolone)과 같은 스테로이드는 세포 증식을 억제하고, 메소트렉세이트(methotrexate)는 항엽산제로 작용한다. 이들은 일반적인 면역억제제이지만 중요하게 고려해야 한다.

나이가 늘어남에 따라 당뇨가 동반된 경우 신부전과 영양불량이 면역계 기능을 저하시킨다. 면역계에 대한 부분은 2장의 그림 2-7에 보여주고 있다.

HIV 감염환자

HIV는 점막표면을 통해서 대식세포와 T 세포와 상호작용하는 수지상세포에 의해 흡수된다. 이들 세포에서 증식이 일어나면 감염된 CD4+ T 세포로 되어 증식하고 체내 림프조직으로 파종된다. 여기에서 많은 수의 표적세포에서 바이러스가 복제되고, 면역반응으로 전신 림프절병을 포함하여 급성 HIV 감염의 증상이 나타나게 된다. 혈액에서 높은 역가의 바이러스가 검출되고, 세포가 고갈된다. 이런 초기감염은 감염되지 않은 HIV 특이 CD4+ T 세포, HIV 특이 CD8+ 세포독성 T 세포와 중화항체에 의해 부분적으로 통제되어 결과적으로 바이러스 증식이 조절된다. 그 결과 바이러스 역가는 감소하고 CD4 세포 수는 회복된다.

그러나 바이러스 자체가 잠복형태로 표적세포의 게놈에 삽입되므로 낮은 수준의 증식이 감염된 CD4+ T 세포로 확장된다. 바이러스 증식에 대한 세포매개 조절을 잃게 되는 단계에 이르면 CD4 수가 감소하기 시작하고 바이러스 증식률이 증가한다.

감염된 CD4 세포는 점차 증가되어 조화를 이루던 사이토카인 반응이 소실되고 기억 T 세포와 CD8 세포독성 T 세포를 활성화시키는 능력에 영향을 주게 된다. 잠복 감염된 세포를 인지하고 사멸시킬 수 있는 활성화된 T 세포를 잃게 되어 잠복 감염되어 있던 결핵균과 톡소포자충과 같은 미생물이 재활성화 되게 한다. 면역반응이 점차적으로 악화되어 진균(크립토코쿠스 네오포르만스, 사람폐포자충)이나 환경 미코박테리움인 조류 결핵균 등 도처에 존재하고 병을 거의 유발하지 않는 미생물에 의해서도 감염된다.

외부 바이러스에 대한 효과적인 중화항체 반응이 생성되지 않는다. 그 이유는 역전사효소가 오류발생이 높아서 바이러스 외피단백질에 광범위한 아미노산 치환을 유도한다. 이것이 외피단백질 gp120/gp41의 에피토프에 지속되는 변화를 유발한다. 이 에피토프는 세포질그물에서 일어나는 번역 후 당화과정 동안 추가되는 탄수화물 잔기로 당화되어 있다. 당질화는 단백질의 면역원성을 많이 감소시키고, CD4 수용체와 CCR5 수용체에 부착하는 독특한 능력은 감소하지 않는다. HIV 감염이 점진적으로 T4 세포수를 능가하게 됨에 따라 B 세포와 기억 B 세포를 자극하는 것이 소실되고 미성숙 B 세포가 증가한다. 결국 효과적인 항체반응이 소진된다.

진단

WHO 단계 기준을 포함하여 치료받지 않은 HIV 감염된 사람에서 시간에 따라 일어나는 상태를 **그림 17-1**에 나타내었다. WHO 단계에 따라 나타나는 증상, 징후, 감염원은 **그림 17-2**에 나타내었다. HIV로 진단되지 않았지만 단계에 따른 증상, 징후가 있는 사람은 HIV 검사에 대해 상담 받아야 한다.

신경학적 소견은 증상의 예이며 고려해야 하는 항목은 다음과 같다.

- 무균성 수막염은 급성 HIV 증후군의 일부로서 두통, 발열, 목경직, 구역과 구토가 나타난다. 뇌신경 V, VII, VIII의 신경병증이 있을 수 있다. CD4 수는 >200세포/μL이고, 뇌척수액에서 바이러스 수막염의 소견을 보인다.
- 크립토코쿠스 수막염과 톡소플라스마 뇌염은 보통 CD4 수가 <200세포/μL로 나타난다. 발열, 두통과 혼돈이 나타나고 톡소플라스마 뇌염의 경우 발작이 생긴다. 크립토코쿠스 수막염에서 뇌척수액의 단백질은 상승하고 포도당 수치는 감소한다. 인디아잉크 염색에서 협막이 매우 두꺼운 효모가 종종 나타난다. JC 파포바바이러스에 의한 진행성 다소성뇌병증과 중추신경계 림프종은 이 단계에서 나타난다.
- 거대세포바이러스(CMV) 뇌염은 CD4 수가 50세포/μL 이하일 때 나타나며 불분명한 혼돈, 무감동, 금단 증상을 보인다.
- 신경매독은 감염의 어느 단계든지 생길 수 있다.

관리

HIV 항원/항체 검사로 감염된 것이 확인되면 CD4 수와 HIV 바이러스 양을 주기적으로 관찰해야한다.

HIV 감염환자는 성매개질환(sexually-transmitted diseases, STD)과 감염성질환 전문가의 상담이 필요하며 바이러스전문가가 중심 역할을 한다. CD4 수에 따라 치료 시작 시기를 결정하나, 요즘은 보통 CD4 수가 높은 조기에 항레트로바이러스 치료(antiretroviral therapy, ART)를 시작한다. 적어도 3가지 약물의 조합하여 치료한다(4장, **그림 4-1** 참조, HIV의 구조와 증식과 관련하여 4장의 **그림 4-13**, **그림 4-14**를 참조). 또한 활성과 잠복 감염을 적절하게 확인하여 치료한다.

무증상/잠복 감염의 예는 만성 간염(HBV와 HCV), 매독균과 톡소포자충이 포함된다.

치료는 복잡하고 장기간 ART에 중심을 둔다. HBV와 HCV로 만성 감염된 HIV 환자는 약물 상호반응과 부작용 문제가 있어서 모든 필요한 것을 고려해야 한다. 전반적인 목표는 증식을 줄여서 바이러스 수준이 측정한계 밑으로 하여 CD4 수가 면역기능을 복원할 수 있는 수준으로 되돌려놓는 것이다. 예방적 항생제를 함께 사용하여 후천성면역결핍증후군(AIDS)으로 특징지어지는 미생물에 의한 감염위험을 줄여주는 것이다.

지속되는 문제점은 이들 항바이러스제제에 대한 내성이 나타나는 것이다. 이에 염기서열 기법을 이용하여 내성지표를 확인하는 과정이 추가적으로 필요하다.

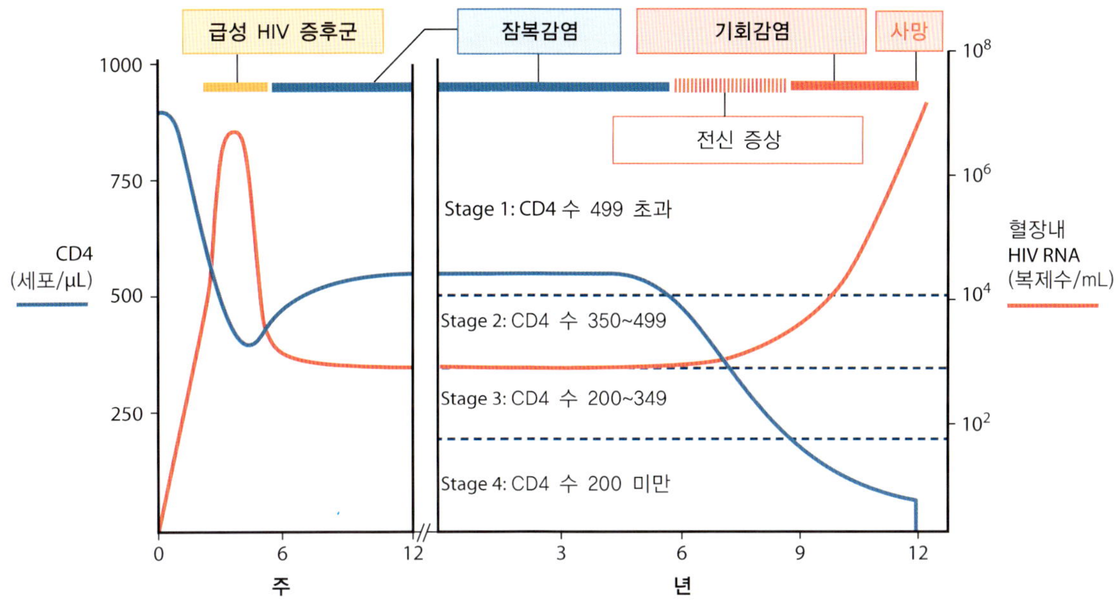

그림 17–1 치료받지 않은 사람면역결핍바이러스(HIV) 감염환자에서 CD4 수와 혈액내 바이러스 양에 기반한 바이러스 증식의 변화 추세를 보여주는 주요 임상특성 단계. CD4 수에 기반한 세계보건기구(WHO) 단계를 표시하였다.

Stage 1 (CD4 수 >499)	Stage 2 (CD4 수 350~499)	Stage 3 (CD4 수 200~349)	Stage 4 (CD4 수 <200)
	전신증상		특이조건
무증상(Asymptomatic)	중등도 체중 감소 (Moderate weight loss)	심한 체중 감소 (Severe weight loss)	HIV 소모 증후군 (HIV wasting syndrome)
지속성 전신 림프절병 (Persistent generalized lymphadenopathy)	재발성 구강 궤양 (Recurrent oral ulceration)	구강 모백 반증 (Oral hairy leucoplakia)	침습성 자궁경부암 (Invasive cervical carcinoma)
	고질적 지루 피부염 (Stubborn seborrheic dermatitis)*	설사 > 1개월	림프종(Lymphoma; 뇌, B세포, NHL)
		설명할 수 없는 지속적 발열	HIV 심근병증 (HIV cardiomyopathy)
			HIV 신장병 (HIV nephropathy)
	감염		
	재발성 인두염, 부비동염, 중이염 (Recurrent pharyngitis, sinusitis, otitis media)	심한 세균 감염 (Severe bacterial infections)	폐포자충 폐렴 (*Pneumocystis* pneumonia)
	대상포진(Herpes zoster) (VZV)	폐결핵 (Pulmonary tuberculosis)	만성 HSV 감염 (Chronic HSV infections)
	곰팡이 손톱감염 (Fungal nail infections)	지속성 구강 캔디다증 (Persistent oral candidiasis)	크립토코쿠스 수막염 (Cryptococcal meningitis)

그림 17–2 **HIV 감염의 WHO 단계에서 나타나는 증상, 징후와 감염**
이런 특성이 나타날 때 HIV 감염을 가장 초기에 고려할 수 있는 중요한 경보이다(지루성 피부염은 마르고 간지럽고 비듬 같은 발진이 두피, 얼굴, 가슴에 나타난다).

혈액종양 환자

호중구 감소증이 있는 백혈병 환자에서 감염 진단과 치료에 어려움이 있다. 항암화학요법 유도 시작 4~5일 내에 호중구가 1.0×10^9/L 이하로 감소한다. 이 시기에 환자는 감염될 위험이 크다. 항암화학요법제는 골수에만 작용하는 것이 아니라 빨리 증식하는 체내 세포에도 작용하기 때문에 상부소화관의 점막염 등을 유발할 수 있다. 호중구 감소증 환자에서 감염이 가능한 부위는 **그림 17-3**에서 확인할 수 있다.

혈액종양과에서는 발열이 있는 호중구 감소증 환자를 경험적으로 치료하는 지침이 있다(**그림 17-4**). 이 치료 지침은 미생물 검사결과에 기반하며 그 중에서 혈액배양 결과가 가장 중요하다. 먼저 피페라실린/타조박탐(piperacillin/tazobactam)과 같은 슈도모나스에 활성이 있는 광범위 항생제를 사용한다. 만약 48~72시간 내에 호전되지 않으면 메로페넴(meropenem)으로 변경한다. 일차적으로 혈액배양검사 결과에 기초하며 중심정맥관(CVC)에 포도알균이 집락화한 경우 반코마이신(vancomycin)을 투여한다. 침습성 폐아스페루길루스증의 같은 진균감염은 드물다. 진균감염이 의심되는 경우 고해상도 전산화 단층촬영법(HR-CT)을 시행하고 진균갈락토만난항원에 대한 혈청검사도 시행한다. 항진균제로는 보리코나졸(voriconazole), 캐스포펀진(caspofungin)과 리포솜 암포테리신 B(liposom alamphotericin B)를 사용한다. 혈액배양검사를 시행하여 중심정맥관의 집락 여부를 판단하여 중심정맥관의 제거와 교체 결정을 신속히 해야 한다.

고형장기이식환자

고형장기이식의 성공은 공여자 장기와 수여자 간에 교차적합시험과 이식된 장기가 살아남아 기능할 수 있도록 하는 면역억제에 달려 있다. 면역억제는 환자를 광범위한 세균, 진균, 바이러스, 기생충 등으로부터 감염될 수 있는 위험에 노출되게 한다. 공여자와 수여자는 HBV, HCV, HIV, CMV 등 혈청검사를 시행하고 잠재적 공여자에서 혈액매개바이러스(blood-borne viruses, BBV)가 확인되는 경우 장기이식이 불가능하나 CMV는 예외이다. 중합효소연쇄반응(PCR) 검사로 CMV DNA를 집중 모니터링하고 항바이러스 치료제인 갠시클로버(ganciclovor) 치료도 병행한다.

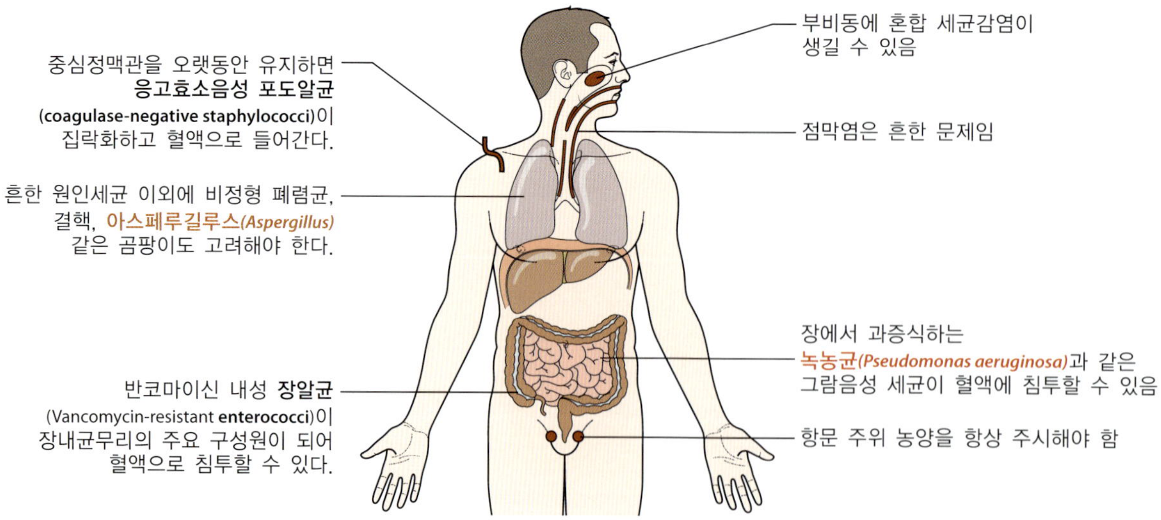

그림 17-3 **호중구 감소 백혈병 환자에서 감염발생 부위**

발열은 장기이식거부, 감염 또는 약물에 의해 생길 수 있다. 이식거부 반응은 근육통이나 관절염이 동반될 수 있어서 감염과 유사하다. 모든 감염 가능한 곳을 고려하고 검체를 채취해야 한다. 고형장기이식환자에서 감염은 일반적으로 수술 후 첫 1개월에 발생하는 것과 면역억제기간인 그 후 5개월에 생기는 것으로 분류한다(그림 17–5). 첫 달에 발생하는 감염은 이식 자체와 뒤따르는 집중치료기간에 의한 것이다. 수술상처 감염, 농양 형성, 호흡기 관련 폐렴, 장기간 중심정맥관에 의한 균혈증과 요로감염이 그 예들이다. 이식 종류에 따라 각각의 합병증이 생길 수 있다. 콩팥이식의 경우 요로감염이 주요 합병증이다. 간이식의 경우 간과 복막농양이 생길 수 있다. 이것은 담도 배출을 다시 경로를 만드는 것을 포함한 다양한 문합술과 관련 있다. 심장과 폐이식의 경우 세로칸염이 문제가 될 수 있다. 폐 문합술과 기침 반사의 상실이 부위 감염에 중요하게 기여한다.

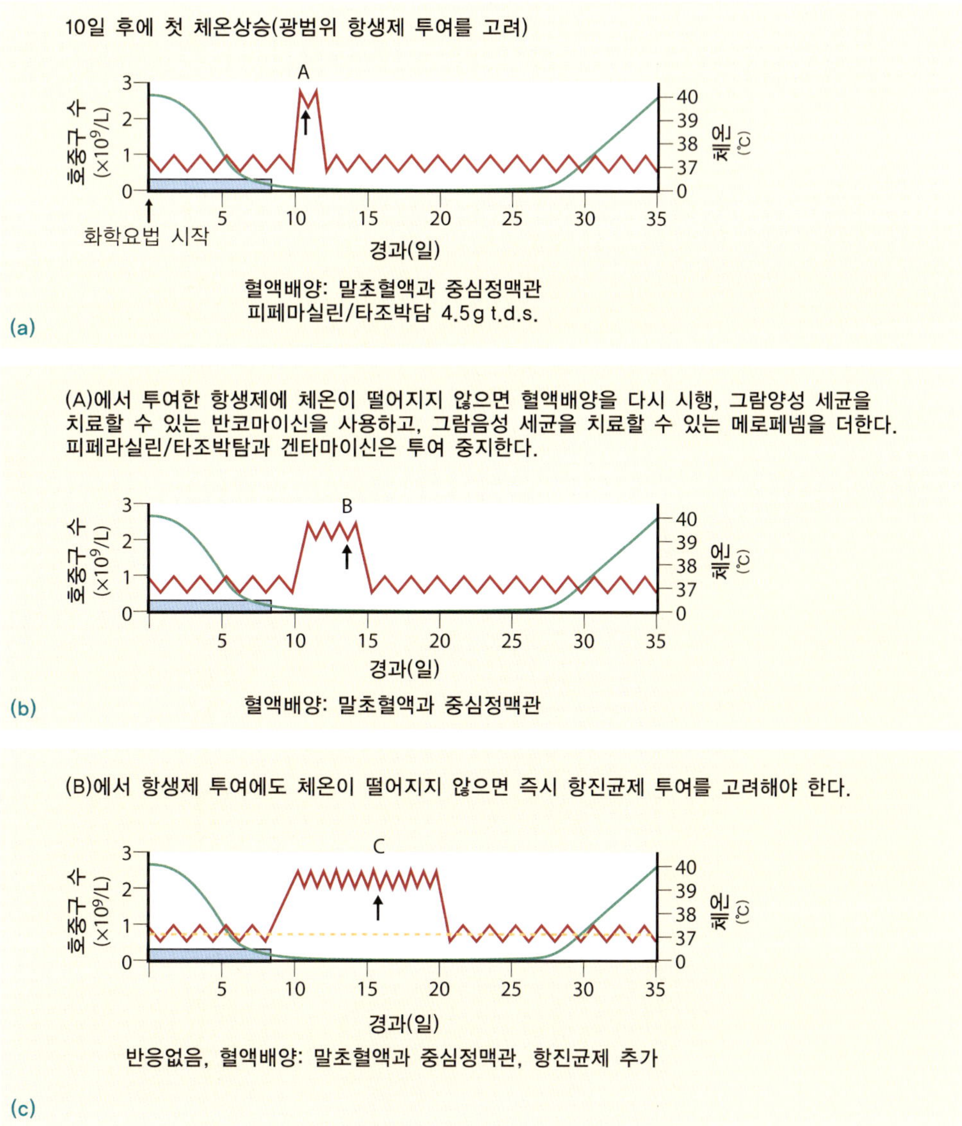

그림 17–4 열이 나는 호중구 감소 백혈병 환자의 시간에 따른 치료경과
(a) 10일째 열이 날 때 (A)는 광범위항생제로 치료한다. (b) 열이 떨어지지 않으면 항생제를 교체한다(B). 포도알균 감염 가능성 때문에 반코마이신을 투여한다. (c) 계속 열이 떨어지지 않으면 항진균제를 추가한다(C).

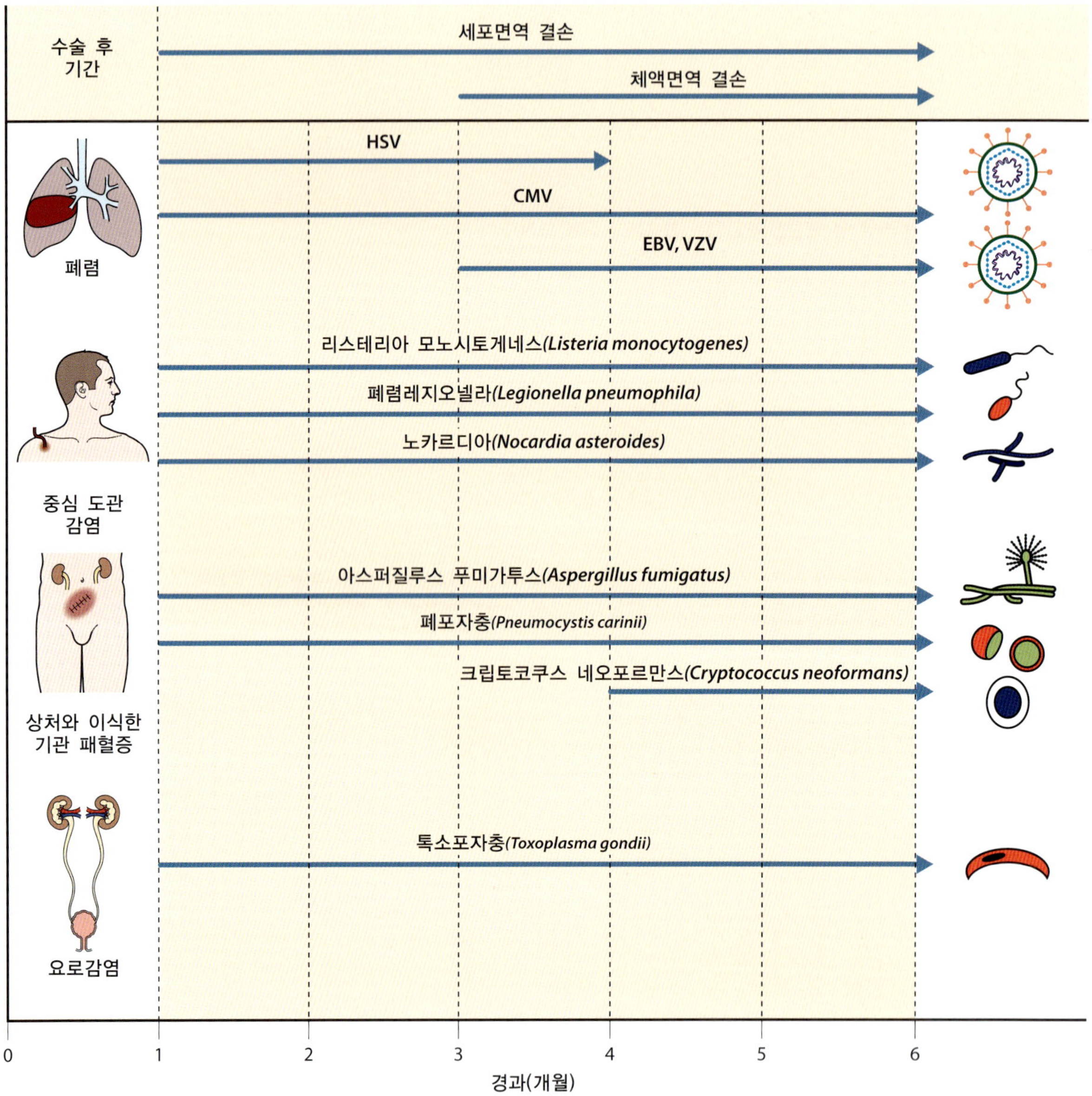

그림 17-5 **고형장기이식 환자에서 첫 6개월 내 발생위험이 높은 주요 감염**
수술 후 시기와 면역결손 시기로 나눌 수 있다. 이에 해당하는 임상 특성과 미생물을 보여주고 있다.
(Modified, with permission from Rubin RH et al. [1981] Infection in the renal transplant recipient. American Journal of Medicine 70:406.)

콩팥 환자

혈액투석

혈액투석 환자는 투석관 삽입부위에 감염위험이 있다. 이런 장기 투석관은 포도알균, 장알균, 대장균군, 슈도모나스, 진균 등이 집락되어 삽입부위 주변 감염, 균혈증, 진균혈증으로 나타날 수 있다. 삽입부위뿐만 아니라 말초 및 중심정맥관의 혈액배양을 시행해야한다. 혈액투석 환자는 HBV, HCV, HIV와 같은 혈액매개바이러스를 중요하게 관리해야 한다.

투석기계를 통한 교차 감염이 생기지 않도록 주기적으로 혈액투석환자는 혈액매개바이러스를 검사를 해야 한다. 혈액매개바이러스 감염이 확인된 환자는 기계를 분리하여 사용한다. 혈액투석 환자의 HBV 백신 접종은 일상적인 처치방법이다. 만성신부전 환자는 면역이 저하되어 있어서 백신 접종반응이 좋지 않을 수 있다. 다른 지역에서 투석을 받는 환자이거나 특히 해외지역에서 온 환자는 추가검사에서 혈액매개바이러스 감염이 배제되기까지 지정된 기계에서 투석할 필요가 있다. 카바페넴분해효소생산 장내세균과 세균(carbapenemase producing Enterobacteriaceae, CPE)을 선별하는 검사가 또한 이루어져야 한다.

지속 외래 복막투석 복막염

지속 외래 복막투석(chronic ambulatory peritoneal dialysis, CAPD)은 말기 신부전 환자의 주요 치료법이다. CAPD 복막염은 합병증으로 첫 1년 이내에 CAPD 환자의 반 정도에서 복막염을 경험한다. 반복적인 복막염은 CAPD를 지속할 수 없게 하여 다시 혈액투석을 시행하기도 한다.

CAPD 복막염은 여러 가지 요인으로 생길 수 있다. 우선 말기 신부전 환자는 면역결손 상태이다. 그러나 가장 중요한 요인은 장기간 삽입관이 복강내로 관통하여 있어 복벽의 통합성이 깨지는 것이다. 미생물은 피하 통로를 통해 복막내로 들어가거나 투석액 자체가 오염되어 복막으로 들어갈 수 있다. 투석액은 pH가 낮고 삼투압이 높아 대식세포와 호중구의 기능을 저해한다. 또한 투석액은 장의 정상 생리에 영향을 미쳐서 세균이 장벽을 통과하여 복막으로 이동할 수 있다. 반복적인 투석액의 교환은 보체인자 C3와 같은 옵소닌을 제거하게 된다.

CAPD 복막염의 증상은 복통과 압통, 구역, 구토가 나타나고 투석액의 혼탁이 온다. 치료는 반코마이신(vancomycin)이나 테이코플라닌(teicoplanin)과 함께 겐타마이신(gentamicin)과 같은 아미노글리코시드계의 경험적 항생제를 복막에 투여하는 것이다. 이들 항생제는 CAPD 복막염에서 발견되는 공통적인 세균을 제어할 수 있다. 진단은 체액으로 배양검사와 현미경검사를 시행한다(그림 17-6). 백혈구 수는 정상 값인 100/L보다 상승되어 있고 분별계수에서 호중구가 현저하다. 그람염색으로 세균이나 진균을 확인할 수 있다. 배양검사 결과 세균이나 진균의 증식이 없을 수도 있어 미코박테리아와 같은 다른 미생물을 원인으로 고려할 필요가 있다. 때때로 조류가 CAPD 용액을 오염시킨 것이 알려지기도 한다.

주사약물 사용자

주사약물 사용자(injecting drug user, IDU)의 사회적인 고립, 빈곤, 영양실조, 약물 사용은 그들의 면역상태를 저하시킨다. 예를 들어 서혜부의 반복적인 주사는 피부와 연조직의 통합성을 파괴시켜 서혜부의 균무리가 반복해서 들어오면서 연조직염과 농양이 발생할 수 있고 패혈성 혈전 정맥염이 생길 수 있다. 주요 원인균으로 황색포도알균, 스트렙토코쿠스 안기노수스군의 사슬알균과 무산소성균이 있다.

미립자의 분순물이 섞인 주사약물은 빠르게 이동하여 오른방실 판막에 부딪혀서 손상을 준다. 그 결과 손상된 부위에 피브린과 혈소판이 침착하고 혈액 내 세균이 정착하여 심내막염을 일으킬 수 있다. 또한 미생물에 의해 오염된 주사약물은 큰 문제를 일으킬 수 있다. 예를 들어 클로스트리디움 노비이는 심각한 전신 감염을 유발할 수 있다.

IDU 환자군에서 감염의 주요 부위와 고려해야 하는 미생물을 그림 17-7에 나타내었다. 진단을 위해 혈액배양검사와 감염된 부위의 조직이나 고름은 검사를 신속히 시행한다. 급성 심내막염은 응급상황으로 3세트의 혈액배양을 20~30분에 걸쳐 채취하고 미생물학적 근거가 다르게 나오지 않으면 황색포도알균에 적절한 고용량의 항생제를 투여한다. 심장기능이 악화되는 경우 심장전문의와 흉부외과전문의에게 긴급히 의뢰해야 한다.

IDU 환자군에게 항생제 처방은 문제일 수 있다. 반복되는 약물주사로 혈관이 섬유화되어 있어서 말초 정맥에 접근하기 어려워서 중심정맥관이 필요하기도 하다. IDU 환자는 병원에서 처방받은 약물을 친구나 친척에게 불법적으로 제공하는 경로가 되어 문제가 될 수 있다. IDU 환자가 감염성 심내막염으로 판막 치환술을 받은 경우 의사와 미생물학자는 최선의 치료방안에 대해 주기적으로 상의하고, 생체이용율이 좋은 경구 항생제를 사용하는 것을 고려해야 한다.

HBV, HCV 또는 HIV 양성 환자는 STD의사에게 의뢰하여 적절한 관리를 제공한다. 이 바이러스에 감염 위험이 있는 접촉자를 추적하는 것이 필요하다.

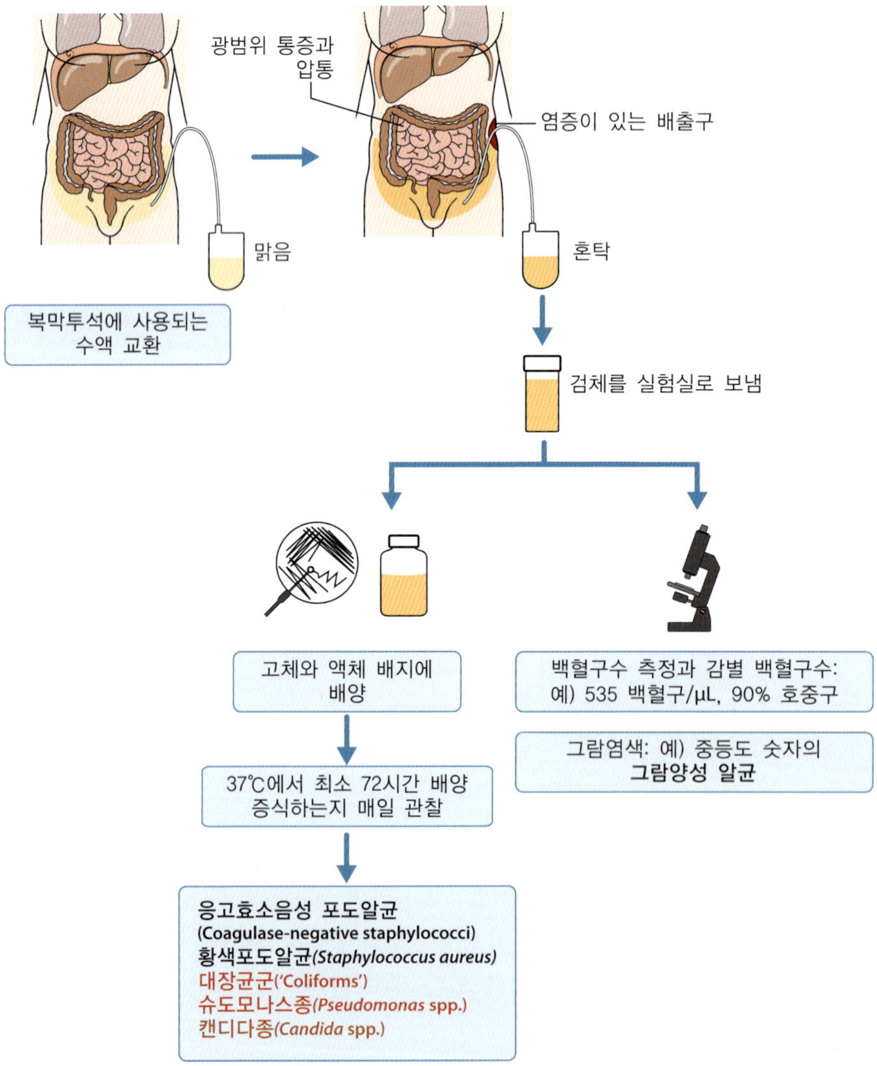

그림 17-6 **장기 외래 복막투석 환자에서 복막염**
증상이 있고 배출액이 혼탁하면 투석배출액을 현미경 관찰과 배양을 하기 위해 실험실에 보내야 한다. 일부 흔한 미생물을 나열하였다.

집중치료실 환자

환자는 다양한 이유로 집중치료실(intensive care unit, ICU)에 입원한다. 심한 지역사회획득 폐렴과 수막구균 패혈증 등으로 입원하기도 하며 심장 수술 후 24시간 동안 인공호흡기 등의 도움으로 안정화될 때까지 집중 치료를 위해 ICU에 입원한다.

ICU환자는 인체방어의 주요 해부학적 방어가 손상되어 내인성 세균과 집락화된 세균이 일반적으로 세균이 존재하지 않는 다른 부위로 이동할 수 있다. 인공호흡기 유지를 위한 기관내삽입관(endo trachealtube, ETT)은 세균이 폐로 들어갈 수 있는 직접적인 경로를 제공한다. 동맥과 정맥관의 유지는 세균이 혈액내로 들어갈 수 있는 경로가 되어 삽입관의 감염과 삽입관과 관련된 균혈증을 일으킬 수 있다. 코위장관은 비강의 입구를 막을 수 있어서 부비동염이 생긴다. 유치도뇨관은 세균과 진균이 체내로 들어가는 경로를 제공한다. 혈액배양검사, 정맥과 동맥관 삽입부위, 기관내삽입관 또는 소변에서 분리된 세균은 치료의 지침으로 사용되므로 미생물학자는 이 정보를 제공하고 각 환자에게 사용되는 항생제에 대한 결정에 참여한다.

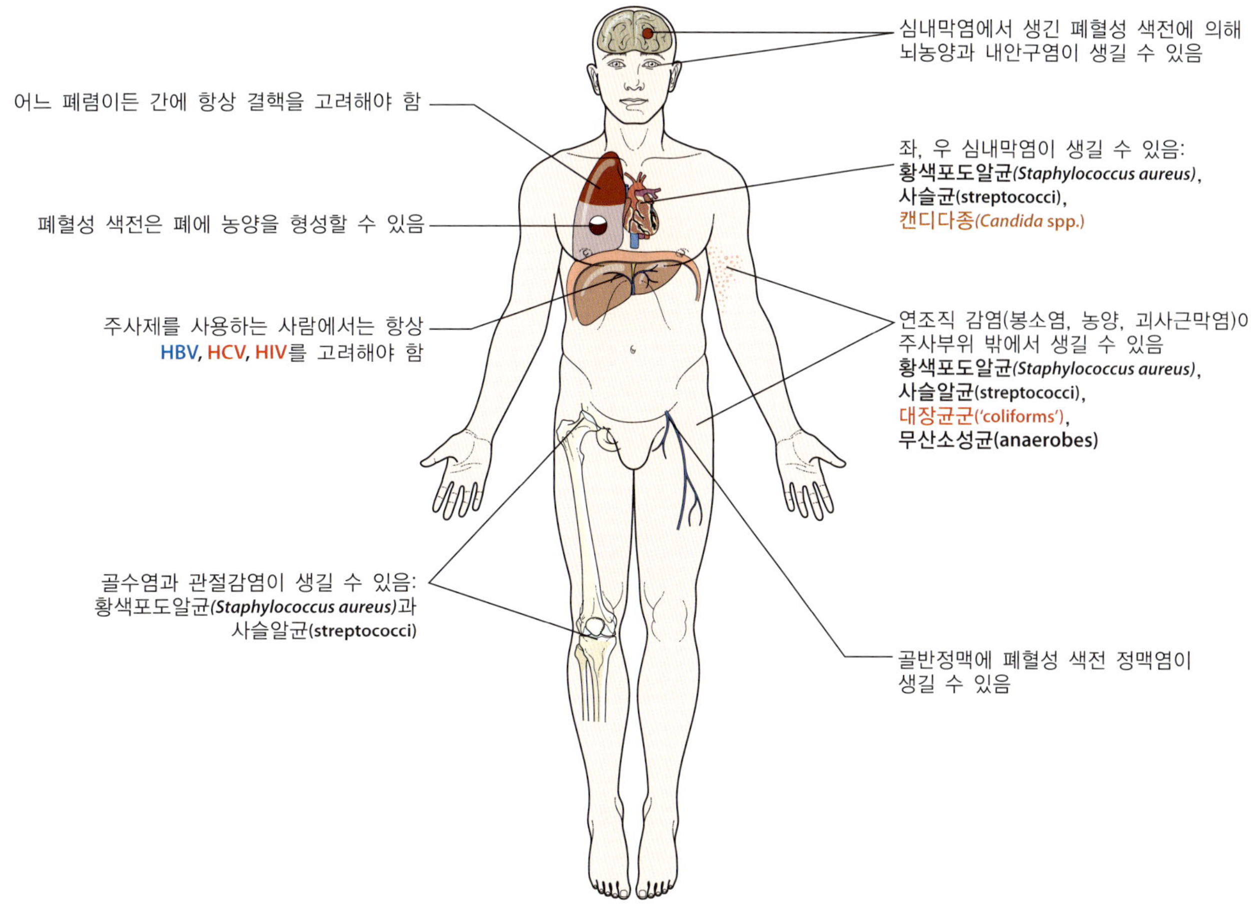

그림 17–7 주사약물 사용자에서 고려해야 하는 감염부위와 미생물

노인 환자

병원에 입원하는 대부분의 환자는 노인 환자이기 때문에 노인 환자군과 관련된 주요사항을 검사할 필요가 있다. 노인 환자는 기본적인 영양이 부족하거나 병원에서 음식 섭취가 불량하여 영양이 부족할 수 있다. 영양이 부족하면 재원일 수를 증가시키고, 상처 치유를 저하시키고 클로스트리디움 디피실레와 같은 감염에 취약하게 된다. 영양불량은 혈청알부민 수치가 계속 저하되는 것으로 확인할 수 있다.

치매 노인 환자는 중추신경계 감염 여부를 확인하기 위한 정신상태를 평가하는 것에 어려움이 있다. 노인은 노화로 인한 목부위 경직이 있어 목부위의 경직 증상으로 수막염을 검사하기 어렵다. 노인 환자들은 자극부위와 통증 부위를 지적하여 알기 어렵다. 무좀 같은 피부감염은 발가락 사이를 자세히 관찰하지 않으면 진행하는 무좀을 간과할 수 있고 고통과 불편함을 유발할 수 있다. 이러한 경로를 통해 고름사슬알균이 피부, 연조직과 혈액으로 전파될 수 있다. 혼돈이 있는 노인 환자의 관리는 어렵다. 특히 병동간호사가 최소 인원으로 근무하는 밤에는 더욱 어렵다. 혼돈이 있고 환자가 설사 증상이 있으나 관리되지 않으

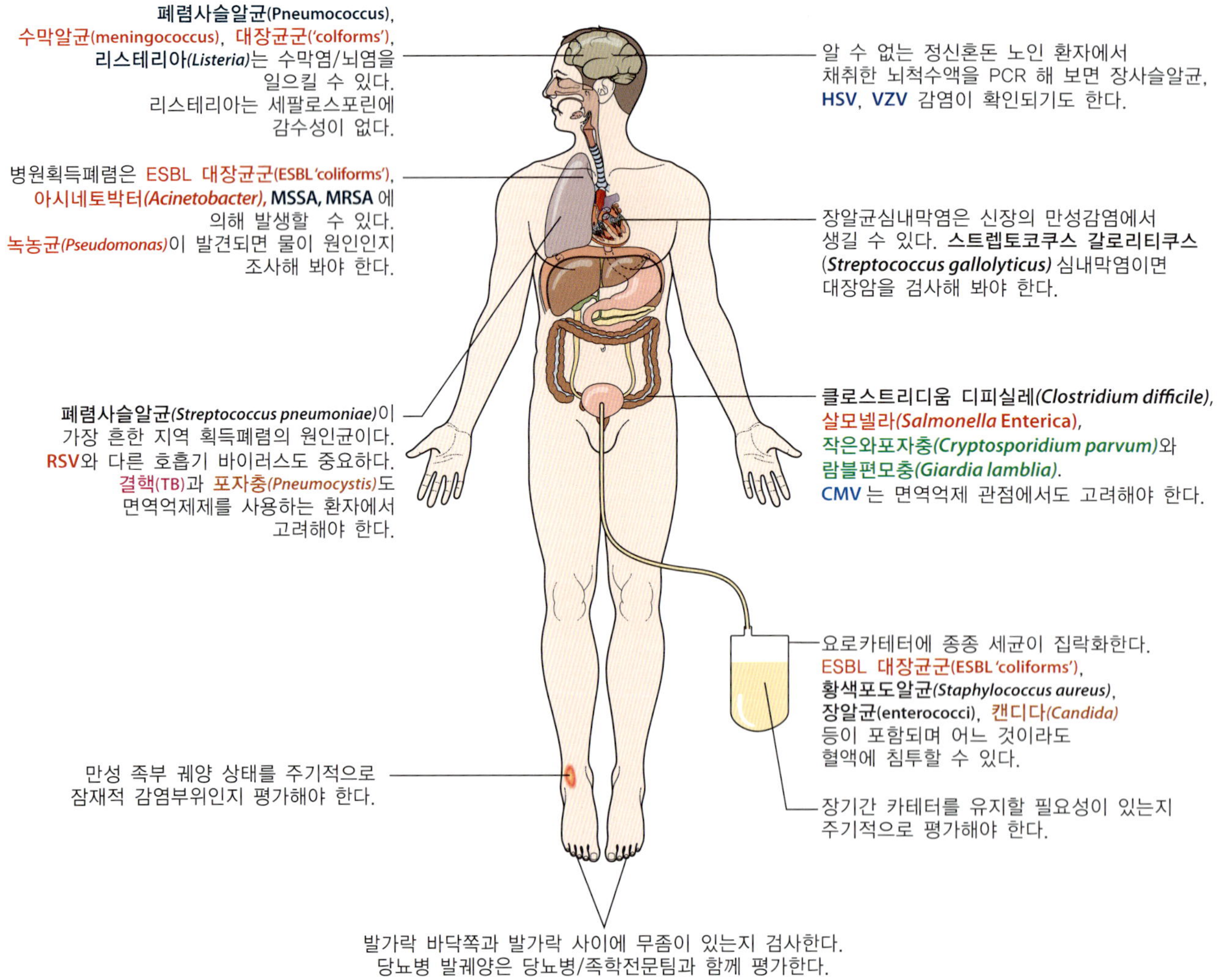

그림 17-8 노인 환자에서 고려해야 할 감염의 예

면 클로스트리디움 디피실레를 퍼트릴 수도 있고, 이런 원리로 살모넬라 집단발병을 일으킬 수도 있다. 이러한 경우를 대비하여 병동 부엌과 직원시설의 문은 항상 잠가놔야 한다.

알 수 없는 발열(불명열)이 있는 노인 환자는 감염뿐만 아니라 암, 결합조직질환과 약물유발 발열 등도 고려해야 한다. 미생물학적 검사결과에 따라 적절한 항생제 치료를 할 수 있을 것이란 기대하에 광범위 항생제를 반복하여 오랫동안 투여한다. 이런 상황은 '무엇인가 해 주었다'라는 인식을 주어 자세한 검토가 지연된다.

치료팀의 선임자는 환자에 관련하여 감염병전문의나 미생물학자와 상의할 필요가 있다. 감염이 원인일 것 같으면 모든 과거 미생물학 검사를 모아서 검토해야 한다. 감염성 심내막염, 결핵, 복강내 감염 등을 고려해야 하고, 적절한 진단검사가 시작되어야 한다. 항생제를 중단하거나 보류하는 결정이 필요하다. 이전에 HIV 검사를 하지 않았다면 고려해야 한다.

노인 환자는 자세히 검사하는 것이 중요하다. 만성 정맥궤양이 압박붕대로 덮여 있을 수도 있기 때문에 최근에 다리에 붕대를 했을지라도 확인해야 한다. 노인 환자는 검체를 채취하는 데 어려움이 있다. 혼돈이 있거나 실금이 있는 노인 환자는 중간뇨나 대변검체를 채취하는 데 어려움이 있다. 혼돈이 있거나 치매 노인 환자의 혈액배양 검사 또한 어려움이 있다. 적절한 시간에 적절한 검체를 채취하기 위해 간호사의 도움이 필요하다.

나이가 들면서 항생제 배출하는 능력 감소하므로 항생제 용량은 콩팥청소율과 체중을 고려하는 것이 중요하다. 플루오르퀴놀론계와 2세대-3세대- 세팔로스포린계와 같은 광범위 항생제는 클로스트리디움 디피실레 감염에 위험인자로 알려져 있다. 이런 광범위 항생제는 적응증이 맞는지 확인해야하고 사용기간을 기록하여 한다. 니트로푸란토인이 방광염을 치료하는 데 사용되는 1차 약물이나 사구체여과율이 45 mL/min 미만인 경우 신장에서 배설되지 않으므로 주의해야 한다.

HIV 감염을 고려하는 나이의 제한을 두어서는 안 되며 노인 환자에서 새로 HIV가 진단될 수도 있다. 가족들과 함께 상담하는 것이 어렵다면 적절한 상담과 함께 이 검사를 시행하는 것이 이상적이다. 최근 몇 주 내 노출의 기회가 없었다면 음성 결과가 중요한 미생물을 배제하는 데 매우 유용하게 작용한다. 면역억제 치료를 받는 노인 환자는 다양한 감염위험이 있다. 계속되는 설사, 대장염의 경우 CMV를 고려해야 하고, 호전되지 않은 폐렴 환자는 사람폐포자충 폐렴을 고려해야 한다.

노인 환자에서 고려해야 할 감염의 예를 그림 17-8에 정리하였다.

지라가 없거나 기능을 상실한 환자

지라가 없으면 협막보유 세균인 헤모필루스 인플루엔자, 수막염균, 폐렴사슬알균 등에 감염되기 쉬우므로 이들 세균에 대한 예방접종이 필요하다. 지라 절제술이 예정되어 있으면 수술 4주 전까지 예방접종을 시행해야 한다. 수술 중 과다 출혈 또는 교통사고 등으로 긴급히 비장 절제술을 시행한 환자는 ICU를 퇴실한 후 적어도 2주 후에 예방접종을 시행해야 한다. 이 시기는 항체 반응을 최적화기 때문이다.

성인에서 다음과 같이 권장한다.

첫날: 23가 폐렴알균 다당체백신, 수막알균 C-b형 인플루엔자균 접합백신, 수막알균 B백신 접종

2개월 후: 수막알균 A,C,W135,Y접합백신, 수막알균 B백신 추가 접종

23가 폐렴구균 백신은 5년마다 재접종한다. 매년 독감유행 계절 전에 인플루엔자백신접종을 시행한다. 예방적 항생제 투여가 권장되며, 성인에서는 평생 투여한다. 비장이 없는 환자 중 폐렴알균 고위험군은 다음과 같다.

- 50세 이상
- 과거 침습성 폐렴알균 질환 환자
- 혈액학적 이유로 지라를 절제한 환자로 현재 면역억제 중인 경우

수술 후 환자에게 페니실린V, 500 mg q12h 또는 클라리스로마이신 250 mg q12h을 투여한다. 비장이 없거나 기능에 이상이 생긴 환자는 열대열 말라리아의 위험이 높으므로 적절한 말라리아에 대한 예방적 투약이 필요하다. 말라리아 위험 지역을 여행하기 전에 모기에 물리지 않기 위한 예방적 조치가 필요하다. 원충인 바베시아에 의한 감염증인 바베시아증은 진드기로 전파된다. 바베시아증은 스코틀랜드의 시골 지역과 미국의 동쪽 해안에 지역풍토병으로서 해당 지역을 여행할 때 노출될 위험이 있다. 모든 동물에 물리면 그람음성 카프노시토파가 카니모르수스에 의한 패혈증이 발생할 수 있어 신속히 진단하고 치료해야 한다. 동물의 다른 구강 균무리로는 파스퇴렐라 물토시다와 무산소성균이 있다. 이런 경우에 페니실린 알레르기가 없는 환자에게 코아목시클라브가 일차 약물로 고려된다.

환자는 지라가 없거나 기능에 이상이 있다는 것을 확인할 수 있는 의학적 경고 팔찌나 체인을 착용하는 것이 권장된다.

Index

색인

한글

ㄱ

ㄴ

ㅁ

ㅅ

ㅇ

ㅈ

ㅊ

ㅋ

ㅎ

영문

D

E

F

L

M

N

O

P

Q

R

S

기본 병원미생물학

CLINICAL MICROBIOLOGY